改訂版

［保存修復学21］

監修　岩久 正明　河野 篤　千田 彰　田上 順次

編集

池見宅司	日本大学松戸歯学部教授
井上正義	大阪歯科大学教授
片山　直	明海大学教授
小松正志	東北大学教授
佐野英彦	北海道大学教授
新谷英章	広島大学教授
高津寿夫	奥羽大学教授
寺下正道	九州歯科大学教授
寺中敏夫	神奈川歯科大学教授
奈良陽一郎	日本歯科大学助教授
林　善彦	長崎大学教授
山本宏治	朝日大学教授
吉山昌宏	岡山大学教授

執筆者一覧

池見宅司	日本大学松戸歯学部保存修復学講座教授
石川明子	日本歯科大学歯学部附属病院総合診療科講師
稲井紀通	農林水産省診療所
井上　廣	福岡歯科大学口腔・歯学部門口腔治療学講座歯科保存学分野教授
井上正義	大阪歯科大学歯科保存学講座教授
猪越重久	東京都開業
岩久正明	新潟大学大学院医歯学総合研究科口腔生命科学専攻口腔健康科学講座う蝕学分野教授
占部秀徳	広島大学歯学部口腔機能修復学講座講師
大澤雅博	長崎大学大学院医歯薬学総合研究科医療科学専攻発生分化機能再建学講座齲蝕学分野助教授
大槻昌幸	東京医科歯科大学大学院医歯学総合研究科口腔機能再構築学系専攻摂食機能保存学講座う蝕制御学分野助教授
岡本　明	新潟大学歯学部附属病院歯の診療科講師
片山　直	明海大学歯学部保存修復学講座教授
北村知昭	九州歯科大学歯科保存学第1講座助手
貴美島哲	日本歯科大学歯学部歯科保存学講座講師
久保至誠	長崎大学歯学部附属病院初期治療部助教授
倉地祐治	鶴見大学歯学部第1歯科保存学教室講師
河野　篤	鶴見大学歯学部第1歯科保存学教室教授
子田晃一	新潟大学大学院医歯学総合研究科口腔生命科学専攻口腔健康科学講座う蝕学分野助教授
小松正志	東北大学大学院歯学研究科口腔機能再建・材料学講座歯科保存学分野教授
五味明良	五味歯科医院院長
佐藤暢昭	奥羽大学歯学部歯科保存学第1講座助教授
佐野英彦	北海道大学大学院歯学研究科口腔健康科学講座齲蝕制御・保存修復学分野教授
新谷英章	広島大学歯学部口腔機能修復学講座教授
千田　彰	愛知学院大学歯学部歯科保存学第一講座教授
髙津寿夫	奥羽大学歯学部歯科保存学第1講座教授
田上順次	東京医科歯科大学大学院医歯学総合研究科口腔機能再構築学系専攻摂食機能保存学講座う蝕制御学分野教授
髙水正明	鶴見大学歯学部第1歯科保存学教室助教授

田中久義	日本歯科大学大学院歯学研究科教授
田村尚治	福岡歯科大学口腔・歯学部門口腔治療学講座歯科保存学分野助教授
寺下正道	九州歯科大学歯科保存学第1講座教授
寺中敏夫	神奈川歯科大学歯科保存学講座教授
中島正俊	東京医科歯科大学大学院医歯学総合研究科口腔機能再構築学系専攻摂食機能保存学講座う蝕制御学分野講師
奈良陽一郎	日本歯科大学歯学部歯科保存学講座助教授
二階堂徹	東京医科歯科大学大学院医歯学総合研究科口腔機能再構築学系専攻摂食機能保存学講座う蝕制御学分野講師
林　善彦	長崎大学大学院医歯薬学総合研究科医療科学専攻発生分化機能再建学講座齲蝕学分野教授
福島正義	新潟大学歯学部附属病院総合診療部助教授
冨士谷盛興	広島大学歯学部口腔機能修復学講座助教授
堀田正人	朝日大学歯学部歯科保存学講座講師
前田　徹	日本歯科大学歯学部附属病院総合診療科助教授
柵木寿男	日本歯科大学歯学部附属病院総合診療科講師
松田浩一	北海道医療大学歯学部歯科保存学第Ⅱ講座教授
桃井保子	鶴見大学歯学部第1歯科保存学教室講師
柳原　保	愛知学院大学歯学部歯科保存学第一講座助教授
山田敏元	虎の門病院歯科部長
山本一世	大阪歯科大学歯科保存学講座講師
山本宏治	朝日大学歯学部総合歯科学講座保存修復学研究科教授
吉川一志	大阪歯科大学歯科保存学講座助手
吉山昌宏	岡山大学大学院医歯学総合研究科生体機能再生・再建学講座歯科保存修復学分野教授

(五十音順)

序

　現在、医学歯学教育の改革が世界的な流れとなっており、わが国においても今その真っ只中にある．具体的には、モデルコアカリキュラムの導入ということで、従来の学問体系に基づく教育から、臓器別あるいは疾患別という領域別の教育体系への転換である．すなわち具体的な学習目標が提示され、それを修得するために講義、実習が行われ、試験により学生諸君が評価されるというものである．臨床実習に入る前にこの評価が行われ、学生の態度、技能、知識が臨床実習に適切かどうかを評価するのが目標となっている．

　態度や技能の評価にはOSCE（Objective Structured Clinical Examination: 客観的臨床能力試験）が、また知識の評価には、CBT（Computer Based Testing）が導入されることになる．平成17年度の本格実施までは試行期間ということになっているが、われわれ教える側も新システムに対応すべく、各大学ですでに領域別のカリキュラム編成の準備が進められている．そうした過渡期に教育を受ける立場にある学生諸君ではあるが、諸君は歯科医学教育を初めて受ける立場であるので、さしたる問題を感じることはないと思われる．よりよい臨床家を育成するために考えられた方策であり、諸君にはこれを幸運と受けとめてもらいたい．

　学科別の教育からの転換ということで、本書のタイトルとなっている「保存修復学」という学科目はモデルコアカリキュラムの中には記載されておらず、近い将来には授業科目としてなくなるかもしれない．すでに一部の歯学部においてはそうした動きがみられ、「う蝕学」といった授業科目などで、本書で扱うかなりの部分がカバーされている場合もある．「保存修復学」は長い年月をかけて確立されてきた、歯科医学の中で最も中核をなす科目であり、その内容はよく整理されたものである．新しい歯学教育を模索する流れの中で、齲蝕をはじめとする硬組織疾患の病因や病態を理解し、それによる歯質の欠損に対する予防と治療を理解し習得することが新しい目標のひとつであるならば、これこそまさに従来の保存修復学の教育目標に他ならない．

　教育改革の途中ゆえに、今後提示される新カリキュラムに適合した科目名の教科書は現在存在しないが、近い将来そうした教科書が整備されることは確実である．モデルコアカリキュラムに示された一般目標と具体的な到達目標と本書の内容との対照表を巻頭に提示することで、新しい教育体系にも適合しうるよう配慮したつもりである．対照表に含まれない項目についても、これらすべての知識がOSCEによって評価されることになることを付記したい．

　最後に初版編集時に約束したとおり、短期間のうちに改訂を行うことができ、改訂に参加していただいた方々と永末書店のご配慮とご努力に深甚なる謝意を表したい．

平成14年3月

田上　順次
監修者一同

序——初版

　保存修復学は古くに完成された分野である．しかし接着性修復というかつては存在しなかった治療法が広く普及し、生物学にも大変革が起きて齲蝕学が一新され、人々のライフスタイルや口腔衛生状態は大きく変化した．先進諸国では、歯科医師数の過剰によるover treatment、高速切削の普及による歯のover cuttingといったことも論じられるようになってきた．すでに修復物には永続性を期待しないのが世界的な考え方であり、治療しない方がむしろ歯の寿命が永くなるという意見も出てきている．押し寄せる患者にパターン化した治療を押しつけるのではなく、個々の患者に対応した治療を提供することが、現代の歯科医に求められている役割である．

　本書は、旧来の学問的体系を見直そうというものでもなければ、踏襲するものでもない．歯科医として必要な情報を提供するというのが編集方針である．その点では国家試験に準拠しているとは言い難いが、本書の内容は21世紀の歯科医ならば是非とも知っておいてもらいたい事柄ばかりである．本書を通じて、絶えず向上し前進してゆく姿勢を身につけてもらえれば幸いである．

　計画当初より、ご多忙にもかかわらず監修にご尽力いただいた、河野篤 鶴見大学教授、岩久正明 新潟大学教授、千田彰 愛知学院大学教授に心より感謝申し上げたい．また、本書の趣旨に御賛同いただき、執筆を担当していただいた方々には、短期間のうちに精力的にすばらしい原稿を準備していただいた．十分に御希望にそえず、ご不満な点も多いと思うが、ご容赦いただければ幸いである．

　ついつい弱気になってしまうところを、絶対に完成させるという信念で仕事を続けさせてくださり、かくも短期間で本書を完成させてくださった永末書店のスタッフのみなさんには、敬服し感謝する次第である．

　今回の発刊で、我々の仕事が終わったのではなく、スタートしたところである．まずは一つのたたき台が完成したところであり、同時に古くなり始める運命にある．常に新しい情報をもとに、本書の制作に関わった方々全員で改訂を重ね、より良いものを作り上げてゆければこの上ない喜びである．

平成10年3月

田上　順次
監修者一同

目 次

第1章　概論

1．保存修復学の目的と変遷 1
1．保存修復学 1
2．目的 2
3．変遷 3

2．歯の構造 5
1．エナメル質（enamel） 5
2．象牙質（dentin） 7
3．セメント質（cementum） 8
4．象牙質・歯髄複合体（dentin/pulp complex） 9
5．歯の部位特性・生理的変化 9

3．診査・診断・治療方針 11
1．診査法 11
2．治療計画、方針 16
3．インフォームドコンセント 17

第2章　齲蝕

1．齲蝕 19
1．発症機構 19
2．歯垢（プラーク）の特徴 19
3．エナメル質齲蝕 19
4．象牙質齲蝕 20
5．根面齲蝕 22
6．乳歯齲蝕 22
7．二次齲蝕 22
8．疫学 22
9．分類 23

2．齲蝕のリスクファクター（危険因子） 24
1．齲蝕のリスクに関連する因子 24
2．齲蝕のリスク診断 25
3．リスクファクターの改善 26

3．齲蝕の診断 27
1．エナメル質齲蝕 27
2．象牙質齲蝕 28
3．歯髄腔にまでおよぶ齲蝕 30
4．その他の診断法 30

4．罹患歯質の識別と処置法 31
1．初期の脱灰症例 31
2．エナメル質齲蝕 31
3．象牙質齲蝕 31
4．無髄歯 34

第3章　その他の硬組織疾患の診断と処置法

1．くさび状欠損（W.S.D.） ……………………………………………………………… 37
1．病因 …………………………………………………………………………… 37
2．病態 …………………………………………………………………………… 38
3．診断と処置 …………………………………………………………………… 39

2．咬耗症（Attrition） ……………………………………………………………………… 39
1．病因 …………………………………………………………………………… 39
2．病態 …………………………………………………………………………… 39
3．診断と処置 …………………………………………………………………… 40

3．摩耗症（Abrasion） …………………………………………………………………… 40
1．病因 …………………………………………………………………………… 40
2．病態 …………………………………………………………………………… 40
3．診断と処置 …………………………………………………………………… 40

4．変色・着色（Discoloration） ……………………………………………………… 40
1．病因 …………………………………………………………………………… 40
2．病態 …………………………………………………………………………… 42
3．診断と処置 …………………………………………………………………… 42

5．形成異常（Dysplasia） ……………………………………………………………… 42
1．病因 …………………………………………………………………………… 42
2．病態 …………………………………………………………………………… 43
3．診断と処置 …………………………………………………………………… 45

6．酸蝕症（侵蝕症）（Erosion） ……………………………………………………… 45
1．病因 …………………………………………………………………………… 45
2．病態 …………………………………………………………………………… 45
3．診断と処置 …………………………………………………………………… 45

7．破折（Fracture） ……………………………………………………………………… 46
1．病因 …………………………………………………………………………… 46
2．病態 …………………………………………………………………………… 46
3．診断と処置 …………………………………………………………………… 46

8．象牙質知覚過敏症（Dentinal hypersensitivity） ……………………………… 47
1．病因 …………………………………………………………………………… 47
2．病態 …………………………………………………………………………… 48
3．診断と処置 …………………………………………………………………… 48

第4章　歯髄障害・歯髄保護

1．歯髄刺激の原因 ……………………………………………………………………… 51

2．窩洞形成と歯髄刺激 ………………………………………………………………… 52
1．切削面の構造 ………………………………………………………………… 52
2．切削に伴う歯髄刺激 ………………………………………………………… 52
3．局所麻酔の影響 ……………………………………………………………… 52

3．修復材料の安全性の評価 ... 53

4．修復操作中の歯髄刺激 ... 54
   1．歯面処理 ... 54
   2．その他 ... 54

5．修復後の歯髄刺激 ... 54
   1．修復材料の化学的刺激 ... 54
   2．漏洩による刺激 ... 54
   3．細菌または細菌毒素による刺激 ... 55
   4．接着性レジンと歯髄刺激 ... 55

6．歯髄保護対策 ... 55

7．裏層と覆髄 ... 56
   1．裏層 ... 56
   2．覆髄 ... 56

第5章　診療設備・器具・器械

1．診療設備 ... 57
   1．デンタルチェアー ... 57
   2．歯科用ユニット ... 58
   3．ドクター用スツール ... 58
   4．キャビネット ... 58
   5．エックス線撮影装置 ... 58
   6．その他 ... 58

2．回転切削器械 ... 58
   1．電気エンジン ... 59
   2．マイクロモーター ... 59
   3．エアタービン ... 59

3．回転切削器具 ... 60
   1．スチールバー（steel bur） ... 61
   2．カーバイドバー（carbide bur） ... 62
   3．ダイヤモンドポイント（diamond point） ... 63
   4．カーボランダムポイント（carborundum point） ... 64
   5．その他のポイント ... 65

4．手用切削器具 ... 66
   1．把柄部の数字と記号 ... 66
   2．種類と用途 ... 66

5．エアブレイシブ（airbrasive） ... 68

6．レーザー（laser） ... 68

7．薬剤による齲蝕除去 ... 70

8．器具の持ち方 ... 70
   1．ハンドピース ... 70
   2．ミラー ... 71
   3．ハンドインスツルメント ... 71

9．診療姿勢 ··· 72
　　1．患者 ·· 72
　　2．術者 ·· 72
　　3．ミラーテクニック ·· 73
　　4．介助者（アシスタント） ·· 73

10．消毒法 ··· 73
　　1．器具 ·· 73
　　2．器械 ·· 74
　　3．手指 ·· 74
　　4．術野 ·· 74
　　5．バキューム類 ··· 74

11．感染予防対策 ··· 74
　　1．感染症として取り扱う対象 ·· 74
　　2．ユニバーサルプレコーション ·· 74
　　3．外来診療における一般的注意事項 ·· 74
　　4．印象の消毒 ··· 75

12．修復補助法 ··· 75
　　1．除痛法（麻酔・鎮静・減痛） ·· 75
　　2．隔壁 ·· 77
　　3．術野隔離法 ··· 79
　　4．歯肉排除（gam retraction） ·· 81
　　5．歯間分離（teeth separation） ·· 82
　　6．M.T.M. ·· 83

第6章　窩　　洞

1．分類 ··· 85
　　1．窩洞が形成された歯面の数による分類 ·· 85
　　2．形成歯面の位置または名称による分類 ·· 85
　　3．形成歯面の状態による分類 ·· 86
　　4．窩洞の形態による分類 ··· 86
　　5．ブラック（Black）の分類 ·· 86

2．窩洞各部の名称 ··· 87
　　1．窩壁（cavity wall） ·· 87
　　2．窩縁（cavity margin） ··· 87
　　3．隅角（angle） ··· 88

3．窩洞の条件 ·· 88
　　1．窩洞外形線（outline form） ··· 88
　　2．保持形態（retention form） ··· 89
　　3．抵抗形態（resistance form） ·· 91
　　4．便宜形態（convenience form） ·· 91
　　5．窩縁（cavity margin） ··· 91
　　6．窩洞の清掃（cleaning of the cavity） ··· 91

第7章 修復方法

1．修復材料の所要条件 ... 93
1．機械的性質 ... 93
2．物理的性質 ... 95
3．化学的性質 ... 95
4．その他 ... 96

2．修復法の種類とその特徴、適応 ... 98
1．接着性修復 ... 99
2．非接着性修復 ... 102

3．修復物の形態と面の性質 ... 104
1．修復物の形状に関する要件 ... 104
2．修復物の外面的形態 ... 104
3．仕上げ研磨 ... 107
4．材料とプラークの付着 ... 112

4．プラークコントロールと定期検診 ... 114
1．プラークコントロールのための診査及び前準備 ... 114
2．プラークの染め出し ... 115
3．プラークスコアの評価 ... 116
4．モチベーション ... 116
5．プラーク除去法 ... 117
6．抗プラーク性の修復材料 ... 118
7．定期検診 ... 118

5．修復材料と生体親和性 ... 119
1．修復材料と生体反応 ... 119
2．修復材料の溶出環境としての口腔 ... 119
3．修復材料の溶出と生体への移行 ... 119
4．修復材料の生体への障害 ... 119
5．各種修復材料の生体への影響 ... 120
6．修復材料にアレルギーの疑いのある患者の歯科治療 ... 121
7．歯科材料の安全性試験法 ... 121

6．仮封 ... 122
1．概要 ... 122
2．仮封の目的 ... 122
3．仮封の要件 ... 123
4．仮封材の種類とその使用方法 ... 124

第8章 コンポジットレジン修復

1．概要 ... 129

2．コンポジットレジン ... 130
1．マトリックスレジン（matrix resin） ... 130
2．フィラー（filler） ... 132
3．コンポジットレジンの分類 ... 134
4．光照射器 ... 139

- 3．接着システム ... 142
  - 1．開発の流れ ... 142
  - 2．接着性レジンの構成 ... 144
  - 3．接着のメカニズム ... 146
  - 4．接着の評価法 ... 148
  - 5．各種製品の特徴と操作手順 ... 150
  - 6．臨床使用上の注意点 ... 154
  - 付．レジンセメント ... 156
- 4．適応症と修復の手順 ... 163
  - 1．適応症 ... 163
  - 2．修復の一般的手順 ... 163
  - 3．各種修復症例について ... 172
  - 4．問題点ならびに対処法 ... 177
- 5．術後の変化、経過、再修復法、追加修復 ... 181
  - 1．口腔内修復物の寿命に関わる因子 ... 181
  - 2．修復物の信頼性 ... 189
  - 3．保全 ... 189

第9章　レジンインレー修復

- 1．概要 ... 193
  - 1．レジンインレー修復の導入 ... 193
  - 2．レジンインレー修復の特徴 ... 193
  - 3．レジンインレー修復の種類 ... 194
  - 4．インレー用レジンについて ... 195
  - 5．インレー用コンポジットレジンの物理的・機械的性質 ... 196
- 2．レジンインレー窩洞の特徴と適応症 ... 197
  - 1．窩洞の特徴 ... 197
  - 2．適応症 ... 198
  - 3．禁忌症 ... 199
- 3．コンポジットレジンインレー修復の臨床手順 ... 199
  - 1．チェアサイドⅠ（窩洞形成、印象採得） ... 199
  - 2．コンポジットレジンインレーの作製（技工サイド） ... 202
  - 3．チェアサイドⅡ（コンポジットレジンインレーの試適、接着） ... 204
- 4．臨床経過 ... 205
- 5．問題点 ... 206
  - 1．歯質切削量 ... 206
  - 2．暫間処置（仮封） ... 206
  - 3．適合性 ... 206
  - 4．接着（インレー体－セメント、セメント－歯質） ... 207
  - 5．耐久性・信頼性 ... 207
- 付．レジンコーティング法 ... 207

第10章　セラミックインレー修復

1．概要と特徴 ... 211
1．概要 ... 211
2．長所と短所 ... 211

2．材料 ... 212
1．セラミックス（ポーセレン）の組成 ... 212
2．キャスタブルセラミックインレー ... 213

3．適応症と窩洞形成 ... 213
1．適応症と禁忌症 ... 213
2．窩洞形成 ... 213

4．セラミックインレーの製作手順と特徴 ... 214
1．焼成法 ... 214
2．鋳造法（キャスタブルセラミックス） ... 216
3．ミリング法（削り出し法） ... 217
4．加圧（押し込み）法 ... 219

5．インレー体の接着 ... 220

6．問題点 ... 221

付．グラスセラミックインサート ... 221
1．グラスセラミックインサート ... 221
2．インサートの特徴 ... 222

第11章　グラスアイオノマーセメント修復

1．概要 ... 225

2．材料学 ... 227
1．種類（硬化機構による分類） ... 227
2．組成と硬化機構 ... 228
3．特色 ... 233
4．酒石酸の役割 ... 235
5．レジン成分の添加と光重合の意義 ... 235

3．適応症 ... 236
1．接着性コンポジットレジン修復との比較 ... 236
2．適応症と禁忌症 ... 236
3．グラスアイオノマーの特性を生かした修復 ... 238

4．修復法 ... 241
1．色調の選択 ... 241
2．窩洞形成 ... 241
3．歯面の酸処理 ... 241
4．塡塞 ... 242
5．光照射 ... 242
6．バーニッシュ塗布 ... 242
7．仕上げ研磨 ... 242

5．臨床成績 ... 244

第12章　アマルガム修復

1．アマルガム概要 ... 247
2．材料学 ... 248
1．アマルガム合金の組成 ... 248
2．アマルガム合金の分類 ... 248
3．硬化反応と金属組織構造 ... 248
4．アマルガムの理工学的性質 ... 249
3．水銀汚染とその対策 ... 249
1．診療従事者及び患者の健康に関する問題 ... 250
2．歯科用アマルガムと環境汚染問題 ... 250
4．適応症、窩洞形態 ... 251
1．アマルガム修復の特徴 ... 251
2．アマルガム修復の適応症 ... 251
3．窩洞形態の特徴 ... 251
5．修復術式 ... 253
1．窩洞形成法 ... 253
2．歯髄保護 ... 254
3．アマルガムの塡塞 ... 254
6．術後の変化、経過と再修復法 ... 257
1．術後の歯髄刺激 ... 257
2．変色と腐食 ... 258
3．歯質の黒染、変色 ... 260
4．辺縁破折と二次齲蝕 ... 260
5．アマルガム体部および歯質の破折、再修復 ... 261
7．接着アマルガム修復 ... 262
1．術式の要点 ... 262
2．接着アマルガム修復法の特徴 ... 263
8．ガリウム合金 ... 263
1．組成 ... 263
2．特徴 ... 264

第13章　メタルインレー修復

1．概要 ... 267
1．メタルインレー修復の経緯 ... 267
2．メタルインレー調製の一般的手順 ... 267
3．メタルインレー修復法の特徴（成形修復法との比較） ... 268
2．鋳造用合金 ... 268
1．鋳造用合金の所要性質 ... 268
2．各種の鋳造用合金 ... 269
3．メタルインレー修復の適応症、窩洞ならびに形成法 ... 270
1．適応症 ... 270

  2．メタルインレー窩洞の要件 ……………………………………………………………………… 270
  3．各種窩洞および形成法 …………………………………………………………………………… 272
  4．メタルインレー修復における裏層 ……………………………………………………………… 273

4．印象材と印象術式 …………………………………………………………………………………… 274
  1．各種弾性印象材の性質と用法 …………………………………………………………………… 274
  2．印象法 ……………………………………………………………………………………………… 276

5．間接法模型と調製法 ………………………………………………………………………………… 277
  1．間接法模型の具備要件 …………………………………………………………………………… 277
  2．模型材（歯型材） ………………………………………………………………………………… 277
  3．作業模型の形式 …………………………………………………………………………………… 278
  4．作業模型の調製 …………………………………………………………………………………… 278

6．蝋型（ワックスパターン）の調製法 ……………………………………………………………… 279
  1．インレーワックスの組成、種類と所要性質 …………………………………………………… 279
  2．蝋型の変形とその防止法 ………………………………………………………………………… 280
  3．蝋型の調製法 ……………………………………………………………………………………… 280

7．埋没、鋳造（材料、方法） ………………………………………………………………………… 281
 A．埋没法 ……………………………………………………………………………………………… 281
  1．埋没前準備 ………………………………………………………………………………………… 281
  2．鋳造用埋没材 ……………………………………………………………………………………… 283
  3．埋没法の種類 ……………………………………………………………………………………… 284
  4．寸法変化とその補償法 …………………………………………………………………………… 284
 B．鋳造法 ……………………………………………………………………………………………… 286
  1．鋳造準備 …………………………………………………………………………………………… 286
  2．各種鋳造法 ………………………………………………………………………………………… 286
  3．鋳造欠陥 …………………………………………………………………………………………… 287
  4．鋳造後の処置 ……………………………………………………………………………………… 288

8．試適、合着 …………………………………………………………………………………………… 289
  1．模型上歯型への試適 ……………………………………………………………………………… 289
  2．口腔内試適 ………………………………………………………………………………………… 290
  3．合着 ………………………………………………………………………………………………… 291

9．合着材 ………………………………………………………………………………………………… 293
  1．合着用セメントの種類 …………………………………………………………………………… 293
  2．各種セメントの組成ならびに用法 ……………………………………………………………… 294

10．術後の変化、経過、再装着、再修復 ……………………………………………………………… 298

第14章　ラミネートベニア修復

1．概要 …………………………………………………………………………………………………… 301
  1．ラミネートベニア修復法とは …………………………………………………………………… 301
  2．ラミネートベニア修復法の種類 ………………………………………………………………… 301
  3．ラミネートベニア修復の適応症と禁忌症 ……………………………………………………… 304
  4．ラミネートベニア修復の特徴 …………………………………………………………………… 304

2．ラミネートベニア修復の材料学 …………………………………………………………………… 305
  1．コンポジットレジン直接法の材料 ……………………………………………………………… 305

2．レジンラミネートベニア法の材料 ... 305
　　3．ポーセレンラミネートベニア法の材料 ... 305

　3．ラミネートベニア修復の手順 ... 306
　　1．前準備 ... 306
　　2．色調（シェード）の決定 ... 306
　　3．直接法 ... 306
　　4．間接法 ... 307

　4．術後の変化・経過 ... 309

第15章　歯の漂白

　1．概要 ... 311
　　1．歯の変色 ... 311
　　2．変色歯の漂白 ... 312
　　3．漂白処置を行う前に考慮すべきこと ... 312

　2．無髄歯の漂白 ... 312
　　1．適応症と禁忌症 ... 312
　　2．漂白術式 ... 312

　3．有髄歯の漂白 ... 315
　　1．適応症と禁忌症 ... 315
　　2．漂白術式 ... 315

第16章　破折歯の保存修復…臼歯を中心として

　1．歯の破折の原因 ... 319
　　1．咬合力以外の外力 ... 319
　　2．咬合力 ... 319

　2．歯の破折の分類 ... 319

　3．臼歯における破折とその頻度 ... 320

　4．臼歯における破折の分類 ... 320

　5．破折臼歯の診断と処置 ... 320
　　1．不完全破折臼歯の診断と処置 ... 320
　　2．完全破折臼歯の処置 ... 323
　　3．その他の問題 ... 325

　6．再植と移植について ... 326
　　1．再植と移植の種類 ... 326
　　2．移植・再植に伴う歯周組織の創傷の治癒 ... 326
　　3．移植・再植における歯根膜の役割 ... 326
　　4．再植 ... 327
　　5．歯の移植 ... 328

第17章　審美的アプローチ

1．概要 ... 331
2．病因と病態 ... 331
3．処置法 ... 332

索引 ... 334

コア・カリキュラムの一般目標・到達目標と本書との対照表

一般目標

- 口腔疾患の予防と健康管理を理解する。
- 歯科生体材料及び歯科材料の特性、成分、構造を把握し、適切な材料の選択基準並びに取扱い方法を理解する。
- 歯の常態を理解し、それらに生じる疾患の概要と治療の進め方の基本を修得する。
- 歯質欠損に対する歯冠修復の臨床的意義と方法を理解する。

口腔疾患の予防と健康管理についての到達目標	本書の該当箇所
①主な口腔疾患（齲蝕）の予防を説明できる。	第2章-1, 2
②齲蝕予防におけるフッ化物の応用方法を説明できる。	
③ライフ・ステージにおける予防を説明できる。	
④集団レベルの予防と健康管理（地域歯科保健、学校歯科保健、産業歯科保健）を説明できる。	

歯科生体材料、歯科材料についての到達目標	本書の該当箇所
○素材と所要性質	
①高分子材料、セラミック材料、金属材料、複合材料の構造及び物性を説明できる。	第4章-3　第7章-1, 2, 5 第8章-1, 2　第9章-1 第10章-1, 2　第11章-1, 2 第12章-1〜3　第13章-1, 2
②生体材料の力学的、物理的、化学的及び生物学的所要性質を説明できる。	
③生体材料及び歯科材料の安全性の評価を説明できる。	
④接着材及び合着材の種類と成分、特性を説明できる。	第8章-3　第10章-5　第13章-9
○成形法と成形用材料	
①印象材の種類と性質を説明できる。	第13章-4
②歯科用石こうの種類と特性を説明できる。	第13章-5
③ワックスの種類と特性を説明できる。	第13章-6
④レジンの重合、金属の鋳造・熱処理、ポーセレン焼成の特徴を使用機器と関連づけて説明できる。	第8章-2　第9章-2, 3 第10章-2, 4　第13章-7
⑤切削・研磨用材料並びに使用機器の特徴を説明できる。	第5章-1〜6

歯の常態と疾患についての到達目標	本書の該当箇所
○歯の発生及び構造と機能	
①歯（含：乳歯、幼若永久歯）の硬組織の構造と機能を説明できる。	第1章-2
○歯の疾患の特徴と病因	
①齲蝕の病因と病態を説明できる。	第2章-1〜4
②歯の発育障害の病因と病態を説明できる。	第3章-3,4
③歯痛の機序を説明できる。	第1章-2　第3章-7　第4章-1〜7
○齲蝕	
①齲蝕の症状・診断を説明できる。	第1章-2,3　第2章-1〜4
②齲蝕の処置方針を説明できる。	第1章-2,3　第2章-1〜4 第4〜14章　第17章
○歯髄疾患	
①歯の変色の原因、種類及び処置を説明できる。	第1章-2,3　第3章-3 第4〜8章　第14,15,17章
○象牙質知覚過敏症	
①象牙質知覚過敏症の病因、病態、診断及び治療法を説明できる。	第1章-2,3　第3章-7
②象牙質知覚過敏症を適切に処置できる。	第1章-2,3　第3章-7 第5章-1〜11
歯質欠損についての到達目標	**本書の該当箇所**
○歯冠修復	
①歯質欠損に対する歯冠修復の臨床的意義を説明できる。	第1章-1
②修復材料と修復法の種類と特徴及びその適応を説明できる。	第7章
③修復法に関する模型上での基本的操作が説明できる。	第9,10,13章
④修復に必要な前処置の目的と意義を説明できる。	第5章-9
⑤歯髄保護の種類を述べ、その重要性を説明できる。	第4章
⑥窩洞形成及び支台歯形成の意義と方法を説明できる。	第5〜14章
⑦仮封並びに暫間装置の意義、種類及び特徴を説明できる。	第7章-6
⑧研究模型と作業模型の製作方法を説明できる。	第13章
⑨修復後の術後管理の目的と方法を説明できる。	第7章-4　第8章-5　第9章-4,5 第10章-6　第11章-5　第12章-6 第13章-10　第14章-4
⑩歯の硬組織疾患の診査と検査及び診断ができる。	第1章-3　第2,3章　第5章
⑪簡単な歯冠修復処置を行うことができる。	本書全体
⑫修復後の適切なメインテナンスができる。	本書全体
⑬歯髄保護の術式を適切に実施できる。	第4,5章

第 1 章

概 論

1. 保存修復学の目的と変遷
2. 歯の構造
3. 診査・診断・治療方針

1. 保存修復学の目的と変遷

1. 保存修復学

　保存修復学（Operative Dentistry）は歯科保存学（Conservative Dentistry）の一分野である．日本では従来より保存修復学、歯内療法学(Endodontics)と歯周療法学(Periodontics)の3つを包括して歯科保存学と呼んでいるが、最近は、歯周療法学は独自の科目とし、保存修復学、歯内療法学を併せて歯科保存学とすることもある．保存修復学は歯の硬組織疾患に対する診査、診断、治療計画に基づき、保存修復の原理と方法を学び、これに審美性をも配慮した歯の解剖学的形態ならびに顎口腔機能の回復と調和を図る必要のあることを理解、習得すること、また、保存修復学は、あらゆる基礎医学の基盤の上に立った基本的な臨床学科であり、硬組織疾患の早期発見と早期処置が、歯髄及び歯周組織疾患の予防のためにも極めて重要であることを認識することを学習目的としている．

⇦ 保存修復学
⇦ 歯科保存学
⇦ 歯内療法学
⇦ 歯周療法学

　保存修復の対象となる硬組織疾患のうち、最も多いのは齲蝕である．齲蝕の病理組織学的変化を知るには、解剖学、病理学、細菌学、生化学など多岐にわたる基礎学科目の十分な知識が必要であり、修復に使用される歯科材料に関しては歯科理工学の深い知識が要求される．また保存修復学は単に発生した硬組織疾患の修復のみが目的でなく、修復後の再発齲蝕の予防はもとより、より積極的に硬組織が罹患しない研究を進める学問である．

　近代の保存修復学の体系を完成し保存修復学の始祖と言われているのは、アメリカのG.V. Black(1836～1915)である．BlackはChicagoのNorthwestern大学で教授として1908年「Operative Dentistry」を著している．齲蝕の病理、歯の組織構造を研究し、当時保存修復学の中心であった直接金修復を基に、予防拡大を考慮した外形をはじめ、box型の保持形態、抵抗形態、便宜形態、窩縁形態など修復窩洞の備えるべき5条件と、Ⅰ級からⅤ級までのBlackの窩洞分類とを科学的な分析と理論をもって確立し、またアマルガムの膨縮量の精密測定法を考案し、アマルガムの臨床応用にも大きく貢献した．

⇦ G.V. Black

　20世紀後半になり、歯科医学の研究は飛躍的に進歩した．特にエアタービンや、光重合による接着性コンポジットレジンの開発など、新しい切削技術、歯科材料に合わせた修復

技法や象牙質、歯髄の基礎的研究の進歩は保存修復学の発展に大きく寄与し、新しい概念が導入された．

総山は、生活歯の齲蝕象牙質は感染して再石灰化しない、除去しても痛みのない層（外層）と、ある程度脱灰しているが感染していない再石灰化しうる層（内層）があり、この2層を識別するため齲蝕検知液を開発し、外層を除去し、内層を極力保存する無痛修復法による歯質保存的修復法を完成した．この修復法を可能にしたのは接着性レジンの進歩である．接着性レジンを使用することで健全歯質の過剰削除を防ぎ、修復物の維持力の増強と、辺縁封鎖性の向上と二次齲蝕の減少をもたらし、さらに樹脂含浸層の形成により切削歯面の保護、歯髄の保護などが可能となった． ⇐ 歯質保存的修復法

⇐ 樹脂含浸層

また、象牙質は硬組織、歯髄は軟組織と分けて考えられていたが、両者は発生学的にも同じであり、機能的にも密接な関係にあることから象牙質・歯髄複合体（dentin/pulp complex）の考えが臨床で大きく取り上げられるようになった． ⇐ 象牙質・歯髄複合体

2．目的

保存修復学の具体的な目的は、次のように定義することができる．

1）歯の解剖学的機能的形態の回復

歯の重要な機能は咀嚼と発音である．咀嚼は消化を助け、顎の発達にも関与している．歯の硬組織に生じた病変や部分的な欠損を、外科的な方法で除去修復し、審美性を配慮しながら歯特有な解剖学的形態並びに顎口腔機能を回復することで、咀嚼と発音の機能を回復させる．

2）歯の硬組織疾患の制止、予防および歯髄保護

硬組織疾患の代表的病変である齲蝕は放置すると、周囲に拡大進行し歯髄の炎症を引き起こす．罹患した部分を除去し修復を行うことで、硬組織疾患の進行を制止するとともに、齲蝕が再発しないよう予防することができる．また修復を行うことで、外部からの刺激を遮断し、歯髄への刺激を減少し、歯髄を保護することが可能である．歯髄は象牙質の形成、知覚、栄養を司り、軽度の炎症を可逆的に治癒することも可能で、また第二象牙質の形成能力をもっている．従って出来る限り歯髄を残すよう努めることが保存修復学の基本である．

3）歯周疾患の制止及び予防

歯に硬組織の欠損があると、咬合や隣接面関係に異常を生じ食物の停滞や流れに変化を起こすことがある．この結果食片が歯間に挟まりやすくなったり、歯肉に衝突したりして、歯肉や歯周組織に障害を及ぼすことがある．咬合や隣接面などの正しい機能、形態の回復によって歯周疾患の制止、予防ができる．

4）歯の審美的補正

歯の修復には周囲の歯の色調と同じにすることは、審美面からも心理的な面からも大切である．特に会話時に見える前歯部等は、天然歯と同様な色調が特に要求される．近年コンポジットレジン、グラスアイオノマー、セラミックなどの修復材料は色調の安定性も向上し、審美的にも理工学的にも十分満足すべき修復が可能となってきた．また変色歯や着色歯を隣接の歯と同じ色調にするラミネートベニア法や漂白法も進歩し審美的補正が行われやすくなった．

3．変遷

修復の手順は表1のように行われる．これに関与する切削機器や各歯科材料の発展の概略を述べる．

表1　保存修復の一般的手順

1、診断、治療計画
2、前準備（防湿、歯肉排除、歯間分離、麻酔）
3、齲窩の開拡、罹患歯質の除去
4、窩洞形成
5、修復材料の填塞、合着
6、仕上げ、研磨

1）切削機器

修復は、齲蝕の病巣を除去し、窩洞を形成することに始まる．そのための器具として、手用切削器具と回転切削器具がある．また、新しい切削器具としてレーザー、エアブレイシブ（airbrasive）法などがある．　　　　　　　　　　　　　　⇦ 手用切削器具
　　　　　　　　　　　　　　　　　　　　　　　　　　　　　　　　　　　　　⇦ 回転切削器具

①**手用切削器具**：臨床では手用切削器具は軟化象牙質の除去や窩洞の修正のごく一部に用いられており、窩洞形成にはほとんど回転切削器具が用いられている．　⇦ 手用切削器具

②**回転切削器具**：1874年Greenが電気エンジンを開発するまで足踏みエンジンが使用された．近年、電気エンジンはモーターの小型化が進み直接ハンドピースに組み込んだマイクロモーターエンジンが主に用いられている．通常回転数は2,000～40,000rpmであるが、エンジンの高速化の要求に応え増速コントラを使用することにより200,000rpmと、4～5倍の回転数のエンジンが市販されるようになった．　⇦ 回転切削器具

　　　　　　　　　　　　　　　　　　　　　　　　　　　　　　　　　　　　　⇦ マイクロモーターエンジン

1957年エアタービンが開発され高速切削の時代を迎えた．現在ボールベアリング方式で300,000rpm、エアベアリング方式で500,000rpmの回転数を示し切削能率は一段と向上した．　⇦ エアタービン

③**エアブレイシブ法**：酸化アルミニウム粉末を歯に高速で噴射し、窩洞形成を行う切削技法で、1945年に開発されたが、当時は隅角を明瞭に形成する窩洞形態が主流であったため使用されなかったが、接着性レジン開発により、再び注目されるようになった．切削時に振動がなく、また回転切削器具のように発熱を生じない長所があるが、複雑窩洞の形成が困難で、粉塵の処理などの問題点もある．アルミナなどの硬い粉末を用いた場合、健全なエナメル質、象牙質およびポーセレンや金属などは能率的に切削できる．齲蝕象牙質を除去する際は、桃の種の粉末のような、象牙質よりも柔らかい材質の物を用いると効果的であるといわれている．　⇦ エアブレイシブ法

④**レーザー**：歯科領域におけるレーザーの応用は1964年のGoldman、Sognnaesに始まる．歯質が波長10μm前後および3μm前後に大きな吸収があることより、波長10.6μmの炭酸ガスレーザー、波長2.94μmのEr:YAGレーザーが硬組織切削に有効で、特に1974年Zharikowによって発振されたEr:YAGレーザーは現在最も切削効率が良いレーザーと考えられている．振動、騒音がなく、痛みも少なく短時間で皿状の単純窩洞が形成できるが、複雑窩洞の形成は困難で使用できる範囲も限定される．エアブレイシブ法、レーザー共に保持形態不要の接着性レジンの出現により初めて保存修復領域での応用が可能となった．　⇦ レーザー

2）歯科材料

①直接金修復：純金を直接、窩洞に填塞し修復する方法で、材料として金箔、金粉、スポンジゴールド、結晶金などがある．そのうち代表的な金箔修復は15世紀末に臨床に応用されている．19世紀後半、ラバーダム技法の出現により技術的に進歩したが、現在は高度の技術的要求や技法の繁雑さなどから金修復はほとんど臨床に使用されなくなった．

⇦ 修復材料の種類と特色

②アマルガム修復：修復材料として使用され始めたのは、19世紀初めで約180年の歴史をもっている．1929年アメリカ歯科医師会規格（ADA Specification）が発表されて品質も向上し、以後代表的な修復材料の一つとして臨床に使用されてきた．1962年に従来の削片状合金に比べて理工学的性質の優れた球状合金が、また1963年には従来のアマルガム合金の組成より銅の含有量を多くし、腐食抵抗を高めた高銅合金が開発され今日に至っているが、水銀による環境汚染の問題などから、使用頻度は減少しつつある．

⇦ アメリカ歯科医師会規格

③歯科用セメント：セメントは主に修復、合着に用いられる．審美修復材として1969年にA.D. Wilson、B.E. Kentの開発したグラスアイオノマーセメントが接着性、歯髄への安全性、齲蝕抑制作用などが評価され臨床に多く用いられている．最近はコンポジットレジンの性質に近いコンポマーも開発された．

⇦ 歯科用セメント

合着材として1878年に開発されたといわれるリン酸亜鉛セメント、1967年D.C. Smithにより発表されたカルボキシレートセメントや、合着用のグラスアイオノマーセメント、近年開発された接着性レジンセメントなどがある．リン酸亜鉛セメントの使用量は減少しつつある．

④インレー修復：1907年、Taggartにより鋳造法が発表されて以来、メタルインレー修復は、鋳造器の開発、金属組成の研究、埋没材の改良など鋳造法の改善に関する研究が進み、近年鋳造精度がますます高くなり、現在ではミクロン単位の精密鋳造法も普遍しあらゆる窩洞形態に応用できる修復技法として確立した．

⇦ インレー修復

今日では審美性の観点よりセラミックインレーも多く用いられるようになってきた．

⑤レジン修復：レジンは1941年Kulzer社（ドイツ）からMMA系レジンのPolapontが修復材料のレジンとして発売されてより、その歴史が始まった．

⇦ レジン修復

コンポジットレジンは1956年R.L. BowenがBis-GMAを合成し1962年無機質フィラーをシラン処理することによりレジンと結合する、コンポジットレジンが開発された。

コンポジットレジンは従来のレジンと比べ、圧縮強さ、引張り強さ、曲げ強さ、硬さ、耐摩耗性などの理工学的性質が優れ、これにエッチング材、ボンディング材を併用した接着性コンポジットシステムが出来上がり、歯質への接着が飛躍的に向上し、さらに光重合方式の出現により修復の主流となって臨床に広く用いられるようになった．接着修復材の発展によりBlack以来行われていた窩洞形成の概念が変わり、歯質の削除量の少ない、より歯質保存性の高い修復方法が可能となってきた．

⑥セラミック修復：セラミックは審美的に優れた修復材で、従来型ポーセレンと、先端技術を応用して精製されたセラミックが修復材として利用されている．セラミックは圧縮強さ、引張り強さ、曲げ強さ等の機械的性質が向上し、硬度もエナメル質に近い特徴をもっている．

⇦ セラミック修復

2. 歯の構造

　歯はエナメル質、象牙質、歯髄、およびセメント質によって構成されている．なかでも硬組織（エナメル質、象牙質、およびセメント質）は保存修復学において重要な役割を担っている．これらの組織は基本的に無機質、有機質、および水からなるが、その重量組成は表2に示すように異なっている．

表2　歯の組成

	無機質	有機質	水分
エナメル質	92〜96%	1〜2%	3〜4%
象牙質	65〜70%	18%	12%
セメント質	65%	23%	12%

1．エナメル質 (enamel)

1) エナメル質の構造・組成

　エナメル質は高度に石灰化しており人体で最も硬い組織であるが、一度何らかの原因で破壊されると象牙質と同様に自然治癒が不可能な組織である．化学的組成としては92〜96％が無機質であり、そのほとんどがハイドロキシアパタイトによって占められている（表2）．エナメル質は外胚葉系のエナメル器の細胞に

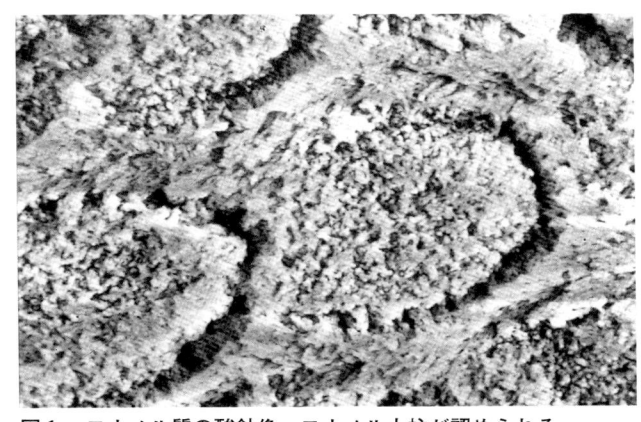

図1　エナメル質の酸蝕像．エナメル小柱が認められる

よって形成される．構造的には、多数のエナメル小柱が基本的な構成単位であり（図1）、エナメル小柱の大きさはエナメル-象牙境近辺では3μm、表層では6μm程である．　⇐ エナメル小柱
小柱と小柱の間には小柱鞘という約0.1μmの幅を示す有機質に富む部分がある．これらのエナメル小柱は互いに密接しながらエナメル-象牙境からエナメル質の表面に向って放射状に走行している．エナメル質の断面を見ると小柱がおおむね縦断された部分と横断された部分が縞模様を作っているのが観察される．これをハンター・シュレーゲルの条紋という．このエナメル小柱の走向を考慮に入れて窩洞形成する事はきわめて重要で　⇐ エナメル小柱の走向
ある．象牙質に支えられていないエナメル質（小柱の走向が象牙質に連なっていないエナメル質：遊離エナメル：free enamel、undermined enamel）はきわめて脆く、小さな力　⇐ 遊離エナメル
で簡単に壊れてしまう．このため修復時、特に非接着性修復を行う際にはこの遊離エナメルを可及的に除去する必要がある．また接着性修復を行う場合にも、レジンの重合収縮や咬合力などによって遊離エナメルに微小な亀裂が生じることがあるのでその扱いには注意を要する．

　エナメル質は歯冠部分の最外層に位置し、その厚みは部分によって異なる．通常、エナメル質は切縁部あるいは咬合面部で厚く（約2mm）、歯頸部に向かうに従って薄くなっていく．エナメル質の研磨切片上でエナメル質表層に規則正しく出現する横紋をレッチウスの線条という．この線条はエナメル質の発育線として考えられており、齲蝕

の発生に際して酸の拡散経路の一つとしても考えられている．

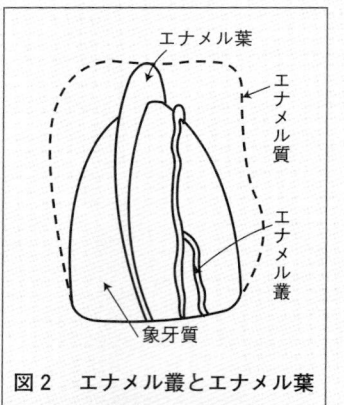

エナメル質内で歯冠軸に沿った方向に出現する低石灰化している部分が認められ，エナメル-象牙境からエナメル質深層に向かって存在するのがエナメル叢であり，エナメル質全層にわたって小柱走行に沿って出現するのがエナメル葉である（図2）．これらの成因については不明なところではあるが，エナメル葉は古くから齲蝕の経路あるいはエナメル質の構造的な欠陥の一つと考えられている．

⇦ エナメル叢

⇦ エナメル葉

図2 エナメル叢とエナメル葉

2）エナメル質の物性

歯の物性に関する報告は，その限られた形態や大きさおよび試料収集の困難さなどのため数多く得られないのが現状である．このような中で，現在入手可能な歯の物性に関する報告をまとめたのが表3である．近年の測定機器の進歩によってこれらの値に新たな変更が加えられつつある．表3に歯の理工学的性質、表4に修復材料の主な理工学的性質を示す．

表3 歯の理工学的性質

	エナメル質	象牙質
圧縮強さ（MPa）	384	297
引張り強さ（MPa）	10.4〜21.9	105.5
比例限（MPa: 圧縮）	353	167
弾性率（GPa）	84.1	14.7
ポアソン比	0.33	0.31
密度（g/cm³）	2.97	2.14
ヌープ硬さ	355〜431	68
ビッカース硬さ	408	60
Z電位（mV）	-10.3	-6.23
熱伝導率（mcal/sec·cm·℃）	2.23	1.36
熱拡散率（mm²/sec）	0.469	0.183
表面自由エネルギー（erg/cm²）	87	92
熱膨張係数（$\times 10^{-6}$/℃）	11.4（歯冠部）	
エナメル-象牙境破壊強さ（MPa）	51.5	

Z電位：界面における物質の内部の電位と外部との電位差．歯はマイナスのチャージをしていることが分かる．

表面自由エネルギー：表面張力と数学的には等価であるが、物理的に意味を持つのは表面自由エネルギーにある．

表4 修復材料の主な理工学的性質

	歯科用陶材	純金	コンポジットレジン
圧縮強さ（MPa）	149		260〜460
引張り強さ（MPa）	24.8	108	40〜63
弾性率（GPa）	60〜107		9〜25
ポアソン比	0.19		0.24
密度（g/cm³）	2.4	17.22（金箔）	1.6〜2.3
ヌープ硬さ	591	69（金箔）	45〜63
ビッカース硬さ	611〜775		41〜174
熱伝導率（mcal/sec·cm·℃）	2.39	710	3.27
熱拡散率（mm²/sec）	113		0.19〜0.73
熱膨張係数（$\times 10^{-6}$/℃）	6〜16	14.1	26〜40

エナメル質は高度に石灰化した組織であり小柱の緻密な配列も相まって歯冠表面に加わる強い圧力に対する抵抗性を示す．このことはエナメル質が有する高い圧縮強さからもうかがえる（圧縮強さでおよそ400MPa）．また弾性率もきわめて高い（84.1GPa）．これに対して引張り応力に関してはきわめて弱い性質を持つ（引張り強さで10〜20MPa）．このように圧縮強さが強く弾性率が高いものの引張り強さが弱い性質は歯科材料における陶材と良く似ている（圧縮強さで149MPa、弾性率60〜107GPa、引張り強さ24.8MPa）．

エナメル質はその解剖学的特徴から破壊強さなどが小柱の走行に強く影響されることが知られている．例えばエナメル小柱長軸方向に圧縮した場合の圧縮特性は最小になり小柱の鍵穴型の部分を真横から圧縮した場合には最大の値を示すと考えられている．このような応力に対するエナメル質の機械的特性は異方向性を示すことが特徴的であるが、象牙質においては異方向性に関する報告は少ない．

エナメル質は生体で最も硬い組織でありヌープ硬さで約400、ビッカース硬さで約400を示す（エナメル質中央部）．このような硬さを示す歯科材料ではコバルトクロム合金がある．歯科用の陶材の多くはエナメル質よりも高い硬さ値を示すものが多い．

エナメル質の熱伝導率（2.23mcal/sec・cm・℃）は象牙質（1.36mcal/sec・cm・℃）よりやや高くコンポジットレジンやリン酸亜鉛セメントと同等な値を示している．しかしながら歯科で用いられる金属（純金：710mcal/sec・cm・℃）と比べるときわめて低い値であり、エナメル質および象牙質は熱の不良導体であるといえる． ⇐ 熱の不良導体

■ 2．象牙質（dentin）

1）象牙質の構造・組成

象牙質の化学組成は65〜70％が無機質であり、無機質のほとんどがハイドロキシアパタイトであるが、その結晶の大きさはエナメル質のものと比べてはるかに小さい．有機質は18％でありその中のほとんどがコラーゲンによって占められており、さらに象牙質には12％の水が含まれている．このように象牙質の化学組成はエナメル質とは大きく異なるものの骨やセメント質と類似している．

象牙質は歯胚の歯乳頭由来の象牙芽細胞（odontoblast）によって形成される．象牙芽細胞は外胚葉性で間葉系の細胞でその機能は同様な由来を持つ骨芽細胞やセメント芽細胞と良く似ている．このようにして形成された象牙質は歯の中で歯冠から歯根にかけて最も大きな部分を占めている．象牙質は一般に歯冠部分をエナメル質、歯根部分をセメント質によって被われている．また、歯の内部では象牙質によって歯髄腔が形成されている． ⇐ 象牙芽細胞

象牙芽細胞によって象牙質が形成されて行く過程で、先ず石灰化されていない象牙前質（predentin）が形成される．象牙前質は常に象牙芽細胞の細胞体と近接しており、複雑な質的変化の結果象牙質が形成される．象牙質の形成はエナメル質と異なり、咬頭頂から始まり歯髄腔に向かい、歯冠の全面および歯根方向に進行していく．また象牙質は歯の萌出後でも歯髄の存在する限りその形成は続けられる． ⇐ 象牙前質

象牙細管（dentinal tubule）は象牙質内で最も重要な組織学的特性を示す管腔状構造物である．象牙細管はエナメル-象牙境から歯髄腔まで象牙質の厚み全てにわたって連なっている（図3）．歯髄の最表層部では象牙芽細胞の本体が整然と並びその本体から象牙芽細胞突起（odontoblastic process）が象牙細管内に伸びている．この象牙細管を取り囲み極めて微細なコラーゲン基質を含む石灰化度のやや高い厚さ1μm以下の管周象牙質（peritubular dentin）が存在する．その外側に石灰化の程度が低くコラーゲン線維を含む管間象牙質（intertubular dentin）が存在する（図4）．

⇐ 象牙細管
⇐ 象牙芽細胞突起
⇐ 管周象牙質
⇐ 管間象牙質

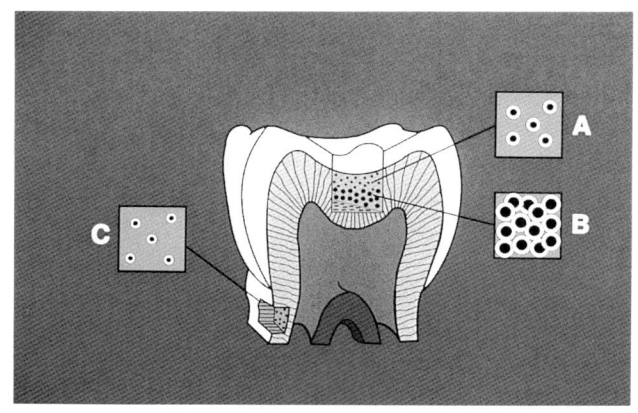
図3　象牙細管の走行とその密度の部位による違い（DH Pashley）

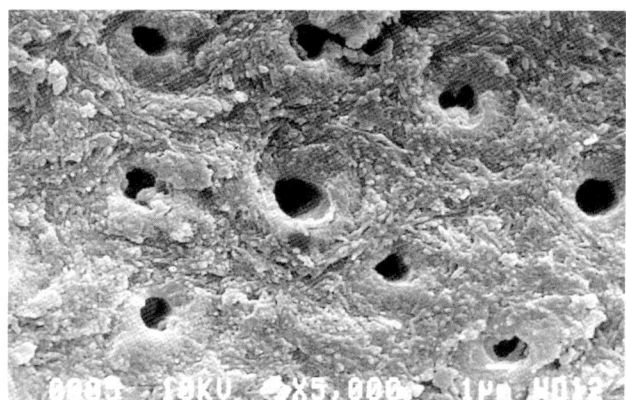
図4　象牙細管の横断面のSEM像

　象牙質はエナメル質と異なりさまざまな外界からの刺激を受けやすい．この際刺激の伝達経路として重要なのが象牙細管である．象牙細管を介する刺激の伝達に関してはさまざまな説が提唱されているが、現在のところ象牙細管を通じた動水力学説（hydrodynamic theory）が有力である．

⇦ 刺激の伝達経路

⇦ 動水力学説

2）象牙質の物性

　象牙質はその化学的組成から、無機質（主としてハイドロキシアパタイト）をフィラーとし、有機質（主としてコラーゲン）をマトリックスとした一種の複合材料（例えばコンポジットレジン）と見なすことができる．そのためほとんどが無機質からなるエナメル質とは異なった物性を示す．

　象牙質の引張り強さはおよそ100MPaでその弾性率は10〜20GPaを示す．圧縮強さはエナメル質に及ばないもののおよそ300MPaを示す．また硬さはエナメル質よりもはるかに低くヌープ硬さで68、ビッカース硬さで60と報告されている（象牙質の表層1/3）．象牙質に近い物性を示す歯科材料としてはコンポジットレジンがあげられる（引張り強さで40〜63MPa、圧縮強さで260〜460MPa、ヌープ硬さで43〜63）．熱伝導率および熱拡散率はエナメル質よりも低く熱の不良導体である．

　歯の外側に極めて硬く脆いエナメル質が存在し、その内側に比較的弾性に富み引張り強度や圧縮強度の高い象牙質があることで咬合力などによる応力を緩和している可能性がある．また、エナメル–象牙境（dentino-enamel junction）付近ではエナメル質と象牙質の中間の物性を示すことが示唆されているが、この部分がある程度の応力緩衝材的な役割を果たし、エナメル質と象牙質との間の生物学的な接着を長期間維持している一つの要因と考えることもできる．

⇦ エナメル–象牙境

3．セメント質（cementum）

　セメント質は歯根表面を覆う薄い組織で、その組成は象牙質と類似している．セメント質は歯根膜、歯槽骨、歯肉と共に歯周組織に分類されている．セメント質はシャーピー線維の一端を自身に封じ込め他端を歯槽骨内に封じ込めることによって歯を歯槽骨内で固定する役割を担っている．

　セメント質は組織学的に二種類に分けられる．基質中に細胞成分を含まないものを無細胞セメント質と呼び歯頸側の約2/3および複根歯の分岐部に存在する．無細胞セメント質の形成は歯の萌出前後に始まり一定期間を経て終わる．また基質中に細胞成分を含むものを細胞性セメント質と呼び根尖側約1/3に存在する．細胞性セメント質はその形

⇦ 無細胞セメント質

⇦ 細胞性セメント質

成と停止を長い期間繰り返しており、加齢と共にその厚みを増す傾向にある．

　一般にセメント質の厚さは、セメント-エナメル境付近では20μm程度で根尖に向かうに従いその厚みを増し150μm程になる．また、セメント質の厚みは加齢によっても増加する．

4．象牙質・歯髄複合体（dentin/pulp complex）

　象牙質・歯髄複合体という考え方が近年広まってきているが、これは象牙質及び歯髄が発生学的に同一であり、石灰化した象牙質自体が歯髄細胞の分化の最終到達点であるとも考えられているからである．象牙質は象牙芽細胞から形成されるが、象牙芽細胞は象牙質及び歯髄の一部と見なすこともできる．その理由として象牙芽細胞の細胞体は歯髄に存在しその本体から突き出した象牙芽細胞突起は石灰化した象牙質内に象牙細管を介して侵入している．このように象牙質内に象牙芽細胞の突起が存在するために象牙質は生きた組織と再認識されるようになってきている．象牙芽細胞突起は象牙質に対する物理化学的あるいは病理学的原因による刺激に反応することができると考えられており、このような刺激に対して第二象牙質（secondary dentin）、修復（補綴）象牙質（reparative dentin）、刺激象牙質（irritation dentin）、透明象牙質（transparent dentin）などが作られる．このような象牙質・歯髄複合体という考えが提唱されるようになって以来、生きた象牙質に対する様々な処置がどのような影響を象牙質・歯髄複合体に与えるかについては盛んに研究が行われている．臨床において、象牙質を切削するということは象牙細管を通じて急激あるいは緩徐な刺激を歯髄に与えることであり、別な言葉でいえば象牙質を露出させることは象牙細管レベルでの露髄を示すともいえる．従って歯を切削するに当たってはこのような観点からも充分に注意を払うべきである．

⇦ 象牙質・歯髄複合体

⇦ 生きた組織

⇦ 第二象牙質
⇦ 修復（補綴）象牙質
⇦ 刺激象牙質
⇦ 透明象牙質

> 原生象牙質 primary dentin：外層の歯根完成前に形成された象牙質で、象牙質の大部分がこれにあたる．
> 第二象牙質 secondary dentin：歯根完成後に、外的な刺激によらずに歯髄側から原生象牙質に添加した象牙質．
> （第三象牙質 tertiary dentin：齲蝕や修復の際の刺激によって形成された象牙質．第二象牙質と第三象牙質を区別することなく、あわせて第二象牙質とよぶこともある．
> 刺激象牙質 irritation dentin、修復（補綴）象牙質 reparative dentin などは第三象牙質の別称である．）

5．歯の部位特性・生理的変化

1）エナメル質

　歯が萌出した後、エナメル質の表面に唾液中の蛋白由来のペリクルが形成されることは良く知られている．また歯の表面からは唾液が、歯の内面からは象牙質を通過して組織液がエナメル質内に浸透することになる．その結果長期間にわたり無機質および有機質のエナメル質内への沈着が起

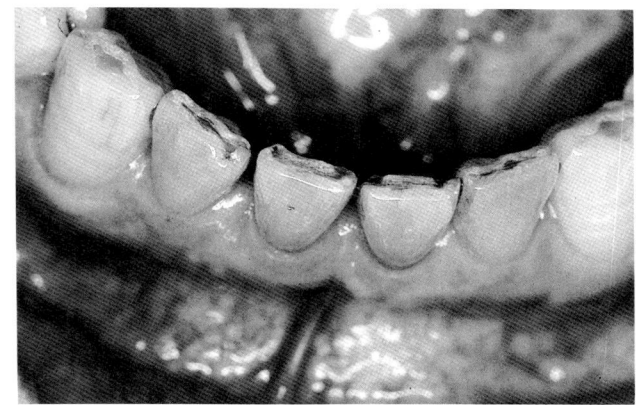
図5　加齢により咬耗したエナメル質

こると考えられている．これをエナメル質の萌出後の成熟という．この萌出後の成熟の結果、エナメル質へのカルシウム、リンあるいはフッ素の取り込みが特にエナメル質表層で起こることで加齢に従う齲蝕の感受性の低下が起こると考えられている．一般に、エナメル質の石灰化度は歯冠の最表層部で最大であり深部に向かうに従い低下していく．しかしながら、最深部のエナメル-象牙境付近では石灰化度が高い．最も石灰化度の低いところはエナメル叢の部分である．エナメル質は加齢とともに、咬耗、摩耗、あるいは多数の亀裂を生じる（図5）．

⇦ 萌出後の成熟

2）象牙質

歯が萌出した後、ゆっくりとしてはいるものの象牙質の形成は続けられる．さらに、齲蝕や咬耗の進行に伴ってその象牙細管に対応する髄腔壁に第二象牙質が添加される．このため、歯髄腔の大きさは加齢と共に小さくなる．

象牙細管は歯冠部において緩やかなS字状の湾曲を示しているが切縁部、咬頭頂部および歯根部では直線的な走行を示している．象牙細管の直径はエナメル-象牙境付近で1μm程で、深部に向かって太くなり歯髄側では3～4μmになる．象牙細管の密度はエナメル-象牙境付近では15,000～20,000本/mm²であり、歯髄側ではその数を増し45,000～65,000本/mm²となる（図4）．

象牙質の硬さは表層から深層に向けて緩やかに硬さの減少が見られ、象牙前質近辺で急激に硬さが減じる．しかしながら最外層の外套象牙質の硬さは表層象牙質に比べて低い値を示す．象牙質の硬さを測定する場合100μm前後の領域に圧痕を作り、そのサイズを測定することで硬さ値を得る．この際、象牙質の表層部と深層部の硬さの違いを発現する要因としては管間象牙質部の硬さがあげられる．管周象牙質の硬さは象牙質表層部と深層部で差がないものの、管間象牙質では表層部で硬く深層部で軟らかい．このように管間象牙質と管周象牙質の硬さの違いが象牙質の部位による硬さの変化として現れていると考えられる．象牙質の石灰化度はおおむね象牙質の硬さと相関している．

歯の加齢に伴って、象牙質にも生理的な変化が起こる．象牙細管内には細管内結晶の添加・析出が起こり（図6）歯の透過性の著しい低下を引き起こす．また、歯髄腔および根管の狭窄が引き起こされる．このため高齢者の歯を切削する場合に象牙質の知覚が減じていることが臨床ではよく経験される．

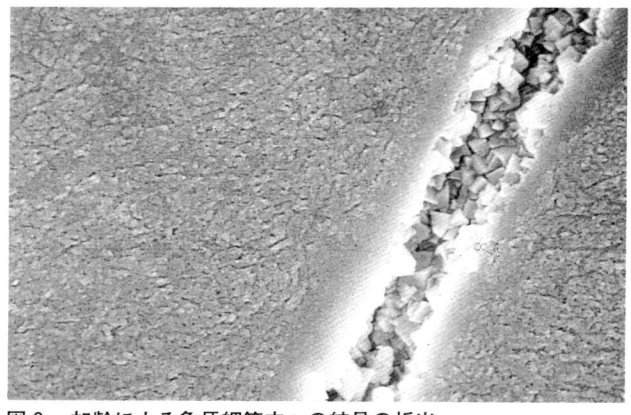

⇐ 細管内結晶

図6　加齢による象牙細管内への結晶の析出

3）歯の疲労

これまでは修復処置の有無に関わらず、個々の歯の疲労に関する注目度は低かった．しかしながら、近年の平均寿命の目覚ましい伸びと齲蝕及び歯周病の予防処置の進歩のため高齢者になっても歯の喪失が少ない患者が歯科を受診するようになってきている．その際、歯の疲労破壊が原因と考えられる患者に遭遇することがある．

⇐ 歯の疲労破壊

歯が疲労する過程で歯に微小な亀裂が形成されその亀裂が伸展することで小さな破折が歯の中に起こる．このような小さな破折や亀裂のみの場合は臨床上診断することが困難なことが多く原因不明の違和感あるいは知覚過敏として処置が行われることも多い．時として臨床上簡単に発見できるような破折が大がかりに歯冠あるいは歯根に起こったときに臨床不快症状が歯の亀裂に由来したのであろうと推察されることがある．

充分な報告は無いものの歯の疲労に起因する歯科疾患はこれから増加すると考えられ、修復材料の疲労・劣化のみにとらわれず、歯の疲労・劣化についても充分な配慮が臨床上・学問上望まれる．このように高齢化社会を迎えるに当たって歯の疲労が今後の大きな課題の一つとなると考えられる．

3. 診査・診断・治療方針

　治療に際して、患歯のみの処置を考えれば良いものから、他歯もしくは周囲の組織の処置を優先して行い、患歯に処置効果が得られるものなど種々のケースがある。しかしこれらの処置を確実に行うためにはしっかりとした診査から始まる。近年、治療計画を立てるにあたってはProblem Oriented System（POS）と呼ばれる診療システムに基づき問題を解決する手段が用いられる。このシステムでは患者からの情報（問診表などの利用）を収集し、問題点を認識する。そして原因について調査し（主に口腔内診査）、詳しい情報を整理分析する。そして問題点をリストアップ（診断）し、解決策を立てる（治療計画）。このようなステップを踏んで始めて患者に対して治療計画を説明し、同意を得た後に治療を始める（インフォームドコンセント）。POSの詳細については本項では述べないが、ここでは基本的な事項について説明する。

⇐ Problem Oriented System（POS）

⇐ インフォームドコンセント

■ 1. 診査法

　診査は診断と治療方針を立てるうえで重要である。診査のプロセスは患歯の治療に生かすための、患者の全身的または口腔全般の状態について、一般的な情報収集と口腔内診査とに分かれる。

⇐ 齲蝕の診査・診断

1）問診（全身的および口腔全般）

　問診には質問表などの間接問診と、直接問診がある。健康保険に加入している場合は患者の住所、氏名、年齢などは保険証により確認できる。その他に患者の職業、労働環境、趣味、嗜好、生活上の習性や習慣なども間接問診で把握できる。直接問診にあっては次のような項目が挙げられる。

（1）既往歴（全身）
　心臓・循環器系、呼吸器系、消化器系、皮膚・泌尿器系、神経系、耳鼻咽喉系、顔面・頸部、その他（感染症など）。

（2）歯科治療時（抜歯を含む）の偶発事故
　ショック、後出血、後疼痛、脳貧血。

（3）特記事項
　素因、特異体質、慢性疾患、血圧、妊娠。

（4）アレルギー性反応
　鎮痛剤、抗生剤、抗炎症剤、麻酔薬、外用薬、予防接種、食物、その他（金属など）。

（5）家族歴
　両親、兄弟、祖父母などを中心として、罹患した疾患や齲蝕の罹患傾向などを調査する。疾病の種類によってはきわめて重要な事項になる。

2）歯式

　口腔内の記録に際して、個々の歯を簡単に明示するには簡単かつイメージしやすいものが推奨される。しかし世界中において統一したシステムを使用していないのが現況である。主要なシステムについて以下に記載する（図7）。

（1）Zsigmondy Palmer システム
　Zsigmondy Palmer法あるいはChevron法とよばれ、古くよりわが国にて用いられている。現在の健康保険システムで用いられているが、特殊な記号なので一般のコンピュータ入力時に不便である。

⇐ Zsigmondy Palmer システム

（2）two-digit システム

FDI方式とも呼ばれている．二桁の数字を組み合わせてすべての歯を表記できるようにされている．10の位の数字は上下左右に分けたブロックを表記し、右上10番台、左上20番台、左下30番台、右下40番台となる．1の位には正中（中切歯）より番号をつけてゆき、第三大臼歯が8となる．乳歯については10の位は右上50番台、左上60番台、左下70番台、右下80番台となり、1の位は永久歯と同様、正中よりの番号となる．

（3）ADA システム

ユニバーサルシステムとも呼ばれている．アメリカ歯科医師会（ADA）による方法で上顎では右第三大臼歯の1から左第三大臼歯の16までと、下顎は左第三大臼歯の17から右第三大臼歯の32までの一連した数字で表記する方法である．

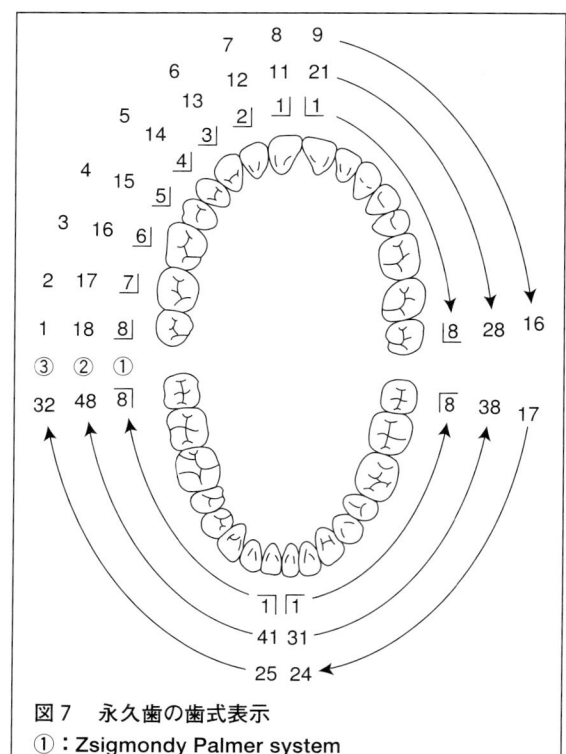

図7　永久歯の歯式表示
①：Zsigmondy Palmer system
②：two-digit system
③：ADA system

3）口腔内環境の総合的診査と診査法

口腔内の診査は広い範囲より狭い範囲に徐々に進めてゆき、またもう一度広い範囲を診査することもある．これらの総合的な診査と患歯のみの診査は密接な関係にあり、一括して記載して判断したほうが良いと思われるので総合的な診査と、個々の診査法を同時に記載した．

（1）問診

　a．主訴

主訴とは患者が苦痛もしくは不快と感じる自覚症状が主である．記録する際には患者の言った言葉をそのまま用いる．注意するのは患者の希望は主訴と異なるものである．

　b．現病歴

現病歴には、発現の日時や、部位と範囲、痛みがあれば痛みの種類、過去の処置とその経過などについての事項である．質問に関しては先入観などを持たないように注意する．

　c．既往歴

既往歴とは過去に罹患した各種の疾病およびそれに対する治療の有無について調査する項目である．

（2）視診

　a．口腔外所見

顔面の異常、開口状態、その他（体格）について観察する．

　b．口腔内所見

沈着物の有無、歯数、実質欠損、歯周組織、隣接歯や対合歯との咬合関係、口腔衛生状態について照明下で直視、あるいはデンタルミラーを用いて観察する．隣接面の視診

には歯間分離器（セパレーター）で歯間を離開し観察する（図8）．

（3）触診 ⇐ 触診

探針（エキスプローラー）、ピンセットなどを用いて破折、齲蝕による実質欠損の位置、大きさ、深さ、軟化象牙質の量、色、硬度、臭気、歯冠修復物の適合状態、特に辺縁封鎖の不適合、象牙質知覚過敏、歯周組織の状態などを時には齲窩の内容物や軟化象牙質を除去しつつ視診を加えて触診する．隣接面においては歯間離開度をコンタクトゲージにて診査する（図9）．

（4）打診 ⇐ 打診

打診はピンセットなどを用いて、槌打し、打診による痛みと音を診査する．歯周組織の炎症性変化の場合、変化が現れる．打診の方法には歯の長軸方向に行う垂直打診と、 ⇐ 垂直打診
歯の頬、唇側より歯の長軸に直角に行う水平打診とがある（図10）． ⇐ 水平打診

（5）透照診 ⇐ 透照診

エナメル質は光をある程度透過するので、歯に強い光を当てると隣接面付近では唇頬側から舌、口蓋側まで光が透過する．もし隣接面などに齲蝕が存在するとその部分がやや暗く見える．また、破折や亀裂が明瞭に見えることがある（図11）．

● レーザーによる齲蝕の診断

製品としてはDIAGNO dent™という半導体レーザーを用いたものが販売されている．これは、レーザー光を被験歯面に照射し、その反射蛍光の強度を装置の中で測定し、齲蝕を診断するという器具である．この測定結果は00～99の数値に換算されてディスプレイに表示される．この数値によって、齲蝕に対するモニタリングや治療方針が示されている[52]．

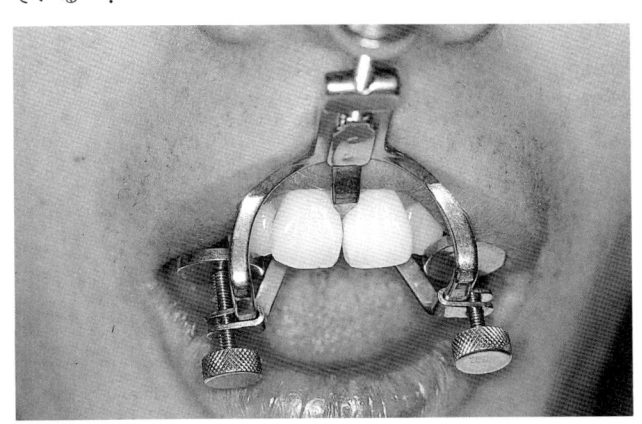

図8 歯間分離器（セパレーター）を使用して隣接面の診査をする．

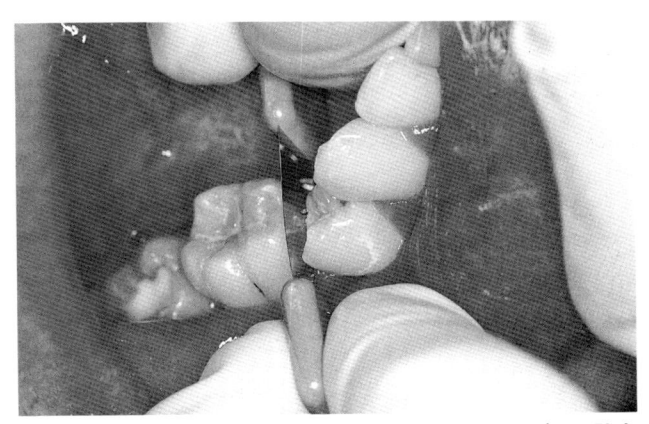

図9 隣接面においては歯間離開度をコンタクトゲージにて診査する．

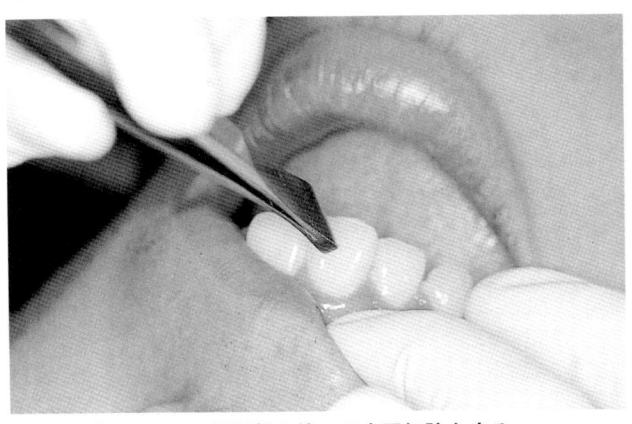

図10 ピンセットの把柄部を使って水平打診をする．

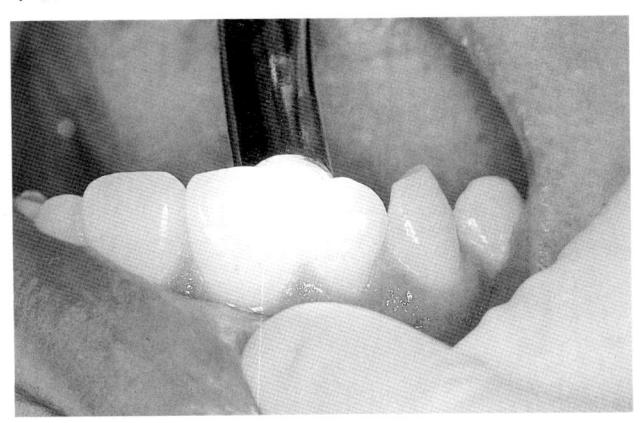

図11 透照診 強い光を口蓋側より当てて隣接面部の陰影があるかを調べる．

（6）エックス線診査

保存修復においては重要なものの一つである．齲蝕の大きさ、歯髄との関係、修復象牙質、根尖の病巣、歯槽骨の状態、埋伏歯の有無などを確認する．撮影法としては、等長撮影法（図12）が標準であるが、上下顎の歯の対咬関係や、歯冠部および歯槽骨辺縁の変化を見るためには咬翼法（図13）を用いる．この方法は隣接面の齲蝕の発見や歯髄腔の大きさ、修復物の適合状態などを診査するのに適している．また一枚のフィルムで口腔内の状態を撮影でき、歯の全般的な診査ができる方法として、オルソパントモグラフィ（図14）がある．最近、歯科用デジタルエックス線撮影装置（図15）が使用され、コンピュータにて画像処理を行い、診査がおこなわれている．

⇐ 等長撮影法

⇐ 咬翼法

⇐ オルソパントモグラフィ

（7）温度診

冷水、氷塊、気化熱吸収型のスプレー（図16）などを利用して歯髄の冷刺激に対する反応の時間や、一過性か持続性かをみる．正常歯髄では、冷刺激を感じるが、刺激の除去とともに回復する．歯髄炎では刺激を除去した後にも不快感が残る．しかし、化膿性の歯髄炎では痛みが軽減することもある．

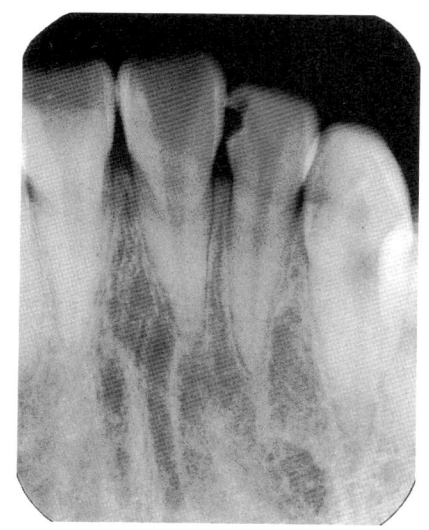

図12　等長法による撮影像

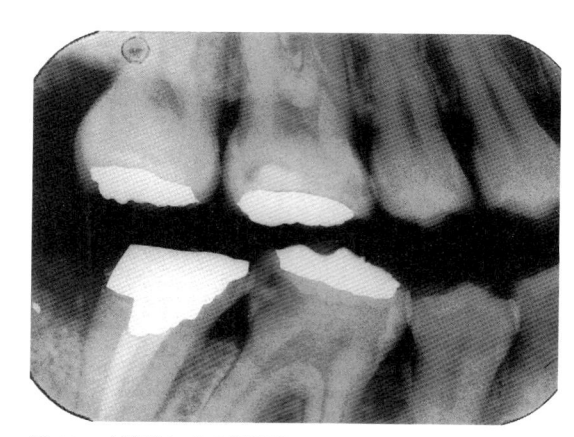

図13　咬翼法による撮影像

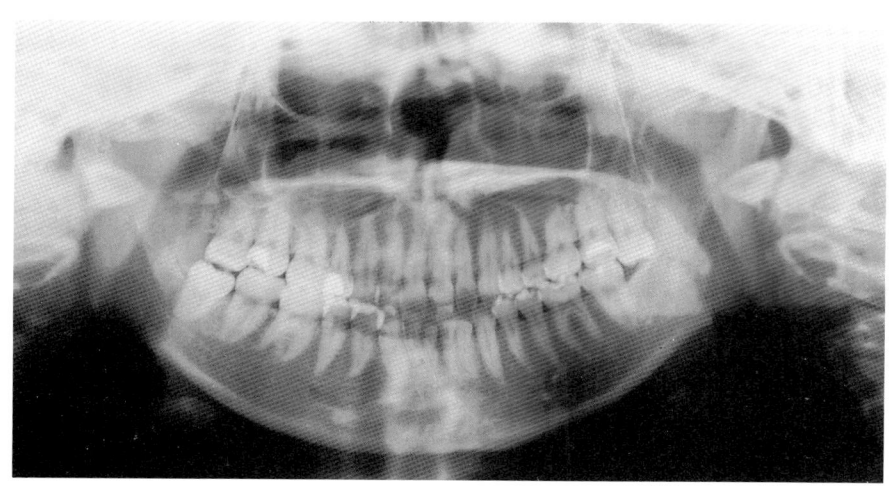

図14　オルソパントモグラフィによる撮影像

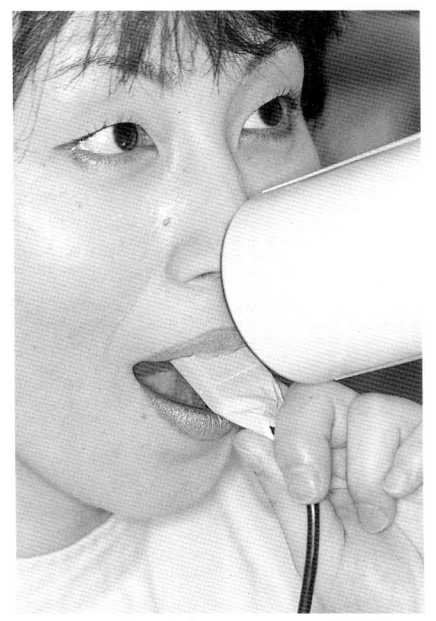

図15 歯科用デジタルエックス線撮影　　　図16 気化熱吸収型のスプレーにて冷刺激を与える．

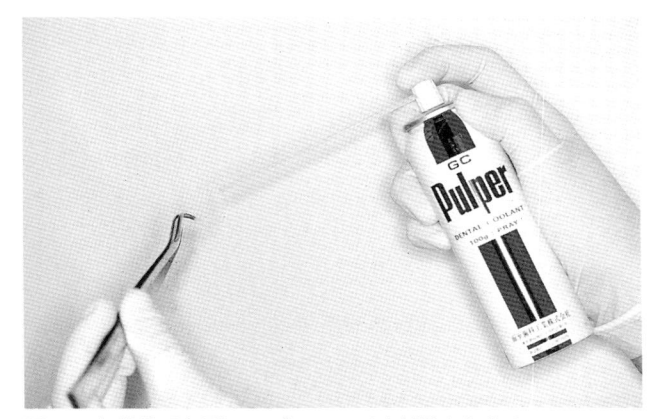

(8) 電気診

a．齲蝕病巣について

　患歯の電気抵抗値を測定し、硬組織の欠損の程度を知る診査法で測定にはカリエス　　⇦ カリエスメーター
メーターがある(図17)．電気抵抗値と齲蝕病巣の深さとの関係は以下のとおりである．　　（インピーダンス測定）

　　　　　600k 以上：健全〜エナメル質初期齲蝕
　　　　　250〜600k ：エナメル質齲蝕
　　　　　250k 以下：象牙質齲蝕
　　　　　15k 以下：露髄

b．歯髄の生死

　歯冠部歯髄の生死の判定には電気歯髄診断器が用いられる（図18）．歯の表面に電極　　⇦ 電気歯髄診断器
をあてて、患者の痛みにより判定する．痛みは個人によって差があるので対照歯（反対
側の同名歯など）と比較検討をする．

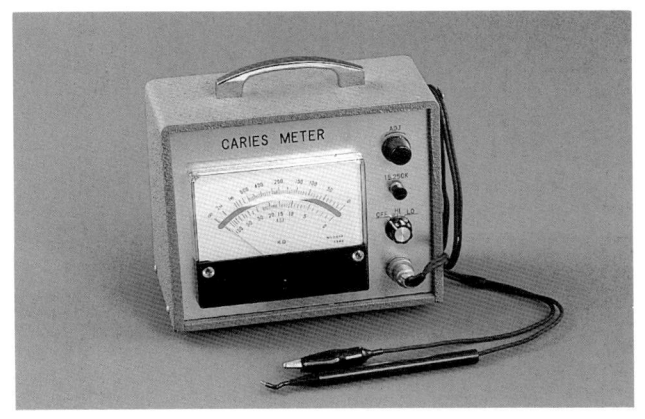

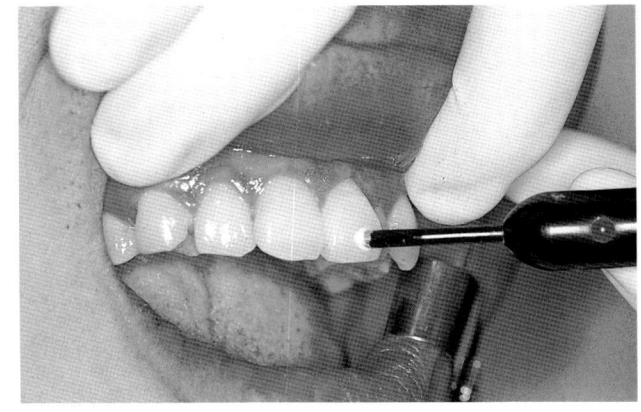

図17 カリエスメーター　　　　　　　　図18 歯髄の生死の確認　電気歯髄診断器の先端を歯に接触させる．

(9) 化学診

　刺激性の化学物質で疼痛の有無を検査するものであるが、歯髄の保存を図る場合は好ましくない．

（10）麻酔診
　痛みが広範に及ぶ場合で原因歯を特定できない場合に局所麻酔を施し、痛みが消失するかどうかを診査する．

（11）咬合診査
　上下歯列の咬合関係を調べることである．特に咬合に影響している因子があるかをチェックする必要がある．診査用模型とともに実際の口腔内で見ることのできない咬合しているポイントも診査する．

（12）模型診査
　模型は実際の口腔内で発見されにくい形態の異常や、修復物の適合状態を簡単に発見することができ、咬合の不調和や干渉部位を見つけ、修復を行ったり、咬合調整を行うことにより、咬合状態を改善する．

（13）修復物の評価法
　修復物の評価にはUSPHS（United States Public Health Service）などの評価基準に基づき、辺縁適合性、辺縁着色、色調適合性、光沢、摩耗、歯間離開度などの各項目につき3ないし4段階のランクをつけ臨床評価を行っている．これらの評価をリコール時に行い、修復物の比較検討や、修復物自体の寿命などについて調査も行うことができる．

⇐ USPHS（United States Public Health Service）

2．治療計画、方針

1）治療計画と修復材料の選択

　治療計画をたてる際には保存修復の分野においては修復材料と密接な関係がある．ここでは治療計画をたて、修復材料を選択する際の考慮すべき事項を列挙する．
　　①緊急性
　　②口腔清掃度
　　③歯冠崩壊度
　　④咬合状態
　　⑤対合歯、隣在歯の状態
　　⑥歯髄の状態
　　⑦歯周組織の状態
　　⑧審美的要求
　　⑨矯正、補綴処置との関連
　　⑩年齢的要因
　　⑪全身状態

2）修復部位の順序

（1）1歯単位で修復する方法
　口腔全体の咬合関係が適切であれば、1歯ずつ修復しても問題はない．

（2）1/4ずつ修復する方法
　対合歯列の形態や修復物がよい形態をしている場合に、この方法がよく用いられる．また対合している修復物を将来再製しようとする場合でも、対合歯の修復物の咬合面を調整しておくことが出来る場合にはこの方法が用いられる．

（3）片側上下を同時に行う方法
　1/4ずつ修復する方法では、対合の修復物の咬合面調整だけであまり咬合回復が望めない場合で、左右反対側の上下顎の咬合状態が正常である場合には片側上下を同時に行

う．普通１回の治療で歯の全ての形成を完了し、成形修復は即日填塞し、次回にはインレー修復できる方法が望ましい．

（４）前歯・臼歯を区別する方法

まず臼歯部を修復した後、前歯部を修復する．

（５）１顎を同時に行う方法

保存修復ではこの方法はほとんど行わない．全ての歯を形成した場合にもとの咬合高径が失われるからである．

（６）全顎を同時に行う方法

この方法は新しい咬合関係を与える場合に用いられる方法である．

3）口腔衛生指導

治療が計画通りに遂行されても患者のメインテナンスが良好でない場合は再発性の齲蝕になることもある．修復されたものを半永久的に健康な状態にて口腔内で機能させるにはデンタルスタッフを含めたチーム医療に基づいた口腔衛生指導が必要である．

3．インフォームドコンセント

インフォームドコンセントは歯科医師が患者あるいは家族に対して病状を説明し、さらにどのような処置が必要かを説明することより始まる．これらは患者が理解できるような言葉と方法をもってその内容を伝え、納得を得るものでなくてはならない．そして同意を得た後に治療が実行されることになる．以下の点についての説明が必要であると思われる．

①患者より得た情報に基づいた疾病の説明
②治療に必要な検査の内容と目的
③治療の危険性と成功の確率
④その処置、治療以外の方法
⑤あらゆる治療を拒否した場合

参考文献

1. 歯科医学教授要領（1994年改定）：医歯薬出版, 1994.
2. 総山孝雄：無痛修復．クインテッセンス出版, 東京, 1979.
3. 中林宣男：接着界面の象牙質側に生成した樹脂について．歯材器誌, 1（1）, 1982.
4. Innes, Youdelis: Dispersion strengthened amalgam, J.Canad, Dent.Ass, 29, 1963.
5. Wils A.D., Kent B.E.: Brit.Pat.application, No61041/69. Brit.Pat. 1316129, 1969.
6. Smith D.C.: A new dental cement, Br.Dent.J., 125, 1968.
7. Taggart W.H.: A new and accurate method of making gold Inlay, Dental Cosmos, 49, 1907.
8. 総山孝雄：精密鋳造に関する研究．歯材器誌, 7, 1962.
9. Bowen R.L.: Use of epoxy resin in restorative materials, J.Dent.Res, 35: 1956.
10. 須賀昭一編：図説齲蝕学．医歯薬出版, 東京, 1990.
11. Craig R.G., Peyton F.A., Johnson D.W.: Compressive properties of enamel, dental cements, and gold. J. Dent. Res., 40（5）, 1961.
12. Craig R.G., Peyton F.A.: Elastic and mechanical properties of human dentin. J. Dent. Res., 37（4）, 1958.
13. 岡崎邦夫，西村文夫，野本直：人歯エナメル質の引っ張り強さ．歯材器, 6（4）：1987.
14. Sano H., Ciucchi B., Matthews W.G., Pashley D.H.: Tensile properties of mineralized and demineralized human and bovine dentin. J. Dent. Res., 73, 1994.
15. Farah J.W., Craig R.G., Meroueh K.A.: Finite element analysis of three and four unit bridges. J. Oral Rehabil., 16, 1989.
16. Manly R.S., Hodge H.C., Ange L.E.: Density and refractive index studies of dental hard tissues. II. Density distribution curves. J. Dent. Res., 18（3）, 1939.

17. Collys K., Slop D., Cleymaet R., Coomans D., Michotte Y. : Load dependency and reliability of microhardness measurements of acid-etched enamel surfaces. Dent. Mater., 8, 1992.
18. Craig R.G., Peyton F.A. : The microhardness of enamel and dentin. J. Dent. Res., 37 (4), 1958.
19. Willems G., Lambrechts P., Braem M., Celis J.P., Vanherle G. : A classification of dental composites according to their morphological and mechanical characteristics. Dent. Mater., 8, 1992.
20. Neiders M.E., Weiss L., Cudney T.L. : An electrokinetic characterization of human tooth surfaces. Arch. Oral Biol., 15 (2), 1970.
21. Brown W.S, Dewey W.A., Jacobs H.R. : Thermal properties of teeth. J. Dent. Res., 49 (4), 1970.
22. Weerkamp A.H., Uyen H.M., Busscher H.J. : Effect of zeta potential and surface energy on bacterial adhesion to uncoated and saliva-coated humanenamel and dentin. J. Dent. Res., 67, 1988.
23. Craig R.G., ed: Restorative Dental Materials. 9th ed., St. Louis: C.V.Mosby, 1993.
24. 浦部功, 小倉真次, 東高士, 吉川孝子, 佐野英彦, 田上順次：エナメル象牙境の強度に関する研究—micro-tensile test による引張り強さ—. 日誌保誌, 39（秋季特別号）：6, 1996.
25. Leone E.F., Fairhurst C.W. : Bond strength and mechanical properties of dental porcelain enamels. J.Prosthet. Dent., 18 (2), 1967.
26. Shell J.S., Hollenback G.M. : Tensile strength and elongation of pure gold. South. Calif. Dent. Assoc.J., 34, 1966.
27. Eldiwany M., Powers J.M., George L.A.: Mechanical properties of direct and post-cured composites. Am. J. Dent., 6, 1993.
28. Covey D.A., Tahaney S.R, Davenport, J.M. : Mechanical properties of heat-treated composite resin restorative materials. J Prosthet. Dent., 68, 1992.
29. Seghi R.R., Denry I., Brajevic F. : Effects of ion exchange on hardness and fracture toughness of dental ceramics. Int. J. Prosthodont., 5, 1992.
30. Kase H.R., Tesk J., Case E.D. : Elastic constants of two dental porcelains. J.Mater. Sci., 20, 1985.
31. Nakayama W.T., Hall D.R., Grenoble D.E., Katz J.L. : Elastic properties of dental resin restorative materials. J.Dent.Res., 53 (5), 1974.
32. McLean J.W., Hughes T.H. : The reinforcement of dental porcelain with the ceramic oxides. Brit. Dent.J., 119 (6), 1965.
33. Mahan J., Charbeneau G.T. : A study of certain mechanical properties and the density of condensed specimens made from various forms of pure gold. Amer. Acad. Gold Foil Operators J., 8 (1), 1965.
34. de Gee A.J., Feilzer A.J., Davidson C.L. : True linear polymerization shrinkage of unfilled resins and composites determined with a linometer. Dent.Mater., 9, 1993.
35. Miller G.R., Powers J.M., Ludema K.C. : Frictional behavior and surface failure of dental feldspathic porcelain. Wear, 31 (2), 1975.
36. Richter W.A., Mahler D.B. : Physical properties vs. clinical performance of pure gold restorations. J. Prosthet. Dent., 29 (4), 1973.
37. Boyer H.E., Gall T.L., eds. : Metals Handbook. Desk Edition Metals Park, Ohio: American Society for Metals, 1985.
38. Brady A.P., Lee H., Orlowski J.A. : Thermal conductivity studies of composite dental restorative materials. J.Biomed.Mater. Res., 8 (6), 1974.
39. Carter J.M. : Thermal properties of dental restoratives. Microfilmed Paper No.564. the annual meeting of the International Association for Dental Research, Dental Materials Group, Las Vegas, Nevada, March, 1972.
40. Carter J.M. : Unpublished data. State University of New York at Buffalo, School of Dental Medicine, Buffalo.
41. Whitlock R.P., Tesk J.A., Widera G.E.O., Holmes A., Parry E.E. : Consideration of some factors influencing compatibility of dental porcelains and alloys. Part I. Thermo-physical properties.In Proc. 4th Int. Precious Metals Conference, Toronto, June 1980. Willowdale, Ontario: Pergamon Press Canada, April 1981.
42. Powers J.M., Hostetler R.W., Dennison J.B. : Thermal expansion of composite resins & sealants. J.Dent.Res., 58(2), 1979.
43. Watanabe L.G., Marshall G.W., Marshall S.J. : Dentin shear strength: Effects of tubule orientation and intratooth location. Dent.Mater., 12, 1996.
44. Gysi A. : An attempt to explain the sensitiveness of dentin. Br J Dent Sci, 13, 1900.
45. Brannstrom M. : Sensitivity of dentin. Oral. Srurg., 21, 1966.
46. Pashley D.H., Ciucchi B., Sano H. : Dentin as a bonding substrate. Dtsch. Zahnartztl. Z., 49, 1994.
47. Shimono M., Maeda T., Suda H., Takahashi K. : Dentin/Pulp Complex. Proceedings of the international conference on dentin/pulp complex 1995 and the international meeting on clinical topics of dentin/pulp complex. Tokyo: Quintessence Publishing Co., Ltd., 1996.
48. Garberoglio R., Brannstrom M. : Scanning electron microscopic investigation of human dentinal tubules. Arch. Oral. Biol., 21, 1976.
49. Kinney J.H., Balooch M., Marshall S.J., Marshall G.W., Weihs T.P. : Hardness and Young's modulus of human peritubular and intertubular dentine. Archs. Oral. Biol., 41 (1), 1996.
50. 西村文夫：歯冠修復材料の疲労特性. 口病誌, 59（3）, 1992.
51. 岡安大仁：症例別インフォームド・コンセント こんなときどうする. デンタルダイヤモンド社, 東京, 1994.
52. Lussi A., Megert B., Longbottom C., Reich E., Francescut P.: Clinical Performance of a Laser Fluorescence Device for Detection of Occlusal Caries Lesions. European Journal of Oral Science. 109（1）:14-19, 2001.

第 2 章

齲 蝕

1. 齲蝕
2. 齲蝕のリスクファクター
3. 齲蝕の診断
4. 罹患歯質の識別と処置法

1. 齲蝕

1. 発症機構

齲蝕の発症に関しては、1890年Millerによって提唱された化学細菌説（酸産生説）が現在でもなお支持されている．これは、微生物による発酵過程で糖（炭水化物）から酸が作り出され、この酸によって歯質の脱灰が生じるという考えである．産生される酸としては、乳酸を主体として酢酸、プロピオン酸、ギ酸の4種が代表的である．

歯質を構成するリン酸カルシウム塩としてハイドロキシアパタイト、ウイットロカイトカイト、オクタカルシウムフォスフェイトが一般的であり、それぞれpH 5.5、6.4、6.9で溶解現象がおこる．唾液中のカルシウムと無機リンのイオン積濃度は、歯質に対して過飽和であるが、pHの低下とともに不飽和となることにより溶解現象がもたらされる．すべての疾患は遺伝と環境因子によって生じるが、齲蝕においてもこのことはあてはまり、現在、齲蝕も生活習慣病の一つとしてとらえられている．

2. 歯垢（プラーク）の特徴

歯質溶解の原因となる細菌は、一般にプラーク（歯の表面に微生物が高密度に集落を形成した軟らかい付着物）の中に存在している．プラークは主に微生物からなるが、微生物間には細胞間基質が存在している．

3. エナメル質齲蝕

1）初期病変

臨床で肉眼的に認められる初期齲蝕病変として、不透明な白斑と白斑に外来物質が着色して生じる褐色斑および着色裂溝があげられる．次項で述べる再石灰化現象によって自然治癒が可能であることは、過去の臨床研究においても確認されているので、エックス線写真上でエナメル-象牙境まで齲蝕が進行していること、かつ明らかな齲窩が確認

発酵：溶液中で酵母・細菌・カビ等の微生物が、主に糖類と分解的あるいは酸化還元的反応をおこし、アルコール、酸、ケトン等のより簡単な物質に変化する現象．

脱灰：酸によってリン酸カルシウム塩よりなる結晶からカルシウム・リンイオンが遊離する現象．

電子顕微鏡レベルにおいても、細菌は歯質と直接接触することはなく、ペリクル（薄い皮膜）がエナメル質表面を覆い、その上にプラークが形成される．最近、プラーク中の細菌の特徴として、次の2つのことが明らかとなり研究が進められている．

a. バイオフィルム
ミュータンス連鎖球菌の産生する不溶性グルカンは、歯面に付着し同時に不溶性グルカンを産生しない細菌の付着と取り込みのための接着因子として機能している．このことから、プラークは多様な細菌の膜状構造（バイオフィルム）としてとらえることが出来る．バイオフィルム形成によって、抗菌薬の効果が減弱したり酸による歯面の持続的な脱灰が可能となっている．基質は構成細菌により分泌される重合体によって構成されており通常マイナスに荷電した多糖類、蛋白からなっている．現在、プラーク中の細菌に対する抗菌試験を行う場合、浮遊した細菌ではなくバイオフィルムの概念を加味した試験法の必要性が強調されている．

b. 細菌の伝播
ある種のミュータンス連鎖球菌には、自身の表面蛋白を溶解する内因性表面蛋白遊離酵素（SPRE）活性のあることが明らかにされて以来、その働きが注目されている．バイオフィルム中の細菌の移動に関して、従来、液体移動時のような物理的な力が想定されていたが、このSPREの発見によって細菌は自ら新しい部位へ伝播・再付着していく可能性が明らかとなった．

できるまで処置の必要はない．

2）再石灰化

初期齲蝕病巣への唾液由来のミネラル沈着現象として生じる．齲蝕の有無に関わりなく、pHの低下がなければ唾液中のミネラルは歯面へ析出・沈着する性質があるので、ミクロレベルで考えるとエナメル質齲蝕において、脱灰と再石灰化という相反する現象が繰り返されているといえる．従って、再石灰化現象は生理的なエナメル質結晶形成とは異なり、エナメル質がもとの構造あるいは化学組成を回復することではない．

3）病変の広がり

エナメル質全体に分布する有機性連絡網であるエナメル小皮、エナメル葉、小柱鞘、結晶間隙、微細空隙、エナメル叢などが細菌により産生される酸の拡散路となって病変は広がっていく．エナメル質の齲蝕病巣は偏光顕微鏡で観察される細孔の分布様式の違いから、表層、病巣体部、暗影層、透明層の4層に大きく分かれ正常エナメル質へと移行する．表層20～30μmは、フッ素イオン濃度が高く、また再石灰化現象も生じるので、病層体部の脱灰が進行し、かつ咬合圧、咀嚼圧が直接加わらない限り破壊の生じることはない．病巣体部にみられる脱灰結晶の電顕的特徴として、中央部がトンネル状に溶解し横断面ではドーナツ状を呈することがあげられる．中央部が脱灰されやすい理由として、結晶形成開始時は中央部に歪が集中しやすいこと、溶解しにくいフルオロアパタイトの分布が中央部に少ない可能性があることの二つが考えられている．病巣体部に接して観察される暗影層には比較的大きな細孔とともに微小細孔が認められるが、これは細孔に無機物が沈着し細孔の容積が減少することによって生じると考えられている．透明層は、エナメル質齲蝕のごく初期に小柱辺縁部などに生じた空隙や細孔が、偏光顕微鏡観察時にエナメル質と同じ屈折率を持つキノリンなどの溶媒で満たされ、光顕レベルで構造状の差が認められなくなるためである．

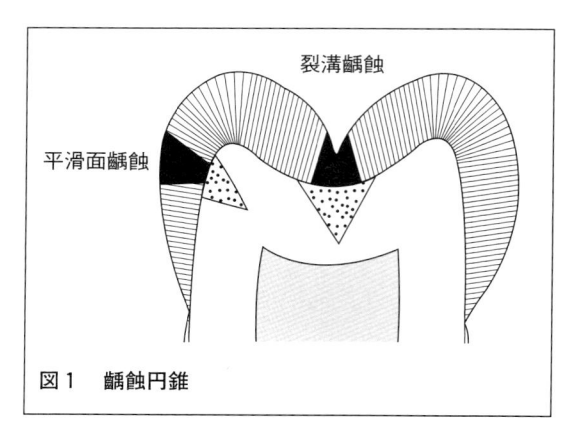

実際の臨床において、エナメル質齲蝕は立体的な齲蝕円錐として存在する．エナメル小柱の走行によって、小窩裂溝部では円錐の底面がエナメル-象牙境に向かうのに対し、隣接面などの平滑面では、逆に頂点がエナメル-象牙境に向かうことが多い（図1）．

図1　齲蝕円錐

4．象牙質齲蝕

1）細菌の侵入路

エナメル質齲蝕がエナメル-象牙境に達すると、細菌の象牙細管内への侵入が始まり細管は細菌で充満されるようになる．次に、コラーゲン線維の存在しない管周（管内）象牙質の脱灰によって象牙細管は漏斗状に拡大あるいは念珠状に腫大する．同時に拡大した細管に割れ目が生じ、しだいに管間象牙質まで波及し、その裂隙に細菌が侵入していく．

象牙質齲蝕の表層部では、酸産生性でかつ耐酸性である乳酸桿菌が最も一般的である．

感染象牙質の深部の細菌叢に関する研究では、グラム陽性の桿菌様ならびにフィラメント様菌が被検菌の93％、グラム陽性球菌が11％、グラム陰性桿菌が5％分離されている．

2）無機質の変化

齲蝕象牙質は脱灰の程度によって層状に分類されている（表1）．脱灰象牙質の表層部は感染象牙質の表層がすでに消失している場合が多いので感染象牙質の深部に相当する．象牙細管の形態は細菌の充満と強度の脱灰によって変形が生じる．電顕的には、脱灰象牙質中に寸法の増大した結晶を認めることが特徴である．その原因として、脱灰象牙質結晶間の癒合現象が報告されている．脱灰層の深部では齲蝕による感染は波及しているが、組織欠損はみられず、象牙細管の変形や細管内の細菌はほとんど認められない．臨床的には混濁層として観察される．脱灰層の深部に接し微細なハイドロキシアパタイト結晶の細管内腔への沈着によって、細管が狭窄ないし閉塞した透明層がみられることがある． ⇐ 混濁層
⇐ 透明層

表1　齲蝕象牙質の諸層

Furrerの旧分類	多菌層	寡菌層	先駆菌層	混濁層	透明層	生活反応層	正常層
外観による分類	変色層			（混濁層）	透明層	弱透明層	正常層
特性による分類	齲蝕象牙質の感染層（外層）			齲蝕象牙質の無菌層（内層）			正常層
構造／象牙細管内結晶	ほとんどなし			さいころ状大結晶に転化		顆粒・小板状結晶が沈着	なし
構造／象牙芽細胞突起	消失			滑沢柱状	孔・凹みあり	小孔・凹みあり	滑沢柱状
有機基質／分子間架橋	コラーゲンの分子間架橋体破壊			分子間架橋体が前駆体に移行			架橋体正常
有機基質／横紋構造	コラーゲン線維の横紋消失			コラーゲン線維の横紋残存			横紋正常
無機基質／結晶形状	著しく脱灰，顆粒状			中間的に脱灰，小板状			小板状
無機基質／結晶配列	不規則に散在			コラーゲンに付着して周期配列			周期配列
細菌感染	あり			なし			なし
生活反応／再石灰化	不能			可能			―
生活反応／痛覚	なし			あり			あり
診断／染色性	齲蝕検知液に可染			齲蝕検知液に不染			不染

3）有機質の変化

細菌により産生される酵素によって有機性基質の崩壊が生じる．エステラーゼ群と蛋白分解酵素群に分けられ、前者は脂肪酸、リン酸および硫酸エステル、グルコシド結合やペプチド結合を有する基質を溶解する．後者はアリルアミノペプチダーゼ、エンドペプチダーゼのようにコラゲナーゼ活性を有し、象牙質内の主要有機成分であるコラーゲンの崩壊に関与している．

4）象牙質における生体防御反応

細菌の産生する酸によって遊離した無機イオンは象牙細管内を脱灰の生じている最前線部から濃度勾配に従って表層へと拡散していく．従って、pHの低下が一時的に回復した部位（特に齲蝕の休止部）に再沈着・再石灰化現象が起こる可能性がある．析出する結晶として、針状のハイドロキシアパタイトと大型のウイットロカイトが明らかとなっており、象牙細管の硬化・閉塞が報告されている．さらに、齲蝕による象牙細管経由の刺激は歯髄へと伝わり、防御反応として原生象牙質に新たに修復（反応）象牙質の添加が生じる．この場合、急激な刺激では無細管性象牙質の、緩徐な刺激では細管性象牙質の形成となる傾向がある．

5）疼痛

齲蝕が象牙質に波及すると、歯痛としての感覚が生じる．象牙質痛覚の発生機序に関しては、現在でもなお動水力学説（hydrodynamic theory）で理解されている．これは、冷熱刺激、浸透圧の変化に対応して、象牙細管内容液の移動が起こり、象牙前質近傍の神経自由終末に物理的な刺激として伝わるとするものである．形態学的にも、神経終末の分布は最深部でも象牙芽細胞-象牙前質境界から象牙細管内へ0.1mm程度しか進入しておらず、この説が支持される．

5．根面齲蝕

超高齢化社会の日本では、生理的・病的な歯肉退縮に伴う根面齲蝕が急速に増加している．しかし、根面齲蝕は歯肉が退縮し根面の露出がない限り発症しない．このタイプの齲蝕は、農耕開始期から存在しており、過熱調理した澱粉を基質として糖発酵能のあるすべての口腔内細菌によって酸が産生され齲蝕が進行する．しかし、進行速度は一般に遅いので、根面齲蝕は適切なブラッシングによって十分に予防することが可能である．

6．乳歯齲蝕

乳歯の齲蝕はランパントカリエスに代表されるように、永久歯と比べてその進行が早いことが臨床的な特徴である．このタイプの齲蝕は、砂糖の食品化とともに増加したもので、ミュータンス連鎖球菌のグルコシルトランスフェラーゼによって、精製砂糖はグルコースとフルクトースとに分解される．グルコース部分は重合することによって不溶性のグルカンが形成される．特に、小窩裂溝部に発症した場合、進行も早くブラッシングによる予防の不可能な場合が一般的であるので、シーラントによる小窩裂溝部の予防填塞は小児歯科臨床において効果的な対応法と考えられる．

7．二次齲蝕

初発齲蝕と対比して、種々な理由によって齲蝕が再び生じた場合に二次齲蝕という．分類の項で述べるように、辺縁性と再発性との違いは定義としては区別できるが、実際の臨床においては鑑別困難な症例も多い．

従来の早期発見・早期治療に代表される治療中心主義は、臨床科学的に患者の長期的利益へと必ずしも結びつかないことが明らかとなっている．このような背景から、二次齲蝕への対応も、歯質保存の観点から患者の齲蝕のリスクを総合的に評価ののち、定期検診・管理の体制下で、侵襲的な処置を行う場合も最小限に留める必要がある．さらに、口腔ケアを十分に行うことのできない患者の二次齲蝕に対しては、訪問診療・検診を含めた地域社会単位での応対が今後不可欠となる．

8．疫学

1）好発部位

解剖学的に、歯面清掃が不十分になりやすい小窩裂溝部と、隣接面の接触点付近および歯頸部が三大好発部位である．さらに、高齢者において、生理的ないし病的な歯肉の退縮によって露出した歯根面歯頸部も齲蝕が好発しやすい．歯種別としては、下・第一大臼歯＞上・第一大臼歯＞上・下第二大臼歯＞上・小臼歯＞上・中切歯＞上・側切歯＞下・小臼歯＞下・前歯、上・犬歯の順に発症頻度が低下する．

根面齲蝕：露出した根面に、ミュータンス連鎖球菌、乳酸桿菌、*Actynomyces viscosus* を主体とした齲蝕原性細菌が集積し有機酸の産生がはじまる．局所的に脱灰と再石灰化とのバランスが崩れた場合、セメント質に脱灰による裂け目が生じ細菌の侵入が開始する．象牙質齲蝕におけるコラーゲンに代表される有機質の溶解・崩壊は、前述したように細菌性プロテアーゼによるものと考えられてきた．齲蝕の発症と関係する歯面のpHの低下とその後の唾液の緩衝能による中性化は、根面において齲蝕の進行に影響する重要な因子である．すでに、唾液中のマトリックスメタロプロテアーゼ（MMPs）が実際に齲蝕象牙質中においても証明されている．さらに、MMPsがpHの低下とその後の中性化によって活性化されることも明らかとなっている．今後、根面齲蝕の予防・治療を考える上でMMPs、特にコラーゲン溶解能を有するMMP-8への対応は重要である．根面にはエナメル質が存在しないこと、また清掃が困難な部位であることが、臨床的に根面齲蝕への対応を困難としている理由である．

乳歯齲蝕：病因として、エナメル質の硬度、耐酸性の違い等が考えられるが、結晶学的な意味での直接的な証拠は不明であった．しかし、結晶内に含まれる炭酸基を検出できる唯一の分析法であるフーリエ変換赤外分光分析法を用いることによって、乳歯は永久歯に比べてエナメル質内の炭酸基含有量が有意に高いことが証明されており、乳歯エナメル質の結晶構造上の特異性が明らかとなっている．ハイドロキシアパタイト構造に炭酸イオンが取り込まれた炭酸アパタイトにおいては、結晶サイズの縮小と結晶内歪の増加が起こり、その結果として結晶の安定性が低下する．これらのことから、乳歯エナメル質の齲蝕易感受性の原因の一つとして結晶学的に弱い炭酸アパタイトの存在が注目されている．

⇐ 齲蝕の好発部位
⇐ 小窩裂溝部
⇐ 隣接面の接触点付近
⇐ 歯頸部
⇐ 三大好発部位
⇐ 露出した歯根面

2）年齢

歯質の成熟との関係で、歯の萌出から2～3年が齲蝕に罹患しやすい．従って、永久歯列の完成時期を考慮すると、6歳から20歳頃までが好発年齢となる． ⇐ 好発年齢

3）不潔域

⇐ 不潔域

頬、舌、口唇、食片の流れ、さらには歯ブラシによる清掃によっても、プラークや食物残渣の除去しにくい場所で、おおむね齲蝕の好発部位に相当する．具体的には、三大好発部位、歯面の歯頸側1/3、修復物辺縁および根面である．

4）疫学調査

齲蝕の疫学調査を行う場合、齲蝕指数によって評価される．最も一般的に用いられるのは、齲蝕になっている（D）、齲蝕が原因で抜去されている（M）、齲蝕を処置している（F）歯数（DMFT）あるいは、歯面数（DMFS）で表す方法である．1981年5月のWHO総会で「2000年までに12歳でDMFTを3以下に」という目標が採択された．特に、西ヨーロッパの先進工業国では1960年頃の12歳児のDMFT10以上をピークとして、急激な減少傾向が現れ、現在すでにDMFT2以下となっている．わが国においては、1980年頃の12歳児のDMFT5.9をピークに減少しはじめ、1996年においてはDMFT3.51、1999年の歯科疾患実態調査では2.44となっている（表2）．また、最近のわが国の幼児における齲蝕減少傾向を示す調査結果として、1992年に幼稚園児で齲蝕のあるものの割合がはじめて80％を割ったことがあげられる．

⇐ DMFT
⇐ DMFS

表2　12歳児永久歯の一人当たりの平均DMFT数（1999年）

区　分	総　計(本)	処置歯(本)	未処置歯(本)	喪失歯(本)
男女平均	2.44	1.77	0.67	―
男	2.10	1.65	0.45	―
女	2.76	1.88	0.88	―

9．分類

1）発症部位・位置

エナメル質齲蝕、象牙質齲蝕、セメント質齲蝕
浅在齲蝕、深在齲蝕
小窩裂溝齲蝕、平滑面齲蝕、咬合面齲蝕、隣接面齲蝕
歯冠部齲蝕、歯頸部齲蝕、根面齲蝕

2）発症過程（一次、二次）

一次齲蝕：原発・初発齲蝕ともいう．
二次齲蝕：修復物の辺縁破折や窩縁エナメル質の破折によって生じる辺縁性二次齲蝕と、齲蝕象牙質の残留によって生じる再発齲蝕とがある．

3）活動性

活動期齲蝕：齲窩は軟化しており、明るい褐色ないし黄色を呈している．局所環境としては、食物残渣やプラークが停滞していることが多い．

⇐ エナメル質齲蝕
⇐ 象牙質齲蝕
⇐ セメント質齲蝕
⇐ 浅在齲蝕
⇐ 深在齲蝕
⇐ 小窩裂溝齲蝕
⇐ 平滑面齲蝕
⇐ 咬合面齲蝕
⇐ 隣接面齲蝕
⇐ 歯冠部齲蝕
⇐ 歯頸部齲蝕
⇐ 根面齲蝕
⇐ 一次齲蝕
⇐ 原発・初発齲蝕
⇐ 二次齲蝕
⇐ 再発齲蝕

休止期齲蝕：口腔環境として齲窩が開放されたままで、しかも食物残渣やプラークの堆積しない状態が続くと、齲窩は硬さを増し暗褐色でいくぶん光沢感を呈するようになる．

4）進行速度・形態

急性齲蝕、慢性齲蝕（表3） ⇦ 急性齲蝕
穿下性齲蝕、穿通性齲蝕、環状齲蝕（図2） ⇦ 慢性齲蝕

表3 急性・慢性齲蝕の比較

	急性齲蝕	慢性齲蝕
好発時期	若年者、特に学童期	壮年・中年期
好発部位	小窩裂溝	小窩裂溝、隣接面
進行速度・形態	早い、穿通性	遅い、穿下性
軟化象牙質	多い、黄灰色	比較的少ない、黒褐色
象牙細管内防御反応	ほとんどない	明瞭
修復象牙質形成	ほとんどない	明瞭

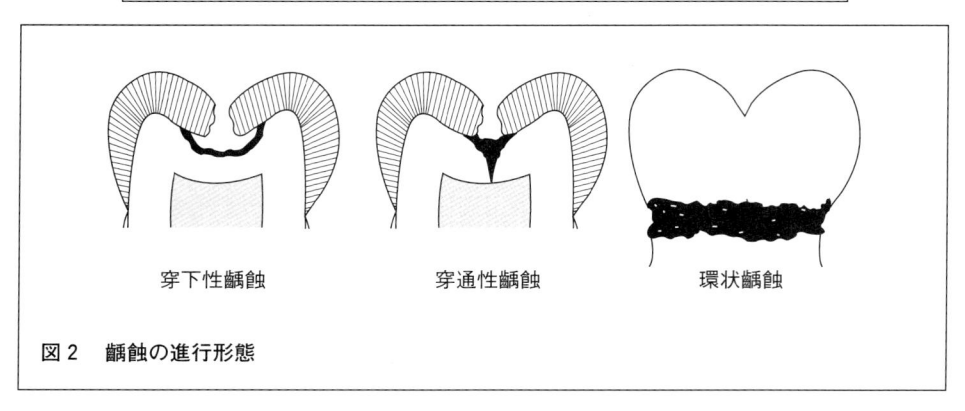

穿下性齲蝕　　穿通性齲蝕　　環状齲蝕

図2　齲蝕の進行形態

2．齲蝕のリスクファクター（危険因子）

個々の患者について齲蝕のリスクファクターを把握し、それに基づいた治療法を選択することが必要である．また、継続的な齲蝕予防や術後のメインテナンス管理のためにも、齲蝕のリスクを改善することは不可欠である． ⇦ 齲蝕のリスクファクター

1．齲蝕のリスクに関連する因子

社会生活：齲蝕の発生は患者の社会生活状況に影響される．たとえば、経済的に困窮している、兄弟に高い齲蝕罹患が認められる、歯科疾患に関する知識が乏しい、歯科医院に定期的に通院していない、仕事場で自由に間食が取れる環境がある、歯科に対する要求度が低い、進学、転職、退職などによって生活パターンが変化した場合などは齲蝕リスクを高める要因である．

全身的既往歴：慢性疾患や全身の衰弱により、自己管理能力が低下し齲蝕に罹患しやすくなる．運動機能障害や、精神障害のある患者も同様である．薬剤の副作用として唾液の分泌を抑制して口腔乾燥症（dry mouth, xerostomia）を引き起こす薬剤には、利尿剤、降圧剤、抗ヒスタミン剤、抗うつ剤など、多くのものがある．全身疾患の把握と同時に服用中の薬剤もチェックしておくことが必要である．また、薬剤が糖衣錠のような糖分を基材にしている場合には薬剤自体が齲蝕を誘発する可能性がある．

⇦ 慢性疾患
⇦ 全身の衰弱
⇦ 運動機能障害
⇦ 精神障害
⇦ 唾液の分泌を抑制する薬剤

食習慣：飲食の回数や糖濃度の高い食品の摂取が多い場合や、不規則な食習慣の患者は高リスクとなる．

⇦ 飲食の回数
⇦ 糖濃度の高い食品の摂取
⇦ 不規則な食習慣

フッ化物の利用：フッ素イオンは歯質の耐酸性強化とともに齲蝕の進行を遅らせるため、フッ化物利用の個人歴の把握は大切である．フッ化物の利用には全身的応用と局所的応用がある．全身的応用にはフッ素濃度の調整された水道水、フッ素錠、フッ素添加食塩やミルクがあり、主に歯の形成期に最も効果を発揮する．わが国では全身的応用は全く行われていない．一方、局所的応用にはフッ素濃度調整された水道水、フッ素洗口、フッ素配合歯磨剤、フッ素塗布がある．こうしたフッ化物を全く利用していない人は齲蝕のリスクが高い． ⇦ フッ素濃度の調整された水道水

プラークコントロール：細菌性プラークは最近ではバイオフィルムとして考えられており、齲蝕の発生と進行過程に重要な影響を与える．口腔清掃状態が悪いと齲蝕のリスクは高い．この点については第7章で詳しく述べる．

唾液：唾液は口腔における保護的な役割をもつ体液である．服用薬剤の副作用や頭頸部放射線治療に伴う唾液腺障害などによる唾液分泌量の減少は口腔内微生物の排菌や食渣の除去などの自浄作用、酸の中和、初期エナメル質齲蝕の再石灰化能を低下させる． ⇦ 唾液分泌量の減少

年齢：歯の萌出後間もない時期は、エナメル質の成熟が十分でなく脱灰されやすい．したがって幼児期から思春期の患者は、一般成人に比べて高リスクである．エナメル質に比べてセメント質、象牙質は臨界pHが高く、齲蝕に罹患しやすいため、歯根の露出しやすい高齢者も高リスクグループにはいる． ⇦ 幼児期から思春期

⇦ 高齢者

臨床的徴候：次のような口腔内所見がみられる患者は一般的にリスクが高い．
　①急性の新生齲蝕の存在
　②歯の早期喪失
　③前歯部における齲蝕と修復物の存在
　④多数の修復歯の存在　　　　　　　　　　　　⇦ 多数の修復歯
　⑤繰り返し治療の経験
　⑥フィッシャーシーラント処置がされていない
　⑦口呼吸　　　　　　　　　　　　　　　　　　⇦ 口呼吸
　⑧叢生、傾斜、捻転などの歯列不正　　　　　　⇦ 歯列不正
　⑨矯正治療中　　　　　　　　　　　　　　　　⇦ 矯正治療中
　⑩義歯使用者　　　　　　　　　　　　　　　　⇦ 義歯使用者

2．齲蝕のリスク診断

リスク診断には、検体の採取が容易で基準化しやすい唾液からの情報を用いることが一般的である．個々の患者の（1）唾液の分泌量、（2）唾液の緩衝能、（3）唾液中の浮遊細菌数（*Mutans streptococcus* および *Lactobacillus*）の検査が、齲蝕活動性試験として利用されている．特に全身的因子や口腔内所見から、高リスクと考えられるような患者には積極的に唾液の検査を行い、適切な改善処置を選択して適用し、その効果の判定にも採用すべきである．

⇦ 唾液の分泌量
⇦ 唾液の緩衝能
⇦ 唾液中の浮遊細菌数

（1）唾液分泌量の測定

唾液分泌量は通常1分間当たりの唾液の容量（m*l*）あるいは重量（g）で表される．唾液は安静時あるいは刺激時に採取される．分泌量は時間と共に変化するので唾液採取を1日のうちの一定時間に行うことが望ましい．成人における正常な安静時分泌量は0.3～0.5m*l*/分、刺激時分泌量は1～2m*l*/分である．刺激時唾液分泌量が0.7m*l*/分以下の場合には齲蝕リスクが高く、0.1m*l*/分以下の場合は重度な口腔乾燥症である．

（2）唾液の緩衝能

唾液の緩衝能とpHは、主に炭酸／重炭酸塩のシステムによって調節されている．重

炭酸塩の濃度とpHは唾液の分泌量に依存している．初期プラークのpHは唾液のpHと緩衝能を反映する傾向があるため、唾液pHが低い場合には*Lactobacillus*、*Streptococcus*、*Candida*などの好酸性の微生物の発育に好都合と考えられる．唾液緩衝能の検査にはあらかじめ弱い酸を染み込ませたリトマス試験紙に刺激時唾液を垂らし、唾液によって上昇するpH（中和の方向）を色の変化によってモデルカラーチャートと比較判定する簡便な検査キットが市販されている．正常な緩衝能は最終pHが5～7で、4以下では緩衝能が低い．

（3）唾液中の浮遊細菌数

*Mutans streptococci*と*Lactobacillus*は強力な齲蝕原性を持つ代表的な口腔細菌として広く認められている．*Mutans streptococci*の菌数レベルが低い場合は齲蝕のリスクが低く、*Lactobacillus*の菌数レベルは齲蝕原生食品の摂取、開放性の齲窩や不適合修復物の存在など口腔内がいかに齲蝕にかかりやすい環境にあるかを示しているといわれている．唾液中の細菌数は被験者の歯面にどの程度細菌が存在するかを反映している．これら細菌数のレベルは糖の消費量や口腔衛生などの齲蝕のプロセスに関与する因子と同様に、必ずしも齲蝕罹患と対応するわけではないが、一定の齲蝕リスクを示すものである．

3．リスクファクターの改善

齲蝕治療後の予後を良好にするためにも、また新たな齲蝕を発生させないためにも、それぞれの患者に応じてリスクファクターの改善が不可欠である．一般的な改善法を以下に列挙する．

（1）患者自身に行わせるもの

- 食事、栄養、生活習慣の改善
- 口腔清掃の徹底（ブラッシング、フロッシング、歯間ブラシ）
- フッ素洗口

0.05％フッ化ナトリウム溶液10m*l*を毎日1分間含嗽する1日1回法あるいは0.2％フッ化ナトリウム溶液10m*l*を週に1回1分間含嗽する週1回法が一般的である．

- フッ素入り歯磨剤の使用

フッ化ナトリウムやモノフルオロリン酸ナトリウムなどの成分で900～1,000ppmのフッ素濃度を含んだ市販歯磨剤を用いる．

（2）歯科医院で行うもの

- **修復処置**

象牙質に至る開放性の齲窩形成が認められる場合は細菌を大量に含んだ罹患歯質を除去し、歯髄への齲蝕の進行を阻止し、痛みがでないように保護するために修復処置が行われる．それにより齲蝕原生細菌の供給源が取り除かれ、プラークコントロールが行いやすい環境になり、審美的回復と相まって患者の口腔に対する動機付けが期待できる．

- **シーラント塗布**

小窩裂溝は齲蝕の好発部位の一つであるため、乳臼歯や永久臼歯に予防処置としてコンポジットレジン系あるいはグラスアイオノマー系シーラント材にて裂溝の封鎖を行う．また、最近では齲蝕がエックス線所見で象牙質に達していても、視診で齲窩の形成が認められない場合はシーラント塗布によって齲蝕の進行を慢性化できるといわれている．

- **フッ素塗布**

歯科医院で定期的に行う高濃度処方のフッ化物による局所応用である．フッ化物は歯質の耐酸性獲得とともにエナメル質初期脱灰の再石灰化にも関与する．フッ化ナトリウムバーニッシュ（2.26％F）、酸性フッ素リン酸ゲル（1.23％F）、フッ化スズゲル（0.4％

SnF2)、フッ素入り歯面研磨材（0.64～1.2％F）などが用いられる．

- 抗菌剤の利用

自力での口腔清掃が困難な障害児（者）や高齢者、頭頸部腫瘍で放射線治療により唾液分泌量が減少している患者などの極めて齲蝕のリスクが高い場合、齲蝕原生細菌を含めて、口腔内微生物の絶対数を減少させる目的で抗菌剤を用いる場合がある．カスタムトレーを用いて1％クロールヘキシジンゲルを1日5分間作用させる方法や歯周疾患の治療に用いる0.2％クロールヘキシジン溶液10mlによる1日2回の含嗽法などが提唱されているが、わが国ではこれらの使用は認可されていない．

- PMTC (professional mechanical tooth cleaning) あるいは PTC

歯科医の指導の下での歯科衛生士による定期的な専門的歯面清掃．歯表面のバイオフィルムの徹底除去を目的とする．

- 不適合修復物の改善

技術的原因や二次齲蝕のために適合性が悪くて修復物辺縁にステップや裂隙があり、プラークコントロールが困難な場合は再修復あるいは補修が必要となる．

3．齲蝕の診断

齲蝕の診断に先立つ診査では、まず歯面の清掃を行う．診査に際してプラークが付着していると、齲蝕を見落とすだけでなくて、診査時に探針などにより唇面歯頸部などによく見られる通常白斑と呼ばれる実質欠損のない軽度の脱灰などをいたずらに破壊して実質欠損を作り、修復を余儀なくされることになる．それらは、そのリスクファクターを除去すれば充分に再石灰化が起こり得る症例であるから、特に注意を要する．

⇦ 齲蝕の診査・診断
⇦ 感染歯質の鑑別

1．エナメル質齲蝕

エナメル質齲蝕は、極めて初期の段階では、まず表層下のエナメル質のアパタイト結晶の脱灰がみられるが、小柱構造は比較的保たれており、表層（10～20μm）は口腔液中の過飽和のミネラルにより、再石灰化が起こっている（図3）．このような表層下の脱灰は、肉眼的には見にくいが、歯を乾燥するとわずかに透明性が低下した白濁として見えてくる．脱灰が表層まで進むと肉眼でも明瞭な白濁として観察されるようになり、ついで表面が粗造となって色素が沈着し、褐色から黒色を呈するようになる．実質欠損を伴わない初期段階のエナメル質表面下の脱灰は、プラークを除去することにより、その酸性環境を改め、その後の患者の生活習慣を含めた口腔環境を改善することにより、進行を停止することが可能である．このため、日本学校歯科医会では「学校における歯・口腔の健康診断（平成7年度改正編）」において"要観察

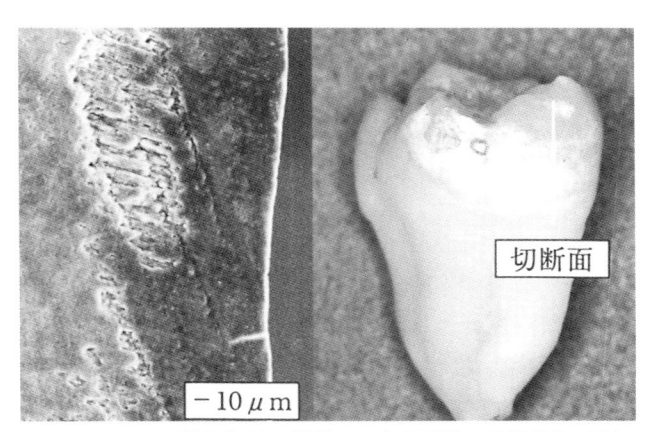

図3　エナメル質初期脱灰部断面の走査型電子顕微鏡像（左）．切断部を右に示す．表層下のエナメル小柱は脱灰されて脆弱になっているため、試料作成のための切断研磨により破壊されているが、表層10～20μmは再石灰化により強度があがりその形態を留めている．

⇦ 再石灰化

⇦ 表層下の脱灰

⇦ 白濁

⇦ 要観察歯（CO）

歯（CO）とは、探針を用いての触診では齲蝕との判定はしにくいが初期病変を疑わせるもの．小窩裂溝の着色や粘性が触知され、又は、平滑面における脱灰を疑わせる白濁や褐色斑が認められるが、エナメル質の軟化、実質欠損が確認できないものである．"と定義し、まず保健指導を行い経過観察を行うものとしている．視診により実質欠損が明らかに認められない場合には、鋭い探針で触診すると表層の再石灰化層を破壊して実質欠損を生じる恐れがあるので診査に際しては注意を要する．

さらに侵襲が進み、小柱構造が崩れてくると実質欠損が生ずる．欠損ができると、そこに汚物がたまりさらに脱灰と崩壊が進む．齲蝕の過程がエナメル-象牙境に達すると、この部で拡がり、エナメル質を内側からも侵すとともに象牙質へと波及する．

2．象牙質齲蝕

象牙質は有機成分の含有量がエナメル質よりも多く、独特の細管構造を持っているため、齲蝕の進行もエナメル質より複雑である．欠損部に汚物がたまり細菌により酸が産生されると、その酸は象牙細管を通って深く侵入し、管周象牙質や管間象牙質中のアパタイト結晶を徐々に溶かし象牙質を軟化脱灰し、いわゆる軟化象牙質（softened dentin）を形成する．軟化象牙質にはやがて着色がおきる．急性齲蝕では脱灰が著しく先行し、着色ははるかに遅れるのみならず色調も淡黄色であるが、慢性齲蝕では軟化の前縁のすぐ近くまで黒褐色に着色しているのが普通である．象牙質の脱灰が進むと象牙細管は拡張し、象牙細管を通じて細菌の侵入が起きる．さらに変化が進むと、基質は崩壊し実質欠損を生ずる．歯質の軟化、着色と細菌侵入との位置的関係を見ると、軟化が最も先行し、着色がこれにつぎ、細菌侵入が最も遅れる．しかしながら、極めて少数の象牙細管を通じた組織破壊があることがあり、ここから細菌が深くまで侵入している場合もある．齲蝕象牙質深部より検出される細菌の大部分は特定のグラム陽性桿菌を中心とする偏性嫌気性菌である．

⇐ 軟化象牙質

⇐ 齲蝕象牙質深部
⇐ 偏性嫌気性菌

細菌の侵入した象牙質（感染象牙質）を臨床的に識別するにはいくつかの方法がある．　⇐ 感染象牙質

1）硬さ

正常象牙質の硬さは、年齢や歯種、部位などによって異なるが、感染と共にその進行状態によって、明らかに硬度が低くなり、バーやスプーンエキスカベーターで容易に削除したり、探針で触知することができる．しかし、急性齲蝕では軟化の前縁は細菌侵入の前縁よりかなり深くまで達しており、軟化を指標に削除したのでは削りすぎてしまう．また、慢性齲蝕では細菌感染の及んでいない部分では、硬化していることもある．このように、軟化の程度や深さは急性齲蝕と慢性齲蝕では異なり、また術者の手指感覚の個人差もあり、硬さの変化だけで感染象牙質を客観的に判別し、その適正削除を計ることは技術的に困難である．

⇐ 急性齲蝕
⇐ 軟化を指標に削除したのでは削りすぎてしまう
⇐ 慢性齲蝕
⇐ 硬化していることもある

2）着色

急性齲蝕の象牙質は、淡黄色から褐色に着色していることが多いが、着色の程度が少なく、着色だけを指標に感染象牙質を完全に削除することは困難である．一方、慢性齲蝕では細菌侵入前縁のすぐ内側に着色の前縁があり、色調も黒褐色に強く着色しているので判別しやすく、着色部分を全て削ってしまってもそれほど削り過ぎではない．また、修復後長期間経過したアマルガム充填では、修復物直下の象牙質が硬く硬化し、黒く着色していることもある．この部分はアマルガム中の成分の浸透による着色もあり、細菌感染が認められず、保存すべきである．

3）薬剤による染め分け

硬さと色で正確に感染部を削除することは困難なため、薬剤を使用して齲蝕象牙質を染別する方法も古くから試みられてきた．

（1）ヨードチンキ・ヨードグリセロール等のヨード剤

本剤では軟化象牙質が褐色に染まるが、着色部と非着色部の色差が少なく明瞭ではなく、また、短時間で脱色してしまうという欠点がある．

（2）フッ化ジアンミン銀（サホライド®）

本剤は塗布してから明瞭に染まるまで数時間から1日以上かかるため、感染象牙質の削除は次回まで待たなくてはならない．また、健全部の歯質のひびやくぼみ中の有機物なども染色され、歯が薄黒くなってしまうため前歯部に使用するのは不適当であり、臼歯部の根面齲蝕の染め分けなどに使用される．

（3）1％アシッドレッド・プロピレングリコール液（齲蝕検知液）（caries indicating solution）

⇐ 齲蝕検知液

総山らのグループは齲蝕象牙質について研究を進め、まず、齲蝕象牙質の硬さと着色および細菌侵入度との関係を調べ、軟化が最も先行し、着色がそれに続き細菌の侵入が最も遅れていたと報告した．また慢性齲蝕ではこれらの前縁は、かなり近接しているが、急性齲蝕では著しく離れていた（図4）．さらに、齲蝕により象牙質中のコラーゲン線

⇐ コラーゲン線維が非可逆性に変性

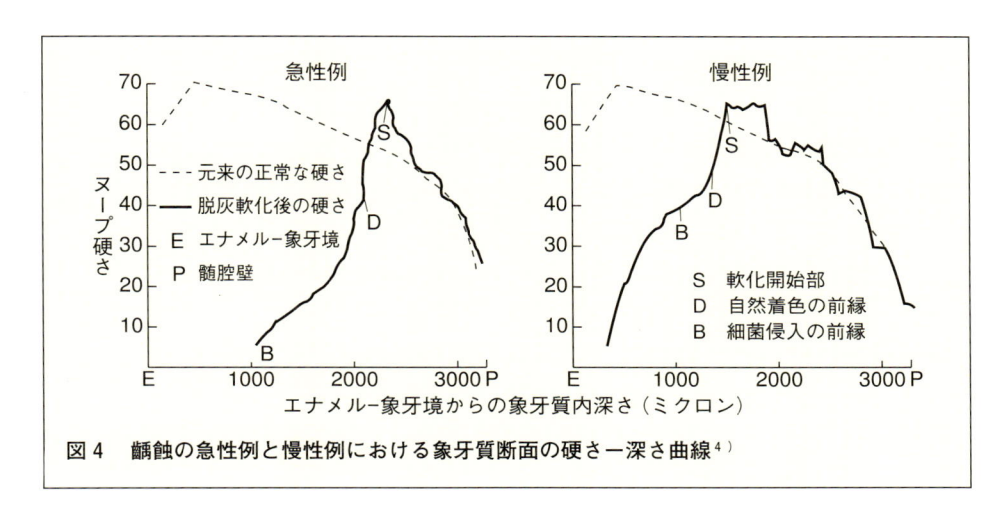

図4　齲蝕の急性例と慢性例における象牙質断面の硬さ―深さ曲線[4]

象牙細管と細菌侵入

齲蝕検知液は臨床的に有効であるが、極めて小範囲（象牙細管レベル）で組織破壊と細菌侵入が生じている場合は、肉眼的に赤染が識別できない場合もある．歯髄に近接した齲蝕では、その部分に細菌を取り残す恐れがあるので深い窩洞では抗菌的な窩洞処置法を考慮する必要がある．これらの細菌が、時として歯髄まで侵入している場合もあることが報告されている．

維が非可逆性に変性し、細菌侵入の認められる感染層（外層）と、まだ可逆的な変性にとどまる無菌層（内層）の2層に分けられ、前者を齲蝕象牙質第一層、後者を齲蝕象牙質第二層と名付けた．そして、この2層を染め分ける染色液（1％アシッドレッド・プロピレングリコール液：齲蝕検知液®（Caries Detector®）を開発した（図5）．この、染色

⇐ 細菌侵入の認められる感染層（外層）

⇐ 可逆的な変性にとどまる無菌層（内層）

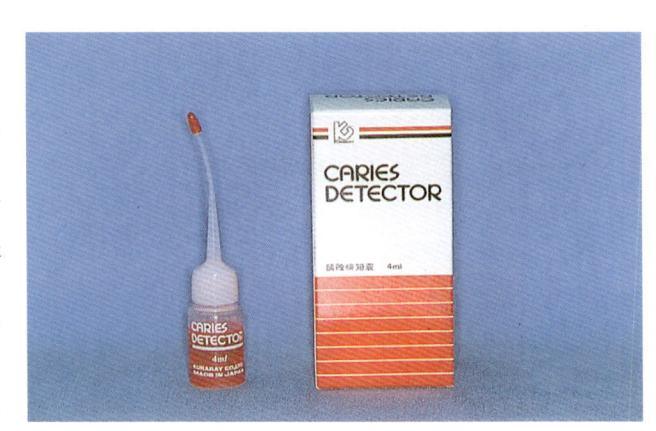

図5　齲蝕検知液®（Caries Detector®）

液で染まる齲蝕象牙質を完全に除去すれば、組織学的に細菌染色により窩底部象牙質から完全に細菌が除去されていることが確認されている．本法は従来の方法に比べて極めて効果的であり、現在臨床に広く用いられている．

3．歯髄腔にまでおよぶ齲蝕

齲蝕の進行とともに、歯髄に対する刺激が大きくなり、非感染性の炎症から歯髄の細菌感染に至る．臨床症状としては冷水痛、擦過痛などの誘発痛から始まり、時として自発痛を訴えるようになる．炎症が進展するに従い、温熱痛、打診痛などに移行し、強い自発痛を示すこともある．歯髄が露出している場合は一般に疼痛は緩和する．これらは、歯内療法の対象となる．しかし、近年、特に若年者の歯髄を極力保存する目的から、歯髄に感染がおよんだ場合でも、従来のように直ちに歯髄除去療法を選択することなく、症例によっては抗菌剤の応用により積極的に歯髄を保存する試みもなされている．

4．その他の診断法

1）インピーダンス測定による齲蝕の診断

齲窩と口腔粘膜との間のインピーダンスを測定し、齲蝕の進行程度を診断する方法がある．Lussiらは、肉眼的に齲窩を認めない未充填智歯を用い、咬翼法によるエックス線写真と比較して本法はより正確であったと述べている．齲窩を開拡することなく齲蝕の進行の程度をあらかじめ知ることができるため、特に初期齲蝕の診査には有効である．また露髄の有無をも診査することができる．口腔粘膜側の電極として一般に排唾管が使用される．齲窩は導電性を良くするため軽く生理食塩水で湿らせ、電極を齲窩に挿入するかまたは裂溝にあてメーター値を読む．歯肉への電流漏洩を防ぐため防湿に注意する．インピーダンス値と齲蝕病巣の深さとの関係は第1章p15（8）電気診を参照せよ．

2）レーザーによる齲蝕の診断

最近、レーザーを用いた齲蝕診断装置（DIAGNOdent™）が開発された（図6）．この装置の動作原理はレーザー光（波長655nm）を照射したときに発する蛍光のスペクトルが健康歯質と齲蝕罹患歯質では異なることを応用している．この差を検出器で検出してディスプレイに00から99までの数値として表示する．プローブは小窩裂溝部用と平滑面用の2種類が用意されている．診査手順は、歯面にプローブをかるくあて、測定スイッチを入れる．表示される値と齲蝕の程度との関係についてはメーカーからはいまだ明らかにされていない．最近の研究によれば、0〜10:健全またはエナメル質齲蝕、10〜18：軽度の象牙質齲蝕、18以上：深い象牙質齲蝕という報告がある．また、臨床使用基準として20あるいは25〜35を越えた場合に齲蝕と判断しようという提言がなされている．現在のところ、これらの数値はいずれも研究段階での提案であり確定したものではない．本法の特徴として、簡

図6　DIAGNOdent™

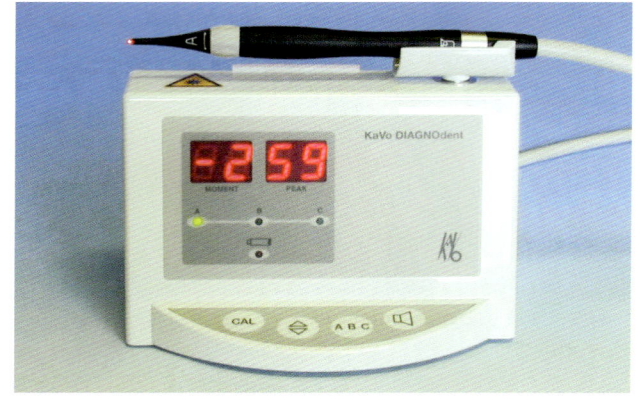

単にしかも非破壊的に使用できる、再現性に優れている、齲蝕の経過を追うことが出来る、そのため初期の齲蝕においては予防管理に応用することが出来る、などがあげられている．

4．罹患歯質の識別と処置法

■ 1．初期の脱灰症例

まず、徹底したプラークコントロールを行った後、精細な診査を行い、患者自身に充分な情報を提供し、リスクファクターの除去につとめ、個々の患者の齲蝕発生の状況に応じて、通常3か月か6か月のリコールにより経過観察を行う（CO：要観察歯）．

COの対処法については、プラークコントロールが正しく行われて、酸性環境が取り除かれれば、自ら再石灰化等の可能性があるので、プラークコントロール、食生活習慣、フッ化物入りの歯磨きの使用などの一般的生活習慣指導を徹底して行う．実質欠損のない部分の削除修復は原則として行わない．

⇦ 罹患歯質の識別と除去法
⇦ 齲蝕の治療法
⇦ 齲窩の処置と手順

⇦ 脱灰エナメル質のみを削除

■ 2．エナメル質齲蝕

まず患歯の清掃を行う．次いで、エアタービンに洋梨形のカーバイドバーあるいは小型の球形ダイヤモンドバーを付け慎重に脱灰エナメル質のみを削除する．脱灰したエナメル質は、乾燥すると透明感が無く白濁しており容易に識別できるが、齲蝕検知液を使用すると色素が脱灰部に侵入してピンク色に着色するためさらに識別が容易になる．

また、エナメル質齲蝕の実質欠損が僅かな場合、接着性フィッシャーシーラントを応用して、裂溝部を閉鎖する試みがあり、シールドレストレーションと呼ばれている．

> **シールドレストレーション**
> 主に裂溝部に初期齲蝕が認められる際、通常の充填処置を行うには、エナメル質の切削量が多くなるため、切削は行わずに接着性フィッシャーシーラントを流し込んで封鎖する処置法をいう．裂溝深部に齲蝕が穿下的に広がっていないことを充分確認する必要がある．また、齲蝕を除去してできた窩洞に連なる裂溝は、古典的な窩洞形成法では、予防拡大を行って窩洞内に含めることが原則とされてきたが、裂溝部に齲蝕が生じていない場合には、欠損部にコンポジットレジン充填を行い、裂溝部には接着性フィッシャーシーラントを流し込むという修復法も行われている．このようなコンポジットレジンと接着性フィッシャーシーラントを併用する処置法も、シールドレストレーションと呼ばれている．

■ 3．象牙質齲蝕

象牙質齲蝕では細菌に感染した象牙質（齲蝕象牙質外層）を完全に削除し、軟化していても感染していない象牙質（齲蝕象牙質内層）は極力保存しその生理的再石灰化を計る．

なお、齲蝕を完全に取り除くことがなんらかの理由によって困難な場合、暫間的修復として試みられる方法としてARTがある．

1）軽度の象牙質齲蝕

エナメル質からわずかに象牙質にまで広がった程度の軽度の齲蝕では、齲蝕検知液を使った窩洞形成法で、罹患歯質の完全削除を行う．

まず、患歯と齲窩の清掃を行い、齲窩を軽く乾燥させ、齲蝕検知液を齲窩全体に行き渡るように滴下し、ただちに水洗する．そうすると、齲蝕象牙質の感染層だけが赤染する（図7）．象牙質の齲蝕は、エナメル質直下で穿下性に拡がっていることが多いので、エナメル-象牙境の部分の処置には特に注意を要する．感染象牙質を完全に取り除くためには、その上を覆っているエナメル質は健全であっても原則として削除する．また、隣接面齲蝕などで隣在歯が邪魔をして感染象牙質の確認や削除が困

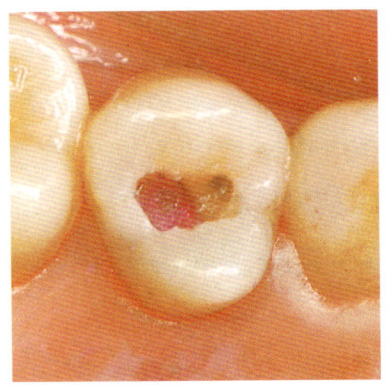

図7 齲蝕検知液で感染象牙質を染色する．

> **ART（Atraumatic Restorative Treatment：非侵襲的修復法）**
> WHOが、発展途上国などの歯科の設備の全くないところで推奨している暫間的修復技法である．スプーンエキスカベーターなどの手用切削器具で齲蝕の感染象牙質を除去し、主に接着性グラスアイオノマーセメントで修復する．細菌が残置されている可能性が高いが、グラスアイオノマーセメントの接着性とフッ素徐放による抗齲蝕性に期待する．（11章参照）

⇦ 齲蝕象牙質外層を完全に削除

難な場合には、便宜的に咬合面部や唇側または舌側の健全なエナメル質を削って、器械を到達させるための入口を作ってやらなくてはならない．このように罹患歯質の除去を完全に行うために齲窩の入口を広げる処置を齲窩の開拡（opening of decayed cavities）という．エアタービンに洋梨形のカーバイドバーあるいは小型の球形ダイヤモンドバーなどを付け、まず齲窩の開拡を行う．咬合面あるいは頰側、舌側の齲窩では欠損部より直接バーを入れて開拡を行う．隣接面の齲蝕では、齲窩が小さくて、前歯部では頰側あるいは舌側の、また臼歯部では咬合面の近心あるいは遠心小窩部の健全エナメル質を削除して齲窩に到達しなければならない場合も多い．齲窩の開拡では、まず、エナメル-象牙境の染色部が完全になくなるまで齲窩を広げる．特に歯頂側のエナメル質直下の染色部を見落とすことが多いので、この部分を取り残さないように充分注意する．また同時に脱灰エナメル質も除去する．この操作により修復の範囲が大まかに決まり、その後の処置が容易になる．次いで感染象牙質の除去を行う．よく切れるスプーンエキスカベーターかマイクロモーターに装着した球形スチールバー（#2〜#5）で赤染した感染象牙質を削除する．染色部をほぼ除去したら再度染色し、再び染色した部を削除する．この操作を窩底部が染まらなくなるか、淡いピンク色に染まる状態まで繰り返す（図8）．

⇦ 齲窩の開拡

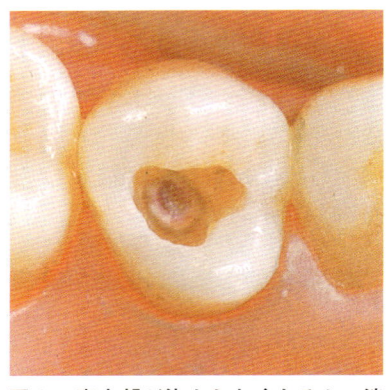

図8　窩底部が染まらなくなるか、淡いピンク色に染まる状態まで染色部を削除する．

2）中等度の象牙質齲蝕

　中等度の象牙質齲蝕で、感染部を徹底削除しても露髄しないと考えられる症例でも、齲蝕検知液による染色を指標にして感染象牙質を削除する．

　まず、患歯と齲窩を清掃し、その後、齲窩の開拡を行う．最初から齲蝕検知液により感染象牙質の染色をしても、一度に染まる深さはそれほど深くないため、齲窩の開拡を行い、著しく軟化した象牙質や強く着色した象牙質を削除した後に齲蝕検知液を使用する方が能率的である．齲窩の開拡の後、齲蝕検知液で軟化象牙質を染色し、まずエナメル-象牙境にそって染色部を除去する．ついで軽度の象牙質齲蝕の場合と同様に感染象牙質を削除する．急性または亜急性の齲蝕ではこのように齲蝕検知液による染色を指標に軟化象牙質の削除を行えば、感染象牙質はほぼ完全に削除することができる．しかし、慢性齲蝕では自然着色が強いため齲蝕検知液の染色部分がよく確認できないことがある．こんな時には、染色部を含め強い自然着色部を全部削除する．

⇦ 急性または亜急性の齲蝕
⇦ 齲蝕検知液による染色を指標に軟化象牙質の削除
⇦ 慢性齲蝕
⇦ 自然着色部を全部削除

　ただし、アマルガム修復歯に二次齲蝕を生じた場合では、アマルガムの腐食産物の侵入によって歯質の変色が見られることがある．このような着色は、齲蝕を伴って著明に着色した部位については完全に除去するが、齲蝕象牙質内層と思われる部位への多少の着色は、歯質を保存する上で残した方が望ましい．

3）高度の象牙質齲蝕で歯髄に近接した場合

　このような症例では、齲窩の開拡がすんだら以後の処置はラバーダム防湿をして行うことが望ましい．

　よく切れるスプーンエキスカベーターかマイクロモーターに装着したやや大きめの球形スチールバーで赤染した感染象牙質を削除する．この際、髄角が存在すると思われる部分を避け、まずエナメル-象牙境にそって染色部を除去する．これは、誤って露髄さ

せて、感染歯質を歯髄に押し込んでしまうことを避けるためと、齲窩の側壁の感染象牙質を先に除去してしまうためである．次いで、慎重に齲窩中央部の染色部分を削除する．染色部をほぼ除去したら再度染色し、再び染まった部分を削除する．この操作を窩底部が染まらなくなるか、淡いピンク色に染まる状態まで繰り返す．このように齲蝕検知液で染まる部分を徹底的に削除すれば窩底部の感染象牙質は完全に除去されているはずであるが、極めて小範囲で細菌侵入が生じている場合は、肉眼的に赤染が識別できず、その部分に細菌を取り残す恐れがあるので、歯髄に近接した深い窩洞では抗菌的な窩洞処置法をも考慮する必要がある．また、やむをえず露髄に至った場合には直ちに直接覆髄を行う．

⇦ 齲窩の側壁の感染象牙質を先に除去
⇦ 齲窩中央部の染色部分を削除

4）歯髄にまで感染がおよんだ齲蝕

より進行した齲蝕で感染象牙質を完全に削除すれば、明らかに広範な露髄をまねく恐れのある症例の場合でも、感染象牙質削除の原則は同様である．これらの症例は感染歯質を削除した後、歯内療法の対象となる．しかし、最近ではこういった症例でも後述する暫間的歯髄覆罩法（通称IPC）や3種混合抗菌剤療法により、積極的に歯髄の保存をはかる試みが行われるようになってきた．

⇦ 暫間的歯髄覆罩法（通称IPC）

（1）暫間的間接覆髄法・暫間的間接歯髄覆罩法

一般には略してIPC（法）と呼ばれることが多いが、本来のIPCとは後述（第4章）の間接覆髄法・間接歯髄覆罩法（indirect pulp capping）のことで、歯髄に近接した深い窩洞であるが感染象牙質を徹底除去してなお、露髄のない場合に、その歯髄保護のために行うものである．

しかし、主に米国に於いては、古くから若年者の永久歯の深い齲蝕で感染部を完全に削除すれば露髄・抜髄に至る恐れのある症例では、たとえ感染部を若干残しても露髄を避けて、水酸化カルシウム製剤等により暫間的間接覆髄を施し、殺菌や修復象牙質の形成を期待する方法がIPCと称されて、試みられている．本法はその上をリン酸亜鉛セメント等で仮封して経過観察を行い、症状の発現がなければ数週間後に再度充填物を除去して、残存させた感染部を削除し、修復象牙質の形成がみられれば、はじめてその上に裏層・最終修復を施す方法である．

⇦ 感染部を若干残す
⇦ 殺菌や修復象牙質の形成を期待

本法は、水酸化カルシウムの強アルカリ性により表層の殺菌がはかられるが、深部にまで抗菌効果が達しにくいため、術後必ず再度窩底部を点検する必要がある．また、深くまで細菌侵入がある場合には、水酸化カルシウムの殺菌効果が及ばず歯髄症状が発現して抜髄処置を余儀なくされる場合もある．しかし、若年者の歯を極力有髄で残し、口腔内でその長期保存をはかる試みとしては重要な選択肢の一つである．

IPCでは、両者が混乱するため、我が国では、一般には日本語で区別して表記のように用いられる．

（2）3種混合抗菌剤療法

⇦ 3種混合抗菌剤療法

主に、若年者永久歯の感染歯髄に対して抜髄を避けて、抗菌剤により患部の殺菌を行い、歯髄および歯の長期保存をはかるために、最近試みられている全く新しい方法である．

これまで、感染歯髄の保存の試みは多く行われてきたが、いずれも好結果が得られなかった．しかし、本法は、従来患部に生息しながら発見できなかった圧倒的多数の偏性嫌気性菌の存在を明らかにし、その特効薬としてメトロニダゾールを用いることにより、患部細菌の殺菌を可能にしたものである．しかし、実際には患部にはその他若干の通性嫌気性菌も存在することからそれらに有効な2種類の抗生物質を加えた3種混合抗菌剤

⇦ 偏性嫌気性菌
⇦ メトロニダゾール
⇦ 3種混合抗菌剤

を用いて、患部の全ての細菌の殺菌を試みる方法がある（図9、10）．

（3）感染歯質削除時の局所麻酔

局所麻酔は、歯髄の血流を滞らせるので、もし歯髄に炎症があったり形成によって炎症が生じた場合その治癒の妨げとなったり、痛みの無いままに不必要な歯質削除の危険があり、また、全身的な理由で危険を生ずることもあり、極力避けたいものである．しかし、インレー形成などで、やむを得ず健全歯質を削る時、痛みを訴える場合や、神経質な患者などでは麻酔を行うこともやむを得ない．しかし、決して積極的に最初から行うべきものではない．

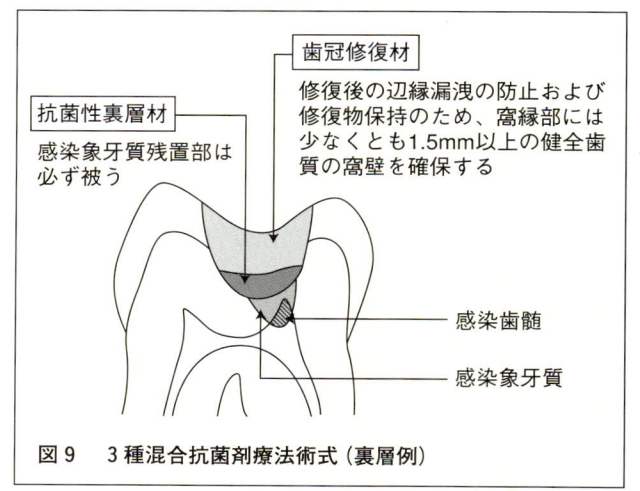

図9　3種混合抗菌剤療法術式（裏層例）

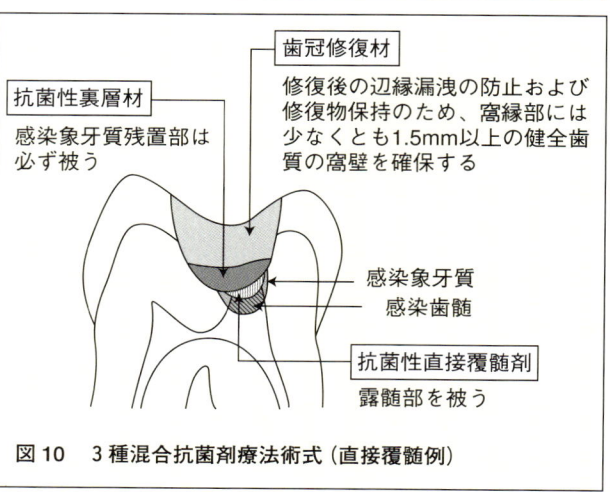

図10　3種混合抗菌剤療法術式（直接覆髄例）

本薬剤の貼薬に際しては、その基剤としてα-リン酸3カルシウムを用いる．

本法は、特に萌出間もない、あるいは途中の永久歯の急性齲蝕で、軟化感染部がすでに歯髄にまで達しており、感染部全てを原則的に削除すれば、明らかに露髄して抜髄に至ると思われる症例に対して感染象牙質を残して、3種混合抗菌剤を加えたαTCP（裏層用）にて裏層を施し、感染象牙質中及び歯髄に侵入している細菌を殺菌し、歯髄保存と軟化部の硬化をはかるものである．また、すでに露髄のある感染歯髄症例でも、患部のケミカルサージェリーを行い、同様に3種混合抗菌剤を加えたαTCP（直覆用）にて直接覆髄を試みる方法である．

ただし、本法は、まだ厚生省の認可が得られていないため、試みる場合は患者の了解を得て臨床試験としてのルールをきちんと守ることが必要である．

⇦ 局所麻酔
⇦ 歯髄の血流を滞らせる
⇦ 健全歯質を削る時
⇦ 痛みを訴える場合
⇦ 神経質な患者

4．無髄歯

齲蝕検知液は無髄歯の細菌が侵入した象牙質をも染色し、正常象牙歯は染色しない．そのため無髄歯の齲蝕象牙質の識別にも有効で、齲蝕検知液による赤染部を削除すれば目的は達せられる．

⇦ 齲蝕検知液による赤染部を削除

参考文献

1. Miller W.D. : The microorganisms of the human mouth. 1890. SS White Dental Manufacturing CO, Philadelphia, Republished, Koning, K. (ed.), by Karger S, Basel, 1973.
2. Characklis W.G. : Biofilm development: a process analysis. In: Marshall K.C. (ed.). Microbial Adhesion and Aggregation. Springer Verlag, New York, 1984.
3. Lee S.F. : Identification and characterization of a surface protein-releasing activity in *Streptococcus mutans* and other pathogenic *streptococci*. Infect Immunol 60, 1992.
4. 総山孝雄，田上順次：保存修復学総論．永末書店，京都，1996.
5. Brännström M., Åstrom A. : The hydrodynamics of dentine; its possible relationship to dentinal pain. Int Dent J 22, 1972.
6. Gunji T. : Morphological research on the sensitivity of dentine. Arch Histol Jap 45, 1982.
7. 竹原直道編：むし歯の歴史．砂書房，東京，2001.
8. Zambon J.J., Kasprzak S.A. : The microbiology and histopathology of human root caries. Am J Dent 8, 1995.
9. Tjaderhane L., Larjava H., Sorsa T., Uitto V.-J., Salo T. : The activation of function of host matrix metalloproteinases in dentin matrix breakdown in caries lesions. J Dent Res, 77, 1998.
10. Sønju Clasen A.B., Ruyter I.E. : Quantitative determination of type A and type B carbonate in human deciduous and permanent enamel by means of Fourier transform infrared spectroscopy. Adv Dent Res, 11, 1997.

11. 厚生労働省医政局歯科保健課編：平成11年歯科疾患実態調査報告．（財）口腔保健協会，東京，2001．
12. Kidd E.A.M. and Joyston-Bechal S. : Essentials of dental caries. Second edition, Oxford, 1997.
13. 石川達也，高江洲義矩監訳：唾液の科学．一世出版，東京，1998．
14. 熊谷　崇他4名：クリニカルカリオロジー．医歯薬出版，東京，1996．
15. Lussi A., Firestone A., Schoenberg V., Hotz P., Stich H. : In vivo diagnosis of fissure caries using a new electrical resistance monitor. Caries Res, 29, 1995.
16. Largerlof F. : Effects of flow rate and pH on calcium phosphate saturation in human parotid saliva. Caries Res, 17, 1983.
17. 池田　正，小野瀬英男，久米川正好，斉藤　滋　監訳：齲蝕—その基礎と臨床．医歯薬出版，東京，1983．
18. Silverstone L.M. : Structure of carious enamel, including the early lesion. Oral Sci Rev, 31973.
19. Miller W.A., Massler M. : Permeability and staining of active and arrested lesions in dentine. Br Dent J, 1121962.
20. Kuwabara R.K., Massler M. : Pulpal reactions to active and arrested carious lesions. J Dent Child, 33, 1966.
21. Hoshino E. :Predominant obligate anaerobes in human carious dentin. J Dent Res, 64, 1985.
22. 総山孝雄：齲蝕象牙質第2層の識別と接着性レジン応用による無痛修復．クインテッセンス出版，東京，1979．
23. Hoshino E. et al: Bacterial invasion of non-exposed dental pulp. International Endodontic Journal, 25, 1992.
24. 岩久正明，星野悦郎，子田晃一：抗菌剤による新しい歯髄保存法．日本歯科評論社，東京，1996．

第 3 章

その他の硬組織疾患の診断と処置法

1. くさび状欠損（W.S.D.）
2. 咬耗症（Attrition）
3. 摩耗症（Abrasion）
4. 変色・着色（Discoloration）
5. 形成異常（Dysplasia）
6. 酸蝕症（侵蝕症）（Erosion）
7. 破折（Fracture）
8. 象牙質知覚過敏症（Dentinal hypersensitivity）

1．くさび状欠損（W.S.D.）

1．病因

歯頸部に生じるくさび形の実質欠損をくさび状欠損（wedge shaped defect）と呼んでいる（図1）．これは齲蝕に次いで多い硬組織疾患の病変である．

くさび状欠損は摩耗症の一形態としてとらえられており、歯と歯以外のものとの接触による機械的な作用によって歯面が徐々に摩耗し、歯に表在性の実質欠損

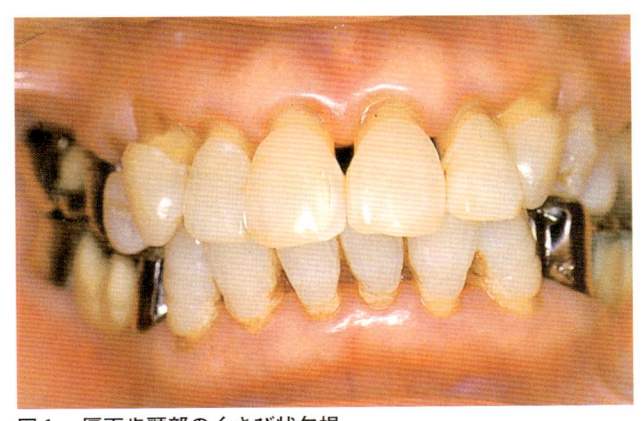

図1　唇面歯頸部のくさび状欠損

が生じる．すなわち長期間かかって発現する歯の慢性損傷であるとされてきた．その原因は歯ブラシと歯磨材の不正使用が主因であり、歯ブラシの横磨きで過度の力が加わることにより生じると考えられてきた． ⇦ 歯ブラシの不正使用

一方では咬合力がこの歯頸部欠損に大きな影響を与えていることが示唆されている．すなわち、強い咬合や咬合異常によって力の加わった部位に対応する特定の歯頸部表層に引張り応力が生じ、エナメル質および象牙質が破壊されて欠損が生じると考えられている．くさび状欠損の存在する歯の咬合面に特徴的な摩耗や周囲骨に骨隆起が見られることも多い（図2）．また欠損の拡大には咬合力以外の諸因子、たとえばブラッシングや酸性の環境が関与する．このような硬組織欠損の生じ方からab（=away）とfractionを合成してアブフラクション（abfraction）と呼んでいる． ⇦ 咬合
⇦ 引張り応力

⇦ アブフラクション

以上のようにくさび状欠損の病因は主に2つに分かれているが、すべてを一方の病因

で説明することは困難である．歯ブラシを主とする摩耗と咬合の相互作用により生じると考えるのが妥当であり、どちらが主因であるかは症例によって異なると考えられる．

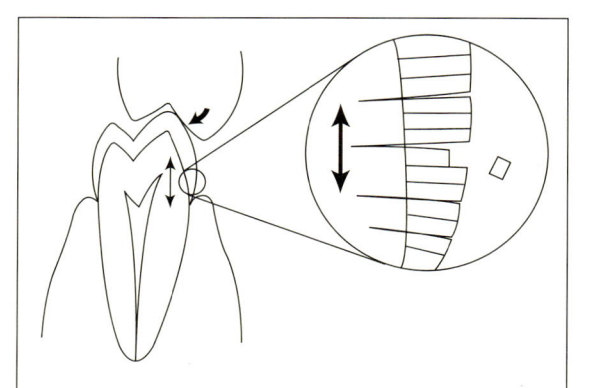

図2　咬合によって生じた引張り応力により、歯頸部のエナメル質および象牙質に破壊が起こる．
（文献3より引用改変）

2．病態

くさび状欠損を有する者の割合は年齢とともに増加し、上下顎間および左右側間では差は認められない．歯種としては犬歯や小臼歯に多く、ほとんどが唇頬側歯頸部であるが、舌側歯頸部のみならず歯ブラシの毛先が当たることが少ない近遠心面や舌側に転位した歯の頬側面あるいは歯肉縁下に生じている場合もある．

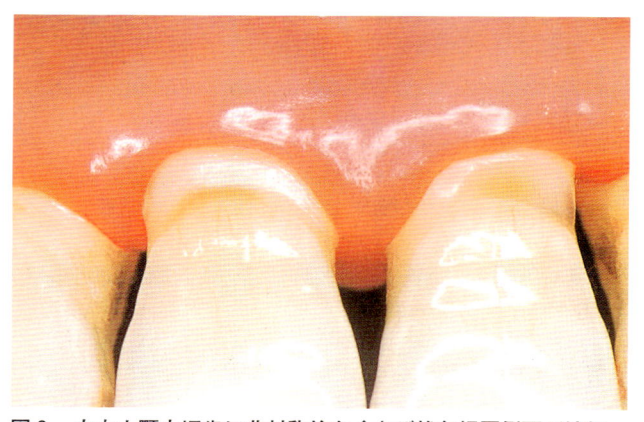

図3　左右上顎中切歯に非対称的なくさび状欠損唇側面が波打っている．

歯ブラシとの関連でみた場合、右手に歯ブラシを持つ者は左側の、左手に持つ者は右側の上顎の歯に強く現れる傾向が指摘されている．

欠損の形態はくさび状だけでなく、皿状、溝状、階段状など、また非対称的な形態（図3）や歯根が近遠心的に分離している歯では同じ歯面で近遠心に分かれて存在している場合もある．

くさび状欠損を有する歯の咬合面を観察すると、機能咬頭斜面上に広い咬合接触面が存在することが多い．上顎では舌側咬頭内斜面、下顎では頬側咬頭外斜面で、この部位に強い咬合力が加わるといずれも頬側歯頸部に引張り応力が発生すると考えられている．これは咬合力によっても頬側歯頸部に欠損が生じやすいことを示唆している．

くさび状欠損の表面は滑沢で、露出した象牙質表面には黄色や褐色の着色がみられることもある．また、象牙質知覚過敏症を併発している頻度が高く、齲蝕に罹患している場合もある．進行すると露髄あるいは歯の破折に至ることもある．

一般に欠損部から歯髄にかけての象牙質は周囲象牙質に比べて石灰化度の高い硬化象牙質がみられ、歯髄側には第三象牙質が形成される．

3. 診断と処置

くさび状欠損の診断は視診により比較的容易である．まれではあるが、近遠心側や歯肉縁下に存在する場合があるので注意深く診査する必要もある．小さな欠損は知覚過敏の訴えがあって発見されることが多い．

処置としては欠損部を接着性修復材料で修復する．また、病因が歯ブラシを主とする摩耗、咬合およびこれらの相互作用であると考えられていることから両者の鑑別を行い、必要に応じて病因の除去に努める．一般に咬合由来の欠損はシャープである．エナメル質に限局しているような小さな欠損は病因の改善をはかり、改善されれば修復の必要はない．

改善の方法としては正しいブラッシング方法の指導、ブラキシズム（歯ぎしりやくいしばり）のような悪習癖の除去、咬合調整や歯冠形態修正による咬合負担の軽減などが挙げられ、これらは修復の予後を左右する因子となりうる．

2．咬耗症（Attrition）

1．病因

歯と歯あるいは食物と歯が繰り返し接触することにより接触部のエナメル質および象牙質に実質欠損が生じる．この慢性損傷を咬耗という．歯の咬耗は長期間かかって起こるもので、咬合力、歯ぎしりや歯のくいしばりの習慣、食物や嗜好品の硬さ、歯の石灰化の程度などの因子、および対合歯の修復物の性状（硬さ）によって影響される．特に歯ぎしりや歯のくいしばりの習慣を有する場合は著しい咬耗がみられ、一般に若年者より高齢者の方がまた女性より男性の方が咬耗の程度が高度である．

⇐ ブラキシズム

2．病態

咬耗は対合歯と接触する部位、すなわち前歯部では切縁に臼歯部では咬合面に生じる（図4）．

欠損はエナメル質に限局したものから象牙質、さらには第二、第三象牙質に達するものまで種々である．一般に咬耗面は滑沢で、欠損がエナメル質にとどまっている場合は平坦で白色を帯びている．象牙質が露出

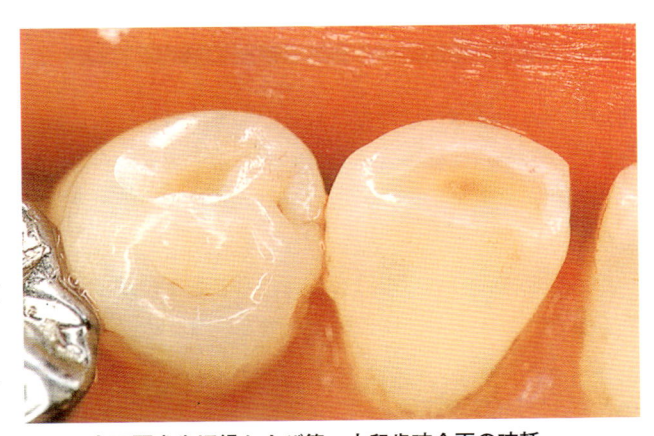

図4 左下顎犬歯切縁および第一小臼歯咬合面の咬耗

すると、エナメル質より軟らかいため象牙質部分が陥没してくる．前歯部ではエナメル質が突出し、鋭縁や鋸歯状を呈することがある．露出象牙質は帯黄色であるが、色素の沈着により褐色に着色することが多い．また齲蝕に罹患していることもある．咬耗は徐々に進行するため、歯髄が露出することはほとんどない．まれではあるが、象牙質知覚過敏症を起こすことがある．咬耗が広範囲に進行すると咬合高径の低下をまねく．また、歯の隣接面にも摩耗が生じ、増齢とともに接触点が広くなり面状になってくる．そ

のため正常な接触関係が失われ、食片が圧入されたり、食物が残留したりすることがある．

咬耗が象牙質まで達すると咬耗面から歯髄にかけて象牙細管の石灰化が進み、硬化象牙質が観察される．また、歯髄側に第三象牙質が形成される．

3．診断と処置

診断は視診と診断用模型により容易である．咬耗により鋭縁や鋸歯状を呈している場合は形態の修正や修復により改善をはかる．また咬合高径が低下し、種々の障害が生じる様であれば、修復により咬合高径の回復をはかる．隣在歯間の接触面積が増加し、食片圧入などの障害が生じた場合も多くは修復により適切な接触関係の回復をはかる．

3．摩耗症（Abrasion）

1．病因

研磨性の強い歯磨材を用いた過度の歯ブラシ使用やパイプの常用などによる習慣性摩耗と、ガラス職人、大工、靴工、美容師や管楽器奏者など業務内容に必須の道具を特定の歯・歯列により保持することによって生じる職業性摩耗とがある．また、義歯のクラスプや床縁によって摩耗が生じることもある．

⇦ 歯ブラシの不正使用

2．病態

歯ブラシによる摩耗は、くさび状の形態（くさび状欠損の項参照）をしており、歯ブラシの毛先の当たる機会の多い犬歯から小臼歯にかけての唇頬側歯頸部に好発する．

職業的なものとしては道具や器具をくわえた部位にそれらと一致した形態の欠損が生じる．職業性の摩耗は、患者の職業によるが主に上下顎前歯部に好発する．

義歯床縁やクラスプが原因と考えられるものは義歯やクラスプの接する範囲と一致している．

3．診断と処置

診断は視診と診断用模型により可能である．くさび状欠損は咬合の関与も考えられるため鑑別を必要とする．処置方法としては、第一には患者のもつ習慣の中で改善できる点を説明・指導することにある．具体的にはブラッシング方法の指導や悪習癖の除去を行う．職業上の習慣については現状を説明した上で可能な範囲での改善を患者に求める．

実際の欠損部への処置としては、小さな欠損では修復を行わないこともある．修復が必要な場合は、審美的な要求の強い部位がほとんどで皿状の欠損が多く、コンポジットレジンなどの接着性修復材料を用いる．

原因除去が行われないと修復後も容易に再発する．

4．変色・着色（Discoloration）

1．病因

健全な歯は個体差はあるが通常帯黄白色をしている．また、乳歯は永久歯より明度が高い．歯の表面や歯質中に種々の色素が沈着することにより、黄色、褐色、灰色、赤色などに着色されることがある．

変色とは着色や加齢に伴う歯質の物理化学的変化などで起こる歯の色の変化をいう．

1）歯面の着色

歯面の着色は食品、嗜好品、金属あるいは口腔内細菌由来の色素などによる外因性の着色である．

嗜好品由来の着色としてはタバコによるものが代表的で暗褐色から黒色の着色がみられる．また、コーヒー、紅茶などは着色を起こし易い飲物である．食品着色剤によっても歯面に軽度の着色を生じることがある．口腔細菌によって歯面が緑色に着色されることがあり、小児の前歯部唇面歯頸部にみられる．

金属由来の着色剤としては歴史的なお歯黒（タンニン酸第二鉄）が有名であるが、銅や青銅を取り扱う従事者に緑色や青緑色の着色がみられたという． ⇐ お歯黒

歯科治療においても、アマルガムやフッ化ジアミン銀による黒色の着色やポピドンヨード剤の洗口により黒褐色の着色が起こる．

2）歯質の着色

歯質の着色はエナメル質や象牙質の形成中あるいは形成後に色素が沈着して起こる．これは色素の由来により外因性と内因性に分類される．

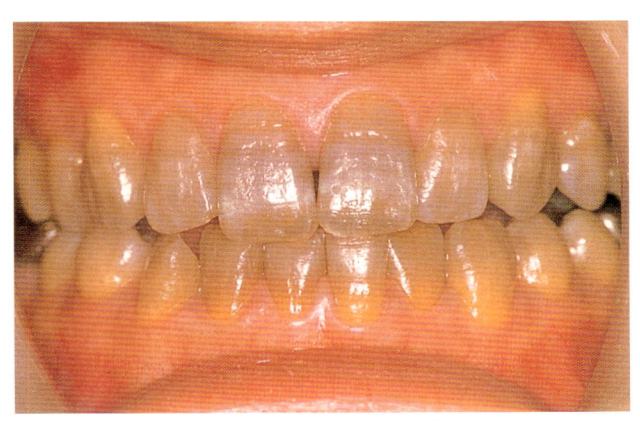

外因性の代表的なものはテトラサイクリン系抗生物質で歯の形成中に多量に服用すると歯が黄色を基本とした色に着色される（図5）．この抗生物質は1970年代に大量に生産されており、この時期と歯の形成が一致している年代に多くみられる． ⇐ テトラサイクリン系抗生物質

図5　テトラサイクリンが原因と思われる変色

また、フッ化物の過剰摂取により、エナメル質表面に部分的あるいは全面に白斑や白濁がみられる． ⇐ フッ化物の過剰摂取

鉛や水銀などの重金属類の中毒でも着色されることがある．アマルガムは接している歯表面だけでなく、スズや亜鉛が歯質内に取り込まれ着色を起こすことがある．これは軟化象牙質があると顕著となる．齲蝕も黄色、褐色、黒色に着色しているがその機序については議論がある．

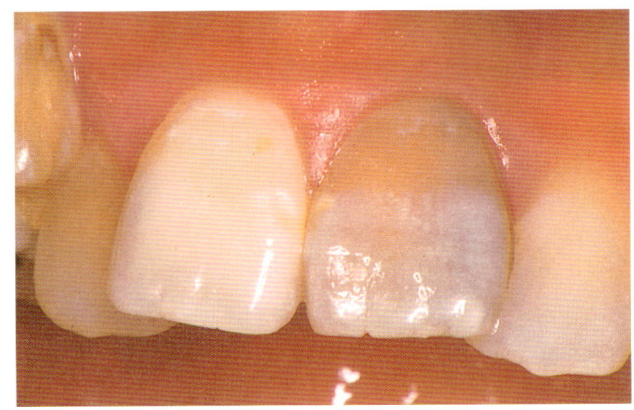

内因性のものとしてはポルフィリン、ビリルビンなどがある．先天性ポルフィリン尿症で代謝異常により排泄されたポルフィリンが歯質に沈着し、ピンクないし赤褐色になることがある．胎児性赤芽球症（新生児重症黄疸）では、溶血により生じたビリルビンが歯 ⇐ ポルフィリン
⇐ ビリルビン

図6　左上顎中切歯の歯髄壊死による変色

質に沈着し、乳歯が緑色ないしは淡黄色に着色される．

外傷や感染により歯髄に出血や壊死が起こると、血色素や壊死組織の分解産物が象牙質に沈着し、灰黒色ないし青黒色を呈するようになる（図6）．

3）その他

歯の変色は歯面および歯質への色素の沈着によりおこるが、象牙質の石灰化、多量の第二象牙質の形成や象牙質粒形成あるいは内部吸収などでも色が変化する．

■ 2．病態

1）歯面の着色

着色の範囲が歯面の一部から全面に及ぶものまで、また、着色の程度もさまざまである．これは歯面の性状や口腔清掃状態にも影響され、ブラッシングが十分行き届かない歯面（例えば下顎前歯の舌側面）に着色が多くみられる．

その原因となっている色素により色は異なるが、黒褐色を基調としたものが多い．

2）歯質の着色

重金属や齲蝕による着色は直接影響を受けた歯質の一部に限局しているが、テトラサイクリン系抗生物質による着色のように歯の形成中に色素が沈着した場合は歯全体あるいは障害を受けた時期に一致した部位に帯状の着色がみられる．この場合形成不全を伴っていることが多い．

■ 3．診断と処置

歯面の着色は研磨材を用いて研磨することで除去でき、診断は容易である．処置も研磨により対応する．

歯質の着色はエナメル質に限局していることは少なく、ほとんどが象牙質の着色を伴っており、視診により診断は比較的容易である．原因の究明は色や形成不全の状態および既往を主とする情報収集を十分行うことである程度可能である．　　　⇦ 漂白
　　　⇦ 着色部の除去
歯質の着色に対する処置は漂白、着色部の除去およびラミネートベニアなどの部分被　⇦ ラミネートベニア
覆から前装冠やジャケット冠による全部被覆など種々の方法が考えられ、症例に合わせ　⇦ 前装冠
て選択される．　　　⇦ ジャケット冠

5．形成異常（Dysplasia）

■ 1．病因

形成異常には形成不全と形態異常がある．

1）形成不全

歯の形成時期に何らかの障害を受けエナメル質や象牙質の形成不全を生じたもので、遺伝によるもの、全身的原因によるもの、局所的原因によるものに分類される．

（1）遺伝による形成不全

遺伝的因子によりエナメル質の形成障害を生じるエナメル質形成不全症と一次的に象牙質の形成障害を生じる象牙質形成不全症および象牙質異形成症があり、いずれもまれ

な疾患である．

（2）全身的原因による形成不全

歯の形成期に歯の形成に必要な無機質、ビタミン（A、C、D）、蛋白質などの供給障害を受けたもので、原因の時期に形成された歯に異常を生じ、左右対称的にみられることが多い（図7）．

原因としては栄養障害や、甲状腺、副甲状腺、下垂体などの内分泌障害、先天性梅毒、テトラサイクリン系抗生物質、フッ化物の過剰摂取などがある．

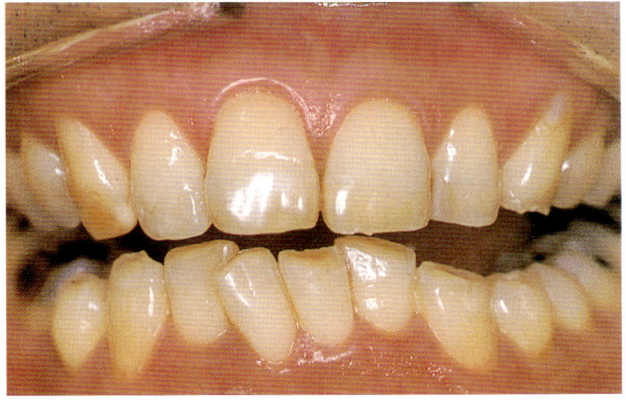

図7 全身的な原因で発生したエナメル質形成不全．左右対称的に部分的な実質欠損や白濁がみられる．

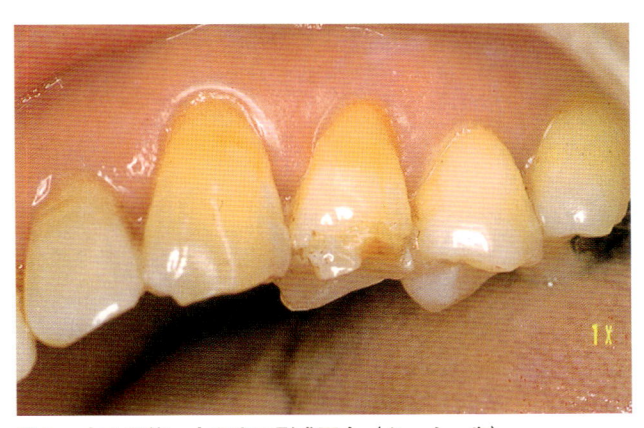

（3）局所的な原因による形成不全

局所的な原因としては外傷、炎症、放射線の影響などがある．

永久歯とくに代生歯では、その発育中に外力が乳歯を介して作用し、エナメル質の形成不全、歯根の彎曲、位置異常などを生じる．また、乳歯の急性根尖性歯周炎が形成中の後続永久歯歯胚に波及し、主としてエナメル質の形成不全を起こす（図8）．

図8 左上顎第一小臼歯の形成不全（ターナー歯）

その他として、顎骨骨髄炎の波及や大量の放射線が照射された場合にも歯の形成不全を起こすことが知られている．

2）形態異常

歯の発育異常（先天異常）として歯の大きさ、形、数の異常、歯の位置と咬合の異常、歯萌出の異常および歯の構造の異常が挙げられる．これらの歯の発育異常の中には人種的差異や個体差を考慮する必要がある．原因としては遺伝的素因、下垂体ホルモンの影響、口蓋裂、先天性梅毒などが関与しているといわれている．

■ 2．病態

1）形成不全

（1）遺伝による形成不全

エナメル質形成不全症は減形成型、低石灰化型および低成熟型に分けられる．減形成型はエナメル質基質の形成障害が主体でエナメル質が薄く歯冠が小さい．低石灰化型は

エナメル質の厚さは正常であるが柔らかく咬耗や摩耗を受けやすい．

象牙質形成不全症は外観は正常であるが、エックス線所見では歯髄はほとんど認められない．また、露出した象牙質は褐色に着色し、咬耗されやすい．

（2）全身的原因による形成不全

胃腸障害、感染症などの栄養障害で形成不全を受けた歯は、歯の成長線に一致して白斑や歯冠を環状に囲む溝などのエナメル質の部分欠損がみられる．

斑状歯（fluorosis）はフッ化物の過剰摂取により、主にエナメル質に形成不全と石灰化不全をきたしたものである．乳歯は少なく永久歯に多く発現する．エナメル質表面の部分的な白濁や白斑、縞模様から歯面全体の白濁あるいは実質欠損を伴うものまで種々である． ⇐ 斑状歯

先天性梅毒の場合は、胎生期後半から生後1年にかけての歯冠形成時期に梅毒スピロヘータの感染により、その毒素が歯胚に直接影響を与え特有な歯の形成異常をきたす．永久歯切歯は切縁に半月状の欠損があり、歯冠が切縁に向かうほど狭くなる形態を示しハッチンソンの歯と呼ばれる．また、第一大臼歯では歯冠が短く桑実状や蕾状を呈し、フルニエの歯あるいはムーンの歯と呼ばれる． ⇐ ハッチンソンの歯

（3）局所的な原因による形成不全

発現は1～数歯に限られるが、小臼歯に好発し左右非対称である．エナメル質に白斑や粗造面、わずかな陥凹がみられるものから、エナメル質の形成がほとんどみられないものまであり、ターナー歯と呼ばれる． ⇐ ターナー歯

2）形態異常

ここでは歯の大きさと歯冠部の形態について述べる．

（1）歯の大きさ

歯の大きさは平均的な解剖学的大きさを基準として判断され、異常に小さい歯を矮小歯（図9）、異常に大きい歯を巨大歯という． ⇐ 矮小歯 / ⇐ 巨大歯

矮小歯の好発部位は上顎側切歯（円錐歯）と第三大臼歯（蕾状歯）で、過剰歯は矮小化傾向が強い．巨大歯の好発部位は上顎中切歯や上顎犬歯である．

図9　右上顎側切歯に現れた矮小歯

（2）歯冠部の形態

上顎切歯や犬歯の基底結節が発達した切歯結節や犬歯結節、主として小臼歯の咬合面中央部に認められる中心結節（図10）、大臼歯にみられるカラベリー結節、臼旁結節、臼後結節などがある．著しく発達したもの ⇐ 中心結節 / ⇐ カラベリー結節

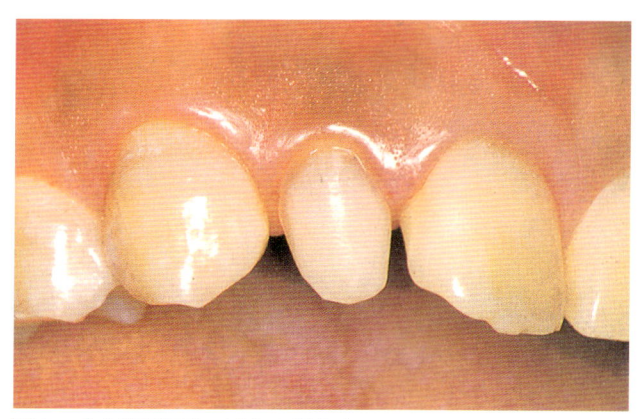

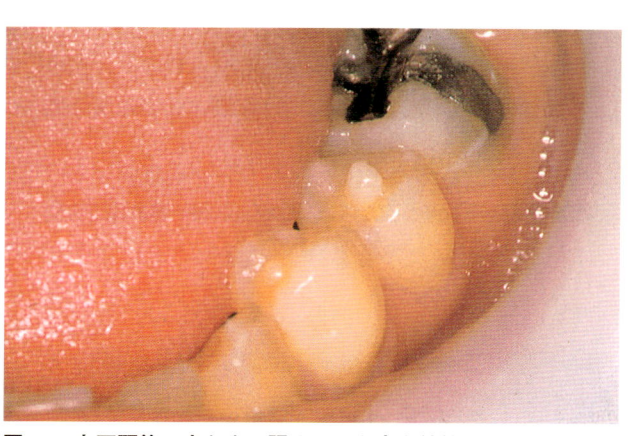

図10　左下顎第二小臼歯に認められた中心結節

では内部に異常髄室角を有することがあり、破折への対応や歯質削除時に注意が必要である.

上顎切歯の辺縁隆線が発達してシャベル状を呈することがあり、これをシャベル状切歯という.

その他の形態異常として歯胚が結合して生じた融合歯、セメント質相互で結合している癒着歯、歯冠部のエナメル質と象牙質が歯髄腔側へ陥入した陥入歯（歯内歯）、歯頸部から根分岐部に滴状のエナメル質が形成されたエナメル滴などがある.

⇦ 融合歯
⇦ 歯内歯
⇦ エナメル滴

3．診断と処置

形成不全歯は正常な歯と比べて外観が異なっている場合が多く、エナメル質形成不全症の低石灰化型や象牙質形成不全症を除き、診断は容易である．原因の鑑別は困難であり、その追求には発現の特徴に加え、既往症やエックス線写真などの他覚的所見の情報収集が必要である．

形態異常は正常なものと相対的に比較した結果であって、明らかな場合を除き異常であると識別するのは困難である．特に審美的障害に関しては主観に左右されやすい．

これらの歯冠部の形態異常は重大な障害にはならないが、審美障害、咬合障害や発音障害の原因あるいは歯周疾患の要因となることがある．

各々の障害の改善のためには切削による歯冠形態修正や歯冠修復を行う．結節が著しく発達したもので異常髄室角が疑われる場合は、結節が破折しない様な予防処置を行うことがある．

6．酸蝕症（侵蝕症）（Erosion）

1．病因

酸の作用により歯質が表在性に脱灰されることで、齲蝕のように細菌が関与したものではない．原因の多くは職業的なものであり、塩酸、硝酸など強い無機酸を取り扱う従事者に歯の侵蝕がみられる．まれではあるが酸性の食品の多量摂取や嘔吐の繰り返しにより起こることもある．

2．病態

患部は酸にふれやすい前歯部、とくに下顎前歯部唇側の切縁より1/3にみられるが、食品によるものでは歯頸側に生じやすい．初期はエナメル質の白濁を起こし、進行すると欠損が生じる．進行は徐々で酸の影響がなくなると停止する．場合によっては再石灰化が起こる．欠損が象牙質に及ぶと歯髄側には第三象牙質が形成される．

3．診断と処置

齲蝕に罹患しやすく摩耗を受けやすいため、これらを併発すると診断が困難になる．酸蝕症が疑われたら原因追求のための情報収集を十分に行う．

処置としては原因である酸の影響を取り除くことが必要である．欠損部は浅く広範囲であることが多く、また審美的要求の強い部位がほとんどで、審美的な接着性修復材で修復する．欠損が広範囲であればラミネートベニアが適応となる．

7. 破折 (Fracture)

1. 病因

歯の破折の原因は外力と咬合力であるが、その誘因はさまざまである．したがって破折の分類も種々である．原因別で交通事故、殴打、転落、転倒、スポーツなどで歯に急激な外力が作用したことにより生じる外傷性破折、正常な歯では破折を起こさない程度の力で生じる病的破折、不良な修復物や治療中に生じる医原性破折に分けられる．生じた部位で歯冠破折、歯根破折、歯冠－歯根破折に、破折が硬組織に限局した単純破折、周囲組織に波及した複雑破折に分けられる．また、完全破折と破折が歯を完全に通過していない不完全破折（亀裂）に、さらに破折線の走向で垂直、水平、斜走性破折に分けられる（16章参照）．一般には破折は有髄歯より無髄歯の方が起こりやすい．

2. 病態

1) 歯冠破折

歯冠破折の好発部位は前歯部で、とくに上顎の前歯部に多い．完全破折の場合、破折部は通常平滑であるが、まれに起伏や凹凸を呈することがある（図11）．エナメル質内の破折はその傾向が強い．不完全破折は離開が明瞭な場合もあるが、形態に変化がないことが多く、冷水痛や咬合痛などの訴えがないと見逃しやすい．

図11　左右上顎中切歯の外傷性破折

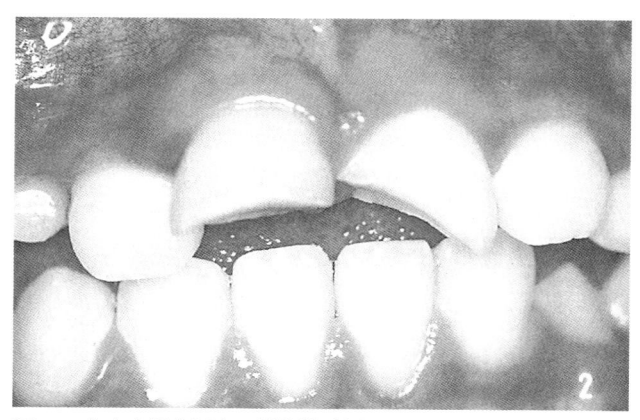

完全破折、不完全破折（亀裂）ともにエナメル質のみ、エナメル質から象牙質にかけて、あるいは歯髄へ達するものがある．象牙質に達すると誘発痛を生じることがあり、また歯髄へ達すると疼痛を引き起こす．小臼歯の中心結節や大臼歯の異常結節の破折は発見が遅れることが多く、結節内に歯髄が存在する場合は破折部から感染して歯髄疾患や根尖性疾患を生じることがある．

2) 歯根破折

歯根の破折は主として側方からの外力が歯に作用することにより生じ、歯根の根尖側1/3に多い．不完全破折（亀裂）の場合は自覚症状のないことが多いが、完全破折になると咬合痛や歯の動揺などがみられる．

3. 診断と処置

歯冠の完全破折の診断は視診と触診により比較的容易である．歯根の完全破折の診断は打診痛や歯の動揺などの他覚的症状の有無とレントゲン検査により行う．垂直的な歯根破折は破折線に相当して局所的に深い歯周ポケットが形成されるため、診断の基準に

なる.

不完全破折は離開が明瞭で視診により比較的容易に識別できるものから、まったく探知不能なものまである．破折が疑われたら修復物がある場合は除去して確認するとわかりやすい．他に疾患がなく、無処置の歯での診断は困難なことが多い．咬合痛や冷水に対する過敏があり、他に疾患が認められない場合に不完全破折を疑う消去法による診断を行う．また、破折線を色素溶液や齲蝕検知液を塗布する方法や強い光を一方向から照射する方法で探知したり、電気抵抗値により推測する．

水平、斜走性破折の場合、歯冠部の破折は修復で対応するが、歯髄処置も考慮する必要がある．不完全破折の修復は外側性の修復物で修復する．歯根破折の場合、接着性レジンの応用や外科的処置の併用で保存できる場合もあるが、破折の生じた位置によっては保存が困難である．歯根部の不完全破折は歯内療法処置と外側修復物で処置が可能な場合もある．

8. 象牙質知覚過敏症 (Dentinal hypersensitivity)

1. 病因

窩洞形成、咬耗、摩耗、歯周疾患による歯根露出などで生活歯の象牙質が露出し象牙細管が口腔内に開放されると機械的刺激、化学的刺激、温度刺激、乾燥などで一過性の鋭い痛みを生じる．重篤な症例では呼気によって痛みを訴える場合もある．また、不十分な操作による修復処置後や歯髄に近接した窩洞に対する修復処置後に知覚過敏症状を呈することもある（術後性知覚過敏）．

象牙質知覚過敏症のメカニズムは象牙芽細胞が痛覚受容器として働き刺激が痛覚線維に伝達されるという説、象牙細管内容液の移動によって歯髄側の神経線維が興奮するという動水力学説（hydrodynamic theory）、象牙質内に痛覚神経が存在するという説が唱えられている（図12）．

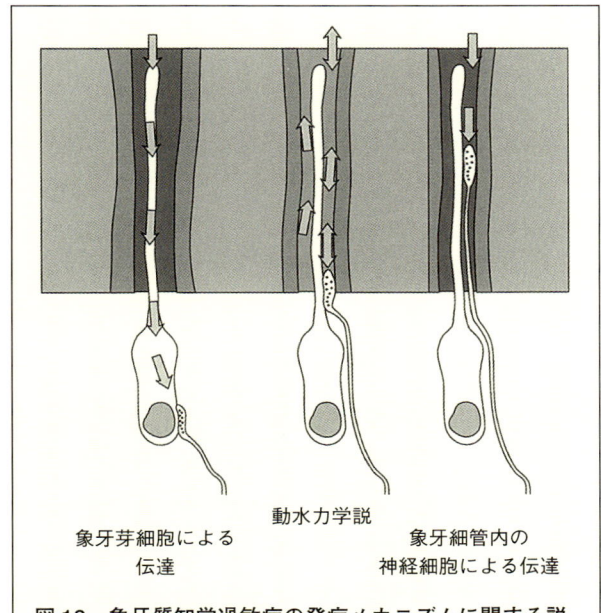

図12 象牙質知覚過敏症の発症メカニズムに関する説．現在、動水力学説が最も広く受け入れられている．

⇦ 動水力学説

知覚過敏を起こす刺激により象牙細管内液が移動することが実際に観察されており、これは歯髄内の自由神経終末を興奮させるのに十分な速度と大きさである．この象牙細管内液の移動を阻害することで知覚過敏の改善に有効であることから動水力学説は広く受け入れられている．しかしながら象牙質への刺激によって生じる痛みをすべて動水力学説で説明しようとすることは困難であり、いくつかのメカニズムが複合して関与していることも考えられる．

術後性知覚過敏は修復後に生じ、過度の窩洞形成により歯髄との交通のある象牙細管

が露出した場合、修復材料と象牙質窩壁の間に生じた隙間に陰圧が生じることにより象牙細管内液が移動することにより生じると考えられている．

2．病態

象牙質知覚過敏症の発現頻度は象牙質露出症例の20％程度といわれており、多くが歯冠歯頸部と露出根面である．上顎犬歯と下顎切歯部で最も頻度が高く、小臼歯にも多く見られる．歯ブラシによる擦過痛、一過性の冷温水痛、甘味痛などを伴い、自発痛はないのが特徴である．象牙質の露出のみで欠損のないものから大きな実質欠損を伴うものまで種々である．

術後性知覚過敏は修復後に発症し、裏層を行っていない成形修復材、特に接着性修復材の接着操作ミスで起こることが多い．この場合、咬合時にも症状を呈することがある．窩洞形成や修復操作により歯髄が可逆的な炎症を起こしている場合も類似した症状を呈することがあるが、これは短期間で消失する．

3．診断と処置

1）原発性の知覚過敏症

象牙質の露出が認められ、その部位が冷・温熱刺激、擦過および甘味食品により疼痛を訴える．疼痛は一過性で、自発痛がないことが診断の基準である．

処置方針としては知覚過敏症状の程度に応じて、（1）初期治療による再石灰化の促進、（2）象牙細管開口部の積極的な閉鎖、（3）歯髄知覚神経の鈍麻と炎症症状の軽減、（4）形成と修復による方法（機械的封鎖と咬合調整）、および（5）抜髄がある．

（1）初期治療による再石灰化の促進

露出した象牙質表面の象牙細管開口部は、適切なプラークコントロールを行うことによって開口部が唾液中の無機質によって閉鎖され、軽微な知覚過敏症状の場合は消退すること多い．

（2）象牙細管開口部の積極的な閉鎖

薬剤により開口した細管の閉鎖を試みる．フッ素、ストロンチウム、水酸化カルシウム、カリウム塩、シュウ酸塩、シュウ酸鉄、乳酸アルミニウム、グルタルアルデヒドなどを含有した薬剤を塗布・イオン導入したり、歯磨材に含有させてブラッシングを行わせることで知覚過敏を抑制しようとする方法である．また、ボンディングシステムやグラスアイオノマーセメントを用いて象牙質面を被覆する方法もとられている．欠損がある場合は、形成せずに接着性修復材料で修復する方法もある．

（3）歯髄知覚神経の鈍麻と炎症症状の軽減

過敏になった知覚神経の鈍麻や知覚過敏症状に伴う炎症症状の緩和を目的として、低出力レーザーを象牙質露出面や根尖相当部歯肉に照射する方法がある．最近では高出力レーザーを直接患部あるいは根尖相当部歯肉に照射する方法もとられている．

（4）形成と修復による方法（機械的封鎖と咬合調整）

上述した方法で充分な知覚過敏抑制効果が得られないような場合は、積極的に窩洞形成を行って歯髄の消炎・鎮痛をはかることや修復することもある．

歯頸部の知覚過敏症状に不正な咬合状態が起因している場合は、咬合調整を行うことにより知覚過敏症状が消退する場合もある．

（5）抜髄

上述したいずれの方法も有効でない場合は、患者の負担軽減を考えてやむを得ず抜髄

を行うことがある．しかしながら、生活歯であるか否かは歯の寿命を左右するので、歯髄を安易に除去することは避けなければならない．

2）術後性知覚過敏

術後性知覚過敏では、修復処置後、症状が発症する．象牙質との接着が十分に行われなかった以前のコンポジットレジン修復では知覚過敏症状を呈することが多くあった．最近のコンポジットレジン修復システムでは象牙質との接着性が向上し、不適切な処置操作さえ行わなければ、術後に知覚過敏症が生じることは少ない．

⇐ 歯髄炎との鑑別
⇐ 象牙細管を封鎖

処置方針としては、可逆的な歯髄炎との鑑別後に再修復を行う．窩洞が深く歯髄と近接しているような場合は、修復材と象牙質の間に裏層材を介在させることも1つの方法である．

参考文献

1. 二階宏昌，岡邊治男編：歯学生のための病理学 口腔病理編．医歯薬出版，東京，1991.
2. Lee W.C. and Eaklem W.S. : Possible role of tensile stress in the etiology of cervical erosive lesions of teeth. J.Prosth.Dent., 1984.
3. Grippo J. : Abfractions; A new classification of hard tissue lesions of teeth. J.Esthetic Dent., 1, 1991.
4. 土谷裕彦，青野正男，井上 清，恵比寿繁之，川越昌宜，新谷英章，寺下正道：新保存修復学．クインテッセンス出版，東京，1994.
5. Gysi A. : An attempt to explain the sensitiveness of dentin. Brit.J.Dental Sci., 1990.
6. 下野正基，飯島国好：治癒の病理 臨床編 第1巻 歯内療法 歯髄の限界を求めて．医歯薬出版，東京，1993.
7. Unemori M., Matsuya Y., Akashi Y., Goto Y., Akamine A. : Composite resin restoration and postoperative sensitivity: clinical follow-up in an undergraduate program. J.Dent., 29, 7-13, 2000.

第 4 章

歯髄障害・歯髄保護

1. 歯髄刺激の原因
2. 窩洞形成と歯髄刺激
3. 修復材料の安全性の評価
4. 修復操作中の歯髄刺激
5. 修復後の歯髄刺激
6. 歯髄保護対策
7. 裏層と覆髄

1. 歯髄刺激の原因

　象牙芽細胞は歯の形成過程で象牙質基質を分泌しながら歯髄側へ後退し、突起を象牙質中に残していく．完成した象牙質の象牙細管中には象牙芽細胞突起が存在し、象牙質と歯髄は一体（象牙質・歯髄複合体）として機能するようになる．

⇦ 象牙質・歯髄複合体

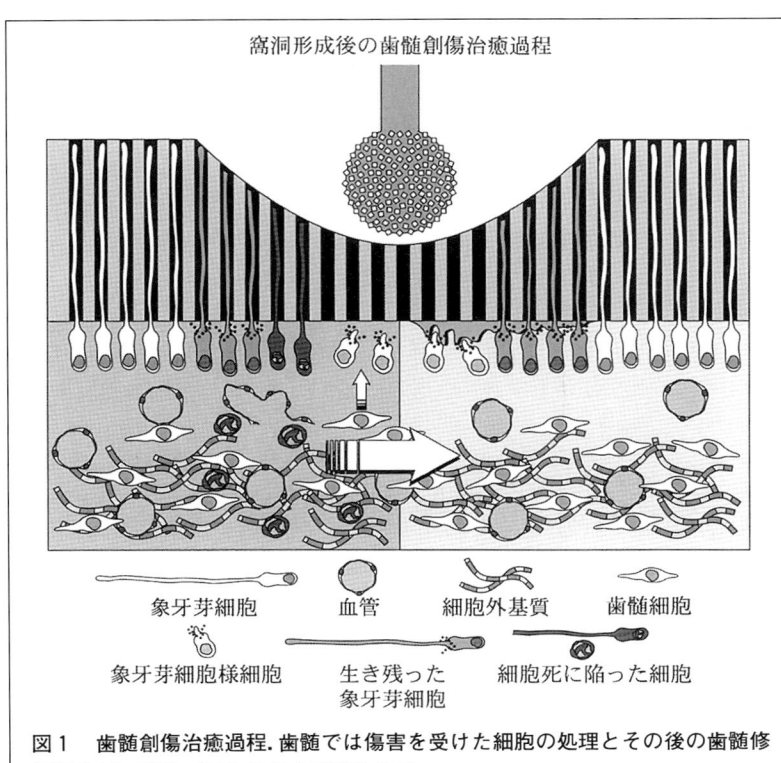

　齲蝕や窩洞形成により開放された象牙細管は歯髄への刺激伝達路となり、正常歯髄では免疫系の応答や、ダメージを受けた細胞の処理とその後の組織修復を行う歯髄創傷治癒が生じる．（図1）．修復後の正常な創傷治癒では、早期には窩洞形成の刺激によって

図1　歯髄創傷治癒過程．歯髄では傷害を受けた細胞の処理とその後の歯髄修復再生が一連のプロセスの中で行われる．

ダメージを受けた細胞の処理が行われる．次いで、象牙芽細胞による反応性象牙質、あるいは歯髄細胞より分化した象牙芽細胞様細胞による修復象牙質の形成が行われることにより、歯髄組織の再生が行われる．

しかしながら、象牙質・歯髄複合体の概念から考えると象牙質の露出は露髄と同じ状態を意味しており、窩洞を過度に乾燥したり、窩洞に刺激性の薬剤や修復材を用いれば、歯髄は傷害を受ける．修復後、辺縁からの漏洩などによる刺激や細菌侵入によっても歯髄は傷害を受ける．修復に当たっては単に歯の実質欠損を補填するだけでなく、歯髄傷害を起こすことのないよう、その原因を熟知し、その防止に配慮しなければならない．

特に、修復後に発現する歯髄傷害は、歯髄炎や歯髄死の様な不良な転帰をとって歯髄の生活力が失われるだけでなく、根尖性歯周炎にまで発展して、歯自身の喪失につながってしまうこともある．

齲蝕の進行により象牙細管内では象牙芽細胞による石灰化物の沈着が起こる（硬化象牙質）．このような防御反応により歯髄への刺激伝達路は閉鎖することもあり、過度の切削を避けることで刺激の伝達を小さくすることができる．

臨床で発現する歯髄傷害の原因は、①処置前に加わる刺激、②窩洞形成時に加わる刺激、③修復により加わる刺激、および④修復後に加わる刺激などが考えられる．修復前の刺激は、齲蝕や破折による歯髄の細菌感染や外傷による歯髄の損傷などがあげられる．歯髄への細菌感染や損傷の程度が大きい場合、修復後の予後が不良になることもある．保存修復に際しては、歯髄の状態について、術前の診断を的確に行う必要がある．

⇐ 処置前に加わる刺激
⇐ 窩洞形成時に加わる刺激
⇐ 修復により加わる刺激
⇐ 修復後に加わる刺激

2．窩洞形成と歯髄刺激

1．切削面の構造

歯を削って象牙質面が露出すると、その面の細管の占める割合は、表層で1％、歯髄にごく近い部位で22％と言われている．窩洞が深くなればなるほど、細管の占める割合が増えるため、歯髄への刺激も、歯髄からの水分の影響も大きくなる．

回転切削器具で削った象牙質表面は、時として細菌を含むスミヤー層（smear layer）と呼ばれる挫滅層で覆われ、細管開口部はスミヤープラグ（smear plug）と呼ばれる削り屑で封鎖されている（図2）．

⇐ スミヤー層
⇐ スミヤープラグ

2．切削に伴う歯髄刺激

回転切削器具により、歯髄は象牙細管の開放、象牙芽細胞突起の切断、細管を通した歯髄内組織の移動、摩擦熱による歯髄の火傷などのさまざまな損傷を受ける．注水冷却なしに象牙質を切削した場合は、歯髄に摩擦熱による火傷層の形成が見られる．しかしながら、適切な注水冷却を行うことにより歯髄反応は減少する．

回転数を比較すると、注水冷却が確実に行われれば、マイクロモーターによる20,000rpm位の低速切削よりも30,000rpmの高速切削の方が、歯髄反応が少なく、窩洞形成に際して高速軽圧注水切削が推奨される所以である．

⇐ 切削による象牙質・歯髄の変化
⇐ 切削と歯髄障害
⇐ 切削時の歯髄刺激の軽減法

3．局所麻酔の影響

多くの研究結果から、エピネフリンの添加された局所麻酔剤により、歯髄血流量は通常の60％から100％近く減少することが知られている．歯髄における微小循環の役割として創傷治癒過程に必要な栄養の供給と代謝産物の除去などがある．エピネフリンが消

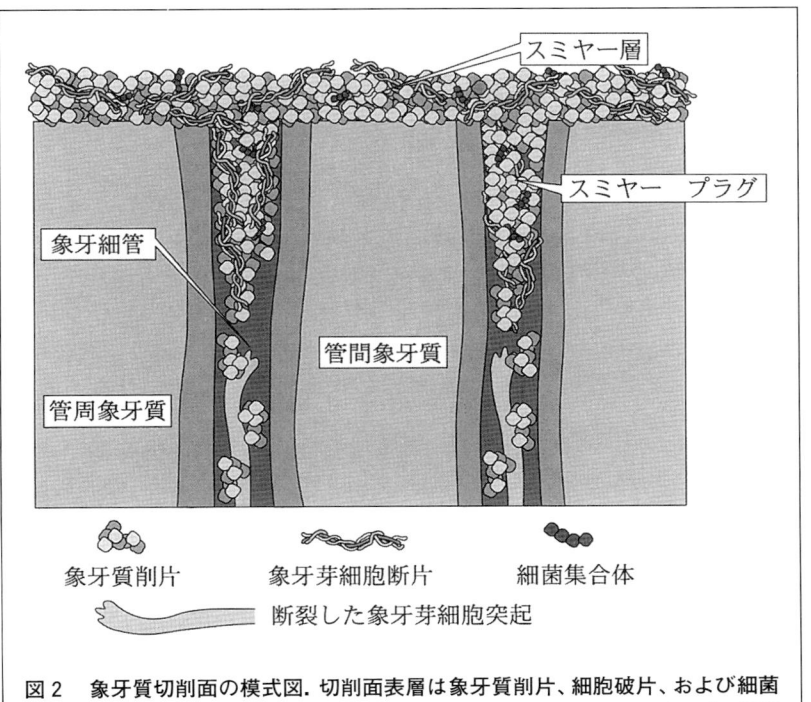

図2 象牙質切削面の模式図．切削面表層は象牙質削片、細胞破片、および細菌を含むこともあるスミヤー層で覆われ、象牙細管開口部はスミヤープラグで封鎖されている．

失すると血流量は正常値に回復するが、齲蝕によって炎症を呈し、創傷治癒過程が生じている歯髄において血流量の減少することは有害に働くことが容易に想像できる．また、局所麻酔により歯髄の知覚がない状態で窩洞形成を行うと、必要最小限の処置でよいはずが、不必要に健全歯質を削除してしまうことになる．修復による持続的な影響も考慮すると、局所麻酔は結果的に象牙質・歯髄複合体にダメージを与える可能性がある．

健全歯質の形成によって痛みを訴える場合などでは局所麻酔を行うこともやむを得ない．しかしながら、齲蝕処置において象牙質・歯髄複合体への侵襲を少なくするべきであるという点から考えると、局所麻酔は極力さけるべきである．

3．修復材料の安全性の評価

臨床で使用される修復材料は、あらかじめ粘膜や歯髄に対して為害性がないことが確認され市販されている．安全性の試験方法は、臨床試験に先立って、まず動物を使用して全身的・局所的毒性試験を行い、さらに動物の歯に充填して歯髄の組織反応を調べる（歯髄刺激性試験、pulp study, pulp test）．修復材料の歯髄への影響に関する観察結果は観察期間や評価方法によって異なるため、修復材料の歯髄刺激性については現在でも議論の対象となっている．従って、歯髄への安全性が確認されている修復材料においても、修復処置時には齲蝕の進行程度、歯髄の状態および患者の年齢などを考慮する必要がある．

4. 修復操作中の歯髄刺激

1. 歯面処理

　レジン系修復材を用いる場合には、その歯質への接着性を高めるために、通常窩洞エナメル質および象牙質の表面処理が行われる。一般に酸が用いられることから、歯髄刺激性が懸念された。その後の研究により、短時間の酸処理では酸は象牙質中にあまり浸透せず、直接歯髄を刺激することはないと考えられるようになってきた。

2. その他

　次亜塩素酸ナトリウムや過酸化水素水などによる窩洞清掃、乾燥、また修復操作時の填塞圧や修復材料の硬化中の発熱などが歯髄を刺激する要因と考えられるが、いずれも一過性で刺激は軽微であると考えられている。

5. 修復後の歯髄刺激

　修復後の歯髄刺激については、修復材料自身による歯髄刺激と辺縁漏洩による歯髄刺激が考えられている。修復材料の歯髄刺激性よりも、適切な修復操作を行わなかったことによる辺縁漏洩による場合が多いと考えられている。修復後は象牙細管中の石灰化物沈着により刺激伝達路が遮断されることが多いこと、また歯質接着性に優れた修復材料の出現により適切な修復操作さえ行えば辺縁漏洩などの影響を防止できることから、残存象牙質の厚さが充分であれば、修復による大半の歯髄反応は正常な範囲ですむと考えられている。

⇦ 辺縁漏洩

1. 修復材料の化学的刺激

　修復材料に由来する化学物質が歯髄を刺激するという考えは、かつてシリケートセメントやリン酸亜鉛セメントによる歯髄症状の発現から、成分中のリン酸が原因ではないかとの推測からでている。一方、リン酸を用いないグラスアイオノマーセメントは、他のセメントと比較して歯髄刺激性が少ないといわれている。

　即時重合アクリルレジンやコンポジットレジンのようなレジン系材料では、これらの構成成分であるMMA、Bis-GMAやTEGDMA等の未反応モノマーや、アミンや過酸化ベンゾイル等の重合開始剤などが歯髄刺激の原因として考えられた。実際、レジン系材料は*in vitro*の試験で細胞毒性や溶血性を示すことが報告されている。また最近では、*in vivo*の実験においても修復後の歯髄に特異的な反応を起こすことが組織学的レベル、分子生物学的レベルで報告されている。

　しかしながら生活歯においては、残存象牙質の厚さが充分な場合や、齲蝕歯で通常形成されている硬化象牙質により象牙細管が封鎖された窩底象牙質が存在する場合には、修復材料に由来する化学的刺激は遮断される可能性が高く、その歯髄刺激は軽微であるとされている。これはコンポジットレジン材料でも同様であると考えられている。一方では、様々な原因により歯髄の生活力が低下している場合や残存象牙質の厚さが少ない場合は修復材自体の影響を無視することはできないとの考えもある。

⇦ 化学的刺激

2. 漏洩による刺激

　歯質に接着性のない修復材料では、修復材料の硬化収縮や熱膨縮によって修復物と窩壁との間に隙間を生じ、ここに口腔内からの細菌や刺激性の物質などが侵入し、いわゆ

る微小漏洩（micro leakage）という現象が起こる．この現象は接着性の修復材料であっても、接着が不良な場合や咬合の影響で修復している周囲の歯質にひずみが生じた場合には起こることがある．微小漏洩は不適切な修復操作に起因することが多く、術後の歯髄刺激の大きな原因の一つと考えられている．

⇐ 微小漏洩（micro leakage）

3．細菌または細菌毒素による刺激

歯髄反応と窩壁上の細菌の出現との関係を調べた多くの研究において、細菌のみられない例では反応がないものが多く、細菌のみられた例に反応があるものが多いという傾向が示され、細菌が歯髄反応を起こす有力な原因の一つであると考えられている．

4．接着性レジンと歯髄刺激

接着性レジン修復時の歯髄刺激性を検討している研究の多くは、接着が不良で窩壁上に細菌のみられる症例では強い歯髄反応がみられ、細菌侵入のない症例では歯髄反応は少ないことを報告しており、接着性レジン修復時の歯髄刺激の主な原因は微小漏洩に起因する細菌侵入であることを示唆している．このような微小漏洩による刺激は適切な修復操作を行うことで防止でき、窩壁と緊密に接着することが歯髄刺激を少なくする有効な方法である．

⇐ 細菌侵入

6．歯髄保護対策

歯の修復に際して、歯髄に加わる刺激を極力防止することは、その良好な予後を得るために特に注意を要する．歯質（エナメル質・象牙質）は、熱・電気の不良導体であり、修復処置の対象となる齲蝕などの歯の実質欠損部では、その深部に象牙細管が封鎖された硬化象牙質が存在する．従って、無駄な歯質の削除を避けると同時に、これらの自然の防御層を大切にすることが重要である．

⇐ 歯髄保護対策

⇐ 無駄な歯質の削除を避ける

さらに、切削時の発熱による歯髄損傷を防止するために、高速軽圧注水切削を行い、鋭利な刃先の切削器具を使用する．また、細菌を含む感染象牙質を完全に除去し、不用意な切削による露髄を防止し、窩洞が著しく歯髄に近接した場合や金属修復を行う場合には、修復物からの化学的刺激や外界からの温度的刺激を遮断するために、特別な歯髄の保護処置を講ずる必要がある．

⇐ 高速軽圧注水切削
⇐ 鋭利な刃先の切削器具を使用
⇐ 感染象牙質を完全に除去

齲蝕が歯髄に近接する深部象牙質まで進行している場合、軟化象牙質を完全に除去すると大きな露髄を生じて歯髄にダメージを与えることがある．このような場合は、修復材料による終末修復を行う前に第三象牙質を形成させることを目的に軟化象牙質を残したまま外来刺激を遮断するために暫間的に修復を行うことがある（暫間的間接覆髄法）（IPC；indirect pulp capping）．このように2つのステップ（歯髄保護と修復処置）に分けて処置を行う例としては、水酸化カルシウム製剤などを用いて第三象牙質を積極的に形成させた後に軟化象牙質を除去する方法や、抗菌剤を含有したセメントでの修復により齲窩の無菌化をはかると同時に第三象牙質を形成させる方法などがある．

⇐ 暫間的間接覆髄法（IPC）

齲蝕の進行が浅在性で、軟化象牙質を除去しても充分に歯髄との間に健全象牙質の厚さがある場合は、修復処置をすぐに行うことにより歯髄保護をはかる．この場合、歯髄保護と修復処置は1つのステップで行われる．

切削面に露出した象牙質は、成形修復では直ちに修復物により被覆され、歯髄保護がはかれるが、間接法修復のように修復物装着時まで期間を要する場合は、暫間被覆（仮封）（temporary filling）を行う必要がある．

⇐ 暫間被覆（仮封）
（temporary filling）

7. 裏層と覆髄

1. 裏層

　歯の修復に際して、主な修復材料と窩壁との間に特別な材料によって一層を設けることをいい、ライニングとベースの二種類に大別される．

　ライニング（lining、塗布裏層）は、窩洞に開放する象牙細管開口部を物理的に封鎖して、外来刺激（修復材料の化学的刺激や辺縁漏洩による細菌侵入）が歯髄に伝わるのを防止することを目的としている．レジンが象牙質に対して接着能力を有していなかった時代では、レジン－象牙質間に生じたギャップなどによる歯髄刺激を防止するために窩洞に露出した象牙質を歯科用セメントでライニングして、窩洞に開放する象牙細管を物理的に封鎖することが広く行われた．現在では、象牙質とハイブリッド層を形成する接着術式の確立により、健全象牙質と接着性レジンが接着するようになったため、充分な厚みを有する健全象牙質に対しては本法はほとんど用いられなくなってきている．

⇐ ライニング（lining、塗布裏層）

　ベース（base、埋立・断熱裏層）は、窩洞が深い場合に、深部を歯質と類似の熱伝導率を有する修復材料（通常は、歯科用セメント）で埋め立てて、熱良導性の金属修復物による温度的刺激を避けると同時に、覆髄部の補強やアンダーカットの埋め立てを行う．

⇐ ベース（base、埋立・断熱裏層）

2. 覆髄

　覆髄には、間接覆髄（indirect pulp capping）と直接覆髄（direct pulp capping）がある．前者は、外来刺激を遮断するだけでなく、歯髄の炎症を鎮めたり第三象牙質の形成を促す目的で行われるものである．酸化亜鉛ユージノールセメント、パラフォルムなどの薬剤を添加した歯科用セメントおよび水酸化カルシウム系の材料が用いられる．

⇐ 間接覆髄（indirect pulp capping）
⇐ 直接覆髄（direct pulp capping）

　後者は、感染象牙質削除後の窩洞形成時において、偶発的に露髄した症例に対して、露髄面が小さく（通常直径2.0mm以下といわれる）てしかも細菌感染がないと思われる場合に、その歯髄の保護とデンティン・ブリッジ形成誘導のために試みられるものである．患部の充分なケミカルサージェリーの後に水酸化カルシウム製剤を用いて患部を被覆し、次いでその上を適当な裏層材で覆って経過観察を行い、臨床症状、電気診などにより、歯髄が正常な状態にあることを確認し、レントゲン写真上でデンティン・ブリッジの形成が確認されてから、最終的な修復を行う．

　このような覆髄処置が成功するか否かは、術前の臨床症状、感染制御、露髄面の大きさ、覆髄剤の封鎖性、および患者の年齢などにより異なる．一般に高齢者の歯髄よりも若年者の歯髄に対する処置は成功する確率が高い．これは若年者の歯髄は代謝能力が高く、免疫担当細胞を多量に含み、また第三象牙質形成能も高いのに対し、高齢者ではこれらの能力が低下することによる．歯髄保護か抜髄かの判断に迷う症例、特に若年者では、患者の了解を得た上で、まずは覆髄などの歯髄保護法を適用し極力歯髄の保存に努めるべきである．

> 最近、水酸化カルシウム製剤の代わりに接着性レジン（通常、細胞毒性の少ないスーパーボンド）を用いる方法が報告されている．この材料の水酸化カルシウム製剤に優るところは、無圧的に処置できることと接着すれば漏洩を確実に防げるところである．臨床的に適用された症例で接着性レジンが原因と考えられる臨床上の問題は現段階では報告されていない．しかしながら、実験的にマクロファージ遊走や第三象牙質およびデンティン・ブリッジ形成遅延などが観察されることから歯髄への為害作用が懸念されており、議論の余地が残されている．

参考文献

1. Seltzer S. and Bender I.B. : The Dental Pulp, 3rd. Ed., J.B. Lippincott Company, 1984.
2. Stanley H.R. : Human pulpal response to operative dental procedures, Gainestvile: Shorter Printing Company, 1976.
3. Federation Dentaire International, Commission on Dental Materials: Recommended standard practices for biological evaluation of dental materials; Int. Dent.J., 30, 1980.
4. Bergenholtz G. : Evidence for bacterial causation of adverse pulpal responses in resin-based dental restorations; Crit Rev Oral Biol Med, 11(4), 467-480, 2000.
5. Horsted P., Sondergaard B., Thylstrup A., El Attar K., Fejerskov O. : A retrospective study of direct pulp capping with calcium hydroxide compounds; Endod Dent Traumatol, 1, 29-34, 1985.

第 5 章

診療設備・器具・器械

1. 診療設備
2. 回転切削器械
3. 回転切削器具
4. 手用切削器具
5. エアブレイシブ（airbrasive）
6. レーザー（laser）
7. 薬剤による齲蝕除去
8. 器具の持ち方
9. 診療姿勢
10. 消毒法
11. 感染予防対策
12. 修復補助法

1. 診療設備

歯科診療室は、院内感染を防止出来る十分な衛生学的配慮、照明採光、診療室の温度と湿度、換気、防音など快適な環境を保ち能率的かつ適正な治療を行うために歯科医師、歯科衛生士、歯科助手などの診療スタッフ、さらには患者の行動をも考慮にいれた設計がなされるべきである．歯科診療室には次のようなものが設置される．

1．デンタルチェアー

デンタルチェアーの基本は、高さ調節のための昇降機構、バックレスト（背板）およびヘッドレストであり、図1のように人間工学的見地から開発された治療椅子は術者の姿勢に合わせた位置にメモリー機能によって高さ、バックレストが自動的に設定される．さらに、患者の身体にも適合し長時間の診療にも疲労を感じさせない構造となっている．患者—水平位、術者—座位で歯科診療を行う場合、図2のように最初からベッド式のデンタルチェアーも開発されている．

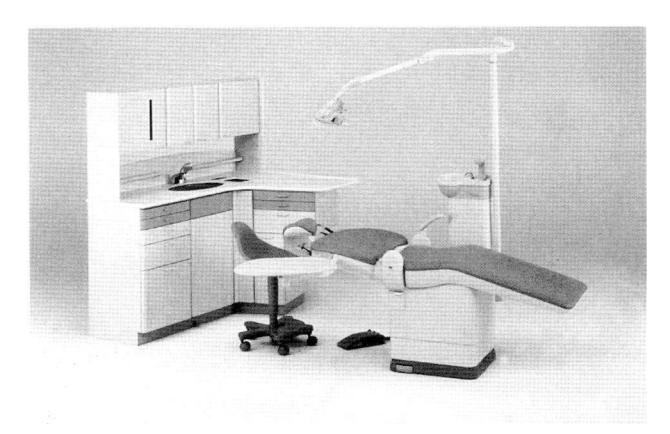

図1　バックレスト調整可能なデンタルチェアー、歯科用ユニット、ドクター用スツール、キャビネット

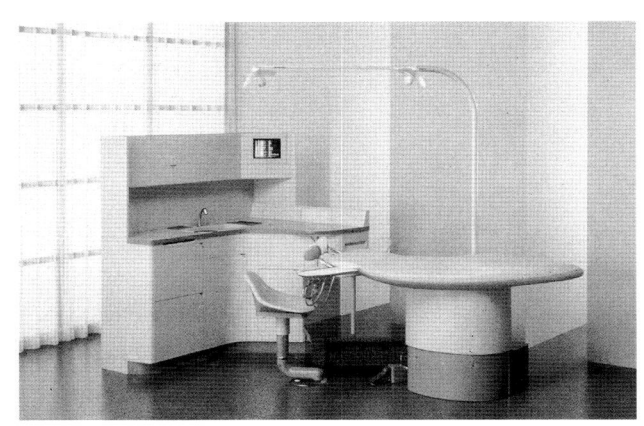

図2　ベッドタイプのデンタルチェアー、歯科用ユニット、ドクター用スツール、キャビネット

2．歯科用ユニット

歯科用ユニットは、歯科治療用器械・器具を一つの機構にまとめたもので、基本装置は高速切削用タービン、マイクロモーター、スリーウェイシリンジ、給排水装置、ブラケットテーブル、照明用ライトなどである．

3．ドクター用スツール

術者の体型や術野にあった高さに調節可能で患者の口腔を中心にスムーズな移動回転ができる．図2のように術者にとって最も適した条件下（姿勢）で診療できるように設定されたスツールもある．

4．キャビネット

診療エリアの隔壁として大型で固定されたキャビネットと、移動可能な小型のキャビネットがある．これらキャビネットは、歯科治療に必要な滅菌消毒された器具や材料、薬品など整理する戸棚としての機能のほか術者やアシスタントの作業台として使用する．

5．エックス線撮影装置

診療室にエックス線撮影装置を設置するときは、放射線防御を考慮して1.5～2.0mmの鉛板の遮蔽板で囲む必要がある．

6．その他

救急蘇生設備、特殊な診断装置や治療器具、口腔外バキューム、消毒滅菌用装置等を配置する．また、機能的に、薬品戸棚、器械・材料用戸棚などを設置する．

2．回転切削器械

現在、臨床で使用される回転切削器械は、低速切削用としてマイクロモーター、高速切削用としてエアタービンがある．これらを組み合わせることで効率よく歯質の切削や修復物の研磨などを行う．

⇦ 回転切削器械
⇦ マイクロモーター
⇦ エアタービン

回転切削器械の回転数の変遷を表1に示す．1838年手回し式エンジンの開発時は100rpmであったが、現在では450,000～500,000rpmの高速切削が日常臨床で使用されている．

表1　回転切削器械の回転数の変遷

年代	方　式	rpm
1838	手回しレーズ	100
1871	足踏みエンジン	1,000
1900	電気エンジン	5,000
1953	電気エンジン（ボールベアリング）	20,000
1954	水力タービン	40,000
1957	オイルタービン	150,000
1957	エアタービン	300,000
1963	エアタービン（空気軸受）	400,000
1964	マイクロモーターハンドピース	（低速）　　100～　40,000 （高速）100,000～200,000

1. 電気エンジン

動力源を単相交流直捲モーターとした従来の歯科用電気エンジンはベルトアームや滑車などにより移動範囲や方向に制限があり操作性が悪く振動を伴うため臨床での使用頻度は少なくなっている.

2. マイクロモーター

動力源を小型直流モーターとするマイクロモーターはハンドピースに直結され歯科用ユニットに取り付けられている. 回転数は100rpm～40,000rpmで低速切削用として使用する. ストレート型とコントラアングル型があり（図3）増速用ハンドピース（図4）により 100,000 ～ 200,000rpm の高速も得られるようになった.

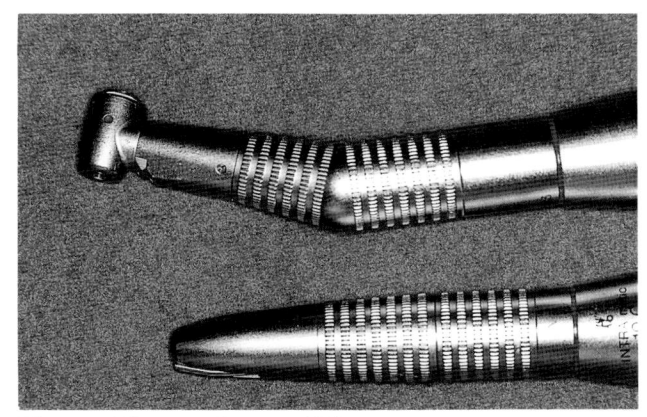

図3　マイクロモーターハンドピース
上：コントラアングル型　下：ストレート型

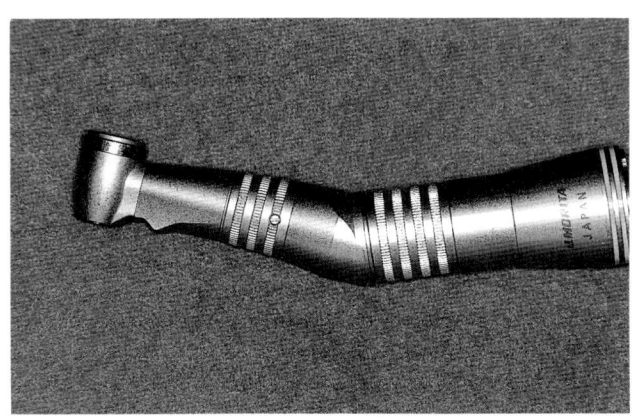

図4　増速用ハンドピース

3. エアタービン

現在、エアタービンは回転数450,000～500,000rpmを有し、回転速度が大きくなることで歯質、金属あるいは陶材などを効率よく切削できる. しかしながら、回転力は小さいため切削圧をかけ過ぎると回転数が低下するため切削能率が低下する. したがって、歯質の切削にはフェザータッチと呼ばれる約 30 ～ 80g の軽い切削圧が推奨される. ⇦ フェザータッチ

エアタービンは、送風量制御装置、送水量制御装置、油量調整装置およびメインスイッチから構成されている. エアタービンハンドピース内のローターに取り付けられた羽根に圧搾空気を当て高速回転を得るが切削時に熱が発生するため注水や噴霧により歯質・切削器具を冷却する必要がある. ⇦ 注水冷却

エアタービンは全てコントラアングル型ハンドピースでスタンダードタイプと頭部直径が大きめのトルクタイプ、頭部の高さが小さく後方臼歯や開口障害のある患者の時に使用するミニチュアタイプがある（図5）. 軸受けの型式にエアーベアリング式とボールベアリング式があり、エアーベアリング式の場合、回転数は約 500,000rpm で空気圧 4.0kg/cm² 空気量 35 ～ 40l/min である. ボールベアリング式の場合、回転数約 300,000 ～ 450,000rpm で空気圧 1.8 ～ 3.0kg/cm² 空気量 25 ～ 30l/min が必要である.

最近では感染予防対策として、逆流防止弁により、タービンの内部汚染を防ぎ、しかもオートクレーブ滅菌が可能になった新しいエアタービンハンドピースが開発されている（図6）.

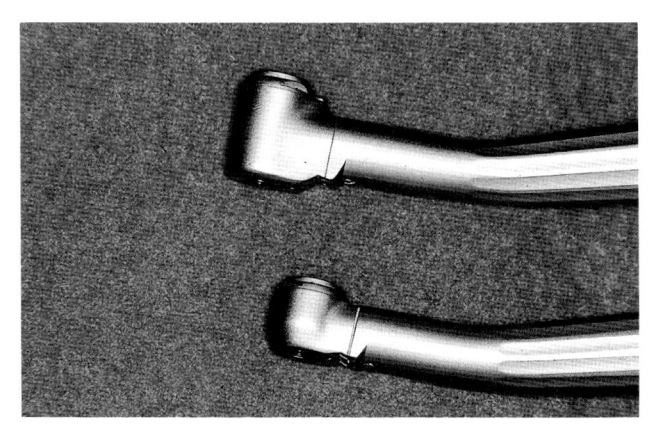

図5　エアタービンハンドピース
上：スタンダード型　下：ミニチュア型

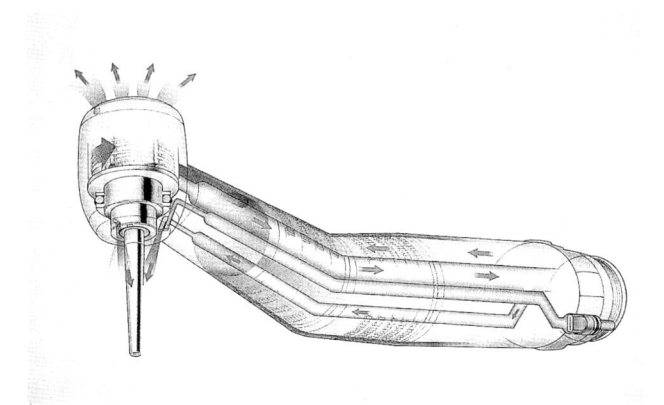

図6　感染予防のハンドピース内部構造の模式図（矢印のような空気の流れで周囲の汚染物を吸引しないようになっている）
（モリタカタログより）

3. 回転切削器具

アメリカやドイツでは、バーの形態や大きさを表す一連番号が使用されてきた．また、メーカーによっては独自の番号をつけた特殊形態のものを出している．そこでこれらを統一するためにISO規格（国際規格機関）のものも用いられるようになってきている（表2）．ADA規格の主な種類のバーの一連番号を表3に示す．

⇐ 回転切削器具

表2　バーのISO規格

	A	B	C	D	E
ラウンド	310	20	4	001 001	006
インバーテッドコーン	310	20	4	010 001	006
クロスカットストレートフィッシャー	310	20	4	107 002	008
クロスカットテーパードフィッシャー	310	20	4	168 002	008
ダイヤモンド	806	31	4	168 524	010

A：頭部の材質（310：スチール、500：カーバイド、806：ダイヤモンド）
B：装着方式（10：HP、20：CA、31：FG）
C：バーの全長（4：スタンダード、3：ショート）
D：頭部の形状
E：バーの頭部の最大直径

表3　主な種類（バー）のADA規格

| 頭部最大径（mm） | 0.60 | 0.80 | 0.90 | 1.00 | 1.20 | 1.40 | 1.60 | 1.80 | 2.10 | 2.30 | 2.50 | 3.10 |
ISO No.	006	008	009	010	012	014	016	018	021	023	025	031
ラウンド	1/2	1		2	3	4	5	6	7	8	9	11
インバーテッドコーン	33 1/2	34		35	36	37	38	39	40			
クロスカット ストレートフィッシャー プレーン			556	557	558	559	560	561	562	563		
ストレートフィッシャー クロスカット	55 1/2	56		57	58	59	60	61	62			
テーパードフィッシャー プレーン			669	700	701		702					
テーパードフィッシャー			169	170	171		172					
ピアー		330		331	332							

（富岡健太郎ほか：高速研削器具―タングステンカーバイドバーとダイヤモンド研削材―．歯科ジャーナル 9、255-275、1979．より引用）

1．スチールバー（steel bur）

　柄の軸径2.34mm 全長44.5mmのストレートハンドピース用（HP）と全長22.0mmのコントラアングル用（CA）のほかにロングシャンク（ロングネック）並びにショートシャンクがある．日常の臨床では低速切削用（電気エンジン、マイクロモーター）として用いられる．

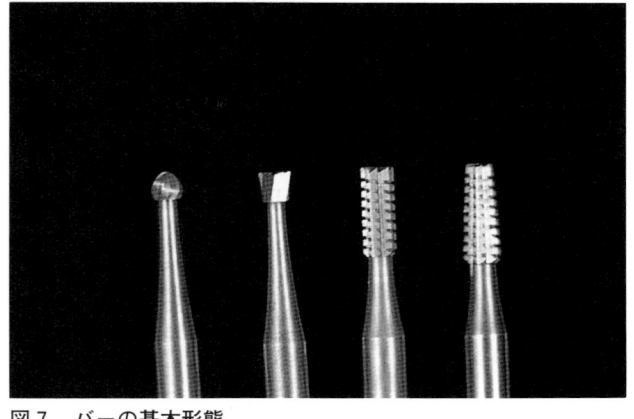

図7　バーの基本形態
左から球状、倒円錐形、平頭裂溝状、尖形裂溝状

⇦ 球状（round）
⇦ 倒円錐形（inverted cone）
⇦ 平頭裂溝状（straight fissure）
⇦ 尖形裂溝状（tapered fissure）

　刃部の基本形態は、球状（round）、倒円錐形（inverted cone）、平頭裂溝状（straight fissure）、尖形裂溝状（tapered fissure）（図7）の4種類である．

1）球状バー（round bur）

①齲窩の開拡、罹患象牙質の除去
②抜髄時の髄腔穿孔、天蓋除去
③最小径のものは直接金修復窩洞の起始点形成や成形修復窩洞の円形穿下付与

2）倒円錐形バー（inverted cone bur）

①アマルガム修復窩洞の角形穿下付与
②最小径のものは直接金修復窩洞の起始点形成や添窩形成
③細部の修正仕上げにも使用される

3）平頭裂溝状バー（straight fissure bur）

　刃部が円柱状の側面に付いているため窩洞の側壁も平行に切削が可能で主として
①アマルガム修復窩洞や直接金修復窩洞のような箱型窩洞の形成
②窩洞細部の修正仕上げに使用される

4）尖形裂溝状バー（tapered fissure bur）

①外開きのインレー修復窩洞を形成
②半円縦溝やⅡ級窩洞側室部のチャネル形成
③窩壁・修復物の修正仕上げ

5）特殊形状バー

車状バー（wheel bur）：現在ほとんど使用されることはないが方形穿下の形成に用いる．
先端裂溝状バー（end cutting bur）：刃が先端面だけに付いたもので歯肉側壁の掘り下げやショルダーの形成に使用される．
ドリル（drill）：ピン孔の形成に使用される．
ピーソーのエンジンリーマー（Peeso's engine reamer）：根管の拡大や根管充塡材の除去に使用される．

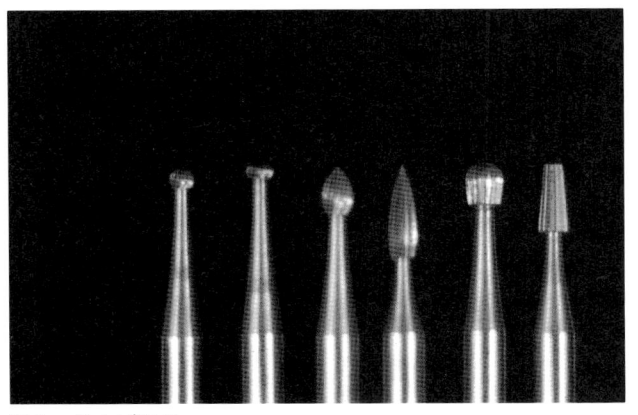

図8 仕上げ用バー
左から球形、楕円形、蕾形、紡錘形、洋梨形、インレーバー

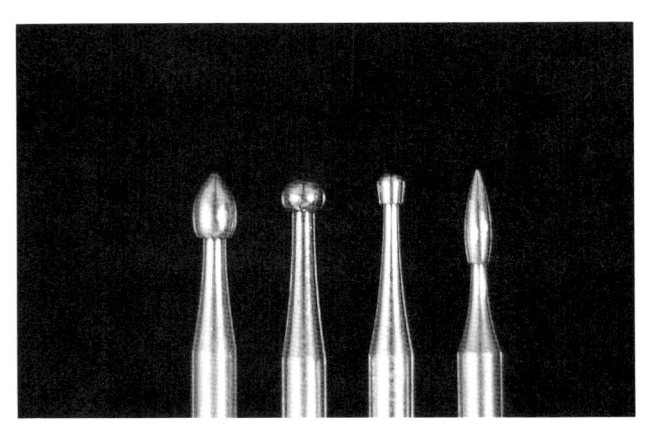

図9 バニッシャー
左から蕾形、球形、洋梨形、紡錘形

仕上げ用バー（finishing bur）：切り刃数が多く滑沢な削面が得られるのでアマルガムや直接金修復の研磨・メタルインレーの辺縁部のすりあわせに使用される．形態は、球形、楕円形、洋梨形、紡錘形、蕾形とインレーバーと称するオケ形がある（図8）．

バニッシャー（burnisher）：インレーや直接金修復のすり合わせに使用される（図9）．

2．カーバイドバー（carbide bur）

タングステンカーバイド粉末に約10％のコバルト粉末を結合材として炭素との炭化物の粉末を圧縮成形し、真空あるいは水素中で高温焼結させる粉末冶金法で作製され、ダイヤモンドで成形加工される超硬合金で1947年頃より歯科用バーとして応用された．

スチールバー（炭素鋼）のように高温で刃部がなまることなく高速切削で優れた性能を示す．しかしながら、カーバイドは元来硬くて脆い性質を有しているため高速切削での衝撃やねじるような応力での破折、また刃部がステンレススチールの柄部に接合・溶接されているためこの部分で破折することが多いので注意して使用しなければならない．

高速切削用にハンドピースに装着するFG（friction grip）バーは、柄の軸径が1.588～1.603mmと厳密な精度と偏心の無いことが要求される．バーの全長はレギュラーサイズで19.0mm、ショートシャンクで16.5mm、ミニチュアで14.0mm、ロングシャンクで21.0mmである．

バーの形態・用途はスチールバーと基本的に同様で、球状、倒円錐形、平頭裂溝状、尖形裂溝状である．その他特殊形態のバーも各メーカーにより異なっている（図10）．

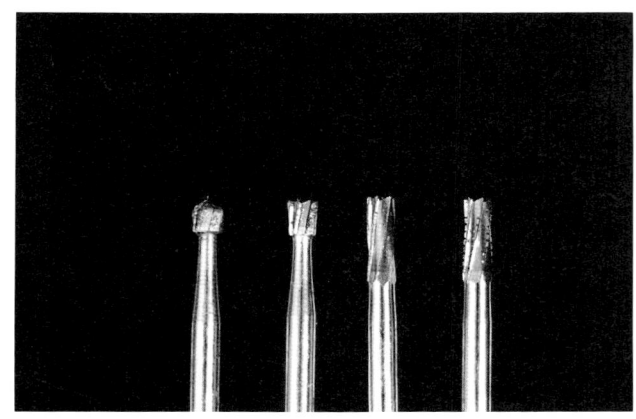

図10 a カーバイドバー各種形態
左からラウンド、倒円錐形、平頭裂溝状（無横目、横目付き）

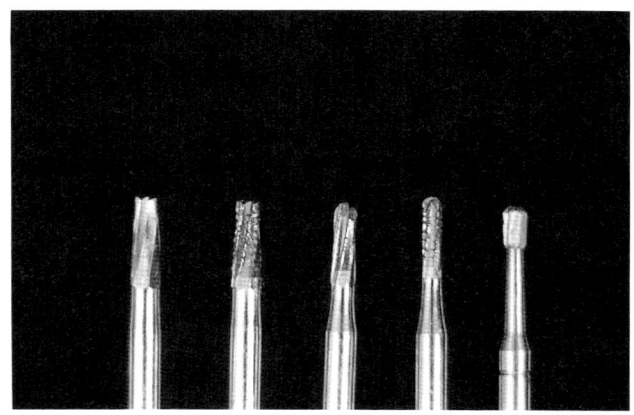

図10 b カーバイドバー各種形態
左から尖形裂溝状（無横目、横目付き）、円頭裂溝状（無横目、横目付き）、洋梨形

1）球状バー（round bur）

①齲窩の開拡、罹患象牙質の除去
②抜髄時の髄腔穿孔、天蓋除去
③小型のものはⅢ級窩洞形成の唇舌側からの便宜拡大

2）倒円錐形バー（inverted cone bur）

①アマルガム修復窩洞の角形穿下付与

3）平頭裂溝状バー（straight fissure bur）

横目付と無横目があり高速切削では無横目のほうが削面が細く条痕が少ないため使用される．
①アマルガム修復窩洞や直接金修復窩洞のような箱型窩洞の形成

4）尖形裂溝状バー（tapered fissure bur）

①外開きのインレー修復窩洞の形成
②3/4冠の縦溝形成

5）特殊形態のバー

洋梨形バー（pear type round bur）：洋梨形をしたペアシェイプ形態といいアマルガムやコンポジットレジンの窩洞形成に使用される．
円頭裂溝状バー（straight dome fissure bur）：フィッシャーバーの先端がドーム形になっており咬合面の穿孔と窩洞の概形成を行う．
除去用バー：口腔内の金合金、アマルガム、金銀パラジウム合金等の除去を目的に非常に小さなクロスカットが約40～100付与されている．
仕上用バー（finishing bur）：12枚刃と30枚刃の2種類があり12枚刃は窩洞形態の修正と滑らかな仕上げを目的としている．30枚刃はコンポジットレジン、金合金、天然歯の形態修正を行う．

3．ダイヤモンドポイント（diamond point）

1978年歯科にダイヤモンド工具が導入され、現在のような金属に電着させたようなポイントは1936年に発明された（図11）．ダイヤモンドポイントもいろいろな大きさ、形態、種類がある（図12）．

1）低速切削用ダイヤモンドポイント

ストレートハンドピース用（HP）とコントラアングルハンドピース用（CA）とがあり、回転数は20,000rpm程度までで使用される．エナメル質の切削や窩洞形成の仕上げに用いられていたが現在ではほとんど使用されることはない．

2）高速切削用ダイヤモンドポイント

エナメル質の切削には効率的で、特に外側性窩洞に適している．内側性窩洞でもエナメル質を大量に切削する時には摩擦が少なくカーバイドバーよりも有効である．
ダイヤモンドポイントは、電着するダイヤモンド粒子により普通粒子、微粒子、超微粒子に分類され、最終的には微粒子か超微粒子のポイントなどで窩洞を仕上げることが

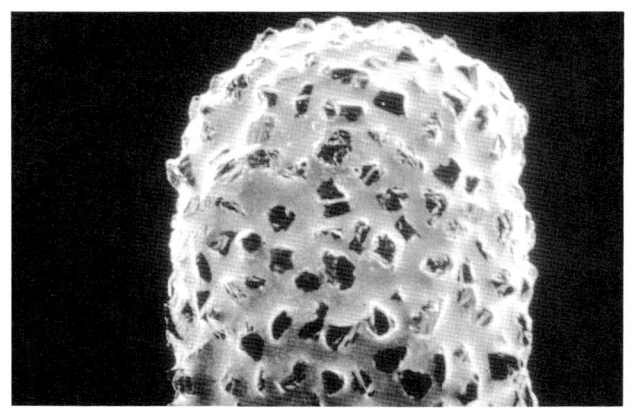

図11 電着されたダイヤモンドポイント

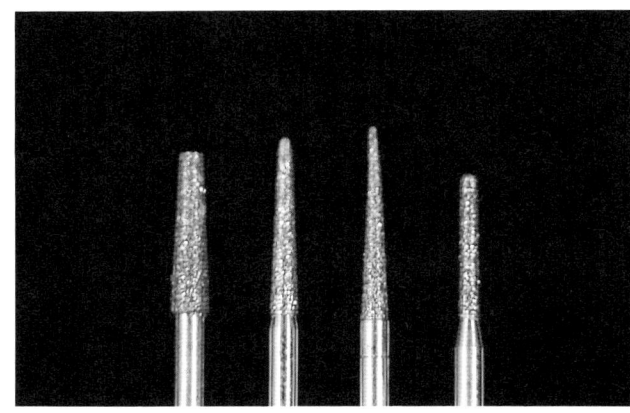

図12 a ダイヤモンドポイント各種形態
左からテーパーシリンダー（フラットエンド）、同（ラウンドエンド）、同（コーン）ストレートシリンダー

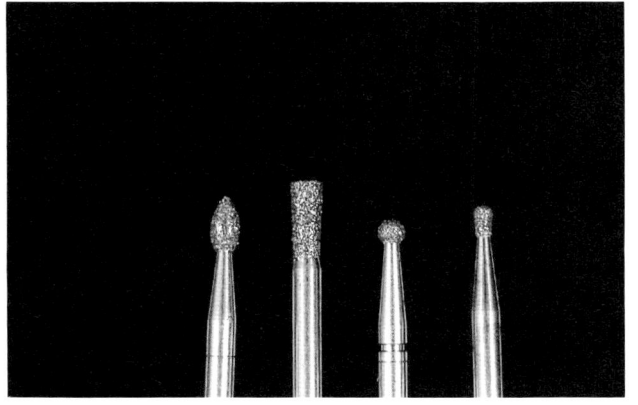

図12 b ダイヤモンドポイント各種形態
左からフレーム、倒円錐形、球状、洋梨形

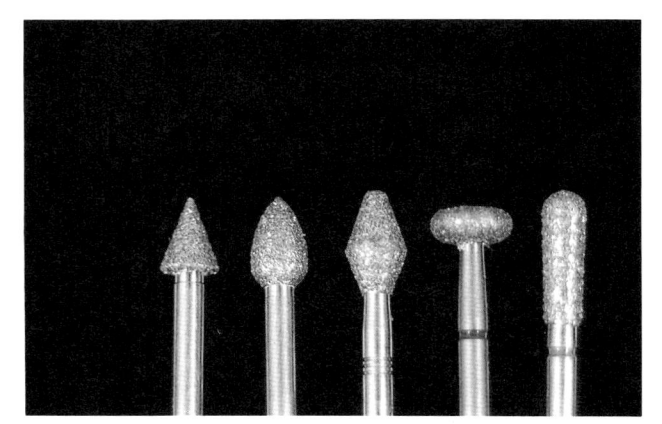

図12 c ダイヤモンドポイント各種形態
その他の形態

望ましい．
　シャンクの長さは、エアタービンハンドピースの頭部の高さに合わせてスタンダードシャンク、ショートシャンク、ミニチュアサイズに分かれる．

3）ダイヤモンドホイール、ディスク

　ホイール形あるいはディスク形の金属製素材にダイヤモンド粉末を電着させたもので、ダイヤモンドホイールは、数種類の厚さや大きさが異なるタイプがあり歯質の大量切削に効率的である．
　ダイヤモンドディスクは、スチール鋼の進歩により従来のディスクよりも薄いものが開発された．ディスク両面にダイヤモンド粉が付いたものと盃状の内面あるいは外面に付いたもの、平盤状の片面に付いたものなどがあり隣接面スライスカットに使用するが、軟組織（歯肉、頬粘膜、舌など）を傷つける事故防止のためプロテクターの使用が望ましい．

4．カーボランダムポイント（carborundum point）

　1891年ダイヤモンドの製造研究の過程から炭化ケイ素が発明され、カーボランダムと名付けられた．1895年研削材として歯科に用いられるようになった．カーボランダムポイントおよびホイールは、カーボランダム粉と長石などのガラス形成粉末を混合し1,250℃〜1,300℃で焼成し作製する．

1）低速切削用カーボランダム

カーボランダムの開発当初は電気エンジンの回転数約3,000rpmに適したように作製されエナメル質の切削に使用されていた．しかし、現在ではダイヤモンドポイントやカーバイドバーの出現により高速切削が能率的に行われるようになったため、外側性窩洞の仕上げやベベルの付与、修復物の修正仕上げ、技工用に使用されるようになった．HP用CA用があり頭部の形態、大きさもいろいろな種類がある．

2）高速切削用カーボランダムポイント

切削効率が良くないため、ダイヤモンドポイントやカーバイドバーで切削した後の面の仕上げに使用していたが、ダイヤモンドポイントも微粒子あるいは超微粒子が開発されたため、現在ではほとんど使用されない．

3）カーボランダムホイール、ディスク

いろいろな大きさや厚さのホイールがあるが主な用途は技工用である．ディスクは平盤状、盃状で両面に砥粒の付いたもの、片面だけに砥粒が付いたものがあるが、結合材が弱く口腔内で破損する欠点があったため、現在ではほとんど使用されることはない．

5．その他のポイント

1）ホワイトポイント

酸化アルミナを主成分とし歯科用研削材として使用されるようになった．高速切削用と低速切削用があり、主としてレジン系材料の技工用として使用されている．

2）シリコーンポイント

天然ゴムや合成ゴム（シリコーンゴム）を結合材として酸化アルミナや炭化ケイ素を練り込んで成形したものである．低速切削用で、金属、セラミックス、コンポジットレジンの仕上げ研磨に使用する．

4．手用切削器具

G.V.Blackは102本組を基本としていたが、回転切削器具の発達により現在では罹患象牙質の除去、窩洞の点角、線角の整理仕上げに使用されるに限られている．

手用切削器具の材質は、炭素鋼、特殊鋼、超硬合金の3種類であり、構造は刃部、腕部（接続部）、把柄部から成り（図13）、刃部が片方にあるものを単頭、両方にあるものを両頭と呼ぶ．腕部は目的の部位に適したように角度が付いている．

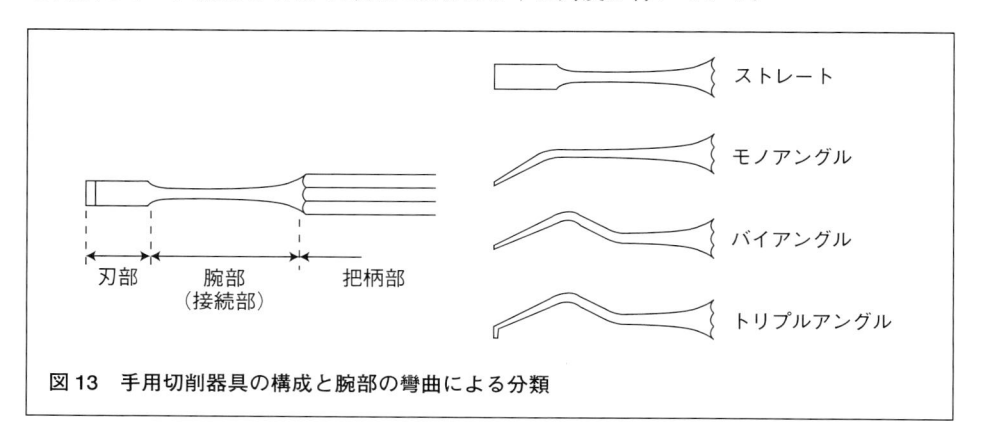

⇐ 手用切削器具

図13　手用切削器具の構成と腕部の彎曲による分類

1．把柄部の数字と記号

G.V.Blackは、手用切削器具に一連の番号をつけ刃部の寸法、形態、形状を示した．通常3連数字で表示されている．この場合、

第1番目の数字は、刃幅の1/10mmで示す．
第2番目の数字は、刃の長さをmmで示す．
第3番目の数字は、刃部と把柄軸のなす角度の100分度数（円周角360°を100°とした単位）で示す．

4連数字の場合は第2番目の数字が刃端と柄の長軸のなす角度を100分度数で示され、3番目4番目の数字が3連数字の2番目3番目に相当する．

右刃をR、左刃をLで示す（図14）．

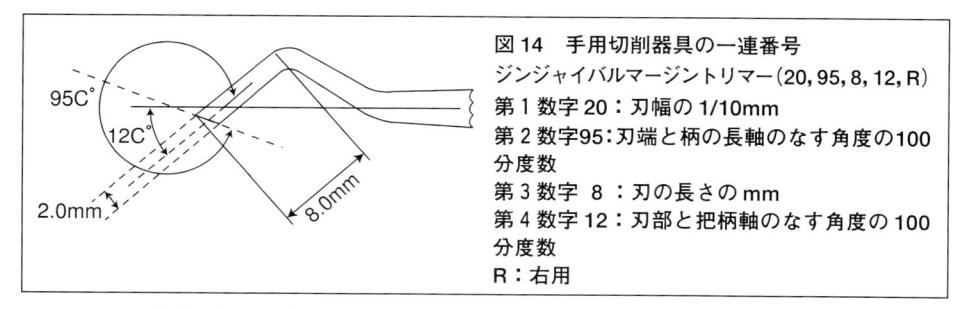

図14　手用切削器具の一連番号
ジンジャイバルマージントリマー（20, 95, 8, 12, R）
第1数字20：刃幅の1/10mm
第2数字95：刃端と柄の長軸のなす角度の100分度数
第3数字 8：刃の長さのmm
第4数字12：刃部と把柄軸のなす角度の100分度数
R：右用

2．種類と用途

1）スプーンエキスカベーター（spoon excavator）

刃先に丸味を持たせた"いわゆるスプーン形"で刃部に彎曲と反りをもたせ側方に引っ掻くようにして使用する．右用と左用がある（図15 a）．
用途：罹患象牙質の除去、齲窩の汚物除去、仮封材の除去

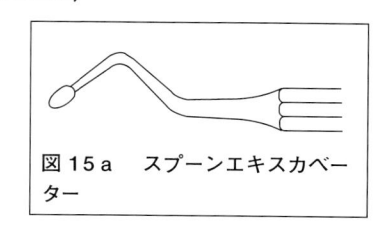

図15 a　スプーンエキスカベーター

2）チゼル（chisel）

大工道具のノミに似た長方形の先端に刃が付いている．刃幅は1.0mm、1.5mm、2.0mmがあり、刃部に対して腕部がストレート、モノアングル、バイアングル、トリプルアングルなどの形態がある（図15 b）．

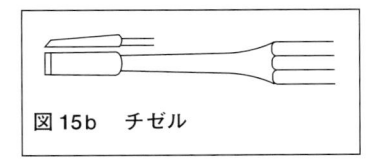

図15b　チゼル

用途：遊離エナメル質の除去、窩縁斜面の付与、窩壁を平坦にする

3）ホウ（hoe）

農機具のクワに似た形をしており刃面が前刃と後刃とがある．腕部の屈曲が大きく後方歯に適している．刃幅の小さいものをオーディナリーホウと呼び、金箔窩洞の起始点や箱型窩洞の隅角の整理に使用する（図15 c）．

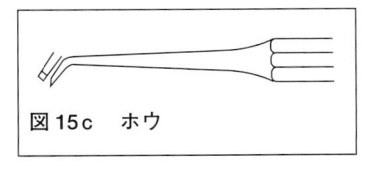

図15c　ホウ

用途：チゼルではとどかない後方臼歯の窩壁を平坦にする

4）ハチェット（hatchet）

大工道具のオノに似た形で刃先が把持部と平行になっている．作業側から見て刃先が右にあれば右用、左にあれば左用である．小型のものをオーディナリーハチェットと呼ぶ（図15 d）．

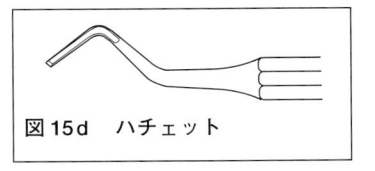

図15d　ハチェット

用途：臼歯隣接面頬側壁の平坦化、Ⅱ級窩洞の側室の仕上げ

5）アングルフォーマー（angle former）

チゼル形で刃先が刃部の軸に対して80～85百分度の角度が付いている．刃部は先端だけでなく側方にも付いていて側方に引っ掻くようにして使用される（図15 e）．

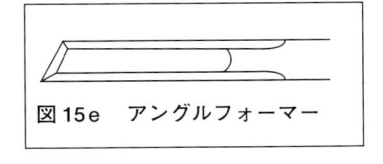

図15e　アングルフォーマー

用途：金箔窩洞隅角部保持形態の仕上げ、内側性窩洞の線角、点角の仕上げ

6）ジンジャイバルマージントリマー（gingival margin trimmer）

ハチェット形で、刃部が左右いずれかの方向に彎曲と反りをもち側方に引っ掻くようにして使用する．4連数字で第2番目の数字が80C°のものは近心面用、95C°は遠心面用を示し、4本が1組になる（図15 f）．

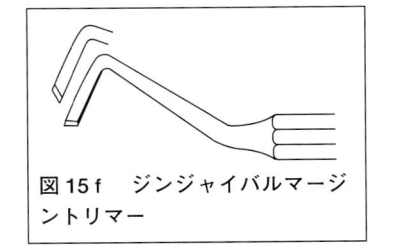

図15f　ジンジャイバルマージントリマー

用途：臼歯隣接面歯肉側窩縁の外傾斜付与

7）ジスコイド、クレオイド（discoid、cleoid）

ジスコイドの刃部は円盤状、クレオイドの刃部は爪状を呈し罹患象牙質の除去に使用された（図15 g）．

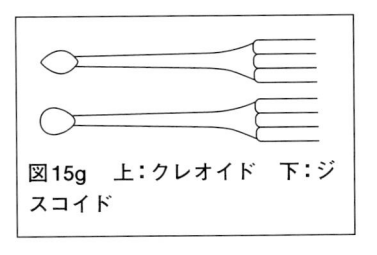

図15g　上：クレオイド　下：ジスコイド

用途：アマルガム、直接金修復の彫刻、ワックスパターンの彫刻

5. エアブレイシブ (airbrasive)

　1945年、噴射切削装置が開発されたが操作性と圧搾空気の調整などの技術に問題があったため実用化に至らなかった．1991年、技術の進歩に伴ってアメリカで噴射切削装置の欠点を改良した製品が開発された．

　エアブレイシブは、回転切削器械のような不快な音、振動、発熱が無く痛みを伴わないとされている．エアブレイシブの硬組織切削は超微細な酸化アルミナ粉末（50μm）を圧搾空気により歯の硬組織表面に衝突させて硬組織を切削する方法である．

　なお、エアブレイシブは切削以外の目的でも用いられる．

　100μm前後の炭酸水素ナトリウム（重曹）粉末を水と共に圧縮空気にて歯面に噴霧するエア・ポリッシャーは、本来、歯面に付着したプラークやタバコ、お茶の外来着色物の除去等に使用される．また、切削象牙質面処理に用いるとスミヤー層が除去されボンディング材の浸透が向上し接着力が向上するといわれている．しかしながら、ボンディング材の種類によっては逆の意見もある．

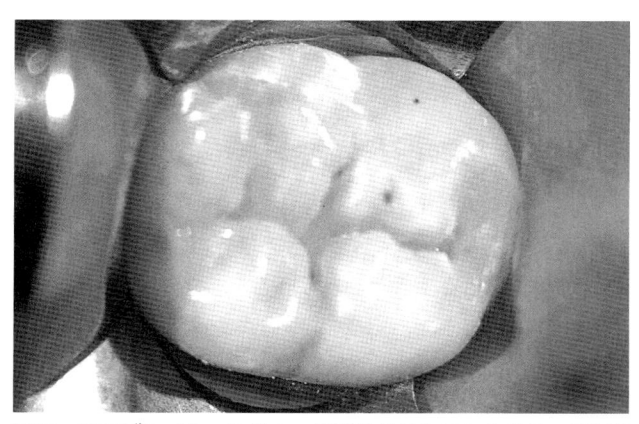

図16　エアブレイションによって形成されたコンサバティブな窩洞

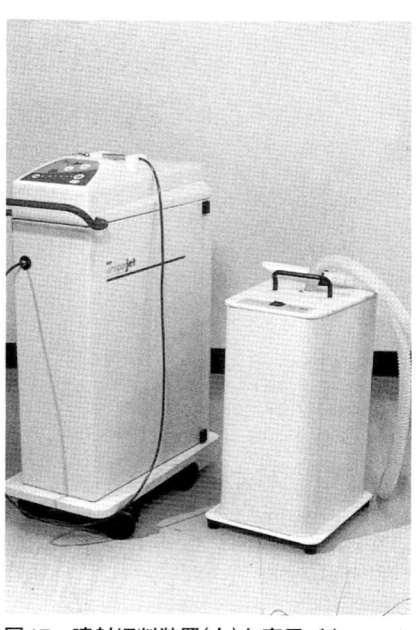

図17　噴射切削装置（左）と専用バキューム（右）

6. レーザー (laser)

　レーザーとは、Light Amplification by Stimulated Emission of Radiation の頭文字をとり命名された．レーザーによる切削はエアブレイシブと同じく、不快な音、振動等がなく、象牙質の削除に際しては、回転切削より痛みが少ないこともある．

　レーザー光の特徴は、日常の一般光が多くの波長を混在し、光が進む方向も一定ではないことに対して、単波長（単色）、平行性、干渉性（一定の波長および位相）を持つことが挙げられる．レーザーを発振する活性物質によりその特性と作用は異なる．この活性物質には、ルビー、GaAlAs半導体、Nd:YAG（ネオジウムヤグ）、Er:YAG（エルビウムヤグ）、等の固体、He-Ne、炭酸ガス、アルゴン、フッ化アルゴン等の

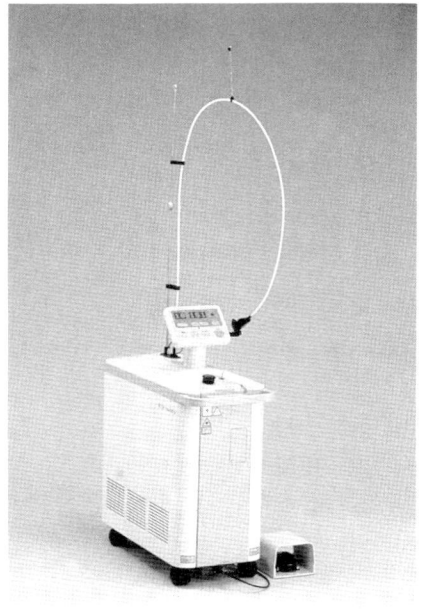

図18　Er:YAGレーザー

レーザーの分類
固体レーザー
（ルビー、Nd:YAG、Er:YAG など）
気体レーザー
（CO_2、Ar、He-Ne など）
液体レーザー
（色素レーザーなど）
半導体レーザー
（Ga Al As）

気体があり、現在歯科で使用されているレーザーはNd:YAGレーザー、Er:YAGレーザー、CO_2レーザー、等である（図18）.

1）Nd:YAGレーザー

Nd:YAGレーザーは、1.064μmの波長を持ち色素選択性と組織深達性の重要な性質がある．色素選択性は黒色色素によく吸収されるため、小窩裂溝齲蝕では黒色色素を塗布しレーザー照射すれば罹患象牙質を除去できるが、レーザー単独では能率が悪いため、手用切削器具や回転切削器具の併用により効率的に窩洞形成が可能である．

2）Er:YAGレーザー

Er:YAGレーザーは、2.94μmの近赤外線領域に波長を持ち水の吸収波長帯に一致しているため、水に対する吸収効率が極めて高い（図19）．歯質の水分は、エナメル質7％、象牙質20％、セメント質21％である．歯質が含有する水分にEr:YAGレーザー光は吸収されて切削されるが、その原理はハイドレーションセル（ハイドロキシアパタイト間の水和殻）がEr:YAGレーザー光により蒸散しアパタイト間の結合が破壊されるためであると考えられている．レーザー照射面は、後述するCO_2レーザーのように炭化層が形成されることなく、有棘状や鱗片状（図20）となり接着修復におけるエッチングと同様な効果が得られると期待されているが、今後更なる検討が必要とされている．

Er:YAGレーザーの使用用途は、コンポジットレジン修復などの窩洞形成、歯石除去、軟組織の切開などである．

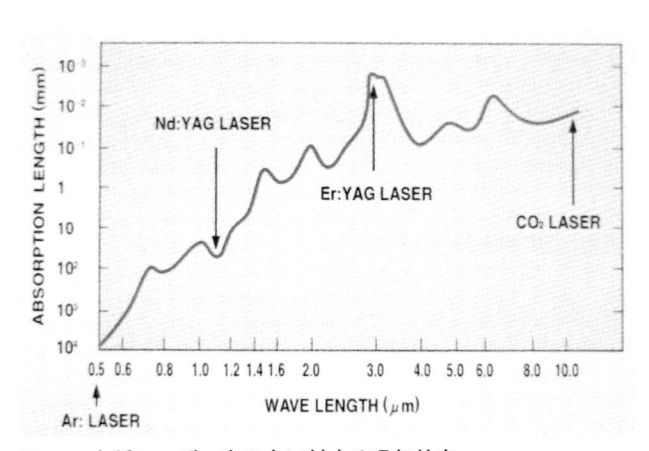

図19　各種レーザー光の水に対する吸収効率

図20　Er:YAG　SEM像

3）CO_2レーザー

CO_2レーザーは、10.64μmと最も波長の長いレーザーである．水への吸収が良く、生体軟組織への照射は表層0.1～0.2mmで全てエネルギーは吸収され照射組織を蒸散させるが、生体組織において熱の影響は限局され出血を伴わないためメスとして使用される．また、エナメル質への照射は発熱により表面が白濁したり亀裂が発生することがあるが、罹患象牙質への照射は図21のように肉眼的に亀裂を生ずること無く齲蝕の除去を行うことができる．

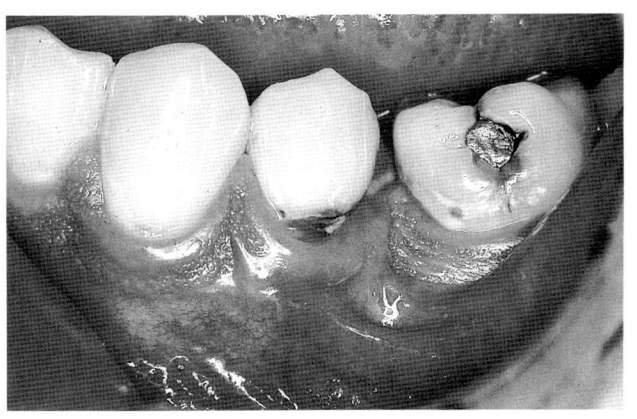

図21a　窩洞形成前

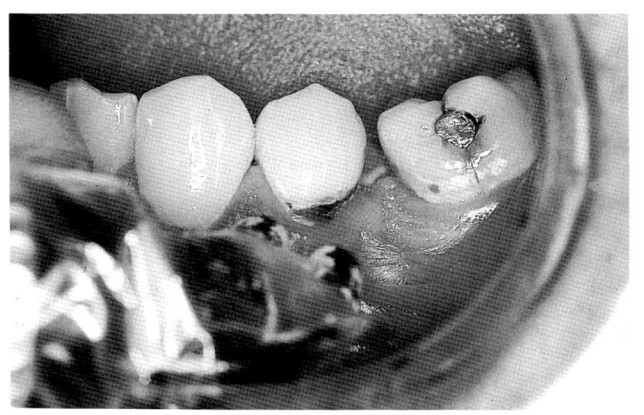

図21b　窩洞形成中（手前がレーザー照射口）

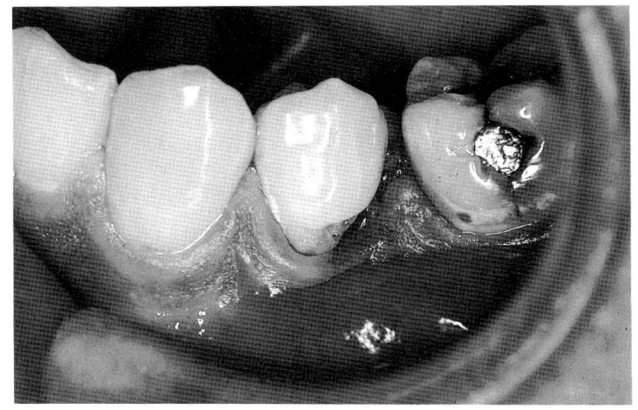

図21c　窩洞形成後

7．薬剤による齲蝕除去

　1972年、M.GoldmanとJ.H.Kronmanにより齲蝕象牙質の除去（GK-101）システムが創製された．国内においても広く紹介されたが、処置時間の延長、齲蝕象牙質除去後の窩洞形成時の疼痛や接着性修復材料が開発途中であったことから普及するに至らなかった．しかしながら、近年、次亜塩素酸ソーダとアミノ酸(グルタミン酸、ロイシン、リジン)による齲蝕象牙質溶解、除去システム（Carisolv)が紹介され注目されている．このシステムは、GK-101と比較すると大幅に処置時間が短縮されている．

　このような薬剤による齲蝕象牙質溶解除去は、疼痛が少なく、振動、不快音などが無いため、患者は精神的恐怖感から解放され、臨床への応用が期待されている．

8．器具の持ち方

1．ハンドピース

　ハンドピースを持つ場合は、手首や指先などにストレスがかからないようにすべきであり、かつ精緻、適確にコントロールできるようにしなければならない．そのためには、

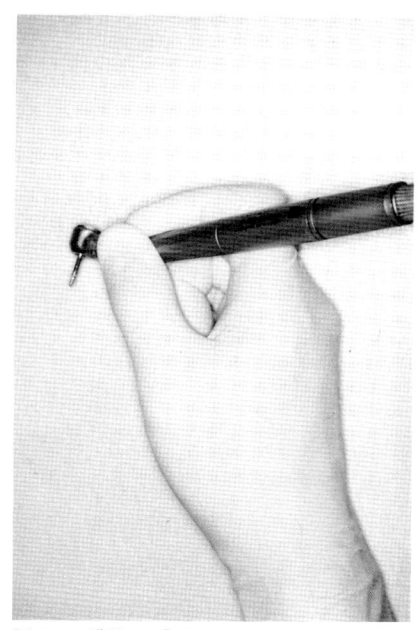

図22　グリップ1-A

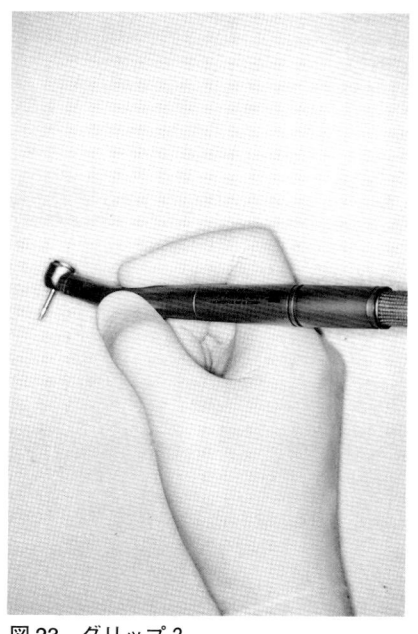

図23　グリップ2

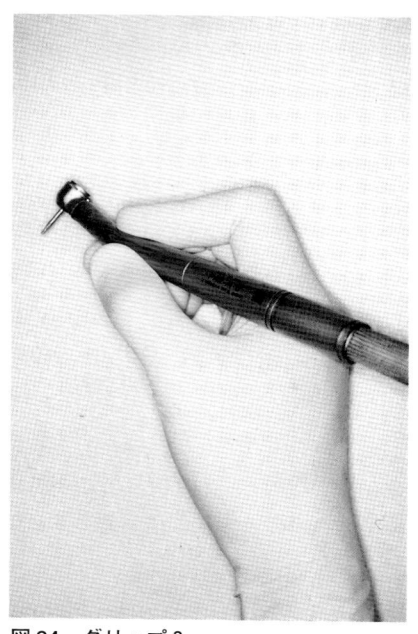

図24　グリップ3

ペングリップ法が用いられるが、これも部位によって若干の違いがある（図22～24）．いずれにしてもハンドピースは第1、2、3指の3か所で保持される．また、第3指（中指）はフィンガーレストとして、作業点から出来るだけ近い、原則として同顎の硬組織に置かれ、また場合によっては頰粘膜の排除にも用いる．

2．ミラー

左手の親指、人さし指、中指の先端でミラーホルダーの端から約1cmのところを軽く保持し、ミラーの重みで自然に垂れ下がるように持つ（図25）．柔らかくミラーを保持し、前後・左右の平行な動き、指の保持点を中心とした前後・左右の円運動、ミラーホルダーを軸とした回転運動からなる三つの動きを円滑に行う．

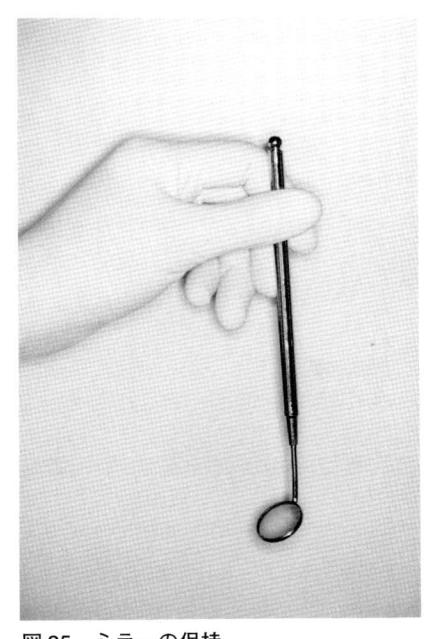

図25　ミラーの保持

3．ハンドインスツルメント

エキスカ類を除き、チゼル、ハチェット、ホウなど手用器具の使用は非常にまれとなっているが、把持法として基本的に次の二つの方法がある．

(1) **執筆状把持（ペングリップ）**
(2) **拇掌把持**

掌面で器具を把持し、親指を固定指とする（図26）．しかし、力を必要とする場合は

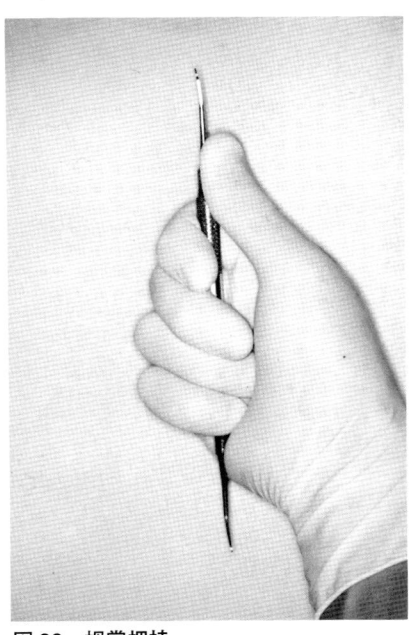

図26　拇掌把持　　図27　掌衡把持

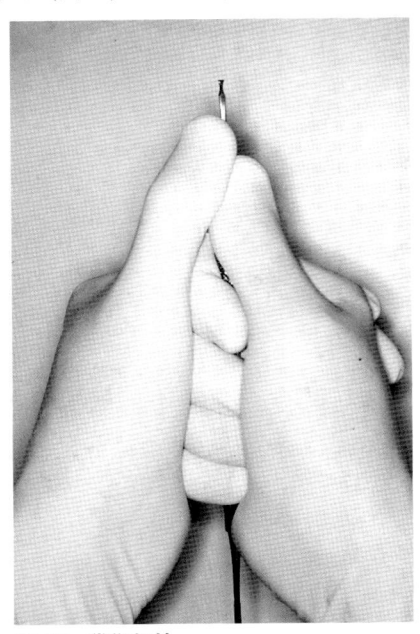

不安定となりやすいので、反対側の拇指をさらに固定のために利用する掌衡把持（palm and thrust grip）を行う（図27）.

9. 診療姿勢

歯科診療は比較的精密で、長時間を要する作業であるので、術者は座位、患者は抑臥位のいわゆる水平位診療（図28）を行うことが基本である．そして術者は常にバランスのとれた無理のない姿勢をとることが重要である．

⇐ 術者は座位
⇐ 患者は抑臥位
⇐ 水平位診療

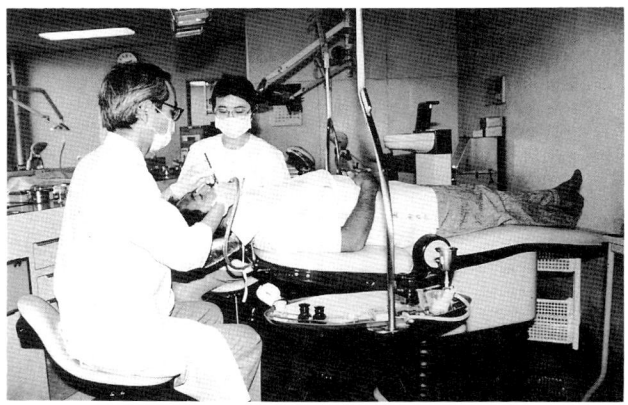

図28 水平位診療

1. 患者

基本的には抑臥位で、患者の第7頸椎点から第4腰椎点までを結ぶ線が水平になることである．そして、すべての歯面に対応するため患者の頭部を前後・左右に適宜傾け、的確な位置を確保することも必要である．

2. 術者

人間工学的に無理なく精密作業を行なう基本的な作業姿勢として、図に示す姿勢が推奨される（図29）．また図に示されるように体の各部は以下のようになる．

頭部：重力線に対してフランクフルト（**FH**）平面が30°前傾し、視線は下方に80°の俯角を持つ．また、左右の目を結ぶ線は水平である．

上腕と肘：指先の微妙な感覚を伝えるため、上腕と肘は重力に逆らわず自然に下げる．上腕は自然に体側に沿わせ、肘は前後・左右にも開かない状態である．

大腿部：床面に対してほぼ水平で、両膝は正中矢状面から左右に約15°ずつ計30°自然に開く．

前腕：保存修復治療時、作業点は正中矢状面上でほぼ心臓の高さなので、前腕の自然なかたちは体の正面で約30°から60°上にあがる．

胴：胴が不自然に傾いたり、捻れたりしていない状態で、第7頸椎点から第4腰椎点を

図29 術者の姿勢

結ぶ線（a線）が重力線と一致するのが自然である．臍点とa線とを垂直に結んだ線が、両大腿部の中央線と平行になっている．

3．ミラーテクニック

歯科治療時、デンタルミラーを有効に利用することによって、術者は前述の基本姿勢を保つことが可能となる．

4．介助者（アシスタント）

術者と同様、指先・手・肩・体の各部に緊張のないことが基本である．特に、バキュームやシリンジを持った手・指に必要以上の力が加わらないようにする．診療中の姿勢は、左上腕を軽く体側につけ患者の方向に伸ばした時、左手の拇指が患者の左口角に軽く接触するくらいの位置に座る．椅子の高さは、術者より10〜15cm高くする．

10．消毒法

1．器具

各器具は清掃後、理想的にはオートクレーブ、高圧蒸気滅菌することが望ましいが、器具によっては耐熱性、耐腐食性に劣るものがあるので注意すべきである．その他、乾熱滅菌もある．　　　　　　　　　　　　　　　　　　　　⇐ オートクレーブ
⇐ 乾熱滅菌

ガス滅菌では、酸化エチレンが発癌性や催奇性等の為害性を有することからISOが1994年に医療用具安全性評価を発表し、1997年環境庁が自主規制のための優先物質に指定した．このようなことが背景となり、プラズマシャワー過酸化水素低温プラズマ滅菌システムが開発された．　　　　　　　　　　　　　　　　　　　　⇐ ガス滅菌

プラズマとは、固体、液体、気体と異なる物質の4番目の状態と定義され、物質の個々の分子が励起されイオンやフリーラジカルの状態で存在し非常に高い反応性を有し、微生物はこれらの活性分子の攻撃により死滅すると考えられている．また、過酸化水素低温プラズマ滅菌法は滅菌後の残留物や二次生成物がなく、耐熱性のないあるいは湿度を嫌う医療用具、光学機器に適用される．

表4　医療現場で用いられる各種滅菌法

高圧蒸気滅菌	120〜134℃	金属製手術器械、ガラス製品
EOG滅菌	40〜60℃	ホイール（鹿皮、布）、木筆、紙錬板（コーティング有り）、コード類
低温プラズマ滅菌	45℃	過酸化水素を吸着するガーゼや液体を除いて広く適用

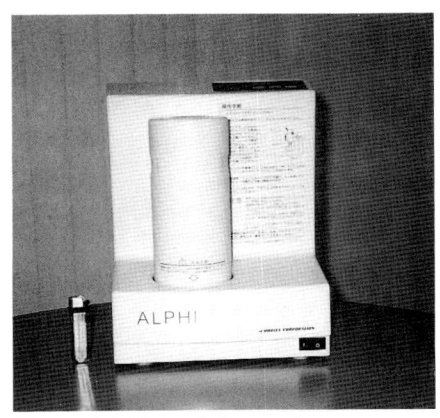

図30　卓上型オートクレーブ

2. 器械

タービンヘッド、ハンドピース、シリンジは、1％次亜塩素酸ナトリウム、消毒用エタノールで清拭する方法もあるが、現在は、高圧蒸気滅菌することが推奨され、これらに耐える器械もふえている．

3. 手指

一般外科処置に準じ、グリンス®、イソジン®、ヒビテン®等を使用し、流水下で洗浄する．ウェルパス®やイソジンパーム®等の擦り込み式消毒薬の使用も有効である．さらにラテックスグローブの使用がすすめられる．

⇦ 擦り込み式消毒薬

4. 術野

歯面清掃のため、処置歯に付着したプラークや歯石を除去したのち、ラバーダム防湿を行う．歯面の消毒のため、希ヨードチンキを広く塗布することもある．

5. バキューム類

院内感染予防として感染経路や感染形式を知る必要がある．歯科診療室では、エアタービンやマイクロモーター使用時に血液、唾液、金属粉、歯牙等の汚染物質が飛散し、歯科医師、歯科衛生士や患者はこの飛散した汚染物質あるいは粉塵を吸い込むことになる．このことから口腔外バキュームが開発された．口腔外バキュームの吸引能力は流体力学に基づいて設計され、口腔内バキュームとの併用により汚染物質除去率90％を超えるとされている．

11. 感染予防対策

1. 感染症として取り扱う対象

歯科治療においてはとくに、肝炎ウイルス（HBV、HCV）、HIV、MRSA、結核による感染などが患者・患者間、患者・術者間などで生じないように配慮しなければならない．

2. ユニバーサルプレコーション

1985年HIV流行予防のための「血液注意」として、医療従事者の保護を中心として考え出された注意事項である．しかしながら、現在では肝炎ウイルスキャリアやエイズ患者であるということで特別扱いするのではなく、全ての患者の体液・排泄物は未同定であり、感染の可能性があるとして対策を講じようとする考え方である．これにより、医療従事者の保護だけでなく、患者間の交差感染防止にも考慮した予防策が取り入れられている．

3. 外来診療における一般的注意事項

①初診患者には問診を十分に行い、（疑わしい場合は速やかに検査を行う．）
②感染症患者のカルテには表紙に印を付け、感染症である旨を明示する．
③（各診療科毎に）感染症患者の診療台を指定し、診療はその診療台で行い、周囲と隔離することが望ましい．
④治療に際しては、マスク、帽子、手袋を着用する．飛沫を伴うような処置に際しては、

ゴーグルを着用する．必要であれば、予防衣も着用する．
⑤タービン、エンジン等のホース部分はディスポーザブルのビニールで覆う．
⑥器材は極力ディスポーザブル製品を使用する．
⑦診療の前後には必ず（看護師）歯科衛生士に連絡を行う．
⑧当該患者の診療のあとかたづけに際しては、マスク、ディスポーザブルの手袋を着用する．
⑨メス、注射針等で穿通しないよう使用後は指定の容器に捨てる．
⑩（他科に）治療、検査を依頼する際には、紹介状、伝票に疾患名を明示する．
注：（　）は歯学部付属病院あるいは各診療科を有する病院を想定している．

　以上の事項は院内感染が問題とされるようになって緊急的な対応として提唱されてきたが、人権的な見地からこのような対応によって患者を差別することは許されず、また患者自身がこれらの疾患に感染していることを必ずしも気づいているとは限らず、申告がないまま受診していることもあってこれらの対応が遅れてしまう．そこで、最近はすべての患者、診療について最低限の消毒、感染予防対策を実施することが要求される．すなわち、術者や介助者は、マスク、グローブ、保護眼鏡、ガウン（予防衣）を着用し、ハンドピース（タービン、マイクロモーター）も含めた診療機器はオートクレーブによって患者ごとに消毒するか、ディスポーザブルのものを用いるか、またはディスポーザブルのカバーで被って使用する．

⇐ マスク
⇐ グローブ
⇐ 保護眼鏡
⇐ ガウン

4．印象の消毒

　印象の消毒についても可能な限りすべての患者のものに以下に従って消毒することが望ましい．

1）アルジネート印象

　採得した印象は流水下で十分に洗浄したのち、0.5％次亜塩素酸ナトリウム液または、0.07％ポビドンヨード液に5～10分浸漬する．浸漬後は20～30秒水洗いしたのち、石こうを流す．

2）シリコーンラバー印象

　採得した印象は流水下で十分に洗浄したのち、2％ステリハイド®に60分浸漬する．浸漬後は流水下で十分に洗浄したのち、石こうを流す．薬剤の影響による寸法精度の面から感染症患者の印象採得には、シリコーンラバー印象が望ましい．技工室あるいは技工所への提出はその旨を明示して行う．

12．修復補助法

1．除痛法（麻酔・鎮静・減痛）

⇐ 除痛法
⇐ 象牙質切削時の除痛法

1）麻酔および鎮静・減痛の目的

　歯科治療に際しての麻酔は、末梢から加わる侵害刺激を遮断し患者を疼痛から解放するために行うものである．一方、鎮静・減痛は不安・興奮を抑え、局所麻酔の奏功しにくい部位からの侵害刺激を軽減することによって治療部位における局所麻酔の効果を高め、患者に快適な治療を提供することを目的としている．

2）麻酔法の種類

（1）局所麻酔法

a．表面麻酔法

表面麻酔は、一般歯科用では主に浸潤麻酔を行う際の刺入部位に加わる痛みをやわらげるために用いる．浸潤麻酔に用いるものと比較すると麻酔力の強い薬剤、あるいは薬剤は同じでも高濃度の製剤を用いることが多い．一般にはリドカイン、テトラカイン、ベンゾカイン、ジブカインが使用される．液状、ゼリー状、スプレー式、局所麻酔薬テープ貼付などがある。

b．浸潤麻酔

限局した外科処置、少数の歯の処置の場合に行う．最も広く用いられているのは、8万分の1エピネフリン含有2％リドカインである．基礎疾患をもつ高齢者などでは、合併症を引き起こす危険性があるので、エピネフリンを含有しないリドカインで3倍に希釈して用いると、麻酔効果を弱めることなくエピネフリンによる影響を抑えることができる．

c．伝達麻酔

神経の伝達路の途中に局所麻酔薬などを作用させ、知覚の伝達を遮断する方法で浸潤麻酔で十分な効果が得られない場合、一度に同じ神経の支配領域にある複数の歯や歯周組織を処置する場合に用いる．

（2）精神鎮静法

不安、興奮のある患者に比較的短時間快適な治療環境を提供するために行うのが精神鎮静法である．麻酔薬の一種を用い意識レベルをわずかに低下させるあくまでも鎮静である．

a．経口（内服）投与法、経粘膜（舌下、経鼻、経直腸）投与法

精神安定薬を経口、舌下、経直腸的に投与して鎮静効果を得る方法は最も簡便な方法である．緩和精神安定薬が多く用いられる．

b．笑気吸入鎮静法（笑気アナルゲジア）

笑気吸入器を用い鼻マスクを患者にセットして、100％酸素を3分ほど吸入させ、その後に笑気濃度を10％から始めて1～2分間隔で5％ずつ上昇させてゆく．笑気濃度が25～30％で至適鎮静度に達することが多く、30％以上は合併症を防ぐ上で用いない．患者は不安・恐怖が薄らいでリラックスし、呼吸はゆっくり落ち着いたものとなる．

c．静脈内鎮静法

精神安定薬、全身麻酔薬の量を加減して静脈内に投与することによって鎮静効果を得る方法である．全身麻酔に準じた準備と意識が消失してしまった場合の管理のための知識、技術を要するが、笑気吸入鎮静法の不確実性を補う確実な効果が期待できる．

d．聴覚減痛法

ヘッドフォンで音楽や鳥のさえずり、川のせせらぎ、ホワイトノイズなどを患者に聞かせながら歯科治療を行うものである．それ自体が鎮痛効果を持つというよりは、患者が痛みを連想させるタービンや手術機械の音などをマスクして疼痛閾値が下がることを抑える．患者がヘッドフォンから流れる音に集中できることが重要で、患者自身の好む音を流す必要がある．

（3）全身麻酔法

適応となるのは、高度な侵襲を要する外科処置、治療に協力の得られない高度心身障害者、高度非協力児、および高度絞扼反射を有する患者である．

全身麻酔法は、用いる薬剤によって吸入麻酔法と静脈麻酔法に分けられる．一般的なのは、静脈麻酔と吸入麻酔の併用であるが、静脈麻酔のみによる管理も増えつつある．

（4）その他の麻酔法

局所麻酔薬が使用できない場合に代替的に用いる方法であるが、効果の確実性においては局所麻酔薬には及ばない．

a．はり麻酔法

経絡、顔面のツボを刺激することによって麻酔効果をうみだす．用いられる経穴は、合谷、手三里、曲池、足三里、四白、下関、大迎、承漿、頬車などで、合谷と曲池に周囲筋の攣縮が見られる程度の断続矩形波の通電をすることで麻酔効果を高める．

b．電気麻酔法

電気麻酔法には、頭蓋を側方あるいは前後方に電極で挟んで100mA前後の高電流を流す全身麻酔法と局所的に4～20μAの弱電流を流す局所麻酔法がある．後者の場合、切削用のバーを陽極とし、口腔内に陰極を設置して通電することによって歯の切削が可能となるとされている．

2．隔壁

1）隔壁の目的

⇐ 隔壁

Ⅱ級窩洞などの側方開放型の複雑窩洞において、窩洞の開放面をステンレス製のストリップスなどで一時的に閉鎖することで単純窩洞化する．成形修復材の塡塞時や直接法のワックスパターンの採得時に用いる．修復操作や形態の回復を容易にし、成形修復材の場合に十分な塡塞圧が加えられる．また、隣接面の窩洞形成時に隣在歯を保護する目的で用いることもある．

2）隔壁の種類

隔壁には種々の方法や材料が考案されている．保持器具（マトリックスリテーナー）を用いてバンドを歯に固定する方法と歯面の形態に応じて作製された既製の隔壁を用いる方法とがある．また、術者がチェアサイドでその都度作製して使用する即製法と既製の器具を使用する既製法とに分けられる．

（1）保持器具を用いる方法

Ⅱ級やMOD窩洞などの臼歯の複雑窩洞に多く用いられる．

専用の保持器具にバンドを装着して用いるTofflemire型（図31）とIvory型が代表的であり、隔壁と保持器具が一体となったオートマトリックス（図32）、その他隔壁自体

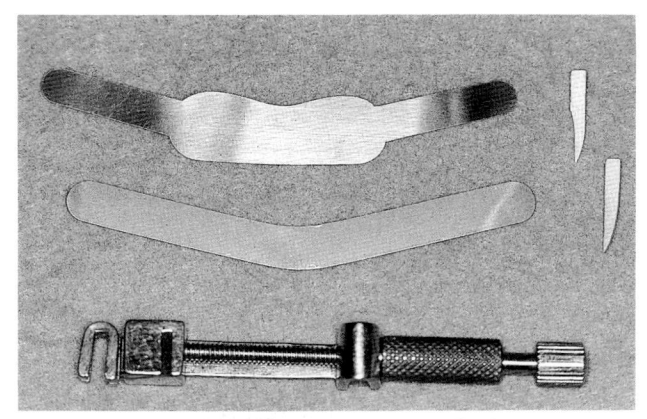

図31 Tofflemireのマトリックスリテーナーとバンド　　図32 オートマトリックス

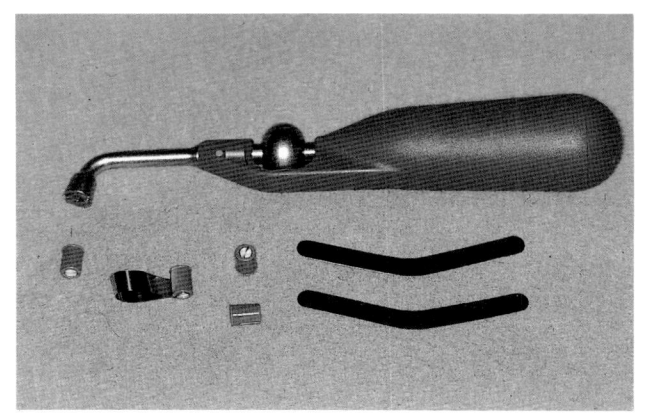

の弾力によって固定するもの、クランプで保持するもの、弾力のあるリングで固定するものなどがある．即製のものとしてはモデリングコンパウンドや即時重合レジンにホッチキスなどを芯として入れウェッジを併用してマトリックスバンドを固定する方法がある．マトリックスバンドは薄くて強さがあり修復材料と反応しない材料として、厚さ0.038～0.05mmのストリップス状のステンレススチールが良く用いられる．マトリックスバンドは各々の保持器具に適応し、歯や窩洞に応じた種々のものが用意されている．窩洞の位置と形態により使用するバンドを選び、辺縁隆線より2mm程度高い位置に装着できる様調節する．歯の豊隆を球状のバーニッシャーなどで付与し、バンドを歯頸部へ密着させるためとバンドの厚さを補正（接触点の確保）するためにウェッジを挿入する．また、歯面の豊隆を付与したポリエステル製のバンドも考案されており（図33）、光硬化型の修復材料の填塞の際に用いられる．

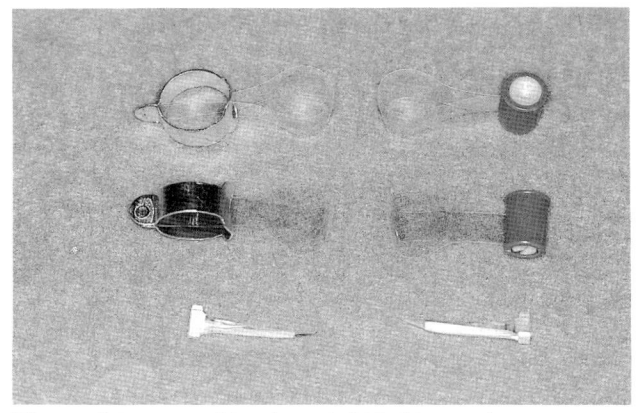

図33　ポリエステル製のバンドと光導型ウェッジ

（2）既製冠を用いる方法

　前歯の隣接面窩洞、歯頸部窩洞および破折歯などをコンポジットレジンやグラスアイオノマーセメントで修復する場合に用いる．

　材質はポリエステル製やアルミニウム製で、前歯の歯冠形態を持つクラウンフォーム（図34）、隅角部の形態を持つコーナーマトリックス、歯頸部の形態を持つサービカルマトリックス（図35）などがある．欠損の部位や大きさにより選択する．

　アルミニウム製はポリエステル製に比べて弾性がなく形態付与が楽である．光硬化型のコンポジットレジンやグラスアイオノマーセメントで修復する場合は透明なポリエステル製のものを用いる．隣接面歯頸部を填塞する際に用いる光導型ウェッジも考案されている．

　いずれも保持器具を用いないため、手指や専用器具により固定を確実に行い、位置がずれない様な注意が必要である．

（3）その他の方法

　隣接面にはポリエステルのストリップス（図36）を用いる．これには接着剤がついていて固定できるものや保定器も考案されている．また、咬合面の形態付与のために即製マトリックスとして光重合型レジンを用いる方法もある．

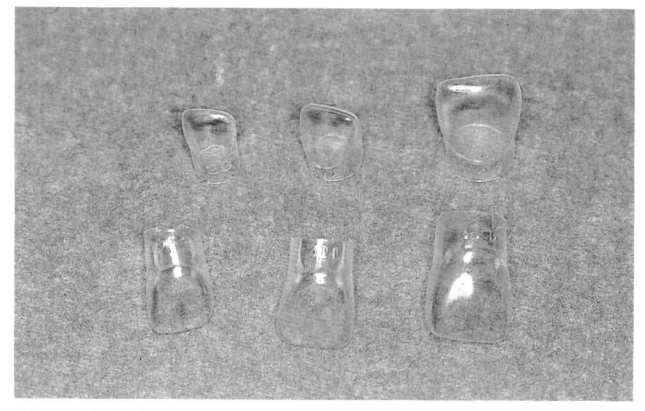

図34　クラウンフォーム

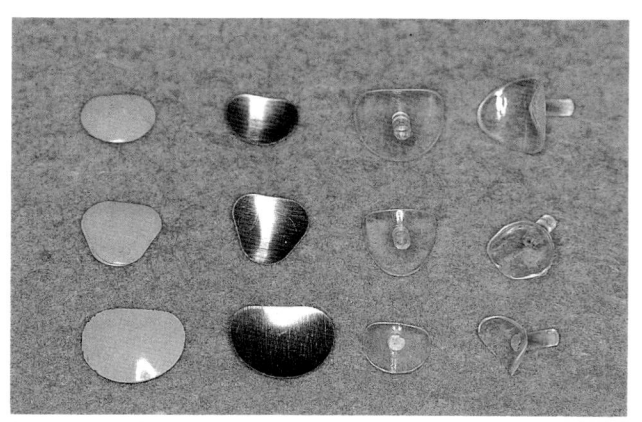

図35　サービカルマトリックス（左；アルミニウム製、右；ポリエステル製）

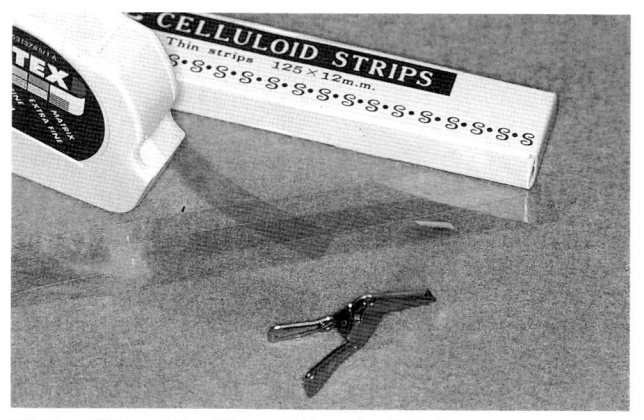

図36　ポリエステル製のストリップスと保定器

3. 術野隔離法

1) 隔離の概要と意義

治療の際にその箇所を他の組織、唾液、呼気などから隔離（isolation）し、十分な手術野を得ることは治療を的確に行い、治療の成功率を高めるために重要である．この術野の隔離には通常、ラバーダム（防湿も兼ねる）防湿法が用いられる．また広義の意味から歯肉排除法も術野隔離法といえる．

2) 防湿法

歯の治療をより完全に遂行するためには、唾液や呼気による汚染や湿潤を防止しなければならない．このための対策を防湿法（exdusion of moisture）と呼び、簡易防湿法とラバーダム防湿法がある．この意義として以下の4つがあげられる．
①材料の物性低下防止
②窩洞の汚染防止
③治療操作性の向上
④使用材料と窩壁との密着性の確保

⇦ 防湿法

⇦ 簡易防湿法
⇦ ラバーダム防湿法

3) 防湿の種類

(1) 簡易防湿法

コットンロールなどを歯肉頬移行部や口腔前庭部、あるいは処置歯の舌側口腔底部に置いて、一時的に頬粘膜や舌から歯を隔離して唾液による汚染や舌の治療歯への接触を防止する．巻き綿花固定用に有翼型クランプを用いることもある．同時に排唾管を使用する．

⇦ 有翼型クランプ

[用具・術式]
クランプ各種（図37）

(2) ラバーダム防湿法

この方法は、ニューヨーク市の臨床家S.C.Barnum（1864年）氏によって考案導入されたもので、患歯をラバーダムシートとクランプによって隔離する方法である（図38）．

これによって、手術野が見やすくなり施術しやすく、感染、異物の誤飲、操作事故などの防止ができ、より十分な乾燥状態が得られ、臨床上大変有効である．

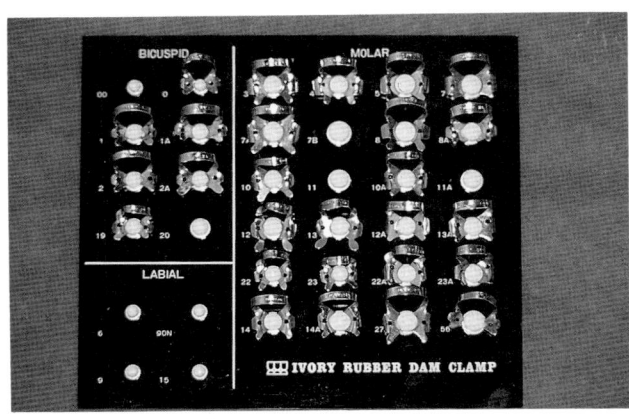

図37　各種クランプ

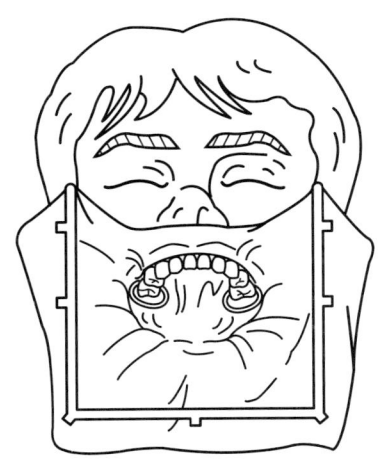

図38　ラバーダム防湿法

[ラバーダム防湿用具]

①ラバーダムシート

　一般に、シート状の薄いゴムを用いる．アメ色、淡黄色または黒褐色などの色がある．厚さも各種（thin，heavy）ある．

②ラバーダムパンチ

　ラバーダムシートにクランプを装着し歯を露出させるための孔を開けるために用いる器具である（図39）．各歯種のために5〜6種類の大小の孔があり、円板を回転させて歯の頸部の太さに合う孔を選ぶ．図のアイボリー型のほか、鉗子型のアインスホース型が一般的である．

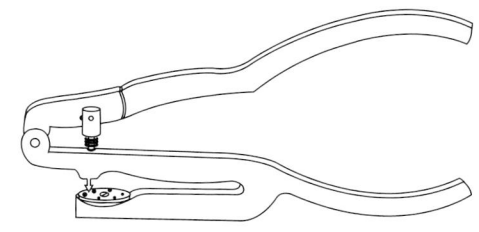

図39　ラバーダムパンチ
rubber dam punch（アイボリー型）

③ラバーダムクランプ

　ラバーダムシートを歯に固定したり、歯肉排除や舌の保護のために用いる．クランプには有翼型と無翼型がある．有翼型はクランプ自体で治療歯周囲のラバーダムシートを押し拡げて、周囲に術野を確保しやすい．一方、無翼型は有翼型より小型で施術を妨げることが少ない．ラバーダムシートで多数歯を露出（とくに1/4顎を露出することをクォードロン露出とよぶ）して、より広い術野を確保する際に、厚手のシートと共に用いられることが多い．クランプには大臼歯用、小臼歯用、唇面歯頸部用などがあり、部位や目的によって使い分ける．

④クランプフォーセップス

　クランプを歯に装着するために用いる（図40）．

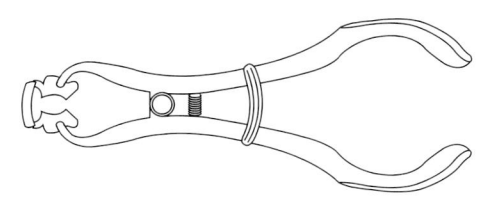

図40　クランプフォーセップス
clamp forceps（アイボリー型）

⑤ラバーダムホルダー、フレーム

　ラバーダムシートを緊張させ、一定の位置に保持させるものである．フレーム、ストラップ、ウェイトなどがあるが、ヤング（Young）（図41）またはオストビー（Ostby）などのフレームが広く用いられている．ストラップやウェイトは安定性は良いが操作がやや複雑である．

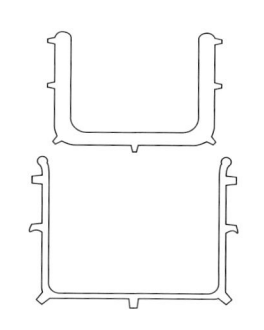

図41　ラバーダムホルダー
rubber dam holder

⑥デンタルフロス

　クランプを装着していない歯にラバーダムシートを固定する際に主に使用する．またラバーシートによる歯の露出が不十分な場合にも歯頸部をフロスで結紮する．特に前歯や多数歯にラバーダムを行い、治療する場合に用いることが多い．その際のデンタルフロスの結紮法には様々な方法がある．さらに多数歯露出ではラバーシートの歯間通過の補助にフロスが利用される．

⑦排唾管
　一般に、ラバーダム装着中の、唾液の処理に用いられる．
⑧その他
　ラバーダムシートの歯間通過を容易にするためには水溶性石鹸、専用のラバーダム潤滑剤を用いるが、この場合ラバーダム装着後、水洗によりシートや歯面から簡単に洗い流されるものでなければならない．また、ラバーアレルギーの患者に顔を保護するための専用の紙製ラバーダムナプキンや、小折ガーゼ、ティッシュペーパーを使用する場合がある．

[ラバーダム装着術式]
穿孔の位置を決めるためには、
①ラバーダムシートを実際に患者の口にあてて、その位置を推定する方法．
②目測で決める方法．
③ラバーダムスタンプやテンプレートにより位置を定める方法などがある．

4．歯肉排除（gam retraction）

1）歯肉排除の目的

⇐ 歯肉排除
⇐ 歯肉排除の目的

　修復操作に際して遊離歯肉を排除（時には切除）する．
　歯肉排除の目的は、
①歯肉縁下におよぶ窩洞形成時に歯肉の損傷を防ぐ．
②歯肉縁下の正確な印象を採得する．
③歯肉縁下の修復操作時に、歯肉ポケットからの浸出液や出血による汚染を防ぐ．
④歯肉縁下の齲蝕診査を容易にする．

2）歯肉排除の種類

　即時排除法、緩徐排除法、外科的切除法の三つの方法がある．

⇐ 即時排除法
⇐ 緩徐排除法
⇐ 外科的切除法

（1）即時排除法
　a．クランプ法
　アイボリー＃212 SAなどの歯肉排除用クランプなどを用い、歯頸部歯肉を排除し、窩洞形成・修復時に応用されるものである（図42）．ラバーダム（とくにクォードロン露出など多数歯露出）と組み合わせるとより効果的である．

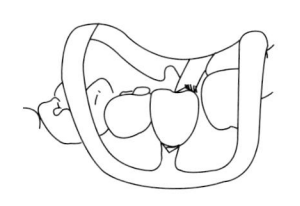

図42　フェリアー類型クランプ

　b．排除用綿糸の利用
　[用具・術式]
　複数の綿糸をより合わせて作った各種の太さの排除用綿糸（コード）を歯肉溝内に置き、歯肉溝の幅を押し広げる．綿糸に収斂剤（塩化亜鉛）、血管収縮剤（エピネフリン）などを浸み込ませたものもあり、溶け出した薬剤の収斂作用により、より効果的に排除できる．ただしエピネフリン含有のものは禁忌となる患者もいるので注意する．また最近は綿糸に金属線を芯に入れて操作し易いものも利用される．

　c．ウェッジ
　[用具・術式]
　吸水により膨張し易いオレンジ・ウッドなどを、楊枝のような大きさ・形、くさび状形、あるいは歯間の下部鼓形に整形したもの（アナトミカルウェッジ）を用いる．このウェッジを歯間に挿入、歯間乳頭を排除する．ウッドウェッジは回転切削具により容易に削去され、歯肉はこれにより保護されるので隣接面歯肉窩縁の形成にはとくに有効で

ある．したがって窩洞形成前に隣接面部にウェッジを挿入することをプレウェッジテクニックと呼び、推奨される．

（2）緩徐排除法
次回来院時までに日数をかけてゆっくり歯肉を排除する．

（3）外科的切除
歯肉縁下齲蝕に入り込んでいる歯肉は、通常の方法では十分に排除ができないので、その切除を行う．

5．歯間分離（teeth separation）

歯間距離を一時的に拡げ、接触点間の離開を図る方法である．

1）歯間分離の目的

⇐ 歯間分離
⇐ 歯間分離の目的

①隣接の齲蝕診査を容易にするため．
②窩洞形成を容易にするため．
③塡塞、仕上げ、研磨操作を容易にするため．
④隔壁を用いた修復によってできる隣接面接触点部の隙間を補正するため．
⑤隔壁、矯正用バンドなどの装着を容易にするため．

2）歯間分離の種類

（1）即時分離法

⇐ 即時分離法

修復に際して、その場ですぐに歯間を分離する方法で、各種分離器（separator）やくさびを用いる．器械を用いて一挙に行う場合は、疼痛を伴ったり、歯肉を傷つけることもあるので注意を要する．

［用具・術式］
①セパレーター

アイボリーシンプルセパレーターやエリオットのwedgingタイプが一般的である．前者は主として前歯部に、後者は臼歯部に用いられる．これらは、くさびが歯間乳頭部にくい込んで歯肉を傷つける危険があり、モデリングコンパウンドで支えを作ることもある．また弓の部分にネジ式のストッパーを付けたものも考案されている（TF Separator）．この他のwedgingタイプのセパレーターにはツルーのセパレーターがある．また、tractionタイプとしてフェリアーのセパレーターがあり、臼歯部用に設計されたもので分離する力は強く、確実な分離が可能である．しかし形状から歯種、あるいは歯列によっては適合が困難な場合もある（図43）．

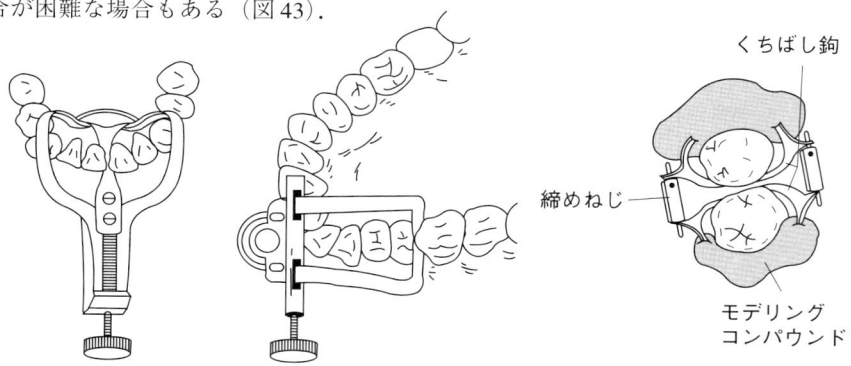

a　アイボリーシンプルセパレーター　　b　エリオットセパレーター　　c　フェリアーセパレーター

図43　即時分離法

②ウェッジ

くさび状にしたオレンジ、ヒッコリー等の木片やプラスチック製器具で、歯間に割り込ませて分離する方法に用いられる．

（2）緩徐分離法　　　　　　　　　　　　　　　　　　　　　　　　　　⇐ 緩徐分離法

次回来院時までに徐々に分離させる方法で、通常臼歯部で行われる．隣接歯間部に吸水膨張する木片を挿入しておいたり、弾力性のあるゴムやストッピング等を入れておいて、咬合圧による歯間離開を待つ（図44）．矯正用ワイヤーにより、接触点を中心に結紮して歯間分離を図るものもある．さらに矯正用バネ装置を窩洞または齲窩内に入れて分離することもある．

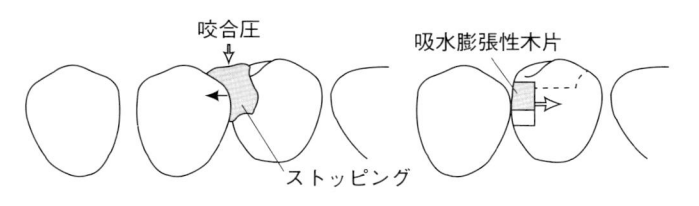

図44　緩徐分離法

6．M.T.M.

M.T.M.（minor tooth movement）の目的は、1～数歯を対象に歯の小移動または、局所的移動を行って、歯間空隙を作ったり、逆に空隙を閉塞したり、さらには歯の傾斜や捻転を改善し、正常な歯列状態に戻した後、齲蝕や破折の修復治療を行って、正しい接触点や咬合状態を回復することにある．

参考文献

1. Hofstad B., Haavik P.E.,Wickstrøm E. and Steen P.A. Benzodiazepine as oral premedication. A comparison between oxazepam, flunitrazepam and placebo. Acta Anesthesiol Scand, 31, 1987.
2. 高森経義：Flunitrazepam の舌下投与法による鎮静法の臨床的研究．九州歯会誌，44（3），1990.
3. De Jong P.C. and Verburg M.P. : Comparison of rectal to intramusclular administration of midazolam and atropine for premedication of children. Acta Anesthesiol Scand, 32, 1988.
4. 本田　功：笑気吸入鎮静法とAudioanalgesiaの併用による鎮痛効果ならびに情動変化について．日歯麻誌，5（1），1977.
5. 片山伊九右衛門：歯科ハリ治療マニュアル．医歯薬出版，東京，1990.
6. 下地恒毅，浅井　淳，東　英穂，上野文磨，櫛山三蔵，西山友博，寺崎秀則：電気麻酔の臨床応用（1）麻酔方法．麻酔，18（13），1969.
7. 鈴木賢作，川口　洋，新田光朗：電気麻酔の術式―手術部位に陽極の補助電極を用いた改良術式―．歯界展望，41（3），1973.
8. 勝山　茂，石川達也，小野瀬英雄編：保存修復学．医歯薬出版，東京，1993（第3版）．
9. 土谷裕彦，青野正男，井上　清，恵比須繁之，川越昌宜，新谷英章，寺下正道編：新保存修復学．クインテッセンス出版，東京，1994.
10. Aldridge D. Wilder, Jr., Kenneth N. May, Jr., William D. Strickland: Clifford M. Sturdevant THE ART AND SCIENCE OF OPERATIVE DENTISTRY third edtion. Mosby, 1995.
11. Charbeneau G.T., Cartwright C.B., Comstock F.W., et al: Contorol of the operative fierd principles and practice of operative dentistry second edition. LEA & FEBIGER, 1981.
12. Baum L., Phillips R.W. and Lund M.R. : Textbok of operative dentistry second edition. W.B.Saunders Company, 1985.
13. Baum & McCoy Advanced Restorative Dentistry. W.B.Saunders Company, 1984.
14. 石川達也，勝山　茂，藤井弁次：修復のための前準備．標準保存修復学　第2版．医学書院，東京，1992.
15. 藤井弁次，片山伊九右衛門：防湿法の目的．OPERATIVE DENTISTRY．日本医事新報社，東京，1981.
16. 勝山　茂，石川達也，小野瀬英雄：防湿法　第3版　保存修復学．医歯薬出版，東京，1994.

第 6 章

窩　洞

1. 分類
2. 窩洞各部の名称
3. 窩洞の条件

　歯質に接着する修復材料がなく、また口腔衛生の思想も普及していない時代にあっては、齲蝕などによって罹患した歯質を取り除き、その部分を修復する場合には修復材を歯質に機械的に保持するための配慮や二次的な齲蝕罹患を防ぐための配慮などが必要であった．

　しかしながら、最近は歯質接着性修復が発展し、口腔衛生思想も普及してきたので、これらの配慮には大幅な見直しが迫られている．

　ここでは歯質に接着性をもたない修復のための窩洞について、また特に伝統的な考え方に基づいた窩洞を中心にして解説する．

　歯の硬組織病巣部除去後などの欠損を修復するために、歯にある一定の条件に従って形成した形態を窩洞（cavity）とよぶ．

1．分類

　窩洞は形成された歯面やその数、修復される材料などによって種々に分類される．これらは重複しても使用される．　　　　　　　　　　　　　　　　　　　　　⇦ 窩洞の分類

1．窩洞が形成された歯面の数による分類

単純窩洞（simple cavity）：窩洞の外形線が1つの歯面に限局しているもの．
複雑窩洞（complex cavity）：窩洞の外形線が2つ以上の歯面にまたがっている窩洞の総称である．

2．形成歯面の位置または名称による分類

　窩洞が形成された歯面の位置や名称によって分類し、これらを冠して呼称する（以下に例をあげる）．

咬合面窩洞（occlusal cavity）
頰もしくは唇（面）窩洞：buccal（labial）cavity
舌もしくは口蓋（面）窩洞：lingual（palatal）cavity

近心もしくは遠心隣接（面）窩洞：mesial（distal）cavity
複雑窩洞においてはこれらを連ねて呼ぶ．

　　　　近心面咬合面窩洞：mesio-occlusal cavity（MO窩洞）
　　　　遠心面咬合面窩洞：disto-occlusal cavity（DO窩洞）
　　　　近心面咬合面遠心面窩洞：mesio-occluso-distal cavity（MOD窩洞）
　　　　近心面切縁窩洞：mesio-incisal cavity（MI窩洞）

3．形成歯面の状態による分類

　窩洞が形成された歯面がいわゆる平滑面か歯の構造的陥凹が存在する小窩裂溝部なのかで分類する．

小窩裂溝窩洞：pit and fissure cavity
平滑面窩洞：smooth surface cavity

4．窩洞の形態による分類

内側性窩洞： internal cavity
　　　　歯質の中に掘り込まれていて、ここに修復される修復物が歯質によって囲まれるような窩洞

外側性窩洞： external cavity
　　　　歯の外側面が切削されて、修復物によって歯が包まれるような形の窩洞

> 窩洞の分類
> ● 歯面数
> ● 形成歯面の位置・名称
> ● 形成歯面の状態
> ● 形態（内側・外側性）
> ● Blackの分類

5．ブラック（Black）の分類

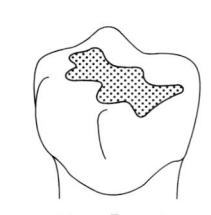

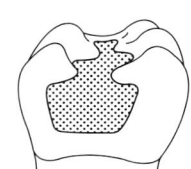

Class I cavity　Class II cavity　Class III cavity　Class IV cavity　Class V cavity

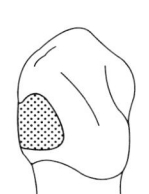

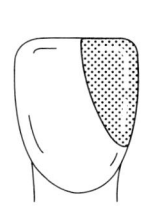

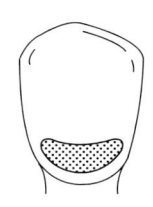

図1　ブラック（Black）の窩洞

　G.V. Blackは齲蝕の好発部位とその部分に窩洞を形成し、修復するための技術的特性の関連より窩洞を5つに分類した（図1）．この分類は広く世界中に普及した．

Ⅰ級窩洞：Class I cavity　　　　　　　　　　　　　　　⇦ Ⅰ級窩洞：Class I cavity
　　　　小窩裂溝に位置する窩洞で臼歯の咬合面、臼歯の頬側および舌側における咬合側面2/3、そして前歯舌面の小窩に限局する窩洞

Ⅱ級窩洞：Class II cavity　　　　　　　　　　　　　　　⇦ Ⅱ級窩洞：Class II cavity
　　　　臼歯（小臼歯、大臼歯）の隣接面における窩洞

Ⅲ級窩洞：Class III cavity　　　　　　　　　　　　　　⇦ Ⅲ級窩洞：Class III cavity
　　　　前歯の隣接面窩洞で切端隅角を含まない窩洞

Ⅳ級窩洞：Class IV cavity　　　　　　　　　　　　　　⇦ Ⅳ級窩洞：Class IV cavity
　　　　前歯の隣接面窩洞で切端隅角を含む窩洞

Ⅴ級窩洞：Class V cavity　　　　　　　　　　　　　　　⇦ Ⅴ級窩洞：Class V cavity
　　　　歯冠の唇側、頬側、舌側の歯頸側1/3における窩洞

2. 窩洞各部の名称

窩洞は基本的に窩壁、隅角、窩縁によって構成され、さらにその各々について名称が与えられる．

⇦ 窩洞の構成と各部の名称

```
窩洞の構成
 ┌ 窩壁
 ┤ 窩縁
 │ 隅角 ┌ 線角
 └      └ 点角
```

1．窩壁（cavity wall）

窩洞を構成する壁をいい、原則として平面をなしている（図2）．そして一般に窩洞の壁面をなす窩壁を側壁、底面をなす窩壁を窩底ともよぶ．名称はこれに近接する歯面の名をとる（例をあげる）．

近心（側）壁　mesial wall
遠心（側）壁　distal wall
頰側壁　buccal wall
舌側壁　lingual wall
切端壁　incisal wall
歯肉壁　gingival wall
髄下壁（歯髄腔を開拡した後の窩底）subpulpal wall

また歯髄に相対する窩壁、すなわち窩底で歯の長軸に対し直交するような窩壁は歯髄（側）壁（pulpal wall）、平行な壁は軸壁（axial wall）とよぶ．

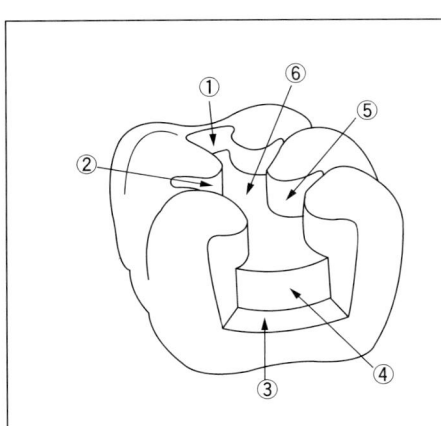

①遠心壁　②舌側壁　③歯肉側壁
④軸側壁　⑤頰側壁　⑥歯髄側壁

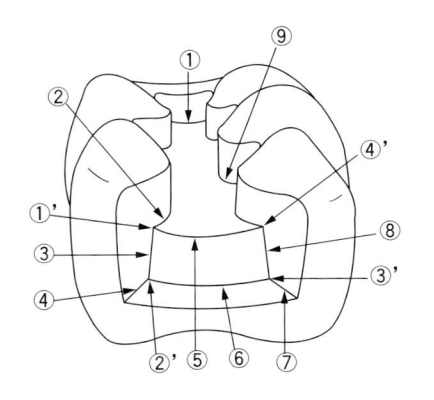

①遠心歯髄側線角　②舌側歯髄側線角　③舌側軸側線角
④舌側歯肉側線角　⑤軸側歯髄側線角　⑥歯肉側軸側線角
⑦頰側歯肉側線角　⑧頰側軸側線角　⑨頰側歯髄側線角
①'舌側軸側歯髄側点角　②'舌側歯肉側軸側点角
③'頰側歯肉側軸側点角　④'頰側軸側歯髄側点角

図2　Ⅱ級窩洞の窩壁の名称

図3　Ⅱ級窩洞の線角・点角の名称

2．窩縁（cavity margin）

窩洞の辺縁をいい、窩洞の内壁と歯表面との境界部分である（図4）．したがってこの窩縁を連ねた線が後述する窩洞外形線となる．この窩縁に傾斜面を形成する時は、その傾斜面と歯の表面が窩縁で、傾斜面を窩縁（傾）斜面という．

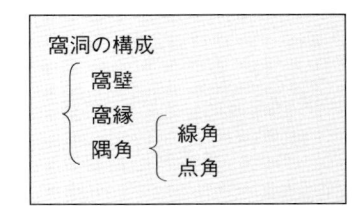

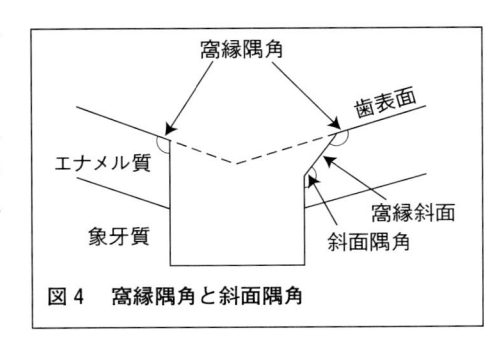

図4　窩縁隅角と斜面隅角

3．隅角（angle）

窩洞の典型的な形態は箱のような形である．そして窩壁と窩壁が接するとその部分には隅角が生じる．更に3つの面が接するところには点角が生じる．

1）線角（line angle）

2つの壁が接してつくる線状の隅角をいう（図3）．それぞれの線角を形成している壁の名称を使って呼ぶ．例えば遠心壁と髄壁のなす線角は遠心髄線角と呼ばれる．

また窩縁部において窩壁と歯表面によって形成される線角を窩縁隅角、窩縁斜面が付与されている場合は窩洞の側壁と窩縁斜面によって作られる線角を斜面隅角と呼ぶ．窩縁隅角はその補角が修復物の辺縁部の厚みとなるので重要な意味をもつ．

2）点角（point angle）

3つ以上の壁面が集まってつくられる点状の隅角を点角と呼ぶ．線角と同様、構成される壁の名称を連ねて呼ぶ（図3）．

3．窩洞の条件

形成された窩洞が適切に修復され、さらにその修復が長期にわたり維持されるためには以下の条件を具備しなければならない．
　①適正な窩洞外形線
　②適正な保持形態
　③十分な抵抗形態
　④必要な便宜形態
　⑤適正な窩縁形態
　⑥窩洞は無菌的であること

これらの条件の必要性はG.V. Blackによって提示されたが、当時は歯質接着性修復もなく、また口腔衛生の状況も現在とは全く異なっていた．したがってこれらの原則は時代とともに修正を余儀なくされているのが現状である．ここではごく基本的な定義を解説するにとどめる．

1．窩洞外形線（outline form）

外形に影響を与える因子
（1）齲蝕などの齲窩や欠損の位置と範囲
（2）予防拡大
　修復後、窩縁部での齲蝕の再発を防ぐために齲蝕になりやすいところ（不潔域）を避けてあらかじめ自浄作用の及ぶところまで外形線を拡大する．
（3）咬頭隆線をできるだけ保存した外形線
　歯面の咬頭や隆線は最も齲蝕にかかりにくいところであり、歯質の強固なところであるから、できるだけ保存し残存歯質の強度を保つようにしなければならない．
（4）円滑な曲線
　外形線は円滑にすることが望ましい．歯質や修復物の鋭角突出部は破折しやすい．また外形線が鋭角になれば辺縁の適合が難しく、とくにインレーにおける印象や窩洞への適合が困難となる．

窩洞の条件
　①適正な窩洞外形線
　②適正な保持形態
　③十分な抵抗形態
　④必要な便宜形態
　⑤適正な窩縁形態
　⑥窩洞は無菌的であること

窩洞
　G.V. Blackにより体系化された修復物の機械的保持を原則とする窩洞はレジンなどの歯質接着性修復の発展と共に、その原則が大幅に修正されてきている．

⇦ 外形形成

窩洞外形線に影響を与える因子
　①欠損の位置、範囲
　②予防拡大
　③咬頭隆線の保存
　④円滑な曲線
　⑤審美性

（5）審美的外形

審美修復に対する要求が高まっている現在、金属修復物などは外観上なるべく目立たないような配慮が必要である．

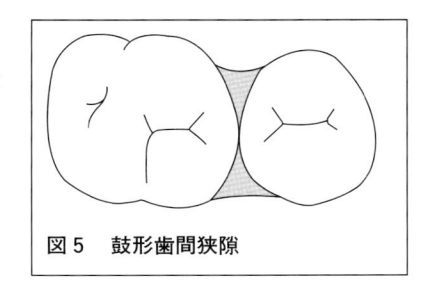

図5　鼓形歯間狭隙

> **鼓形歯間狭隙**
> 咬合面から歯列を見ると歯と歯との間には接触点を中心として、頬舌的、上下的にラッパ状の開いた空隙が存在する．これを鼓形歯間狭隙という（図5）．

> **不潔域（unclean area）**
> 自浄作用によって清掃されにくい場所、食物の残渣がたまって齲蝕になりやすい部分をさす．例えば小窩裂溝（齲蝕の最大好発部位で食物が停滞しやすく人工的清掃も困難）、隣接面の接触点下、唇頬側や舌側の歯肉側1/3（唇頬側の歯肉縁と歯面の最大豊隆部との間の凹んだ部分）および上顎後方歯の頬面や遠心面、歯根露出部、エナメル発育不全による欠損部、摩耗・咬耗による欠損部、人工的不潔域（部分床義歯のクラスプ接触部）などがあげられる．

2．保持形態（retention form）

歯質接着性のない修復物を用いる場合は窩洞の形態によって修復物を機械的に保持しなければならない．このとき窩洞に与える形態のことを保持形態とよび、これには基本的保持形態と補助的保持形態がある．

1）窩洞の形態による修復物の保持効力

（1）安定効力
垂直な咬合圧や開放方向に対して直角もしくは平行な側壁となるようにする．転覆阻止効力とすべり阻止効力がある．

（2）把持効力
相対する2つの壁によって修復物が把持される効力のことで箱型窩洞はある程度この効力に期待している．

（3）拘止効力
垂直ならびに水平方向への脱出を阻止するために引っ掛かりを作る．すなわち垂直拘止効力と水平拘止効力の2種類の形態がある．

⇐ 保持形態

2）基本形態

（1）箱型
保持形態の基本は箱型であり、線角、点角を明瞭にしたものである．若干の修正を加えた内開き型や外開き型がある．

（2）内開き型
窩洞の歯面側より内面の窩底部において広くなる型で成形修復材料に用いられるものである．

図6　基本的保持形態（箱形／内開き型／外開き型）

> **窩洞形態による修復物保持効果**
> ①安定効力
> ②把持効力
> ③拘止効力

> **窩洞の保持形態**
> ①基本的保持形態
> ・箱形
> ・内開き型
> ・外開き型
> ②補助的保持形態
> ・アンダーカット
> ・グルーブなど

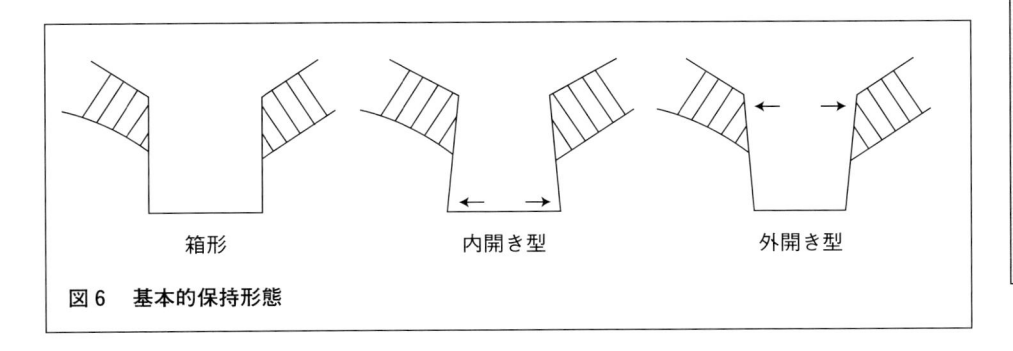

（3）外開き型
インレーの場合、修復物が装着などしやすいように入り口を広くする．しかしあまり外開きを強くすると保持力は失われる．

3）補助的形態

階段（ステップ）、鳩尾型、穿下（アンダーカット）、小窩、溝（グルーブ、チャネル）、ピン保持、髄室保持、根管保持（ポスト）などがある（図7）.

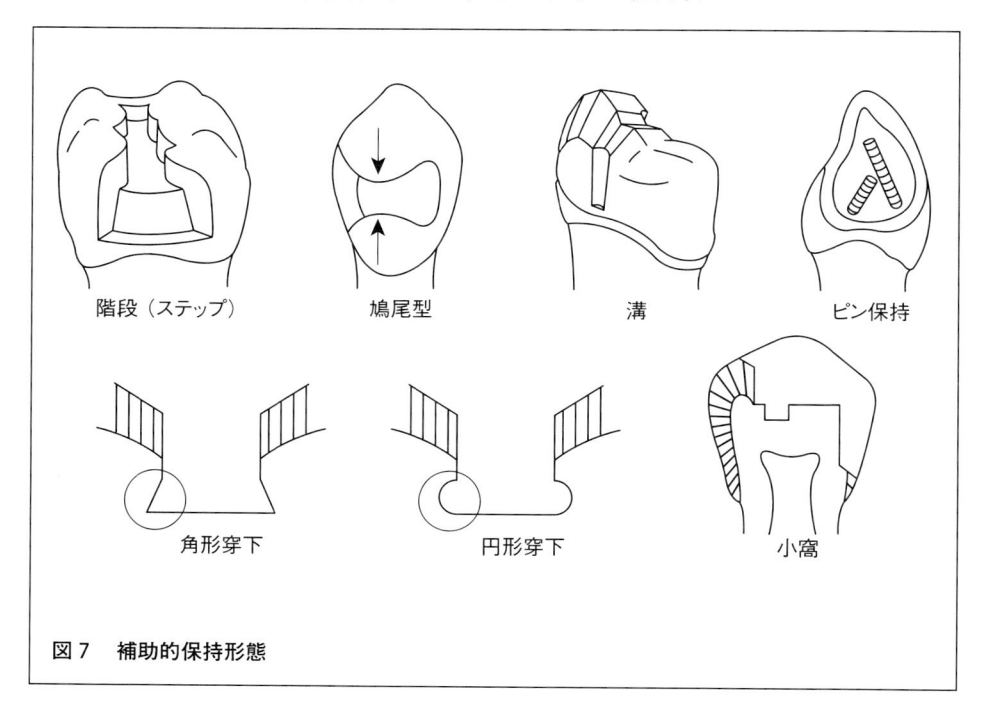

図7 補助的保持形態

4）修復物の脱落因子

（1）直接脱出力の因子

①咬合圧

修復物を脱落させる大きな因子は咬合圧または咀嚼力である．咬合圧は個人によって大きな差があるが大臼歯では50kgfといわれている．咬合の方向も単に垂直圧としてではなく、頰舌や近遠心にも加わる．

②粘着力

粘着性の食物によって修復物が引っ張られて脱落する．

③外力

口腔清掃用具の歯ブラシや楊枝、スポーツや交通事故などによる打撲などがある．

（2）間接的脱出力の因子

修復物の脱落は直接因子によるが、修復物の保持力はさまざまな因子によって低下してくる．この脱落の誘因となる保持力低下の因子を修復物脱落の間接因子という．

①齲蝕の再発
②窩洞の保持形態の不完全
③合着材の不備
④材料、歯質もしくは接着材の破壊
⑤隣在歯の支持喪失

3. 抵抗形態（resistance form）

 修復操作中や修復後に、外力が窩壁に対して、直接または修復物を介して間接的に作用するとき、この外力によって窩壁が直接破壊したり、また窩壁の破壊のために修復物が変形脱落するのを防ぐ目的で窩洞、とくに窩壁に与えられる形態をいう。抵抗形態を適切なものとするために以下のような配慮がなされる。

  ①窩洞の拡大を最小限にする。
  ②窩洞はなるべく厚く、健全な象牙質に囲まれていること。
  ③象牙質の支持のないエナメル質を残さないこと。
  ④窩底は平らにして窩壁の内開き、外開きが過度にならないこと。
  ⑤咬頭隆線をなるべく残すこと。
  ⑥切端（切縁）や咬頭が薄いときや無髄歯は、切端や咬頭を被覆すること。
  ⑦窩縁の保護を図ること。

⇦ 抵抗形態

4. 便宜形態（convenience form）

 窩洞形成あるいは修復操作の遂行上、その技術的な便宜性の要求から窩洞に与えられる形態で、例えば臼歯の隣接面齲蝕にメタルインレー修復を行う場合、窩洞の外形線は咬合面まで拡大され、さらに窩壁はやや外開きに形成される。これらは便宜形態である。

⇦ 便宜形態

5. 窩縁（cavity margin）

 窩縁は修復物と窩洞との接合部になり、窩洞の入り口であるため、窩洞の各部分の中でもきわめて重要な部分であるといえる。したがって窩縁は外力によって容易に破壊されない強固なものであって、修復物によって十分に保護される形であるべきである。また修復物と緊密に接合し得るものでなければならない。

⇦ 窩縁形態

1) 修復材料の種類と窩縁隅角

 窩縁の形態修復材の種類によって異なる。修復材の歯質接着性、機械的強さ、とくに脆性や延性など辺縁の強さに関連する性質によっては窩縁部を修復物によって被覆する場合があり、その被覆の程度もさまざまである。

2) 窩縁斜面

 辺縁部の強さが十分な修復材料を用いる場合、修復材によって窩縁を保護する目的で窩縁斜面が形成される。また、接着性修復では接着面の面積拡大などを目的に窩洞辺縁に斜面を付与することもある。

```
窩縁斜面の目的
 ①エナメル質窩縁の保護
 ②辺縁封鎖性の向上
 ③インレー体の収縮補正
 ④インレー体浮き上がりの補正
 ⑤酸エッチングの効果増大
```

6. 窩洞の清掃（cleaning of the cavity）

⇦ 窩洞の清掃

 窩洞の条件において最終的に大事なのは窩洞の無菌的な処置である。種々の方法があるが少なくとも窩洞形成を始める段階から手術野を隔離し、常に清潔に保つように心がけ、感染象牙質などの罹患歯質は除去されねばならない。そして、形成後の窩洞は原則として無菌的でなければならない。

第 7 章

修復方法

1. 修復材料の所要条件
2. 修復法の種類とその特徴、適応
3. 修復物の形態と面の性質
4. プラークコントロールと定期検診
5. 修復材料と生体親和性
6. 仮封

1. 修復材料の所要条件

各修復材料の諸性質を表1に示す．　　　　　　　　　　　　　　　　　　　　⇦ 修復材料の所要性質

表1　主な歯科材料の機械的性質・物性の概要

	アマルガム（旧型）	アマルガム（高銅型）	金合金（19～20K）	金銀パラジウム（金12%）	コンポジットレジン	グラスアイオノマーセメント	コンポマー	セラミックス
圧縮強度（MPa）	310～380	510～580			260～460	165～225	250～280	150～170
引張り強度（MPa）	48～70	35	333（軟性材）	804	40～63	14～17	35～48	25
弾性率（GPa）	70	35	77		8～25	6.5～7.7		60～100
熱伝導率（mcal／sec・cm・℃）			710		3.27			2.5
熱膨張係数（×10^{-6}／℃）	22～28		12～15		26～56	11.5～31.5		4～14
ヌープ硬さ	110				45～63			460～590
ビッカース硬さ			90～120	280	41～174	62～78		
伸び（%）			30	3				

1. 機械的性質

口腔内で機能し、また歯質を保護するために、十分な機械的強度が必要である．最近の修復材料の機械的性質として、充填用レジン、グラスアイオノマーセメントの圧縮強さの著しい向上があげられる．一般に咬合面に加わる静的応力は350MPaといわれており、咬合に関与する充填材料は300～400MPaの圧縮強さが必要である．特に、コンポジットレジンにおいては歯質の圧縮強さ（大臼歯エナメル質で261MPa、象牙質で305MPa）をこえる400MPa以上の製品も使用されている．また、グラスアイオノマーセメントにおいてもリン酸亜鉛セメントの圧縮強さ（82MPa）をこえる200MPa程度の製品も利用されている．機械的性質を知る上での試験法として、次の8つの方法が一般的である．

1） 引張り試験（tensile test）

　試験片に引張り荷重を加えることで生じる変形、破断を検討する方法である．試験を比較的簡単に行うことが出来るので、材料試験の中では最も代表的である．変形が小さい間は、荷重を除けば試験片は元の形状に戻り、変形量は０になる（弾性変形）．さらに応力を加えていくと荷重を取り除いても元に戻らない塑性変形が生じる．この時の応力を弾性限（elastic limit）という．

2） 圧縮試験（compression test）

材料の圧縮力に対する変形抵抗や破壊強さを求める方法である．修復物は咀嚼中に圧縮力が生じるので、アマルガム、セメント、コンポジットレジンなどは圧縮強さが重視される．

3） 曲げ試験（bending test）

材料の曲げに対する変形抵抗を判定する方法である．この試験は、大きな曲げ特性が要求されるクラスプ線、矯正用線、リーマ、ファイル、ブローチなどの特性を調べる上で必要となる．修復材料のうち、硬く脆い材料では、破断強さを測定する抵抗試験（transverse test）が適当である．

4） 硬さ試験（hardness test）

　ある一つの物体を標準として、これを試験材に押し込んだり引っ掻いたりすることによって、標準物体と比較した硬さを求める比較測定法である．修復材料と関連するものは、押し込み法であるマイクロブリネル硬さ(micro-brinell hardness)、マイクロビッカース硬さ（micro-vickers hardness）、ヌープ硬さ（knoop hardness）試験がある．

5） 衝撃試験（impact test）

衝撃に対する材料の抵抗性を調べることにより、材料の粘り強さ（靱性）や脆さ（脆性）の程度を調べる方法である．修復材料では、アマルガムの衝撃に対する抵抗性の判定に利用される．

6） 摩耗試験（abrasion test）

　摩擦によって生じる咬合摩耗や歯ブラシ使用時に生じる往復運動摩耗を、試験片の寸法または重量の減少から計測し、これと試験圧力、試験速度、摩擦距離などとの関係を求める．

7） 疲労試験（fatigue test）

　材料に応力を加える場合、弾性限以下であっても繰り返し加えられると、材料の強度は低下しやがて破壊する．このような挙動を疲労という．修復材料に繰り返し衝撃圧縮荷重を負荷した場合の衝撃疲労破壊については、修復用レジンで検討されている．

8） クリープ試験（creep test）

　クリープは一定荷重または一定応力のもとで、時間経過とともに材料が変形を続ける現象である．その結果起こる破壊をクリープ破断（creap rupture）という．修復用レジン、アマルガムのクリープ試験は、一般に圧縮応力が採用されている．

2. 物理的性質

修復材料の物理的性質は、直接または間接的に臨床経過に影響を及ぼす。たとえば、修復材の熱膨張や硬化時の寸法変化は辺縁漏洩に影響し、熱伝導は歯髄炎を誘発する要因の一つとなる。

1）硬化時の寸法変化

アマルガム・修復用レジンなどが硬化する時の変化量が測定されている。寸法変化とは、温度を一定にしたときの時間に対する長さの変化としてとらえられる。

2）熱膨張

修復材料はある温度・圧力で一定の体積を持ち、温度が上昇するとそれに対応して体積が膨張する。固体試料の熱膨張は、試料を加熱したときの一方向における長さの変化（線膨張）で測定される。一般的に単位温度あたりの線膨張率である線膨張係数（単位：$\times 10^{-6}/℃$）で表す。修復材料の熱膨張は辺縁漏洩を少なくするため、歯質（$11 \times 10^{-6}/℃$）に近いことが必要であるが、現在グラスアイオノマーセメント（$13 \times 10^{-6}/℃$）が最も満足する値を示している。

3）熱伝導

物質の移動を伴わず熱が高温から低温に移動することを熱伝導という。ある物質に熱の伝わる度合を示す値として熱伝導率が使われW/m・Kで表される。金属材料の熱伝導率はかなり高いので、深い窩洞では歯髄に熱的刺激を与えないよう裏層を行う必要がある。

4）色彩

口腔内における修復物の変色を比較検討したり、各種溶液中における修復材料の変色や着色試験を行う時、色彩を客観的に評価する必要がある。測定には、分光光度色彩計・光電色彩計・視感色彩計などが使われる。

3. 化学的性質

1）吸水

修復材料のうち、特にコンポジットレジンは重合後、重合鎖の空隙に水分子が侵入し膨張する性質を持っている。逆に、乾燥すれば収縮する。また、グラスアイオノマーセメントは硬化反応時、水分と接すると白濁を生じる性質（感水性）がある。

2）溶解

特にセメントは口腔内の唾液と接触することにより構成成分がイオンの形で外部へ溶け出る。この溶解反応は、周囲の溶液（溶媒）中のすでに溶け出た成分濃度に律速される現象であることが解っている。

3）腐食

溶解と区別して、修復材料のうち金属や合金が大気・湿気・ガス・薬品などの周囲環境によって、化学的または電気化学的に侵されることを腐食という。口腔内において、

金属修復物が腐食すると審美性や感触を損なうだけでなく、破壊の原因となる．さらに、腐食による有害なイオンや化合物は、人体への影響も生じるので、口腔内環境で腐食されにくい材質を選択する必要がある．

4）接着性

修復材料の接着性の有無により修復方法も全く異なってくる．接着性レジンとグラスアイオノマーセメントのような、接着性修復材料と歯質との接着の程度を試験する場合、接着力は実際に計測することが不可能なため、接着強さが計測される．即ち、両者の間には接着力≧接着強さの関係が成り立つ．特に接着性レジンでは、接着強さが15～20MPaの製品が使用されている．

5）生体親和性（7章5　修復材料と生体親和性を参照）

修復材料は理工学的に優れた性質を持っていても、最終目的は生体材料として口腔内で使用することにあるので、生体に対して長期間為害性のない（生体親和性がある）ことが不可欠である．現在、生体親和性に関する材料の試験において、①株細胞を使った *in vitro* 法 ②ラット、マウスなどの動物を使った *in vivo* 法 ③臨床試験の3段階で行うことが推奨されている．

4．その他

1）審美性

前歯部修復には、天然歯と類似の色調を持つ材料を使用する必要があり、セラミックス、コンポジットレジン、グラスアイオノマーセメントが代表的である．

2）操作性

物性、生体親和性などが優れていても、操作性に劣っていれば実用的とは言えない．例えば、練和から硬化までの時間の適切さ、形態付与の容易さは不可欠な事項である．コンポジットレジンやセメントで光重合タイプの製品は、この目的に適している．

3）経済性

材料をコスト面から考えると、アマルガムが最も安価であるが、歯質と色調が異なること、また水銀化合物であるため、現在その使用は激減している．一方、近年多用されているコンポジットレジンの単価は高いが、光重合型の普及にともない、化学重合型のみであった時代に比べて、その経済性は向上している．

4）抗菌性

修復材料において、物性面から殺菌剤を直接配合することは困難である．最近試みられている方法として、銀含有グラスアイオノマーセメントからの銀イオンの溶出と、コンポジットレジンの接着システムにおけるプライマーとアドヒーシブへの抗菌性モノマー［メタクリロイロキシドデシルピリディニウムブロマイド（MDPB）］の配合があげられる．

5）抗齲蝕性

二次齲蝕予防のために有効なフッ素の持続的な遊離を期待できる材料として、グラス

アイオノマーセメントがあげられる．フッ素の遊離は浸漬後1～2日までが有意に高く、漸次減少していく傾向にある．また、同様な効果を期待してフッ化物含有レジン系シーラントからのフッ素の遊離状況も検討されているが、ベース材料は異なっても同様な傾向が確認されている．エナメル質強化の面からフッ化物含有材料によるフルオロアパタイトの生成率を調べた研究では、比較的低濃度で効果的であったとされている．しかし、実際の口腔内においては他のイオンや分子の影響、バイオフィルムとしてのプラークの存在など、抗菌性・抗齲蝕性材料の開発には検討すべき点が多いのが現状である．

2. 修復法の種類とその特徴、適応

修復方法ならびに修復材料は、齲蝕除去から窩洞形成開始までの間に、欠損の状態、機能、残存歯質の保存と保護、経済性、時間的余裕、患者の要求など種々の要件を考えて決定されなければならない．まず、齲蝕を完全に除去し、さまざまな要件を勘案した後、まず歯質接着性の材料を使用する「接着性修復」、あるいは非接着性の材料を使用する「非接着性修復」かを選択する．なぜなら、修復材料の接着性の具備により、とくに保持、抵抗形態をはじめ窩洞の形態が大きく異なるからである．さらに、それぞれの修復法につき、直接修復か間接修復かを選択した後、形成すべき窩洞の形態を最終的に決定する．すなわち、齲蝕を除去してから、修復法およびそれに応じた窩洞形態を決定し、以上のような手順を踏んではじめて、窩洞形成は開始しなければならない（図1）．このように、齲蝕の除去と窩洞形成とは概念の全く異なるものであり、混同してはならない．

なお、保存修復の種類を、材料の歯質接着性の有無により分類し、表2にまとめた．

⇦ 保存修復の種類と適応

⇦ 修復材料の選択

⇦ 接着性修復
（adhesive restoration）

⇦ 非接着性修復
（non-adhesive restoration）

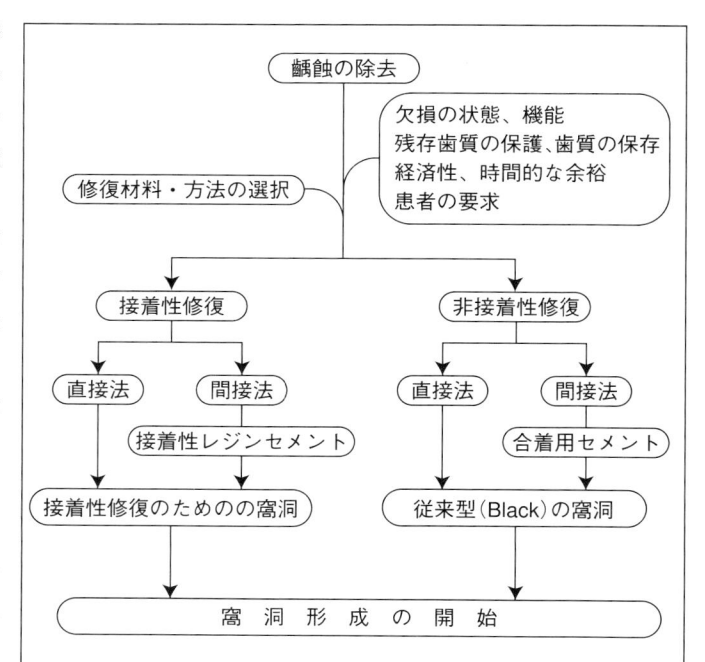

図1　齲蝕の除去から窩洞形成開始までの流れ
齲蝕の除去後、修復材料および方法を選択する．この時点で、直接修復か間接修復かを決定し、さらに間接修復の場合は、インレー体装着時に使用するセメントも選択する．その後、選択した材料とセメントに適した窩洞形態を最終的に決定し、窩洞形成を開始する．したがって、齲蝕の除去と窩洞形成とは全く概念の異なるものである．

⇦ 直接修復
（direct restoration）

⇦ 間接修復
（indirect restoration）

表2　保存修復の種類（修復物の接着性による分類）

⇦ 保存修復の種類

接着性修復	直接法	レジン修復 グラスアイオノマー修復 接着アマルガム修復
	間接法	レジンインレー修復 ポーセレンインレー修復 メタルインレー修復 （接着性レジンセメントを使用するもの）
非接着性修復	直接法	アマルガム修復 直接金修復
	間接法	メタルインレー修復 （無機セメントを使用するもの）

1．接着性修復

歯質接着性材料を利用した接着性修復が、臨床の一般で普及し始めたのは1970年頃からである．歯質接着性を有する材料のなかった時代は、G.V. Blackの窩洞が主流で、とくに修復物を機械的に維持する目的のための保持形態を求めて、健全歯質を多量に削除せざるを得なかった．しかしながら、歯質接着性材料の開発、進歩により、機械的保持形態をほとんど省略できるようになり、健全歯質を極力切削しないで保存するという修復法が可能となった．

⇐ Blackの考え方によらない修復

1）直接法

直接修復法とは、齲蝕の除去後、機能、残存歯質の保護や保存などを考慮して形成した窩洞に、成形（練成）材料を口腔内で直接塡塞し、硬化させ修復する方法である．また成形修復（充塡：plastic restoration）とは、成形（練成）材料、すなわち粉・液混（練）和物、あるいはペーストなど可塑性物質を窩洞に塡塞し、口腔内で付形して、化学的、あるいは光照射により硬化させる修復法であり、練成修復（充塡）ともいう．これは直接法と同義である．本法は、簡便であるが修復操作に習熟を要するため、とくに隣接面を含む大型の外側性修復など適応症の選択には注意を払わなければならない．

修復材料の歯質接着性の有無により、接着性あるいは非接着性の直接修復に分類される．修復材料が歯質接着性を有する場合、機械的保持形態を求めて健全歯質を多量に削除することを回避できる．そのため、感染した歯質だけを削除して修復することが可能であり、したがって、接着性材料による直接修復法は、残存歯質保存という利点が最も活かされやすい方法である．

（1）レジン修復

コンポジットレジンとは、Bis-GMAやUDMAなどを主成分とする高分子合成樹脂にフィラーを多量に配合し、物性を強化した複合材料のことをいう．このレジンを用いて歯の実質欠損の修復を行うことを（コンポジット）レジン修復という．レジンには歯冠色を出す目的で顔料が加えてあり、そのため欧米ではレジン修復のことを歯冠色修復（tooth-colored restoration）とも呼んでいる．

近年、歯質接着材の開発、改良がなされ、またレジン材料自体の物性も飛躍的に向上し、さらに歯冠色修復という高い審美性を具現化できた接着性コンポジットレジン修復は、前歯のみならず臼歯にもその適応範囲は拡大し、主要な成形修復法として不動のものとなっている．

（2）グラスアイオノマーセメント修復

1970年頃開発されたグラスアイオノマーセメントは、成形修復材として用いることのできる唯一のセメントである．歯冠色を呈するため審美性に優れ、適当な機械的強度や物理的性質をもち、歯質接着性を有し、また歯髄に対し親和性を示す．さらに硬化反応途中にフッ素を徐放して、歯質強化作用も有する．物性はレジンに比し若干劣るので、主として直接咬合圧のかからない部分の修復に用いられる．

最近ではレジンのテクノロジーとも融合して、レジン配合グラスアイオノマーセメントやコンポマーなどが従来型のグラスアイオノマーセメントの欠点を克服すべく開発され、広く臨床で使用されている．

（3）接着アマルガム修復

近年、歯質や金属に接着性を有する機能性モノマーを含有する接着性レジンセメントが開発され、主として接着性のインレー修復に用いられていたが、一方でアマルガムと

も強固に接着することが判明した．そこで、形成された窩洞に接着性レジンを一層塗布し、その上からアマルガムを直ちに塡塞することにより、歯質接着性をもたないアマルガムを歯質と強固に接着させることができ、ここに接着性のアマルガム修復が可能となった．アマルガム自身は歯質接着性を有しないため、その窩洞はG.V. Blackの窩洞の条件を満たす必要がある．しかしながら本法は、レジンを介在させるといえども基本的には接着性直接修復であるため、健全歯質を極力削除しないでアマルガムの具備する利点を活かすことができる修復法である．

2）間接法

　間接修復法とは、齲蝕除去後、形成された窩洞に適合する修復物を口腔外で作製し、これを適当なセメントで窩洞に装着する方法である．このような修復法をインレー修復とも呼ぶ．インレー装着時に使用するセメントの歯質接着性の有無により、接着性あるいは非接着性の間接修復に分類される．すなわち、接着性間接法の場合は接着性レジンセメントを、また非接着性間接法の場合は合着用セメントを用いる．また窩洞形態は、前述したようにインレー装着時に用いるセメントの種類や、インレー体材料の種類によって異なるので注意を要する．

⇐接着性間接法
⇐接着性レジンセメント
⇐非接着性間接法
⇐合着用セメント

　インレー窩洞の形態は便宜的に外開きになるため、直接修復、とくに接着性材料による直接修復窩洞に比し健全歯質の削除量が多くなる．ところが、修復物の装着にも近年飛躍的に性能の向上した接着性レジンセメントを使用することにより、間接法修復といえども健全歯質を可及的に保存する接着性のインレー修復が可能となった（図2 a〜c）．

　作製するインレー体の材質によって、レジンインレー修復、ポーセレンインレー修復、およびメタルインレー修復などに分類される．とくにレジンインレー修復およびポーセレンインレー修復は、それら修復材料の諸性質、窩洞形態、あるいは作製されたインレー体の適合性など種々の条件より、接着性レジンセメントを使用しなければならない接着性の間

図2 a　接着性の間接修復法の一症例

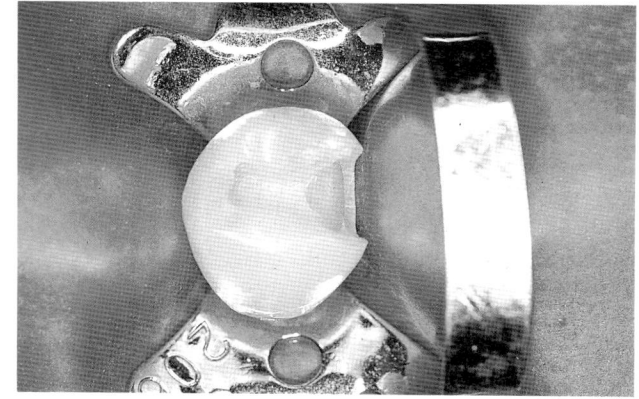

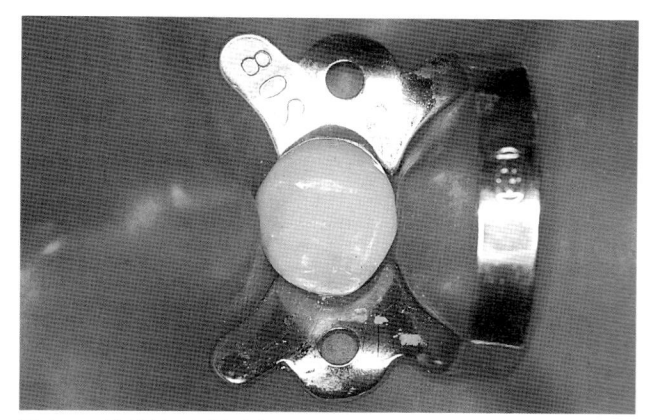

図2 b　接着性の間接修復法の一症例 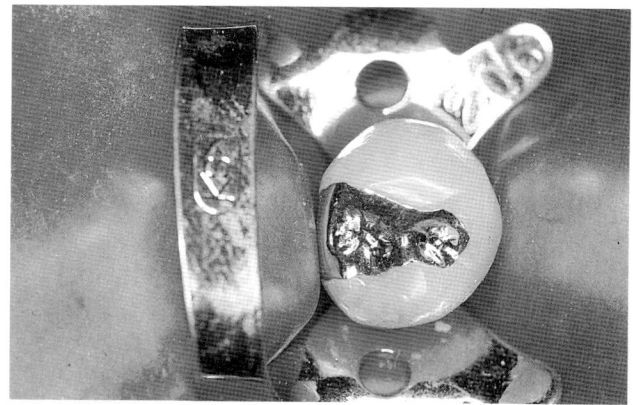　　　　　図2 c　接着性の間接修復法の一症例

間接法でも、接着性レジンセメントを使用することにより直接法と同程度の歯質削除量ですみ、健全歯質の保存に重きをおいた修復が可能である．
a．術前．旧修復物を除去後、齲蝕を完全に削除した状態．隣接面部にはアンダーカットがある．接着性レジンによる直接修復も可能である．
b．ポーセレンインレー修復例．CAD/CAM法により作製したインレーを接着性レジンセメントで装着した．
c．メタルインレー修復例．作業模型上でアンダーカットを修正し、インレーを作製した．

接修復法である．なお通常インレーは、内側性の小型のものをいうことが多いが、大型の外側性のアンレーや3/4冠、4/5冠なども含めることもある．

直接法か間接法かを選択するときの基準
●修復すべき欠損の形態　●範囲　●程度（修復材料自体が強度的に耐えうるかという点のみならず、残存歯質保護の観点からの配慮も必要）　●修復部位（とくに臼歯部では咬合力を配慮．また成形修復の容易な部位か否かも重要な選択基準）　●患歯の咬合状態　●隣在歯との関係　●萌出状態　●義歯や矯正装置など他の装着物との関係　●患者の年齢　●チェアサイドの時間　●経済性　●患者の要求度

間接法の利点
●適応範囲が広い
●接触点の回復や隣接面の形成、豊隆の付与などが容易に行える
●歯の形態や機能を正確に修復できる
●チェアタイムの遅延を防止できる
●咬合力をはじめ歯に加わる機能力を負担できる材料を使用できるため、とくに大型の外側性修復に有効

間接法の欠点（歯質接着性材料による直接修復法に比べて）
●歯質削除量が多いこと
●印象採得、咬合採得、技工操作など手間と材料が必要
●即日修復は不可能なため治療回数が増え、煩雑

（1）レジンインレー修復

形成された窩洞に適合するインレー体をコンポジットレジンを用いて口腔外において作製し、これを接着性レジンセメントで窩洞に装着する修復法のひとつである．レジンインレー用の窩洞は、修復材料の具備する諸性質より接着性の窩洞が適応であり、G.V. Blackの窩洞は適用すべきでない．本法は、主として臼歯部レジン修復のもつ種々の問題点、すなわち隣接面の形態、接触関係、摩耗や歯肉側窩縁における接着適合性、あるいは大型の欠損で修復物の形態の再現が困難なことなどを改善し、審美的でかつ経済的なレジン修復を目指した修復法である．

レジンインレー用のレジンは、そのほとんどが光重合型ハイブリッドタイプあるいはセミハイブリッドタイプのものであり、基本的には直接修復に用いる臼歯用レジンと同じである．したがって加熱処理によりレジンの重合度を高めているので、インレー体の機械的強度は若干向上しているといえども、基本的にはレジン修復の延長と考えてよい．

（2）セラミックインレー修復

陶材を用い、種々の方法によりインレー体を作製し、それを窩洞内に接着性レジンセメントを用いて装着する接着性修復法のひとつである（図2b）．セラミックインレー用の窩洞は、陶材の持つ脆性、縁端強度が低いなどの諸性質より、レジンインレー窩洞と同じく接着性の窩洞が適応であり、G.V. Blackの窩洞では不適当である．本法の歴史は比較的古く約200年前にさかのぼるが、操作が煩雑でかつ高価であったため、あまり広く普及しなかった．最近、臼歯部でも審美修復の要求が高まり、さらに新たなセラミックインレー作製法の開発や接着性レジンセメントの進歩と相まって、ふたたび注目

され始めている．とくに前歯の審美性回復を主目的としたポーセレンラミネートベニア修復は、歯質をほとんど削除しないため、接着性レジンセメントの使用なくしては成り立たない修復法である．

なおポーセレンインレーは、その製作法により、焼成法、ミリング法、鋳造法、押込み法などに分類される．

（3）メタルインレー修復

メタルインレーは鋳造によって作製される．したがって本修復法は、鋳造修復とも呼ばれる．金属は機械的強度に優れ、また精密鋳造により複雑な形態も再現可能なため、強い咬合圧を受ける大型の外側性修復物などその適応範囲は広い．鋳造用の金属は、その主成分により金合金、金銀パラジウム合金、銀合金、コバルトクロム合金、ニッケルクロム合金、あるいは純チタンなどが用いられている． ⇐ 鋳造修復

メタルインレー修復は、その歴史の長さから後述の非接着性修復法として採用されることが多い．しかしながら最近では、接着性レジンセメントが登場し、また金属とレジンセメントの接着を促進する金属表面処理法も開発されたため、図2cに示すような残存歯質の保存に重きをおいたメタルインレー修復も可能となった．

■ 2．非接着性修復

前述の接着性修復が一般臨床に受け入れられるようになった1970年頃より以前の修復法は、当然のことながら歯質に接着しない材料を用いた．したがって、健全象牙質を多量に削除して保持形態を求め、修復物を機械的に維持する必要があった．このようなG.V. Blackの窩洞を基本にした修復は、20世紀の初頭以来約100年という長い臨床経験に裏打ちされた歴史があり、術式が確立されている． ⇐ Blackの窩洞

1）直接法

歯質接着性材料による直接修復法では、齲蝕除去がそのまま窩洞概成となり、その後修復材料に合わせて多少窩洞形態を修正するだけで窩洞形成が終了し、修復操作に移行できる．ところが歯質接着性を有しない成形（練成）材料を用いる場合は、齲蝕を除去した後、G.V. Blackのいう窩洞の5要件を満たす窩洞を形成する必要がある．とくに修復物が脱落することなく口腔内で機能するように、予防拡大を含め外形形態を考慮し、さらに機械的保持形態や抵抗形態などを求めて健全歯質を多量に削除しなければならない．近年、歯質接着性材料の出現により、非接着性材料による直接修復の頻度は激減した．本修復法には、アマルガム修復ならびに直接金修復などがある．

（1）アマルガム修復

歯科用アマルガム合金は、歯質接着性を有しない．したがって、G.V. Blackの窩洞が適応となる非接着性の成形修復法として用いられる．本法は出現してから100年以上の歴史があり、簡便かつ安価で、歴史に裏付けられた信頼性があるため、その使用頻度が減少したといえども本修復法を擁護する人も多い．

前述したように、アマルガムには水銀を使用することから、その毒性や環境汚染問題についての議論もある．それら諸問題を解決すべく最近では、水銀に次いで融点が低く、室温では液体の金属であるガリウムを利用したガリウム合金修復が開発されている． ⇐ ガリウム合金修復

（2）直接金修復

本修復法は、純金の優れた展延性、柔軟性、凝集性や耐蝕性を利用し、箔状、スポンジ状、あるいは粉末などに準備された純金を窩洞内に直接填入し、積層槌打圧接により一塊の修復物として窩洞内を満たす方法である．古くはスズ箔も用いられた．純金がセ

メントラインの介在なく歯質に緊密に適合し、優れた臨床効果を示すにもかかわらず、操作の煩雑さや槌打による患者の苦痛などの理由から、現在のところ一般には行われていない．

2）間接法

口腔外で作製されたインレーを、歯質接着性を有しないセメント、すなわち合着用セメントを用いて窩洞に装着する修復法である．非接着性のインレー窩洞は、非接着性材料による直接修復窩洞と同様に、G.V. Blackの窩洞の5要件を満たす必要がある．すなわち、外形形態、機械的保持形態や抵抗形態などを考慮して健全歯質を削除する必要があり、さらに外開きでなければならない．したがって本修復法は、齲蝕除去後残存した健全歯質を極力保存するという概念からは、最も遠いところに位置する方法である．

⇐ G.V. Blackの窩洞の5要件

メタルインレー修復

作製したメタルインレーを装着する合着用セメントには、リン酸亜鉛セメント、カルボキシレートセメント、グラスアイオノマーセメントの3種類が主として現在使用されている．カルボキシレートセメントおよびグラスアイオノマーセメントには歯質接着性があるが、接着性レジンセメントに比しその強さならびに耐久性に劣るため、それらは非接着性の間接修復に用いる合着用セメントとして扱われている．

3．修復物の形態と面の性質

1．修復物の形状に関する要件

施された修復物が口腔内で長期的に機能するためにはその形状が一定の要件を満足していなければならない．その要件は大きく分けると修復物の外面的形状（形態）と窩壁に対する接合状態に関する事項になる．

1）外面的形状に関する要求

修復物は残存歯質や残存歯あるいは口腔全体と調和した、①自然的もしくは審美的な形状を回復する必要がある．また修復物には、②機能的、生理的形状が与えられていなければならず、そのためには咬合面形態や接触関係などが適正でなければならない．さらに修復後新たな病変や傷害が生じないよう、③予防的形状を備えていなければならず、次のような条件が必要とされている．イ）良好な窩壁適合性、ロ）適正な辺縁部形状、ハ）適正な接触関係、ニ）周囲軟組織への無害性．

⇦ 良好な窩壁適合性
⇦ 適正な辺縁部形状
⇦ 適正な接触関係
⇦ 周囲軟組織への無害性

2）修復物の窩壁面に関する要求

修復物は全て窩壁に接着することが理想的であるが、それが期待できない修復法では少なくとも窩壁に密着適合することが望ましい．これにより修復物の保持力増進、漏洩、感染の防止ならびにそれに起因する辺縁部の着色や破折、二次齲蝕の防止などが期待できるのである．殊に修復物辺縁と窩縁との間の隙間を封鎖し、そこからの漏洩を防ぐことは修復上の重要事項であり、これには次のような諸因子が関与している．

辺縁封鎖に関与する窩壁側因子
①窩壁の汚れ（清掃度）
②窩壁の荒さ
③歯面処理の有無や良否

辺縁封鎖に関与する修復物側因子
①修復物の接着性
②修復物の適合性
③材料の硬化時膨縮
④修復物の温度膨縮
⑤修復物の年齢（アマルガム窩壁面での腐食やインレー修復における合着材の溶解）

2．修復物の外面的形態

⇦ 修復物の外面的形態

1）辺縁部形態

辺縁性二次齲蝕や歯肉炎の予防的形態として、修復物辺縁は歯面窩縁へ等高平坦に移行していなければならない（図3a）．即ち、辺縁―窩縁接際部で屈曲や、辺縁部の不足、過剰溢出があってはならず（図3b〜d）、これらが存在する場合は辺縁をスリ合わせる

⇦ 等高平坦

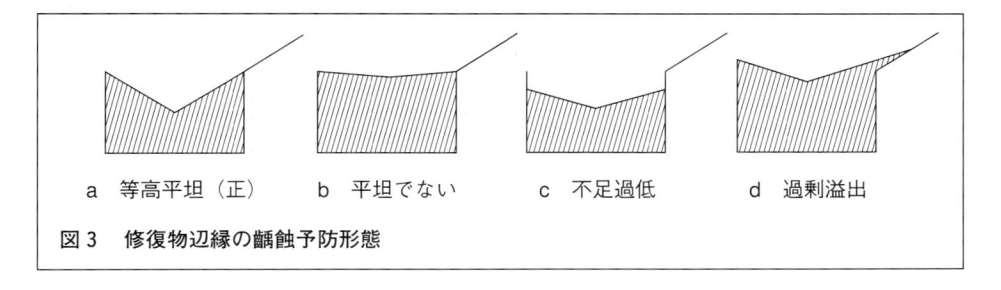

```
a 等高平坦（正）   b 平坦でない   c 不足過低   d 過剰溢出
```
図3　修復物辺縁の齲蝕予防形態

ことによって両者の関係を補正する．特に二次齲蝕の原因となり易いのは過剰溢出である．脆い材料であるアマルガムでは破折して階段を作り，一方，粘りのある金属材料によるインレーなどでは溢出部がめくれ上がり，いずれにしてもそこに食物残渣が貯留する．

2）咬合面形態

内側性修復物では残存歯面と調和するよう付形すればその形態はほぼ決定するが，外側性の大型修復物ではさらに咀嚼運動をも含めた広汎な要素を加味する必要がある．以下にその要点を述べる．

（1）咬頭および咬合斜面の形態

修復歯咬合面は中心咬合位において他歯と平均した強さで接触咬合しており，また早期接触のない，咀嚼運動に調和した斜面形態をもつ必要がある．形態付与時の基準としては小欠損では，①残存歯面を延長させて決める．大型欠損ではその他に，②隣接歯や対合歯の咬合面形状，③下顎運動時の咬合状態等を参考とする．そして最終的には口腔内で咬合紙を介して咬合状態の点検と調整を行うのが通則である．なお頬や舌を噛まないために，殊に咬頭被覆型修復物では上下顎歯の相互の頬面や舌面を同一平面でなく食い違わせ，そこにV字状の空隙を与えるようにする．

⇦ 残存歯面を延長
⇦ 隣接歯や対合歯の咬合面形状
⇦ 咬合状態

（2）窩溝の形態

修復物咬合面には咀嚼時の食物の逃げ道（spill way）として窩溝が必要である．深さは咬合斜面の延長会合によってできる谷の程度とする．ただし高度の咬耗歯では咬合斜面とは関係なく要所に溝を形成する．溝の数については無理に副溝を付ける必要はなく主な溝のみを形成すればよい．

⇦ 食物の逃げ道（spill way）

（3）辺縁隆線部の形態

辺縁隆線は，その高さを隣接歯のそれにそろえることが重要である．これにより歯間部への食片圧入が防止され，また咬合運動も支障なく行われる．ただし辺縁隆線部に広い外斜面があると食片圧入が起こり易くなるし，また脆い修復材料の場合には同部が薄弱となり過ぎると，そこが破折し易くなるので注意が必要である．

3）切縁および唇面の形態

咬合運動と調和した機能的形態を与えるとともに，自然的で，かつ隣在歯や対合歯，同名対称歯とも調和した審美的形態を与えるように努める．

4）隣接面の形態

修復物の隣接面形態は大部分は隣在歯との接触点部の形態調節を意味することになる．

（1）接触点の意義と重要性

接触点（contact point）とは歯が隣在歯と接触する部分をいう．この接触部は実際には僅かに摩耗していて小さな面（area）となっていることが多いがやはり接触点と呼称さ

⇦ 接触点（contact point）

れている.

接触点が正しく付与されていないと歯間に食片が圧入されて貯留し以下のようなことが生じる.

> ①咀嚼や発音機能の障害
> ②歯周組織傷害
> ③齲蝕発生
> ④歯の傾斜や捻転、移動

（2）接触点の位置

修復物の接触点は一般にヒトの正常歯列における位置に準じて付与される．正常天然歯列における接触点の位置は次の如くである．

a．頬（唇）舌的な位置

前歯では接触点の高さにおいてちょうど歯の厚みの中央にある．臼歯では頬側寄り約1/3の所にある（図4a、b）．従って臼歯部では接触点の両側に存在する鼓形歯間空隙は頬側よりも舌側で深くなっている．

⇦ 歯の厚みの中央
⇦ 頬側寄り約1/3

図4 正常天然歯列の接触点の位置

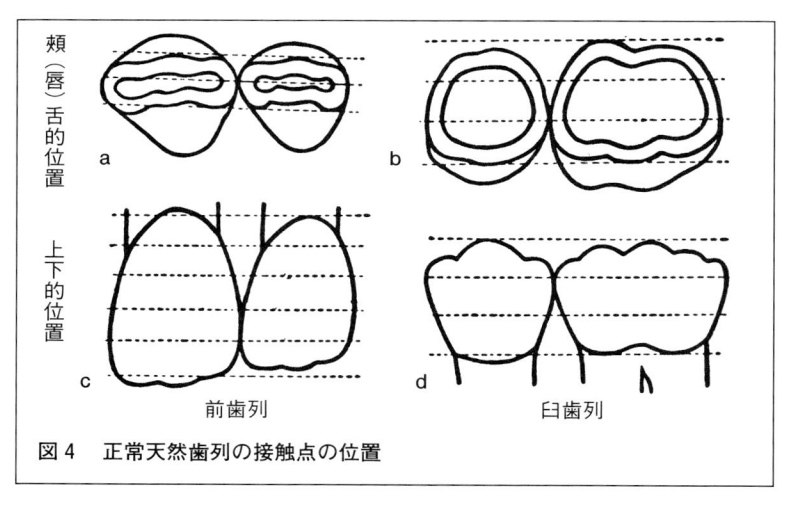

b．上下的な位置

接触点は歯冠の歯頂側寄り1/5（前歯部）から1/3（臼歯部）の所にある（図4c、d）．前方歯から後方歯に行くに従い接触点は歯肉側に近づく傾向がある．修復物に与える位置が正常な高さより低過ぎるのは絶対に避けるべきである．低過ぎると隣在歯との間にできた谷間へ食片が容易に圧し込まれてしまうからである．

⇦ 歯頂側寄り1/5（前歯部）
　から1/3（臼歯部）

（3）接触点の形状

接触点の形状は特に臼歯部において重要である．これに関しては次の3条件が必要と考えられている（Pichlerの3条件）．

⇦ Pichlerの3条件

a．強固な接触

咀嚼時には通常、食物がかなり強い力で歯間に圧し込まれようとする．これによる両歯間の圧排に対し、接触点部は強く抵抗しなければならない．従って修復物は必ず隣在歯に接触せしめておく必要がある．なお接触点の接触強さはデンタルフロスによって簡易に診査できるが、一定厚さのステンレスチール板（コンタクトゲージ）を挿入して診査する方法も行われている．

⇦ デンタルフロス
⇦ コンタクトゲージ

b．点状の接触

正常歯列においては、その完成直後では接触点は点状をしている．そして年齢が進むと接触点の摩耗が起こり横長の線状または帯状の接触点となる．接触点の面積が大きく

なると、はさまった食片は容易には除去できなくなる．このような事から修復物の接触点は常に点状接触となるようにし、その後摩耗により線状に変化するのは支障ないと考えるのが妥当である．その際、接触は鋭く突出した点によるものではなく、おおらかな球面と球面による点状接触となるよう心掛けるべきである．これにより修復歯や隣在歯の回転や傾斜なども防止できることとなる．

　c．滑沢な接触点部

接触点付近に粗造面があると、食片がはさまった時容易には除去できない．それら、あるいはその一部が放置されると齲蝕を起こしたり、また歯肉炎の原因となる．

5）頰舌面形態

Ⅴ級やくさび状欠損窩洞あるいは3/4冠や全部冠窩洞などで唇頰面や舌面の歯頸部が修復される時、その歯肉側辺縁については、歯肉縁を食物流の衝突から守る上で歯頸部豊隆の形態に考慮が必要である．即ち、歯肉がある程度以上退縮しているような時、修復物辺縁に豊隆が少な過ぎると食物が歯肉縁に衝突し歯肉炎や歯肉退縮を起こす．逆に豊隆が強すぎると食物流による歯肉縁のマッサージを受けにくくなり、かつ食物残渣が停滞し歯肉炎を起こし易くなる．従って修復物の唇頰面や舌面の歯肉側辺縁部には歯の形態や歯周組織と調和した適度の豊隆を付与する必要がある．

⇐ 歯頸部豊隆の形態

6）修復物の面の性質

修復物は形態が適正であるとともに、その外表面は滑沢なものでなければならない．表面が粗造であると次のような害が生じる．

①修復物に対して異物感や不快感が生じ、特に粗造度が著しい場合には舌や頰粘膜に傷を作る可能性もある．
②修復物の体部や辺縁部に食渣などの汚物や異物が付着貯留し易くなり、修復物の変色、着色や二次齲蝕、歯肉炎などが生じる．
③特に金属性修復物では表面に化学的侵襲を受け易くなり腐食され易くなる．これに対し、研磨エネルギーによって修復物最表層の結晶粒子が破壊され、無構造に近い層（ベイルビー層）になると電気化学的腐食傾向は小さくなると言われている．
④粗造面は天然歯冠のように光り輝くことはなく、審美的にも望ましいものではない．

3．仕上げ研磨

1）意義（生物的な意義）について

仕上げ研磨とは、単に表面を磨いて艶を出す操作と理解されている傾向にあるが、仕上げ研磨を行うにあたって大切なことは、仕上げ研磨を行いながらその修復物の最終的チェックを同時に行う必要があるということである．また、仕上げ研磨は仕上げ操作と研磨操作に分けて理解しなければならない．

このように修復物はその製作の最終段階において、窩縁からの溢出部がなく、その辺縁は円滑に移行するように、残存歯質と等高平坦に仕上げられ、さらにその表面は凸凹がなく、滑沢に研磨されなくてはならないが、修復物を仕上げ研磨することは形態的、機能的に生体の一部として十分に適応させ、長く保たれるようにするために行う操作であり、その意義は次のようである．

> 仕上げ（finishing）操作は修復物の咬合関係を調整、細部にわたる形態修正、過剰溢出部の除去、窩縁部の円滑な移行、凸凹傷を除去して研磨の下地作りなどをすることである．
>
> 研磨（polishing）操作は仕上げの完了した修復物表面の粗さをできるだけ小さくする操作で、荒研磨から始めて遂次、最終研磨の表面を滑沢にする艶出しまで行うことである．

⇐ 仕上げ（finishing）操作
⇐ 研磨（polishing）操作

（1）化学的意義

修復物の表面が粗造であると、汚物の沈着により腐食を増すばかりでなく、接触面積

が大きいので化学的侵蝕により腐食されやすくなる．しかし，金属修復物の表面を仕上げ研磨すると，その機械的エネルギーによって，最表層の結晶粒は破壊され，ほとんど無構造に近い極微結晶粒の薄層が生成される．この薄層をベイルビー（Beilby）層といい，この層の生成により金属間電位差が小さくなり，電気化学的な腐食傾向が少なくなるといわれている．ただし，アマルガムや鉛などの低溶合金は研磨してもベイルビー層はできないといわれている．

（2）口腔衛生学的意義

修復物の面が粗造であると汚物が付着したり，停滞しやすくなり，プラークの形成が著明になる．その結果，修復物は腐食されやすくなるとともに，辺縁部では二次齲蝕，歯頸部では歯肉炎などを起こしやすくなる．

（3）生理学的意義

修復物の辺縁や表面が粗造であったり，微小突起があると口腔粘膜や舌尖部は違和感や不快感を覚える．さらに，辺縁部などは口腔粘膜や舌尖部を傷つけたり，疼痛を誘発したりする恐れもある．

（4）審美的意義

研磨により，修復物表面も天然歯のような美しい光沢を持つようにすることは外観上きわめて好ましいことである．とくに部分修復が多い保存修復の分野では修復される天然歯と同程度の光沢を持つことは審美的条件として重要である．

2）用具、術式

一般に仕上げ研磨方法を大別すると、機械的、化学的および電解法の3つの方法がある．しかし、保存修復において、用いられるのは機械的仕上げ研磨がほとんどである．

仕上げ研磨方法は修復材の種類によって異なる．たとえば、同じ金属材料でもインレーは熱の影響をあまり受けないが、アマルガムは摩擦熱の発生により、金属組成が変化するので過熱は避けるべきである．コンポジットレジンのような複合材は回転器具の低速化と軽圧に留意が必要であり、修復材料により最も適当な方法を選択する必要がある．

仕上げ研磨に用いる使用器具、術式を目的別に分類整理すると次のようである．

（1）形態修正の用具、術式

a．フィニッシングバー（finishing bur）

窩洞形成用のスチールバーより刃の刻みが浅く、無横目の細目のスチールバーである（図5）．インレーバーや細目尖形裂溝状バーもこれに含まれる．主としてアマルガム修

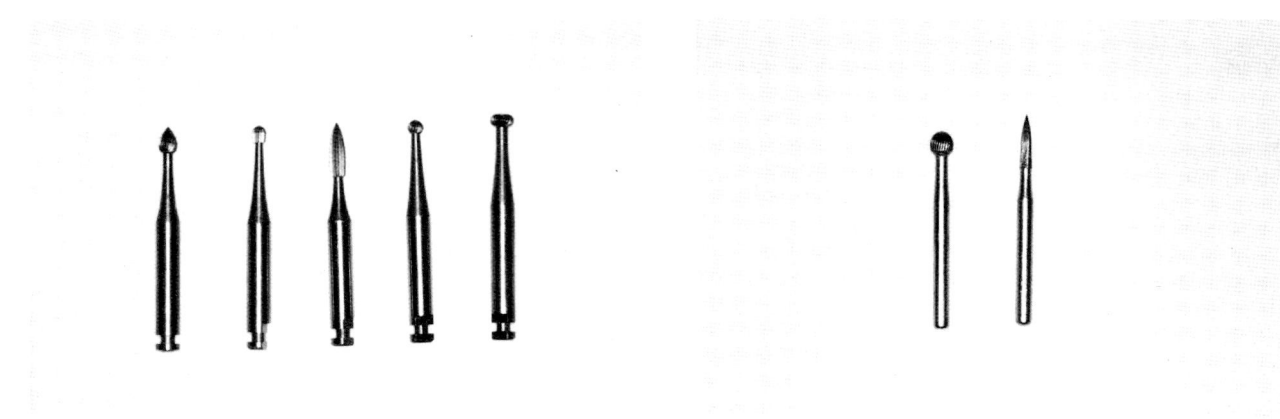

図5　フィニッシングバー　　　　　　　　　　図6　タングステンカーバイドバー

復や金属インレー形態修正、小窩裂溝の整備、辺縁のすり合せなどに用いられる．使い捨てのスチールバーで代用も可能である．コンポジットレジン修復の調整には仕上げ用のタングステンカーバイドバー（図6）を用いる．

b．ダイヤモンドポイント（diamond point）

窩洞形成用器具として頻繁に使用されるダイヤモンドポイントは普通のダイヤモンド粒子（medium grit）の他に、微粒子（fine grit）や超微粒子（superfine grit）を使用したもの（図7）があり、形態の修正用、トリミング用として用いる．特にコンポジットレジン修復では大きな過剰溢出部ができたときに用いるが、削除過多やエナメル質なども削除しやすいので注意が必要である．

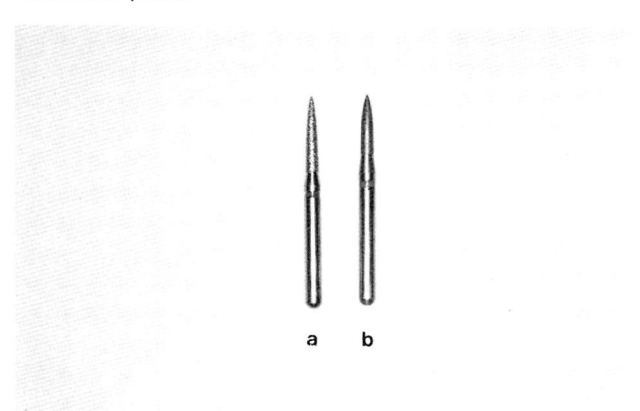

図7　ダイヤモンドポイント（a微粒子　b超微粒子）

c．カーボランダムポイント（carborundum point）

人工的炭化ケイ素の微分に長石末を入れ、各種の形状の金型で成型し、1,300℃で焼結したもので（図8）、レジン、ゴムなどの結合材で圧縮賦形したポイントもある．窩洞形成時には窩壁の仕上げに用いられるが、鋳造修復物の形態修正や大きな気泡、バリ等を削除するのに低速で用いられる．臨床の場より技工室で使用されることが多い．また、カーボランダムという名称はカーボランダム社の登録商標であるが、現在ではJIS、ISOで公用語として使われている．

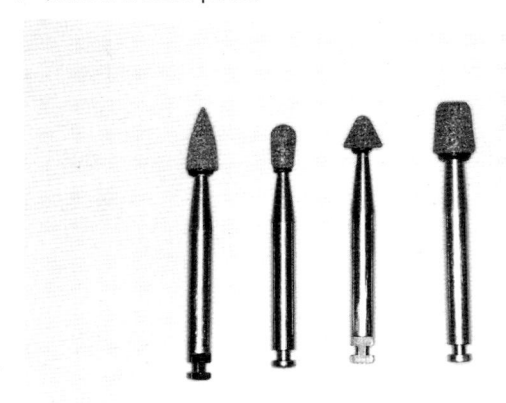

図8　カーボランダムポイント

d．ホワイトポイント（white point）

硬い無機質であるアルミナ Al_2O_3 の1種である砥材アランダムを1,000℃以上に加熱してつくったもの（♯600、70%）を溶かした長石（30%）でかため、成形してポイントにしたものである（図9）．コンポジットレジンの形態修正、研磨に使用される．

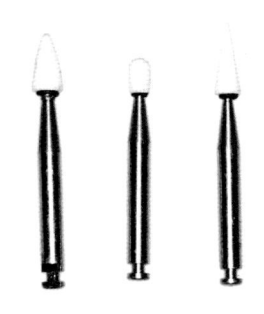

図9　ホワイトポイント

（2）表面仕上げの用具、術式

a．仕上げ研磨用ディスク（polishing disk）

薄い紙やプラスチックの円盤の表面に粒度の違った砥粒をコーティングしたものである（図10）．砥粒の種類はシリカ（酸化ケイ素）、ざくろ石（garnet）、エメリー（emery）などを用いたが、最近では炭化ケイ素（silicon carbide）やアルミナ（alumina）などの硬度の高い砥粒が使用されている．砥粒の粗さによって普通2〜3種類に分けられており、平滑面の荒傷の除去に使われる粗いもの（#280〜600）から順次微細な砥粒のディスク（#1,000〜2,000）に交換して研磨する．隣接面を除き、主として非金属研磨に使用する．

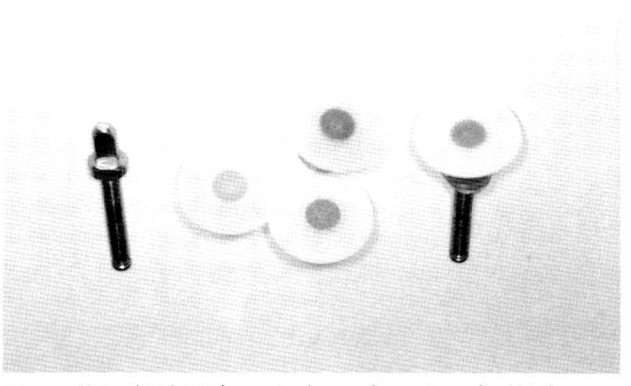

図10　仕上げ研磨用ディスク（スーパースナップ、松風）

b．仕上げ研磨用ストリップス（polishing strips）

歯間の隣接面研磨専用として用いられる器具である．細長い短冊形の紙、プラスチック（図11）やスチール（図12）の表面に仕上げ研磨用ディスクと同様の素材の砥粒をコーティングしたものである．

図11　仕上げ研磨用ストリップス（プラスチックストリップス）　　図12　仕上げ研磨用ストリップス（メタルストリップス）

c．シリコーンポイント（silicone point）

炭化ケイ素やアルミナ（荒磨き用）や炭酸カルシウムなど（艶出し用）の粉末をシリコーンラバーで固めてポイント形状としたものである（図13）．ほとんどすべての修復材の研磨に幅広く応用される．特に金属インレーや陶材の研磨に最適である．コンポジットレ

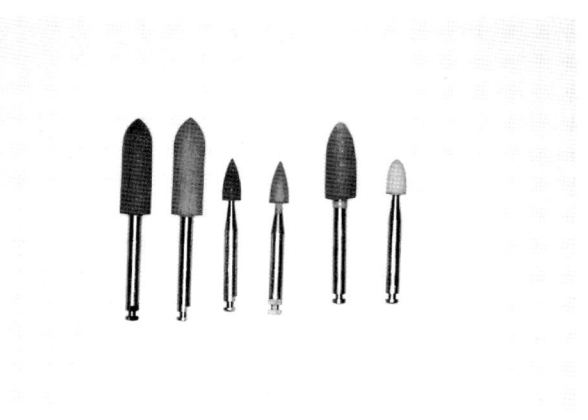

図13　シリコーンポイント

ジンやアマルガムを研磨する際には研磨熱の発生を防止するために注水下で使用する必要がある．将来さらに改良が進めば、あらゆる修復材の仕上げ研磨器具として重要視される可能性がある．

d．研磨用ペースト（polishing paste）

浮石末をグリセリンでといた泥状物（荒磨き用）、酸化亜鉛グリセリン泥（艶出し用）が従来のものであったが、現在ではポリペーストという名称のアルミナ微粉を含む研磨材が研磨、艶出し用として開発され、市販されている（図14）．軟ペースト状で延びがよく、研磨が効果的である．

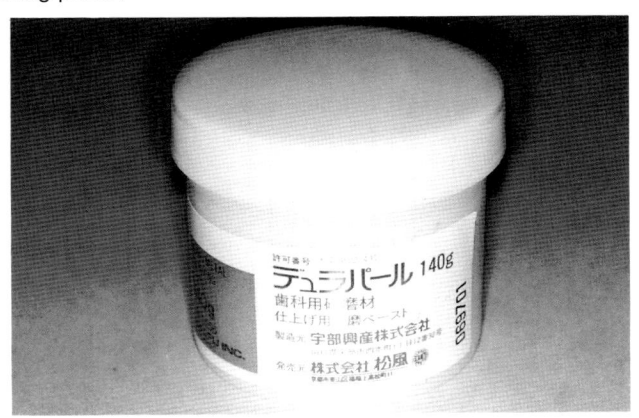

図14 研磨用ペースト

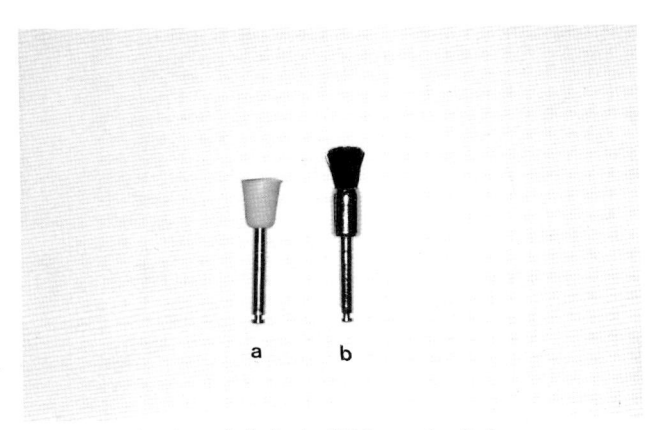

e．ラバーカップ（rubber cup）

研磨用ペーストを介在してアマルガムやコンポジットレジンを研磨する（図15 a）．

f．ブラシコーン（brush cone）

研磨用ペーストの研磨泥をつけてアマルガムやコンポジットレジンを研磨する（図15 b）．

図15 ラバーカップ（a）とブラシコーン（b）

g．フェルトコーン（ホイール）（felt cone（wheel））

金属用研磨材として、比較的軟らかい金属（金、パラジウム、銀合金等）には酸化鉄（赤色微粉末を棒状にした赤棒－図16b）、比較的硬い金属（コバルトクロム、硬質ニッケル合金等）には酸化クロム（青色微粉末の青棒－図16a）を砥粒としてフェルトコーン（図17）に塗布して艶出しに用いる．レジン用研磨にはケイソウ土粉末を用いて、仕上げ艶出しを行う．

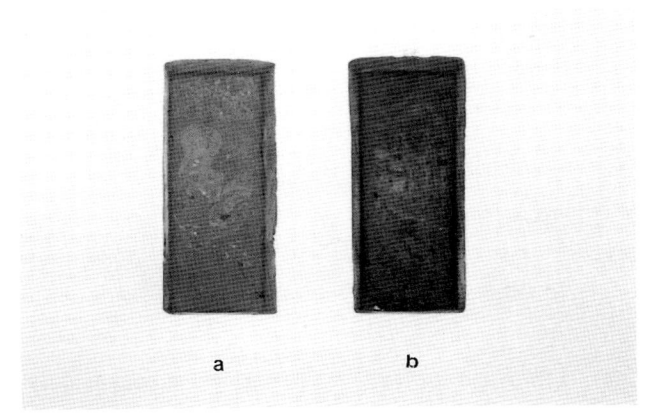

図16 酸化鉄（青棒a）と酸化クロム（赤棒b）

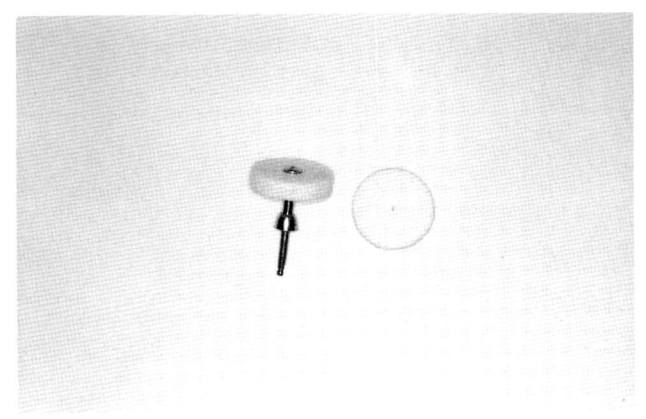

図17 フェルトホイール

h．鹿皮ホイール（chamois skin wheel）

カモシカの皮で作ったホイールで、酸化クロムや酸化鉄をこれにつけて金属インレーの研磨、艶出しに用いる（図18）．

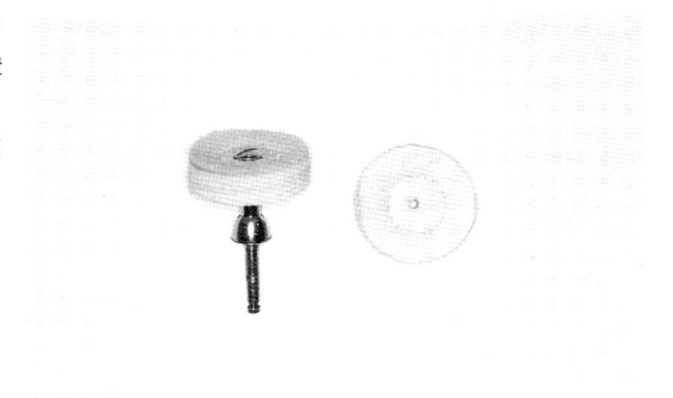

図18　鹿皮ホイール

4．材料とプラークの付着

修復した歯の表面には、初期では歯面上の獲得ペリクルと初期に付着する菌体との間にスクロース非依存的なプラークが作られる．その後プラーク構成菌中の細菌がスクロースから粘着性グルカンを合成し、固着された齲蝕プラークが形成される（図19）．

⇦ プラーク

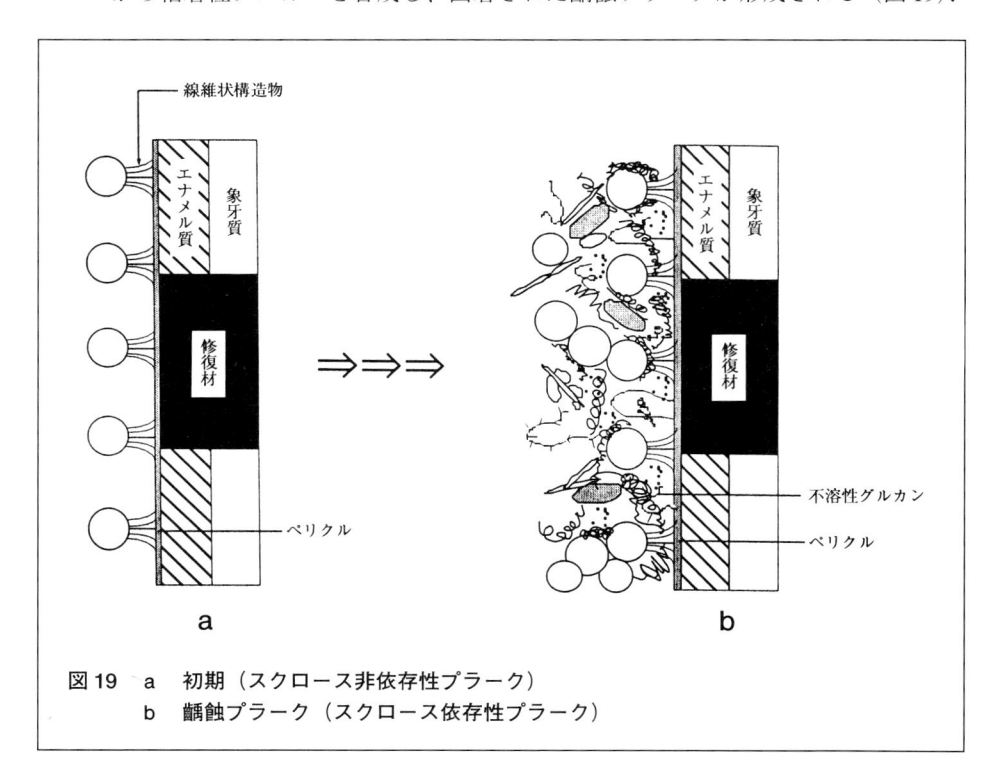

図19　a　初期（スクロース非依存性プラーク）
　　　　b　齲蝕プラーク（スクロース依存性プラーク）

これまでの研究から、コンポジットレジン修復の二次齲蝕の発症には修復材料表面に付着している細菌および材料と歯質との間に生じたギャップに生息している細菌が関与するといわれている（図20）．すなわち、エナメル質より修復材料の方がプラーク形成を引き起こしやすいことから、修復物表面に蓄積されたプラークが原因となり、窩縁部のエナメル質が脱灰され、その部分に齲蝕が生じる（図20 a）．また、窩壁と修復物との間に微少漏洩（microleakage）が生じ、その空隙に細菌が侵入し、細菌の産生する酸によって歯質が脱灰され、二次齲蝕が生じる（図20 b）．

⇦ 二次齲蝕

⇦ 微少漏洩（microleakage）

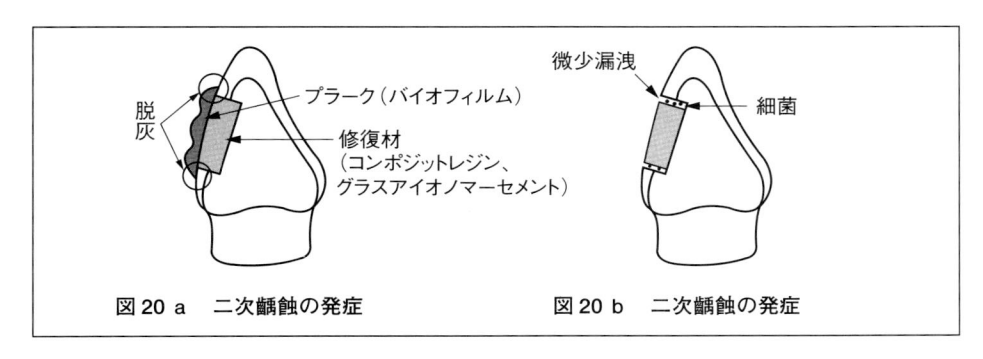

図20 a　二次齲蝕の発症　　　　図20 b　二次齲蝕の発症

　加えて、コンポジットレジン表面には歯周炎関連細菌である*porphyromonas gingivalis*が付着し、歯頸部にコンポジットレジンを修復した際、歯肉溝浸出液の増加および歯肉炎を引き起こす可能性を指摘する報告もある．

　さらに、修復材表面に集積したプラークが修復物周囲の隣在歯に対して齲蝕を引き起こす可能性も否定できない．

　表3にはコンポジットレジンおよびグラスアイオノマーセメントに初期付着する口腔細菌の分布を示している．両修復材料間の細菌付着量に差が認められ、コンポジットレジン（10^5個）の方が多く、コンポジットレジンにおいては口腔細菌が付着しやすい傾向にある．したがって修復後のプラークコントロールに充分な注意を払う必要がある．

表3　口腔細菌のコンポジットレジンおよびグラスアイオノマーセメントへの初期付着性

	コンポジットレジン	グラスアイオノマーセメント
		（％）
通性嫌気性菌		
グラム陽性球菌	62.1	77.8
グラム陽性桿菌	15.7	14.1
グラム陰性球菌	0.7	0
グラム陰性桿菌	0	0
偏性嫌気性菌		
グラム陽性球菌	3.3	1.9
グラム陽性桿菌	5.5	2.4
グラム陰性球菌	3.6	1.4
グラム陽性桿菌	9.1	2.1
付着細菌量	10^5個	10^4個

4. プラークコントロールと定期検診

プラークコントロール（plaque control）とは、プラークの形成を抑制するとともに、形成されたプラークを除去することによって、齲蝕や歯周疾患の発生を予防することである。

⇐ プラークコントロール

プラークコントロールとブラッシングは同様な意味で用いられることも多いが、この両者の内容は若干異なっている。プラークコントロールには、患者自身のブラッシングによるプラーク除去に加えて、歯科医師あるいは歯科衛生士による口腔清掃、さらにプラークの発生を予防するための食事指導なども含まれる。一方、ブラッシングは、プラーク除去のみならず、歯周疾患の治癒を促進する歯肉のマッサージ効果、さらに、審美性の維持のための歯の表面の色素沈着防止をも目的としている。

⇐ 口腔衛生指導

プラークコントロールは、修復処置の前準備として、さらに修復処置後の維持管理のために重要である。

修復処置に先だってプラークコントロールを行い、歯の表面のプラークを除去したり、さらに歯肉の炎症を治癒させて、口腔内の環境を整えておくことは、以下のような点で特に重要である。

①プラークが歯の表面に付着していると、健全歯質と罹患歯質の鑑別が困難になる。口腔診査時に、齲蝕による実質欠損はもとより、特に脱灰部を見落とし易く、COであるべき脱灰部を探針による触診によって破壊して歯の実質欠損を作ってしまう。

②プラークの付着があると、窩洞形成時に誤ってプラークが窩洞内に入り、スミヤーレイヤーなどと共に窩底部に圧入され、窩洞に細菌を残存させることになる。

③成形修復材の塡塞時やインレーの装着時に誤って周囲の歯の表面のプラーク及び細菌を窩洞内に取り込んでしまう。

④コンポジットレジンの塡塞の際に、プラークの付着や歯肉の炎症に伴う出血があると、窩洞の汚染によって接着性が損なわれる。

⑤プラークの付着、またはそれに伴う歯肉の炎症があると、窩洞形成時の歯肉窩縁部の設定が困難である。

⑥歯肉に炎症があると、鋳造修復の際に、正確な歯肉辺縁部の印象採得が困難になる。

一方、修復処置後のプラークコントロールの重要性については、以下のような点が挙げられる。

①プラークコントロールは、齲蝕の発生を防止するとともに口腔内の細菌数を減少させ、特に高齢者などでは誤嚥による気管や肺などへの菌の侵入を防止し、全身的な健康の維持に貢献する。

②修復物は、健全歯質と比べて表面が粗造であり、また辺縁に段差を生じやすく、プラークの付着によって二次齲蝕を生ずる危険性を有している。

③術後のプラークの付着は、歯肉の炎症を惹起し、その退縮をまねき、修復物の歯肉側辺縁部に歯質が露出して、二次齲蝕の危険性が増したり審美性が低下する。

■ 1．プラークコントロールのための診査及び前準備 ■

修復処置においても、他の歯科医療行為と同様に、全身状態の把握が重要である。たとえば、情緒的不安定、習慣性口呼吸、シェーグレン症候群などによって唾液分泌量が減少して口腔乾燥症を生じている患者では、多発性齲蝕を生じている場合が多く、プラークコントロールが特に重要になる。高齢者あるいは手指の機能麻痺を伴う患者では、通常の歯ブラシを用いたブラッシング操作が困難な場合もある。また、多発性齲蝕の見

られる症例では、甘味飲料の大量摂取等の食習慣、あるいは酸蝕症などの生活環境因子について、問診等によってその原因を明らかにする必要がある（図21）．さらに、変色歯については、全身的既応歴及び服用薬についての問診を欠かすことができない．

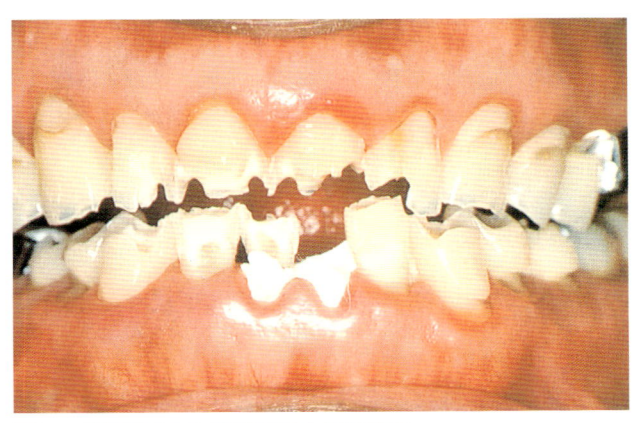

図21　習慣的クエン酸飲用による酸蝕症

次いで、口腔診査より、齲蝕歯、喪失歯、修復歯の数、残存歯数を把握する．その際、著しいくさび状欠損や歯根の露出を生じている場合には、不適切なブラッシングが行われている可能性があり、適切な方法を指導する必要がある．歯の表面の色素や歯石の沈着は、歯科医師あるいは歯科衛生士によるスケーリングや歯の表面研磨によって除去するが、患者自身のプラークコントロールも大切である．

大きな齲窩を生じているような歯には、まず齲蝕病巣をできる限り除いた後にセメント仮封などの応急処置を行う．これは、齲蝕病巣由来の口腔内細菌数を減少させ、さらに食物残渣が齲窩に停留することがないようにして、プラークコントロールを行い易い口腔内環境を整えるためである．また、齲蝕あるいは歯頸部知覚過敏による痛みが主訴であるような場合には、プラークコントロールに対する患者の協力を得やすくするためにも、まずその痛みを除く必要がある．

2．プラークの染め出し

プラークの染め出しは、プラークの付着状況を適確に把握しスコアに記載するために必要である．またプラークの染め出しを行い、患者自身によってプラークの付着状態を確認させることは、患者教育のための効果的な方法である（図22）．

多くの組成からなるプラーク染色剤が用いられている．一般には、プラーク

図22　プラーク染め出し口腔像

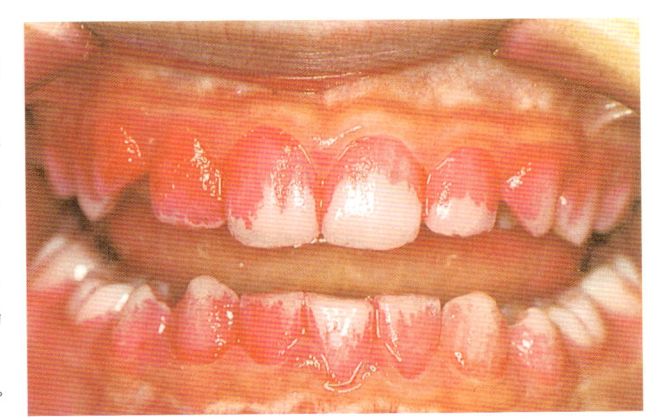

を赤く染め出す赤色の色素としてエリスロシン（食用赤色3号）が用いられている．また、付着初期のプラークは青く染めるが、長期に付着しているプラークすなわち成熟部は還元されて赤色に変色して、習慣的な磨き残しの部分を知ることのできる酸化還元電位指示薬（メチレンブルーとトリフェニルテトラゾリウムクロライドの合剤：TTC）も用いられている．

⇐エリスロシン

⇐TTC

染色剤は液状あるいはゼリー状、さらに錠剤として市販されている．液状あるいはゼリー状の染色剤の使用法は、以下の通りである．まず、コットンロールを用いて簡易防湿を施した後に、コットンペレットに含ませた染色剤を歯面全体に塗布し、水による洗

口を行わせる．一方、錠剤の染色剤は、家庭あるいはグループを対象とした指導に用いられることが多い．錠剤を口腔内でかみ砕いて唾液で溶かし、1分程全歯面にいき渡らせたあと、水による洗口を行わせる．

プラークの染め出し剤の使用にあたっては、患者の衣類を汚さないように充分に注意を払う必要がある．また、当日のブラッシング後も口腔内に色素が付着して審美性が損なわれる点について、患者の了解を得ておく必要がある．

3．プラークスコアの評価

多くのプラークスコアが用いられているが、O'Leary の plaque control record（PCR）が、ひろく用いられている．本法では、歯面を近心面、遠心面、唇（頰）面、舌面、に4分割したチャートを用いる（図23）．

プラークを染め出した後に、探針あるいは歯周プローブを用いて、それぞれの歯面の歯頸部に付着したプラークの有無を評価し、記録する．プラークスコアは、以下のように算定する．

図23　O'Leary の plaque control record（PCR）（歯の番号等、一部修正）

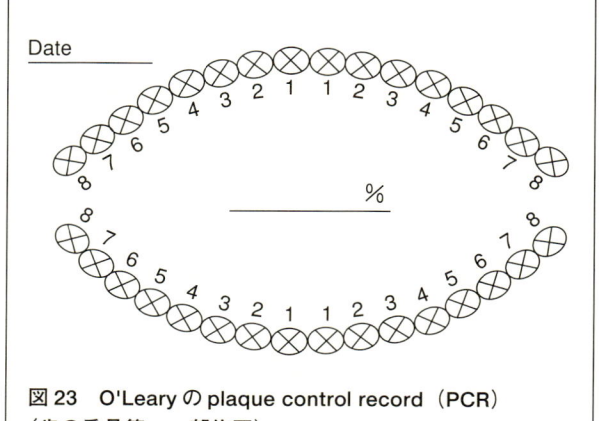

PCR＝プラークの染め出された歯面の合計／被験歯面の総数×100（％）　　　⇐ PCR

4．モチベーション

モチベーション（motivation）は、歯科では動機づけと訳されている．プラークコントロールにあたっては、歯科医師や歯科衛生士による専門的治療とならんで、患者自身によるブラッシングの励行が重要である．患者に自分の力で口腔内の清掃状態を改善させ、齲蝕や歯周疾患の予防のための行動を起こさせることがモチベーションである．まず、齲蝕とはどのような疾患であるか、その原因について説明し、治療法はどのように行うのか、あるいは放置した場合にはどのような結果に陥るのかについて患者の理解を深めることが大切である．さらに、患者自身の口腔内のプラークの付着状態を認識させることも重要であり、プラークスコア上での数字を示すと同時に、患者自身の目で確認してもらうことが欠かせない．そのために、プラークを染色した後に、その沈着状態を、従来は手鏡を用いて患者にのぞいてもらっていたが、最近は小型ビデオカメラで撮影した画像をモニター上に映し出す装置も用いられるようになってきた（図24）．このようなビデオ画像は、画像データとして保存できること

⇐ モチベーション

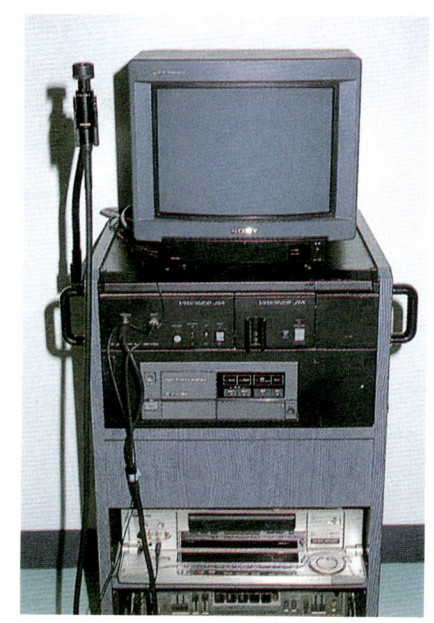

図24　口腔内撮影装置

から、プラークコントロールの効果を患者に説明する上でも有用である．また、患者の口腔内の状態や、正しいブラッシング法、患者の治療内容の選択肢などを含めて、詳細な説明の音声をも取り込んだビデオテープを患者に貸与して、自宅で充分に時間をかけて見ることにより、理解、納得させる方法も効果的である．

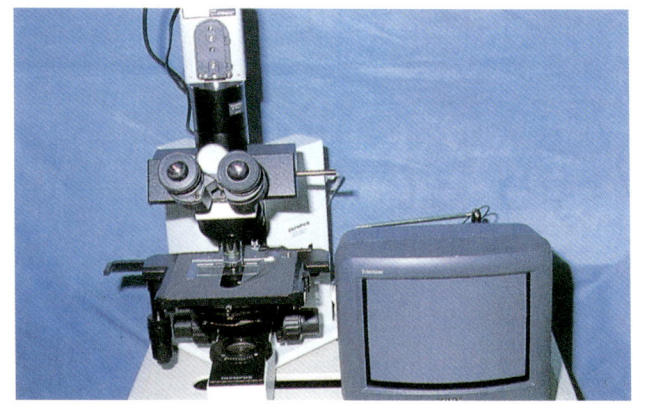

図25 位相差顕微鏡装置

さらに、プラークを口腔内から採取し、位相差顕微鏡下でプラーク中に含まれる生菌を患者に観察させる方法も行われている（図25）．モチベーションについては、患者の年令、性別、社会的環境、デンタルIQ等を考慮する必要があり、患者との間に信頼関係が成立して始めて、有効なプラークコントロールが達成できる．

5．プラーク除去法

物理的除去には、歯科医師あるいは歯科衛生士などの専門職が行うスケーラーや歯面研磨器によるプラーク除去も含まれる．しかしながら、プラークの歯面への付着時間を考慮した場合には、一日最低一回、できうれば毎食後に口腔清掃を行うことが望ましく、患者自身が日常習慣的に行うことのできる簡便な方法が望

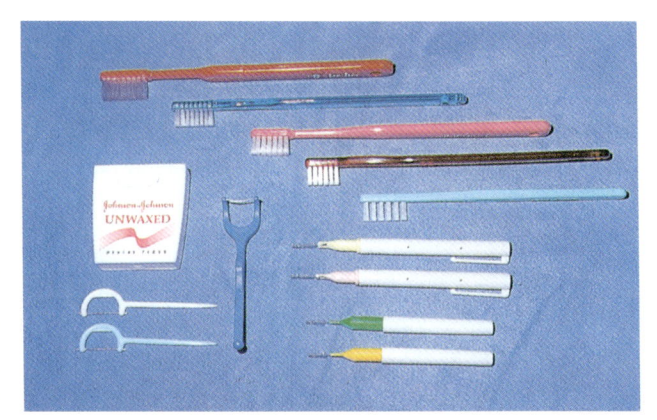

図26 歯ブラシ及び補助的清掃器具

まれる．一般には、歯ブラシを用いたブラッシングが中心となるが、特に加齢等に伴う歯肉退縮を考えると、隣接面の清掃のための歯間ブラシあるいはデンタルフロスが併用されるべきである（図26）．なお、運動障害を有する患者には、電動歯ブラシも有効である．

代表的ブラッシング法としては、バス法、スクラッビング法、フォーンズ法、水平法、垂直法、1歯ずつの縦磨き法、スティルマン原法、スティルマン改良法、チャーターズ原法、チャーターズ改良法、ローリング法、ゴットリーブの垂直法などの多くの方法がある．これらの方法は、プラークの除去効果や歯肉のマッサージ効果がそれぞれ異なっている．患者の年令、齲蝕や歯周疾患といった口腔疾患の状況、プラークの付着部位等を考慮したうえで、適切なブラッシング法を選択する必要がある．

歯間ブラシは、ワイヤーの芯の回りにナイロン製の毛が植えられた小型のブラシである．最近では、SSS、SS、S、M、L、LLといったブラシの大きさや形状の異なる多くの製品が市販されている．歯間部歯肉への傷害や上皮付着の破壊を防止するために、患者の口腔内の現状を把握して、間隙の大きさに合ったサイズを選択する必要がある．一般

には、歯間部に挿入して、プラークの除去と歯肉のマッサージを行うために、適度な抵抗感で挿入できる大きさが必要である．歯間ブラシの適応例としては、歯肉の退縮した歯間部、露出根分岐部、ブリッジのポンティック下部、連結クラウンの歯間部の清掃が挙げられる．

デンタルフロスは、絹、綿あるいはナイロン製の細い糸を束ねたもので、歯間部に通して、隣接面のプラーク除去を行う．このデンタルフロスを用いた清掃法をフロッシングという．デンタルフロスには、ワックス付きのものとそうでないものの二種類がある．長い糸を必要量切り取って用いるタイプと、プラスチック製の柄の先に糸を張ったタイプがある．

なお、デンタルフロスは、隣接面のプラーク除去のみならず、以下のような場合にも用いられる．修復処置において、デンタルフロスが接触点を通過する時の抵抗感により、コンタクトの強さを知ることができ、また隣接面の粗造感の有無によって齲蝕の発生を検知することができる．さらに、鋳造修復物のセメント合着後に、隣接面の硬化した余剰セメントを除去するためにも、デンタルフロスが用いられる．

ブラッシングなどによる物理的プラーク除去法に対し、表面活性剤、フェノール化合物、酵素製剤あるいはハロゲン含有化合物等の薬剤を用いて、プラークの付着・蓄積を防止する化学的プラークコントロール法がある．従来、表面活性剤のクロルヘキシジンが洗口剤として用いられてきたが、高濃度のものは粘膜に使用した際のショック症状が報告され、現在では極めて低濃度の洗口液しか用いられていない．他には、フェノール化合物とチモールの合剤あるいはポビドンヨードを用いた洗口液が用いられている． ⇐ 洗口剤

6．抗プラーク性の修復材料

現在、保存修復材料に抗プラーク性を持たせる事を目的として、金属イオン、抗生物質などの抗菌剤を材料中に応用し、抗プラーク性材料の開発の研究が盛んに行われているのが現状である．一方、抗プラーク性材料として古くから注目されているのが水硬化型（従来型）のグラスアイオノマーセメントであり、抗プラークには粉末の主成分であるフッ化アルミノシリケートガラスから溶出されるフッ素が関与するといわれている．また、グラスアイオノマーセメントに関して第11章に記載されているように、乾燥および硬化収縮等によって硬化後、水硬性（従来型）グラスアイオノマーセメントの表面が不安定で、亀裂等が生じることから、近年光硬化型のグラスアイオノマーセメントが開発され、物性面での向上を認めることから、抗プラーク性の修復材料として現在注目されている．また、グラスアイオノマーセメントの本体であるフッ化アルミノシリケートガラスをフィラーとして応用したコンポジットレジンが開発され、その抗プラーク性が期待されている．

7．定期検診

修復処置あるいは歯周処置が終了したならば、治療によって得られた良好な状態を維持するための健康管理（メンテナンス）が行われる．健康管理には、患者自身によるホームケアと歯科医師あるいは歯科衛生士によるプロフェッショナルケアがある．ホームケアの効果を確認し、またプロフェッショナルケアを施すために、定期的に来院させる必要があり、これをリコールという．修復歯の経過観察、齲蝕や歯周疾患の有無、プラークコントロールの維持状態について診査を行い、異常があれば再度治療を開始する．定期検診の間隔は、患者の口腔内の状況によってそれぞれ異なるが、一般には、3か月から6か月、特に経過が良好な場合には1年ごとに行う．

5. 修復材料と生体親和性

1. 修復材料と生体反応

　修復材料は、機械的、物理的および化学的性質が優れていても、口腔内で使用するので、長期間安定で、生体に対して親和性があり為害性のないことが必要である。修復材料が完全に破壊されない場合でも、材料自体の刺激や劣化が、歯髄や粘膜などの局所組織あるいは全身になんらかの障害を与えることがある。例えば、修復材料からの溶出物が材料自体の強度に影響を及ぼさない程度に微量であったとしても、生体がアレルギー反応を発現することがある。

　現在用いられている材料は、通常の使用法の範囲内では、特に問題を生じないとされているが、臨床においては、未知の反応が発現することもあり、使用に際しては十分な注意が払われねばならない。

2. 修復材料の溶出環境としての口腔

　口腔内を湿潤させている唾液は、塩化物イオン、硫化物イオン、リン酸イオンをはじめとする種々の無機イオンならびにアミノ酸や蛋白質などの有機質成分を含む電解質溶液である。飲食物の摂取や微生物の代謝により、その成分やpHが変動する（pH 2〜11）。口腔内温度は約37℃に保たれているが、飲食物の摂取により、0〜70℃の範囲で変動する。また、咬合、咀嚼により修復物に機械的な力が繰り返し作用する。このように、修復物が置かれた口腔内は、修復物成分の溶出に影響する化学的、物理的要因の時間的変動が激しく、かつ個人差の大きい環境である。

3. 修復材料の溶出と生体への移行

　生体の反応は修復材料が溶出して生体に移行し、遊離型あるいは生体物質と結合した形で臓器に分布したのち生じる。Hg、Ni、Cr、Au、Cu、Zn、Co、Pt、Mn、Sn、Pd、Ag、Fe、Si、Al、Fなどの金属材料が主として電気化学的腐食により、また、MMA、Bis-GMAやUDMA各モノマー、ハイドロキノン、ユージノールなどの高分子材料が化学的に溶出し、生体内に移行し、各臓器に分布して生体に影響を与える可能性がある。

4. 修復材料の生体への障害

　障害作用の主なものは、刺激性、アレルギー性、発癌性である。

（1）刺激性
　修復材料が生体と接触することによって、紅斑、浮腫、水泡を生じ、さらに潰瘍を起こさせる性質をいう。材料そのものの刺激の他、材料から発生する熱、材料の酸性度等も生体を刺激する原因となる。

（2）アレルギー性
　溶出した修復材料の成分が微量であっても、蛋白質と結合して抗原となり、生体に抗体を作り、同じ抗原に再び触れると抗原抗体反応が起こり、アレルギー性皮膚炎を起こす性質をいう。

（3）発癌性
　修復材料の成分の中で、発癌性を示すことが判明しているものは、現在ほとんど使用されていない。

5. 各種修復材料の生体への影響

1) 各種セメント

多くのセメントは、練和直後の未硬化の状態では、そのpHは0.8〜3.5で強い細胞毒性を示すが、24〜48時間後ではほぼ中性となり、毒性は低くなる。

水酸化カルシウムセメントは、強いアルカリ性を示し、接触した歯髄組織は壊死し、微生物に対しては抗菌性を示す。

ユージノールは量により抗炎症作用や起炎症作用を発現する。また神経に対して毒性を示したり、アレルギーの原因ともなりうるとされている。成分として含まれる物質は微量ではあるが、すべてのものが溶出すると考えるべきである。

またリン酸亜鉛セメントは硬化時に発熱するので使用時に注意が必要である。

2) 有機材料

各種モノマー、重合開始剤、重合阻止剤、重合物から溶出した添加色素は組織刺激性、アレルギー性を有すると考えられる。

特に近年接着性レジンが普及し、歯科医療従事者にHEMAによるアレルギー性皮膚炎の症例報告が増えている。レジン材料には次々と新規物質が導入されるため、使用に際しては十分な注意が必要である。　　　　　　　　　　　　　　　　　　　　　　　　⇦ アレルギー性皮膚炎

3) 金属材料

口腔内に装着された金属修復物が腐食したとしても、生体に対して為害作用を及ぼすことは極めて少ない。しかし、まれに合金成分の溶出量が微量であったとしても、口腔粘膜に対する組織為害性やアレルギーを起こす場合がある。

口腔内に装着された金属修復物から金属が溶出し、金属アレルギーを誘発する場合がある。これは、溶出した金属イオンにより起こる特異的免疫反応である遅延型アレルギー（金属アレルギー）である。　　　　　　　　　　　　　　　　　　　　　　　　　⇦ 金属アレルギー

修復物から持続的に金属イオンが溶出する場合には、周囲組織は慢性炎症を起こし、肉芽組織の形成を経て線維性の組織により被包される。溶出した金属イオンが血流にのって運搬され、遠隔の皮膚に到達するとアレルギー性炎症が起こる。湿疹や蕁麻疹などを起こすこともある。

口腔内に装着された金属修復物から金属が溶出し、アレルギー性接触皮膚炎の一種である扁平苔癬を生じた例を示す。腐食した金属修復物（Ag-Pd-Cu-Au合金製）に接触した頬粘膜に皮膚炎が認められる。炎症は図27に示した頬粘膜の他、舌、口唇、歯肉、軟口蓋などの口腔内組織や手指、下肢、背中などの遠隔の表皮に発生する場合がある。

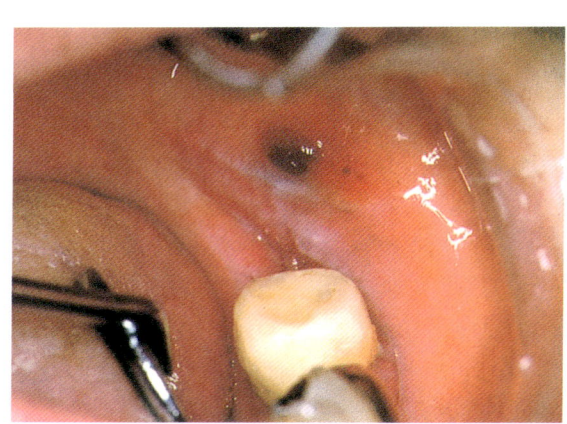

図27　金属修復物に隣接した頬粘膜に扁平苔癬が発症し、パッチテストの結果が陽性とでた金属が含まれていたので、修復物を除去後、仮封冠にて経過観察中の症例。その後改善した。

歯科用金属イオンに対する感作率は、金属アレルギーを自覚したことのない、いわゆる健常者1,035名を対象にした報告によれば、なんらかの歯科用合金成分に感作していたパッチテスト陽性者は全体の約32%であった。陽性率が最も高いのは、Hg：11%、ついでSn：6.3%、Co：5.4%、Cu：5.1%、Ni：約4%と続き、Pd、Au、Cu、Ptに対する感作率は1〜2%であった．パッチテストの結果や既往歴に関する問診から判断して金属アレルギーが疑われる患者に対しては、使用する合金の選択に注意を要する．

4）セラミック材料

陶材やセラミック材料には為害性はないが、併用される合着材やレジンセメントの影響を考慮しなければならない．

6．修復材料にアレルギーの疑いのある患者の歯科治療

まず、他の患者と同様に、問診は極めて重要である．既往歴、家族歴、そして免疫疾患の有無について確認する必要がある．

次にアレルギーの原因（アレルゲン）を特定するために、パッチテストを実施する必要がある．パッチテストとは、アレルゲンのうち、可溶性の塩類は蒸留水に溶かし、不溶性のものはワセリンベースで練ったものを試薬としてパッチテスト用テープに塗布し、これを背中の皮膚に塗布して一定期間経過の後、その皮膚反応を調べる方法である．

そして、口腔内修復物を口腔内から撤去することなしに試料を超微量サンプリングし、その成分を分析する．

さらに、口腔内の修復材料がアレルギーの原因として疑われるのであれば、除去して経過を観察して、治癒すれば、検査結果を考慮して最終修復を行う．

7．歯科材料の安全性試験法

歯科材料の評価は、物理学的、化学的ならびに生物学的立場から行われなければならない．なぜならば、歯科材料は口腔内で使用され、人間の組織や細胞に関わるからである．

歯科材料の安全性評価のために行われる生物学的試験の項目についてはすでにFDI/ISO、アメリカ歯科医師会（ADA）、British Standard Institutionが基準を発表している．

FDI/ISOでは主として臨床使用目的にしたがって修復用材料、補綴用材料、歯内療法用材料、歯周療法用材料、矯正用材料、口腔外科用材料、予防歯科用材料の7タイプ25クラスに分類している．

第一次試験は組織培養法を用いて細胞毒性試験を行なう．

第二次試験は基本的毒性試験で、①皮下移植試験、②骨内移植試験、③感作試験、④口腔粘膜刺激試験である．歯科材料の全身への影響を組織反応、接触感作性を動物を用いて調べている．

使用試験は、①口腔粘膜刺激試験、②歯髄、象牙質試験、③覆髄および断髄試験、④歯内療法材料使用試験、⑤骨内移植使用試験で、実験動物を用いた臨床模擬試験である．

安全性試験の目的は、歯科材料の諸毒性のリスクを評価することである．歯科医は、歯科材料が口腔内で使用された時の生体への影響を十分に知ったうえで使用すべきである．

6. 仮封

1. 概要

保存修復および歯冠補綴処置の治療過程において一時的に窩洞形成面を被覆封鎖しておくことや、歯内療法処置の途中に髄腔内に薬物貼付を行い、その開口部を一時的に封鎖することを仮封（stopping、dressing or temporary sealing）という。

これは暫間修復（temporary filling、temporary restoration）の一種と考えられるが、多くの場合、短期間における封鎖効果を期待する時に行われる。即ち、成形修復ではその日に修復処置ができるが、インレー修復では次回にインレー体を装着するためその間に仮封が必要であり、また歯内療法処置時にも数回にわたって仮封が要される。また、複数歯にわたって処置を始めたが一部が処置途中になった場合や患者が多忙なため治療時間を多くとれなく、徐々に処置を進めざるを得ない時などにも行われる。

◁ 仮封の意義と目的

2. 仮封の目的

仮封の目的は以下の通りである。

1）象牙質切削面の汚染防止

切削象牙質を口腔内に露出したまま放置しておくと、象牙細管内に細菌が侵入し歯髄刺激の要因となる。また、切削面が食片、唾液やプラークなどで汚染されると、接着を阻害する因子となる。特に、接着修復においてはその影響が大きい。

2）外来の温度的・化学的刺激の遮断

切削象牙質面に飲食物などによる温冷熱刺激が直接加わると、当該歯に不快感や疼痛を引き起こすのみならず、歯髄に為害作用を与える。また、甘味物などが接触することによってもたらされる細管内液との浸透圧の差は、細管内液の移動を生じさせ疼痛の原因となる。このため、切削面は熱不良導性仮封材で被覆しておく必要がある。

3）歯髄の鎮静

知覚過敏歯や切削後において、歯髄は外来刺激に対して閾値が低下し興奮状態となっている。従って、次回来院時までに外来刺激を遮断するため象牙質面を被覆・封鎖し、歯髄の鎮静化をはかることが望ましい。

4）咬合・接触関係の保持

歯を切削後そのまま放置すると、それまでの咬合関係や隣在歯との接触関係が失われてしまう。これらを防止し術前の3次元的状態を維持することは、仮封の重要な目的の一つとなっている。

5）歯肉の排除

歯肉縁下に窩洞外形が及ぶ場合、事前に歯肉の排除をしておくとその後の切削・修復処置が容易となるので、緩徐な歯肉の排除を行うことが望ましい。

6）食片圧入の防止

食片の圧入による歯周組織の傷害を防ぐ意味で、隣接面の齲窩と形成窩洞は仮封材で

仮封の目的
① 象牙質切削面の汚染防止
② 外来の温度的・化学的刺激の遮断
③ 歯髄の鎮静
④ 咬合・接触関係の保持
⑤ 歯肉の排除
⑥ 食片圧入の防止
⑦ 治療目的の薬剤の封入と外来異物の侵入防止
⑧ 菲薄化歯質の破折防止
⑨ 前歯部の審美性確保

封鎖する必要がある．この場合、過度に歯肉を圧迫しない様に注意する．

7）治療目的の薬剤の封入と外来異物の侵入防止

歯髄鎮静処置や歯髄除活剤の使用が必要な時、封鎖性の良い材料が求められる．また、歯内療法で髄腔・根管に薬剤を貼付する場合においても、薬効を十分発揮させ外来からの細菌、異物などの侵入を防ぐ意味で確実な封鎖が求められる．

8）菲薄化歯質の破折防止

形成された鋳造修復用窩洞は、仮封材で封鎖することによって辺縁部における歯質が保護され、次回来院までの間の歯質の破折を予防できる．

9）前歯部の審美性確保

前歯部の欠損修復を間接法で行う場合、レジン系仮封材料を選択することによってある程度の審美性を満たすことが可能となる．

3．仮封の要件

仮封の目的を実際にはたす上で、仮封材料が具備すべき条件として以下のようなものがある．

仮封の要件
①封鎖効果の確実性
②仮封操作の簡易性
③撤去操作の簡易性
④化学的・物理的な安定性
⑤温熱刺激の不良導性
⑥薬理効果の有用性

1）封鎖効果の確実性

切削歯質を被覆・保護した後には、仮封材と歯質との間に細菌や唾液等の侵入を確実に防止するため、辺縁封鎖性の高いことが望まれる．

2）仮封操作の簡易性

臨床における操作面から、材料は取り扱いが容易であり、短時間に処置を終了できることが好ましい．

3）撤去操作の簡易性

ある程度容易に撤去できない材料では手間がかかり、また患者に苦痛を与えることにもなるので、探針やエキスカベーター等で除去できることが求められる．特に、印象採得の済んだ窩洞の仮封材をバーで削り取らなければならないような状況では、再印象の必要が生じる．

4）化学的・物理的な安定性

材料自体が化学的刺激性を持たず、また咬合・接触関係を仮封期間中維持できる強度と溶解性の低いことも必要である．

5）温熱刺激の不良導性

歯髄に対して温熱刺激を伝えない材料が望ましい．

6）薬理効果の有用性

切削により興奮した歯髄を鎮静化させる効果が併有されていることが好ましい．さらに細菌の付着を防ぐ抗菌性を有する材料が望ましい．

7）その他

上記の要件のほか、安価で長期間の保管が可能なこと、さらに審美性も兼ね備えていることが望ましい．

4．仮封材の種類とその使用方法

仮封に用いられる材料としては以下に述べるものが広く普及している．しかしながら、仮封の要件をすべて満たした材料は現在のところ認められず、各症例ごとに材料を選択して応用しているのが現状である．仮封材を大別するとストッピング、セメント系およびレジン系材料となる．また、暫間修復物を作製し仮着セメントで暫間的に修復することも仮封処置として行われる．

⇦ 仮封材の種類と術式

⇦ 各症例ごとに材料を選択

1）ストッピング（temporary stopping）

ゴム質有機材料であるガッタパーチャ（guttapercha）が主成分であり、酸化亜鉛などを混入し直径3.5mm程度の棒状に硬化させたものである．これはストッピングキャリアー内に挿入もしくは直接加熱軟化し砲弾型に成形して用いる．熱可塑性材料であるため、熱を加えると軟化し常温では硬化する性質を持つ操作性が容易な材料である．除去操作も簡便であり探針、エキスカベーター等で容易に除去ができるが、生活歯への応用時は過熱しすぎないようにする必要がある．化学的には極めて安定なゴム質であるため口腔内で溶解しない．また、硬さも短期使用にはほぼ十分であり歯髄刺激性はない．本材は以上のような諸点が評価されて、現在でも臨床使用頻度が高い材料である．しかしながら、熱膨張係数が大きい（歯質の約7倍）ため、封鎖性という点では温度変化のある口腔内では他の仮封材料と比較して劣る結果となっている．

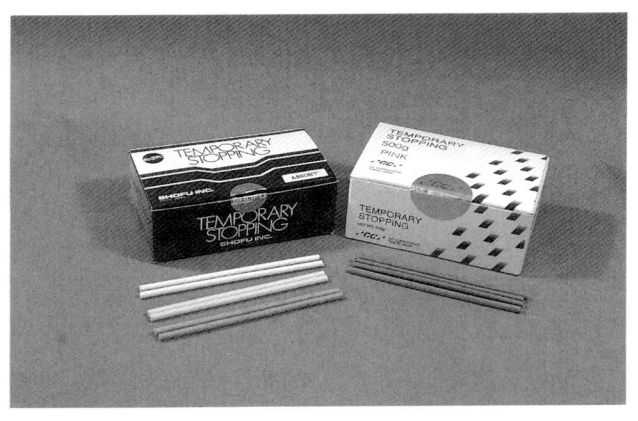

⇦ ガッタパーチャ（guttapercha）

図28　ストッピング

2）酸化亜鉛ユージノールセメント（zinc oxide eugenol cement）

粉液タイプとペースト・ペーストタイプのセメントとがある．いずれも粉または基材ペーストは酸化亜鉛を主材とし、一方、液はユージノールを主材とし、触媒ペーストにもこれが含まれている．両者を混合練和するとキレート反応によりユージノール亜鉛を生成してセメントマトリックス

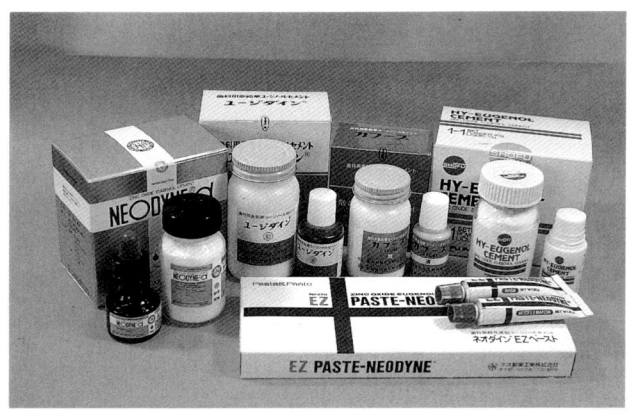

図29　酸化亜鉛ユージノールセメント

を形成し、その中に酸化亜鉛粒子がセメントコアとして散在した状態で硬化体となるものである．ユージノールは、丁字油の主成分であり歯髄鎮静作用を持つため、有髄歯の窩洞形成後などの歯髄に刺激が加わった時に用いると優れた薬理効果が期待できる．また、動物を用いた試験材料の歯髄刺激反応を調べるときに、negative controlとして評価基準とされている．本材料は歯質接着性をもち、またほとんど凝固収縮を示さないので、ストッピングに比べはるかに優れた辺縁封鎖性を有している．多数歯にわたる齲窩に対して応急的な封鎖に適しているが、機械的強度が低いためⅡ級窩洞では仮封材の崩壊が起こり易い．またレジン修復が予定されている場合は、ユージノールによってレジンの重合が阻害されるので使用を避けるべきである．もし仮封を行った時は、除去後に窩壁を一層削除する必要がある．本材料は仮封以外にも応用範囲が広く、仮着材料、合着材料、印象材料、根管充塡用糊剤などに用いられている．特に、本セメントを合着材料として用いた場合、グラスアイオノマーセメントに比較して圧縮強さがはるかに劣っていた．そこで、物理・化学的性質を向上させるため強化型酸化亜鉛ユージノールセメントが開発された．代表的な製品として、メチルメタアクリレートを添加したIRM®（intermediate restorative material）とアルミナを添加したSuperEBA®（ortho-ethoxybenzoic acid）とがある．しかしながら、SuperEBA®は現在、仮封・合着材料としてよりも歯内療法時の外科的処置の一つである根尖切除術を行ったあとの逆根管充塡材料として用いられている．

⇐ 歯髄鎮静作用

⇐ 優れた辺縁封鎖性

⇐ 強化ユージノールセメント

通常、酸化亜鉛ユージノールセメントの練和には、液成分が油性のユージノールであるため紙に直接浸透しないように非吸湿性の紙練板を用いる．粉と液を採取後練和し、練和物を窩洞に運び塡入して成形充塡器やアルコール綿球で圧接成形により仮封する．また、仮封除去は生活歯では探針またはエキスカベーターで取り除くが、窩洞側壁への歯質に対してもある程度キレート結合するため完全に撤去するには時間を要し、患者に僅かではあるが疼痛を与えることがある．しかしながら、歯内治療途中など失活歯の場合には除去に雑用エキスカなどを熱して用いると容易に除去できる．

⇐ 仮封除去

なお、ユージノールの in vitro における細胞毒性が指摘されて以来、ユージノールの代わりに脂肪酸を用いた非ユージノール系セメントも市販され用いられている．

⇐ 非ユージノール系

3）水硬性セメント（hydraulic cement）

前は硫酸亜鉛セメント、水硬性リン酸セメントなど水と練和することによって硬化する材料としてあったが、これらは現在ではほとんど使用されていない．しかしながら最近、この種の材料が見直され、酸化亜鉛、硫酸亜鉛、硫酸カルシウムを含みポリビニール樹脂を主成分とするパテ状の製品が市場に普及し、その使用頻度も高くなりつつある．この仮封材は、非ユージノール系であるため歯髄鎮静効果はないが、封鎖性はユージノールセメントと同様に良好である．本材料では練和をせずにパテ状のものを窩洞内に塡入するだけで仮封操作が終了となるが、その後口腔液に触れると硬化が始まる機構となっている．仮封除去の操作も探針、エキスカベーターな

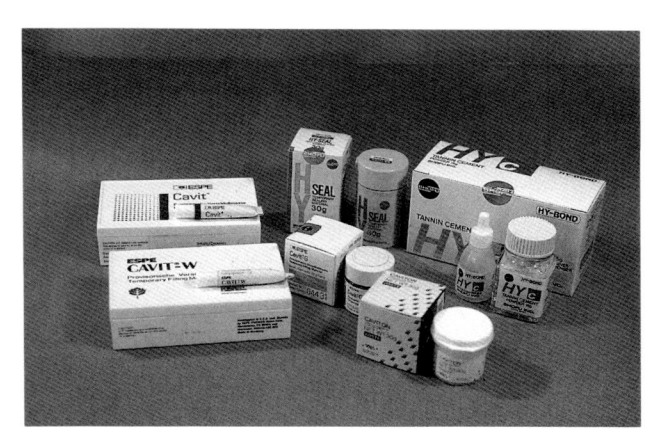

図30　水硬性セメント

どで簡易に行えるため操作性の点で優れた材料である．これらの使用にあたっては、材料に吸湿性があるため保存容器内に水分がなるべく入らないように注意する必要がある．また、咬合力がかかる部位では、やや耐久性に欠けるのでごく短期間の使用に限られている．しかしながら、接着性インレー修復に際し象牙質・歯髄複合体の保護を目的としてレジンコーティング(接着性レジン修復において使用する歯面処理材とボンディング材を用い、象牙質表面に樹脂含浸層を形成させ外来刺激を遮断する方法)を応用したのち、本セメントで仮封を行っておくと接着強さが低下しないという報告もありこの点では有用な材料である．

4) レジン系仮封材 (resinous temporary filling material)

近年のレジン材料の開発には目覚ましいものがあり、歯質接着性の向上とともにレジン材料の改良も日進月歩のごとくである．当初発売された粉液タイプのレジン系仮封材は、辺縁封鎖性がストッピングと同程度で、ユージノールセメントに比較し辺縁漏洩が大きいという報告がみられる材料であったが、最近市販された商品は、良好な封鎖性を示す材料に改良されている．このレジン系仮封材には、化学硬化型である粉液タイプと光硬化型である1ペーストタイプのものがあり、いずれも可塑剤をレジンに混入した軟性のレジン材料である．また、化学硬化型タイプのレジン系仮封材はフィラーに球状のPMMAを含み、光硬化型の

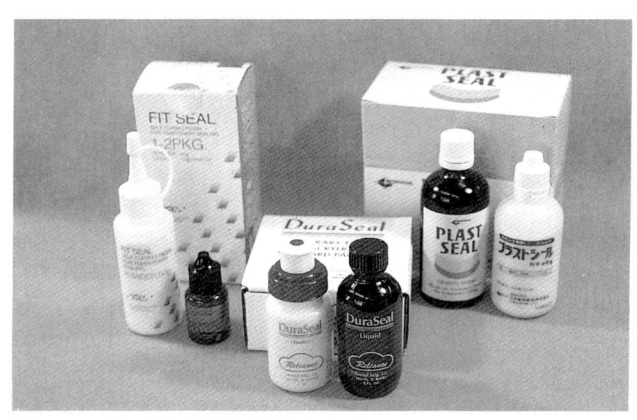

図31 レジン系仮封材（粉液タイプ）

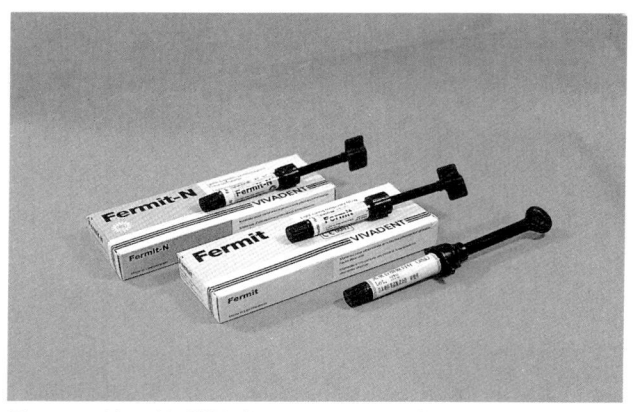

図32 レジン系仮封材（1ペーストタイプ）

⇦ 粉液タイプ
⇦ 1ペーストタイプ

ものは粉砕型の有機フィラーを含んでいる．操作性は、各製品により様々であるようだが粉液タイプのものでは、筆積法あるいはダッペングラス内で塊にして塡入する方法で用いるが、即時重合型レジン材料より流動性を抑えてあり口腔内で使用し易いように工夫されている．光硬化型のものは、光重合型コンポジットレジンペーストを塡塞する要領で用いればよいが、光照射の前に軽く咬合させ圧接付形して、重合後に咬合調整をする必要がないようにすると処置が簡便となる．なお、この材料は除去操作も簡便であり、仮封塡塞物に探針を軽く挿入して一塊として取り除くことができるため除去性能にも優れた材料である．また、歯冠色を有しているので、審美的にも満足できる回復が得られる．今後は抗菌性等の薬理効果を持つ材料開発が望まれ、仮封の要件をすべて満たす製品の出現が期待される．

5）その他

　患者の都合や処置内容の違いなどによっても仮封材料を選択し用いなければならない．例えば次回来院までの期間が一週間程度の短期的な場合にはユージノールセメント等が用いられるが，それ以上の長期間におよぶ場合には口腔内での耐久性を考え，印象取得の終了した窩洞を除き，カルボキシレートセメントやグラスアイオノマーセメント等が用いられる．いずれにせよ，齲蝕歯では仮封前に齲蝕部を確実に取り除いておくことが望ましい．さらに，外側性の大きな窩洞などでは咬合および接触関係の保持を重視して，即時重合レジンで暫間修復物を作製し仮着用セメント等で合着する場合もある．

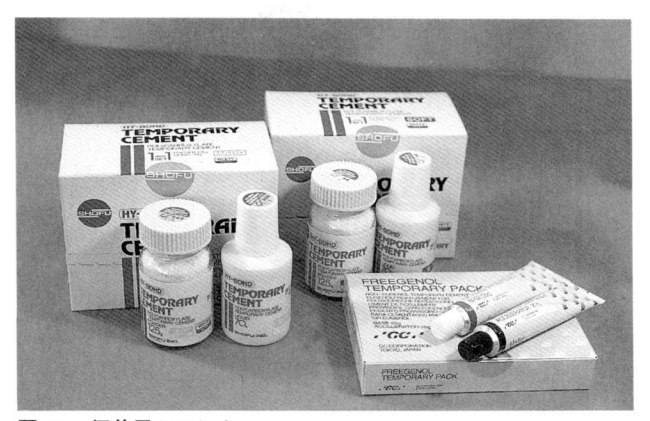

図33　仮着用セメント

　以上仮封にあたっては、仮封の期間、審美的配慮、咬合関係の維持、経済性および操作性等を総合的に考慮して使用する材料を選択することが肝要である．

⇐ 仮封の期間
⇐ 審美的配慮
⇐ 咬合関係の維持
⇐ 経済性
⇐ 操作性

参考文献

1. 歯科理工学会編集：歯科理工学，1．医歯薬出版，東京，1987（第2版）．
2. Stanford J.W., Weigel K.V., Paffenbarger G.C., Sweeney W.T. : Compressive properties of hard tooth tissue. J Am Dent Assoc, 60, 1960.
3. American National Standard/American Dental Association document No.41 for recommendation standard practices for the biological evaluation of dental materials. 1982.
4. 湯谷洋未，安賀　稔，作誠太郎，本間文将，大橋静江，山本宏治：銀を含む歯科用修復材料の抗菌作用—抗菌性について—．日本歯科保存学雑誌，39（秋季特別号），1996．
5. Imazato S., Kinomoto Y., Tarumi H., Torii M., Russell R.R.B., McCabe J.F. :Incorporation of antibacterial monomer MDPB into dentine primer. J Dent Res, 76, 1997.
6. 福光保之：フッ化物を含む修復材料によるハイドロキシアパタイトのフッ化物化．九州歯科学会雑誌，38，1984．
7. 冨士谷　盛興：接着材・合着材の適切な使い分けができているか．補綴臨床別冊「接着・合着」．医歯薬出版，東京，1995．
8. 冨士谷　盛興：どういう場合に間接修復を選択するか．補綴臨床別冊「新しい齲蝕学・修復学を求めて」．医歯薬出版，東京，1997．
9. 総山孝雄，田上順次：保存修復学総論．永末書店，京都，1996（改題第1刷）．
10. Pichler: Lehrbuch der Kavitaten Preparation, 1927.
11. Yamamoto et al. : Adherence of black-pigmented bacteroides and oral streptococci to composite resin restorattive materials. Clin Prev Dent., 12, 1990.
12. VAN DIJKEN JWV et al. : The effect of glass ionomer cement and composite resin fillings on material gingiva. Clin Periodontal, 18, 1991.
13. Yamamoto K., Noda H., Kimura K. : Adherence of oral streotococci to composite resin restorative materials. J dent., 17, 1989.
14. O'Leary T.J., Drake R.T., Naylor J.E. : The plaque contral record. J. Periodontol, 1972.
15. 石川　烈他：歯周病学．永末書店，京都，1996．
16. 遠藤一彦，松田浩一，大野弘機：口腔内における歯科用合金の腐食とその生体に対する影響，材料と環境，42：1993．
17. 井上昌幸，中山秀夫編：'歯科と金属アレルギー'初版．デンタルダイヤモンド社，1993．
18. 井上昌幸（研究代表者）．金属アレルギーの疫学的調査ならびにその口腔内使用金属との関連性について，平成3年度文部省科学研究費補助金，総合研究（A），課題番号01304047　研究成果報告書，1992．

19. Stanford J.W. (chairman): FDI-COMIET/ISO-106 Working Group 6, Inter.dent.J., 30(2), 1980.
20. 佐藤温生編：歯科材料の副作用と安全性．学建書院，東京，1997.
21. 常川勝由：封鎖性と除去性に優れたレジン系仮封材．日本歯科産業学会誌10(2)，1996.
22. 久保田稔，寺田林太郎：仮封材の辺縁封鎖性の評価．DE 121，1997.
23. 佐藤暢昭，DE編集委員：仮封材料の辺縁封鎖性，操作性および経済性を含めた総合的評価．DE 121，1997.
24. 真坂信夫：生活歯形成面の仮封について．接着歯学，10(3)，1992.
25. 平井義人：仮封—窩洞形成後の仮封について．接着歯学，10(3)，1992.
26. 安田登：仮封について．接着歯学，10(3)，1992.
27. 柳川敏夫ほか：保存修復における仮封．接着歯学，10(3)，1992.
28. 猪越重久：仮封について．接着歯学，10(3)，1992.
29. 佐藤亨：仮封について．接着歯学，10(3)，1992.
30. 堀田正人ほか：仮封材の臨床評価に関する研究．日歯保誌，31，1988.
31. 総山孝雄：保存修復学総論窩洞形成法．永末書店，京都，1981.
12. 細田裕康：保存修復学各論．永末書店，京都，1989.
33. 土谷裕彦ほか編：新保存修復学．クインテッセンス出版，東京，1994.
34. 石川達也ほか編：標準保存修復学．医学書院，東京，1996.
35. 総山孝雄：新歯科用セメント．永末書店，京都，1980.
36. 勝山茂ほか編：保存修復学．医歯薬出版，東京，1997.

第 8 章

コンポジットレジン修復

1. 概要
2. コンポジットレジン
3. 接着システム
4. 適応症と修復の手順
5. 術後の変化、経過、再修復法、追加修復

1. 概要

　コンポジットレジンは合成樹脂（レジン）と無機フィラーとの複合材料である．かつては前歯の修復にMMA系即時重合型レジンが用いられていたが、R.L. Bowen が diglycidyl-ether of bisphenol A（DGEBA）を合成し、室温化学重合させることに成功したことを受けて1964年に米国3M社より世界初のコンポジットレジンAddent35が発売された．それ以降、コンポジットレジン修復は急速に普及した．その後フィラー及び表面処理法の改善、接着性レジンの開発、光重合方式の導入等によって材料の性能は飛躍的に向上してきた．

　齲蝕検知液を使った齲蝕象牙質の処置法とトータルエッチング・ボンディングレジンを使った接着技法を応用した、歯質保存的なコンポジットレジン接着修復が総山らによって提唱されたことに端を発し、接着材の開発が進み、現在では多くの臨床家が前歯臼歯に幅広くコンポジットレジン修復を採用している．日本では1980年代にはいると齲蝕処置におけるレジン修復はアマルガム修復にとって代わり、さらに一部インレーの代わりにも使用されるようになってきている（図1）．現在コンポジットレジン修復といえばすべて接着性レジンを用いた修復である．

　最近では象牙質接着材の接着性能やコンポジットレジンの物性が向上し、その信頼性はさらに高まったことから、コンポジットレジン修復に関しては、G.V. Blackによって提唱された窩洞形態に対する概念はほとんど不要になった．すなわちコンポジットレジン修復は、齲蝕による感染歯質を除去し

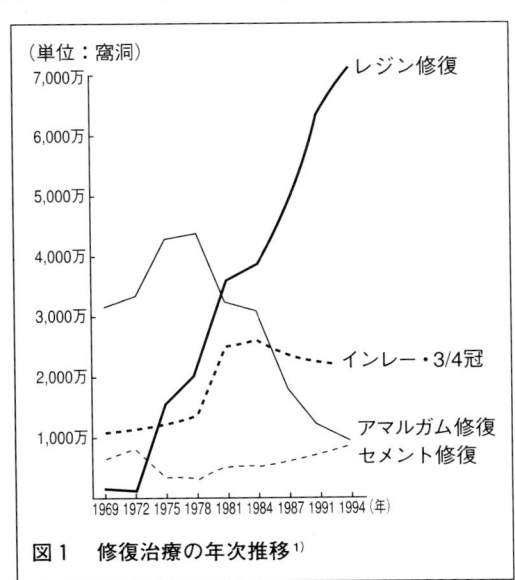

図1　修復治療の年次推移[1]

塞するだけの、非常に簡単で歯質保存的な修復法として広く受け入れられている．この様なコンポジットレジン修復には以下のような特徴がある．

◁ コンポジットレジン修復の特徴

利点
①歯質保存的
②審美的
③機械的強度が歯質に近い
④操作が簡便で1回で完了する
⑤熱膨張係数が比較的低い
⑥化学的に安定
⑦修理が簡単
⑧辺縁漏洩のない修復が可能

欠点
①重合時に収縮する
②金属と比べて機械的強度が劣る
③セラミックスと比較して審美性が劣る

以前はコンポジットレジンの硬化体から溶出する未反応モノマーの歯髄刺激性が問題視されていたが、現在では辺縁漏洩による細菌侵入がその最も大きな原因と考えられており、接着性に優れたレジンは歯髄や歯質を保護する材料としてとらえられるようになってきた．

◁ 歯髄刺激と歯髄保護

2．コンポジットレジン

1．マトリックスレジン（matrix resin）

コンポジットレジンの多くはマトリックスレジンとしてBis-GMAを用いている．Bis-GMAはアクリルレジン系のグリシジルメタクリレート（glycidyl methacrylate）とエポキシレジン系のビスフェノールA（bisphenol-A）より合成された2官能性メタクリレートである（図2）．これは化学構造式の両端にある二重結合が開裂し、共に架橋しながら網目状ポリマーを生成する．したがってMMA系の様な線状ポリマーを生成するものよりは、はるかに強くて硬い硬化物となる．分子中には水酸基（OH基）をもつと吸水性が高くなるため吸水性を低くし、接着安定性を高めるため、分子構造中に親水性である水酸基を持たないBis-MEPP、2,2-ビス（4-メタクリロキシジエトキシフェニル）プロパン（図3）も開発されている．

◁ Bis-GMA

UDMA（ウレタンジメタクリレート）（図4）はウレタン結合 －NHCOO－を分子構造内にもちその両端には反応基があり、Bis-GMAより吸水性は低い．さらにその誘導体であるテトラメチロルメタントリメタクリレート（TMM-3M）（図5）、テトラメチロルメタンテトラメタクリレート（TMM-4M）（図6）あるいはネオペンチルグリコールジメタクリレート（NPGDMA）などがBis-GMAと混合して用いられている．

これら粘稠度の高いマトリックスレジンの操作性や、フィラーとのなじみを向上させる目的で、粘稠度の低いエチレングリコールジメタクリレート（EDMA）（図7）やトリエチレングリコールジメタクリレート（TEGDMA）（図8）が希釈剤として用いられる．

◁ TEGDMA
◁ 希釈剤

このようなマトリックスレジンはその重合による収縮は避けられず、無機フィラーを混入することによりその収縮を少なくする努力がなされているが、より重合収縮が少なく、機械的強度に優れたポリカーボネートレジンの一種であるポリカーボネートジメタクリレート（図9）をマトリックスレジンとしたものもある．

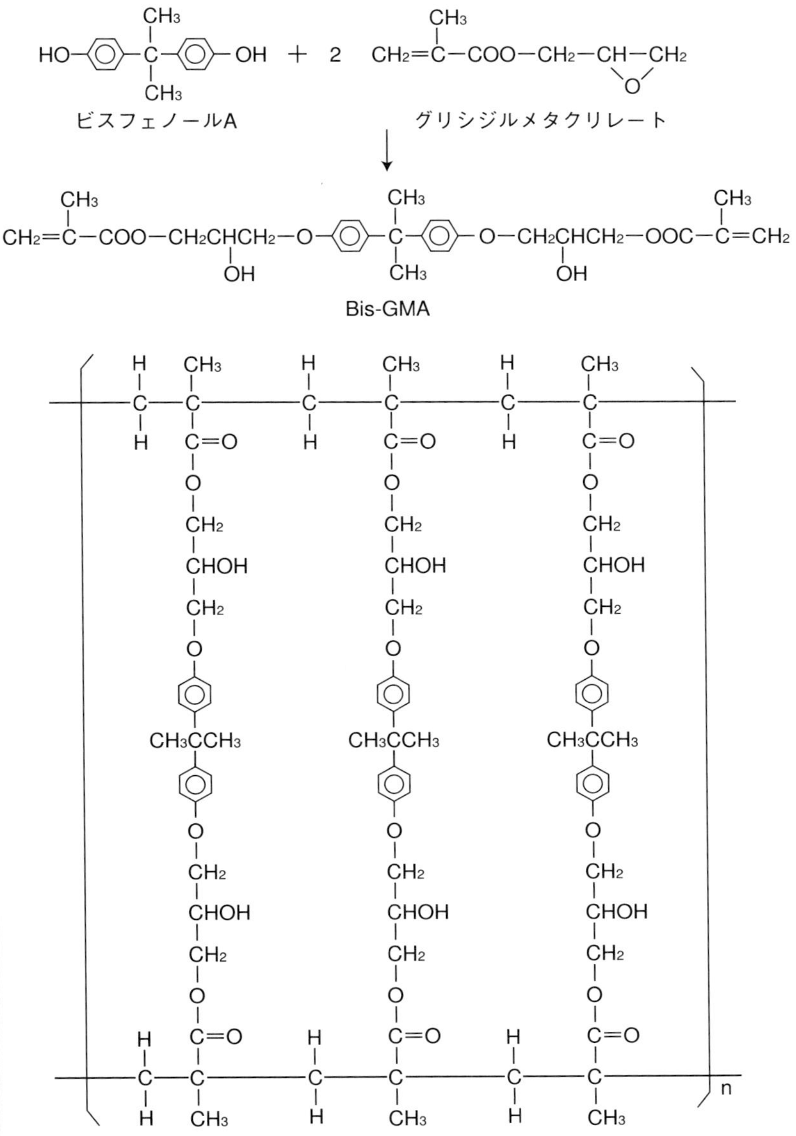

図2　Bis-GMA の合成、構造式とその架橋構造体

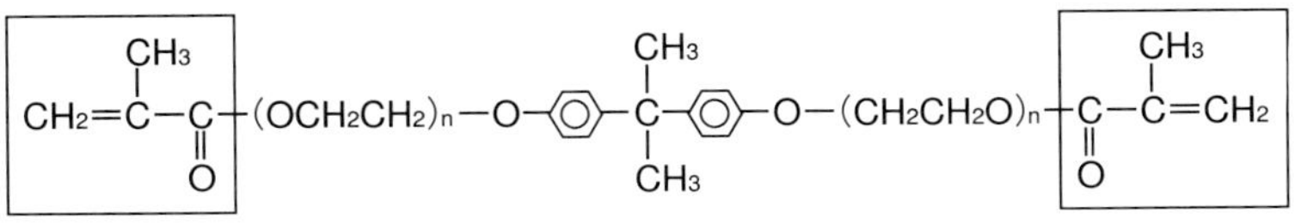

図3　Bis-MEPP, 2, 2-ビス（4-メタクリロキシジェトキシフェニル）プロパン

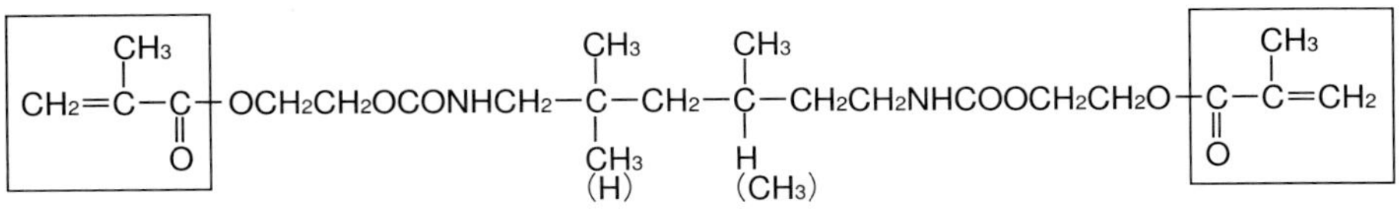

図4　UDMA：ジ（メタクリロキシエチル）トリメチルヘキサメチレンジウレタン

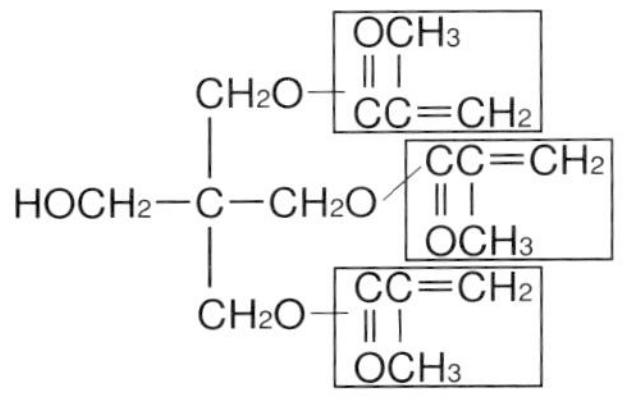

図5 TMM-3M：テトラメチロールメタントリメタクリレート

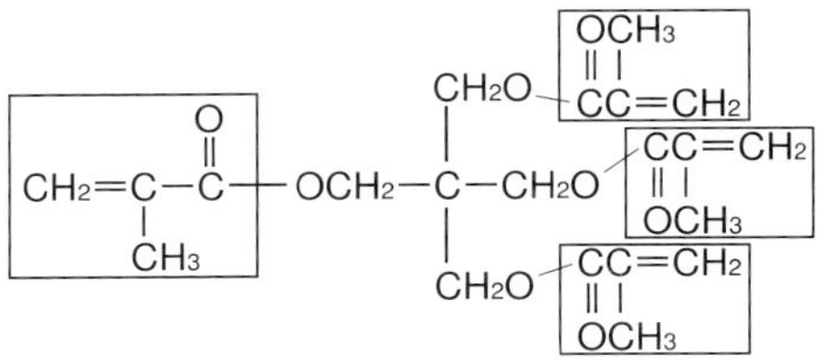

図6 TMM-4M：テトラメチロールメタンテトラメタクリレート

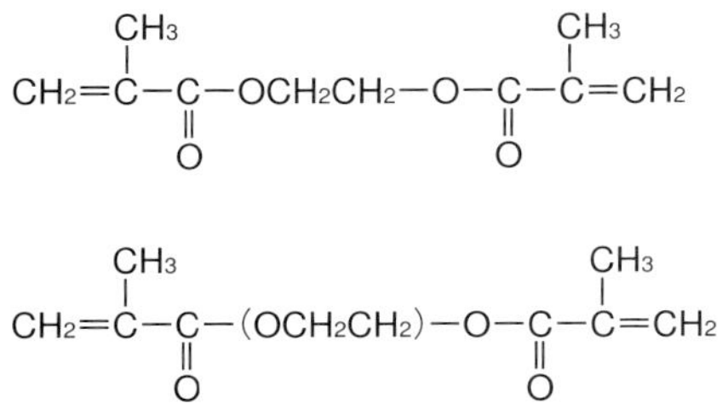

図7 エチレングリコールジメタアクリレート（EDMA）

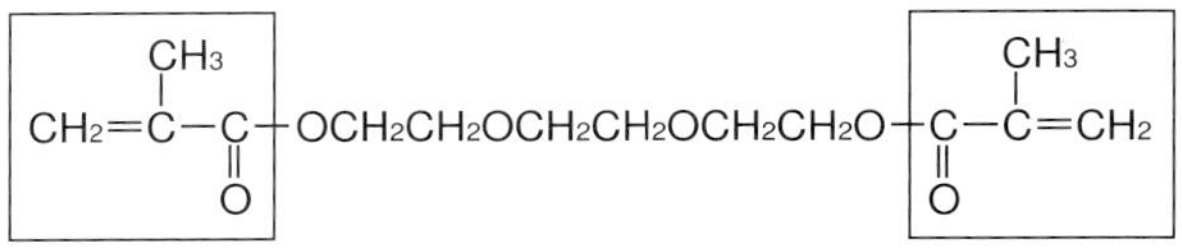

図8 3G：トリエチレングリコールジメタクリレート（TEGDMA）

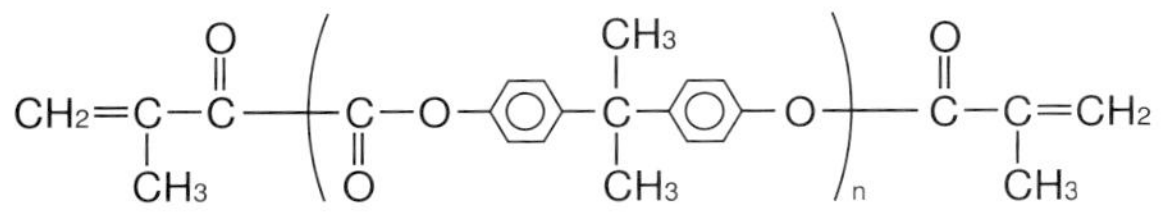

図9 ポリカーボネートジメタクリレート（PCDMA）

2．フィラー（filler）

フィラーの種類、量、形状、粒径がコンポジットレジンの物理的、化学的性質に大きく影響する．

フィラーの役割
機械的強度の向上
耐摩耗性の向上
コンポジットレジンの重合収縮の減少
熱膨張係数の低下

⇦ フィラーの役割

1）フィラーとして用いられている材料

> シリカ、コロイダルシリカ、リチウムアルミノシリケート、バリウムアルミノシリケート、アルミノフォスフォシリケート、ストロンチウムアルミノシリケート、ボロシリケートガラス、ガラスビーズ、ガラスロッド、合成ハイドロキシアパタイト　等

またコロイダルシリカの微粉末（平均粒度0.04μm）をレジンで固め、これを再度細かくし粉砕したものが有機複合フィラー（organic filler）として使用されている．
コンポジットレジンにエックス線造影性がないと診査、診断の際に不都合なことがある．エックス線不透過性を付与するため、バリウムやアルミニウムなどのアルカリ金属

⇦ 有機複合フィラー

やアルカリ土類金属がフィラーの中に加えられる．しかし、これらの金属はシラン材との親和性が悪いだけでなく、その劣化を助長する可能性が高いことも指摘されている．

マトリックスレジンが摩耗して石英フィラーのような硬いフィラーが突出すると、紙ヤスリで削られるように対合歯が摩耗する危険性がある．摩耗量はフィラーの硬さと粒径に依存するので、粒径を小さくし、材質もガラスフィラーなどの軟らかなフィラーを使用することで改善されている．

2）フィラーの粒径

（1）マクロフィラー

石英、クォーツ、アルミノシリケートガラスなどの無機材料を100μm以下に粉砕したもので、現在平均粒径が2～8μmのものが使用されている．

（2）サブミクロンフィラー

平均粒径0.2～0.3μmのフィラーである．これらを一度レジンに配合して重合硬化させたものを粉砕した有機複合フィラーとした形でも使用されている．

（3）超微粒子フィラー

平均粒径0.04～0.06μmの超微粒子のコロイダルシリカが利用されている．粒径が小さくその表面積が大きいため、レジン配合時に粘性が高まり30％（w/m）以上配合することが困難である．研磨性は優れているもののフィラーを配合することによる他の物性の向上はみられないため、有機複合フィラーとして使用されている．

3）フィラーの配合量

フィラーの配合量によりコンポジットレジンの機械的性質も大きく影響をうける．配合量は通常重量パーセントで示される．

マクロフィラーで約70～80％、サブミクロンフィラーで約60～67％、マイクロフィラーでは約33～50％配合することが可能である．フィラーの充填率を高めるために、粒径の違ったフィラーを混ぜ合わせたハイブリッド型となっていることが多い．これにより約80～87％と高い充填率とすることができる． ⇐ハイブリッド型

4）フィラーの表面処理

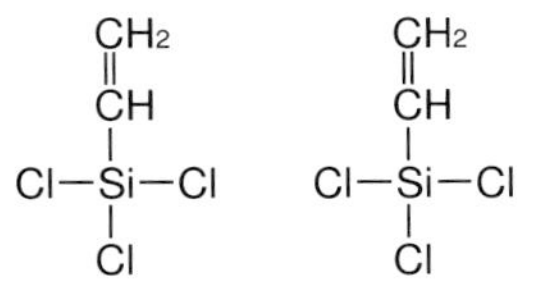

無機フィラーとレジンとの間に直接化学的な結合は得られないため、フィラー粒子はコンポジットレジン表面から容易に脱落してしまう．したがって無機フィラーとレジンとを化学的に結合させるためにボラン（volan）処理やシラン（silane）処理が施されている．用いられるシランカップリング剤は、ビニルトリクロロシラン（vinyl tricholorosilane）（図10）や γ-メタクリロキシプロピルトリメトキシシラン（γ-methacryloxypropyltrimethoxysilane）（図11）であり、フィラー表面の微量の水分の水酸基（OH基）と γ-MPTSのメトキシ基（OCH$_3$基）が加水分解されたシラノール基（SiOH）とが反応して無機フィラーの表面にシロキサン（Si-O-Si）結合を生成する．一方、他端にあるメタクリル基やビニル基がマトリックスレジンと共重合する．

図10〔vinyl tricholorosilane〕

⇐シラン（silane）処理
⇐シランカップリング剤

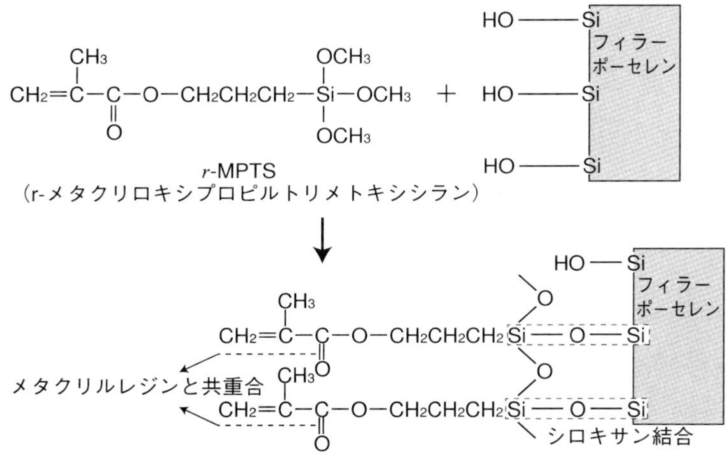

図11 シランカップリング剤とその接着

3. コンポジットレジンの分類

1) 重合方式による分類

(1) 化学重合型コンポジットレジン (chemical cured composite resin)

　常温化学重合型で、重合開始剤として過酸化ベンゾイル（BPO）、重合促進剤として第3級アミンのジメチルパラトルイジン（DMPT）あるいはジハイドロオキシエチルパラトルイジンなどを用いた、BPO・アミン起媒方式が多い．まずBPOが3級アミンにより分解されて、フリーラジカル（1次ラジカル）を生成する（図12）．これがBis-GMAなどのマトリックスレジンモノマーを活性化し、活性化されたレジンモノマーが次々に新しいモノマーと付加して網目状に連結（高分子化）硬化していく．

⇐ BPO・アミン起媒方式

このようにラジカル（遊離基）がモノマーを活性化させて重合していく形式をラジカル重合という。

　製品形式としては、通常ユニバーサルペーストとキャタリストペーストの2ペーストタイプとして提供されている．一方に重合開始剤、他方に重合促進剤が入っており、両者を練和することにより重合が開始される．

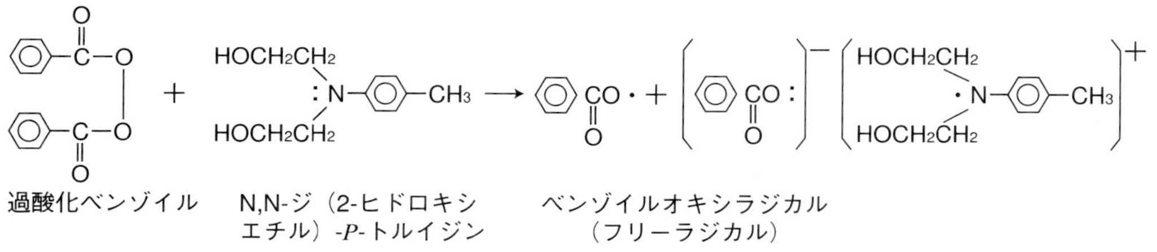

図12 化学重合型コンポジットレジンのラジカル発生機構

化学重合型コンポジットレジンの特徴
①深い窩洞やアンダーカット内でも均一に重合する．
②光照射器のような特殊な器械を必要としない．
③起媒剤の影響で変色を生じやすい．
④光重合型と比べて物性に劣る．
⑤練和することにより気泡が混入し、気泡の周りのレジンの重合阻害をおこす．
⑥填塞、付形などの操作時間が制限される．

　練和は木製あるいはプラスチック製のスパチュラを使用する．金属製スパチュラでは摩耗した金属粉が混入しコンポジットレジンの変色をきたすことがある．通常、両

ペーストを20〜30秒で練和し、プラスチック製の充填器または、注入器により窩洞内に充填する．操作時間は約1〜1.5分程度で、硬化時間は4〜5分である．

（2）光（可視光線）重合型コンポジットレジン（light cured composite resin）

可視光線を照射することにより重合するレジンである．

光吸収ピークを473nm付近にもつカンファーキノン（CQ：camphor quinone）が光増感剤として、また重合を促進する還元剤として3級アミンであるジメチルアミノエチルメタクリレートが配合されている．重合は470μm付近の光を吸収したカンファーキノンが励起されたのち容易にラジカル（遊離基）を発生させ重合を開始する（光重合）一方、還元剤であるジメチルアミノエチルメタクリレートが励起したカンファーキノンに作用してフリーラジカルを発生、重合が促進され重合硬化していく（図13）．その他、モノマーを保存するために重合禁止剤が添加されている．重合禁止剤はラジカル重合において、重合開始剤やモノマーから生じたラジカルとすみやかに反応して安定なラジカル中性物質を生じ重合反応を禁止する役割をもった薬剤でヒドロキノンが用いられている．

⇦ カンファーキノン

レジンはシリンジ、カンピュール、ダイレクトアプリケーションシリンジの形で供給されている（図14）．

また審美的な修復を可能にするため、各種のシェードが用意されている．

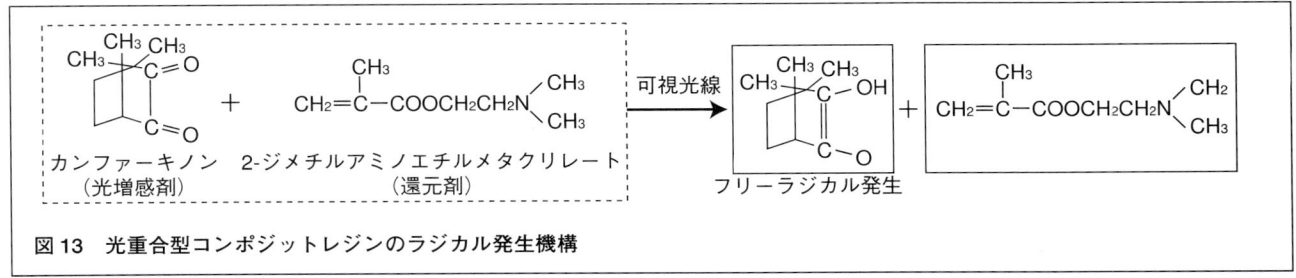

図13　光重合型コンポジットレジンのラジカル発生機構

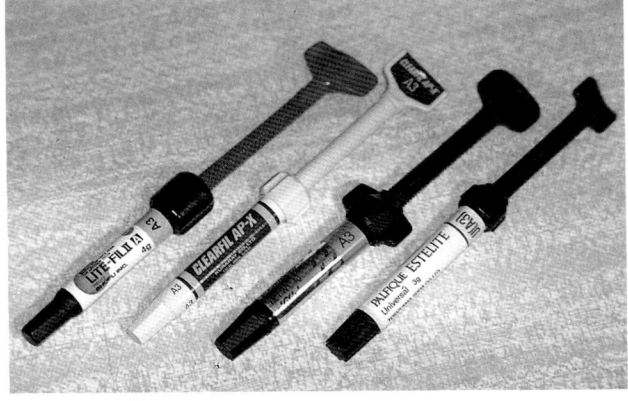

a　シリンジ

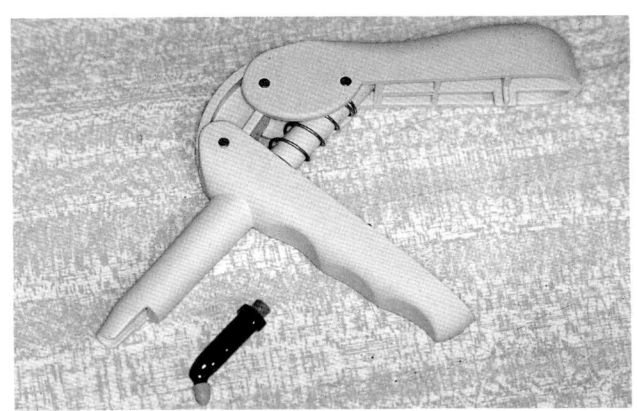

b　カンピュール

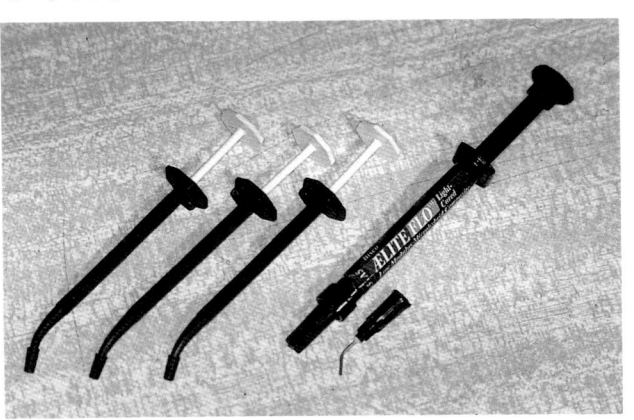

c　ダイレクトアプリケーションシリンジ

図14　コンポジットレジンの供給形態

a．光重合型コンポジットレジンの特徴

長所
① ワンペーストタイプであるため練和時の気泡の混入が少ない．
② 光照射するまで硬化しないので塡塞操作に時間がかけられ、複雑な形態も付与することが出来る．
③ 機械的強度が高い．
④ 即日研磨が可能である．
⑤ 修復後の変色が少ない．
⑥ 積層塡塞に有利である．
⑦ 多数歯修復もほぼ同時に行える．
⑧ 光照射すれば急速に重合硬化する．
⑨ 多数の色調があり、歯の色調に合わせやすい．
⑩ 材料の無駄が少ない．

短所
① 有効波長（450〜520nm）を出す光照射器が必要である．
② 照射光の到達しない所では未重合となり使用できない．
③ 硬化深度に限界があり、深い窩洞の修復には積層塡塞が必要である．
④ 天然光や無影燈下に長くおけば重合硬化するため、保存には遮光が必要である．
⑤ 光照射により重合硬化が開始されるため、窩底象牙質部にギャップを生じやすい．

b．物理化学的性質

コンポジットレジンのマトリックスレジンは分子量が大きくまた、多官能性モノマーであること、さらにフィラーが60〜80％配合されていることなどにより重合収縮量はMMA系レジンの1/4までに減少した．光重合型コンポジットレジンは化学重合型に比べて、その収縮率は、やや低いといわれている．重合収縮の発現形態は化学重合型、光重合型とで異なる．

修復材料の熱膨張率は歯質と同程度であることが望ましい．コンポジットレジンはフィラーの配合により、MMA系レジンの約1/3程度、アマルガムとは同程度まで減少したが、歯質に対しては約2倍の値を示す．口腔内の温度変化による修復物の体積変化により歯質との接着が破壊されれば、窩壁と修復物の間に微少な間隙をつくり、いわゆる辺縁微少漏洩が生じ、二次齲蝕や歯髄刺激の原因となる．吸水膨張率も、MMAレジンに比べて約1/3となった．吸水によるコンポジットレジンの機械的性質の劣化がある一方、吸水膨張により、レジンの重合収縮により生じた内部歪みや歯質の歪みを緩和することもある．

⇦ 熱膨張率

⇦ 吸水膨張率

フィラーを高密度に配合したハイブリッド型コンポジットレジンはヌープ硬さで60〜80を示す．

⇦ ハイブリッド型コンポジットレジン

① アマルガム（ヌープ硬さ60〜110）や、象牙質（ヌープ硬さ60〜75）と同程度な硬さを有している．
② 圧縮強さは2,500〜4,200kgf/cm^{2}で歯質とほぼ同様の強さを示す．
③ 引張り強さは300〜500kgf/cm^{2}である．
④ 曲げ強さは700〜1,600kgf/cm^{2}と圧縮強さに比べ低い．

c．内分泌撹乱物質について

レジン系歯科材料と内分泌撹乱物質：1996年にスペインとアメリカの大学の共同研究で、レジン系シーラントから唾液中に外因性内分泌撹乱化学物質（日本では環境ホルモンと呼ばれている）の一つとされるビスフェノールAが溶出していることが報告されて、

⇦ 外因性内分泌撹乱化学物質
⇦ 環境ホルモン
⇦ ビスフェノールA

問題となった．しかしながら、その後の研究から、この報告のデータは誤りであるとの指摘もある．アメリカ歯科医師会（ADA）は調査の結果としてシーラントは問題ないという見解を発表し、わが国でも日本歯科理工学会が、歯科材料からのビスフェノールAの溶出は極めて微量で人体への影響はないとする調査研究報告を出している．現在でも、多くのレジン系材料で、安全性を含めたあらゆる材料の特性を考慮した上で、Bis-GMAが広く用いられている．

2）フィラーによる分類

フィラーの材質、形状、粒径、配合方法などのちがいによりコンポジットレジンの機械的強度、重合深度、色調適合性、熱膨張や吸水膨張、透明性など物理化学的性質に差が生じる．

（1）マクロフィラー型（従来型）コンポジットレジン

コンポジットレジン開発当初にみられた形態で、石英やアルミノシリケートガラスなどを粉砕した不定形で、約 $5\mu m \sim 50\mu m$ の粒径のフィラーを配合したコンポジットレジンである（図15）．機械的強度は向上したが、マトリックスレジンとフィラーの耐摩耗性の違いにより、研磨性は悪く、突出した大きなフィラーが脱離しやすいという欠点を持っている．

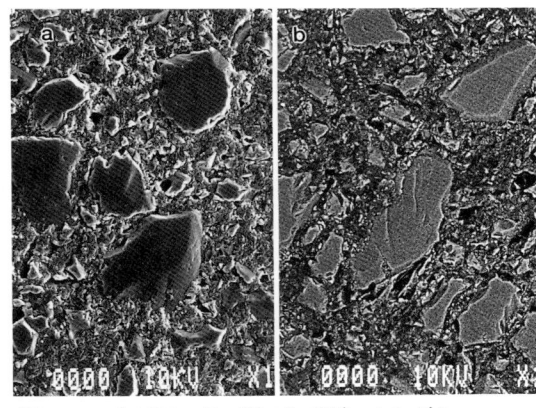

図15　マクロフィラー型コンポジットレジン
a．二次電子像　b．反射電子像

（2）マイクロフィラー型コンポジットレジン（MFR型レジン）

マクロフィラー型レジンの欠点である研磨性を向上させるために、平均粒径 $0.04 \sim 0.06\mu m$ のコロイダルシリカをフィラーとして分散配合したが、充塡率が約30％（w/w）程度と少なく、研磨性は向上するものの、機械的性質は低下するので実際には製品化されていない．

そこでマイクロフィラーの充塡率を高め機械的性質を向上させるため、有機複合フィラーを配合することでその充塡率は約60％（w/w）まで向上した（図16）．機械的性質も改良され、研磨性を重視する前歯用として使用されている．

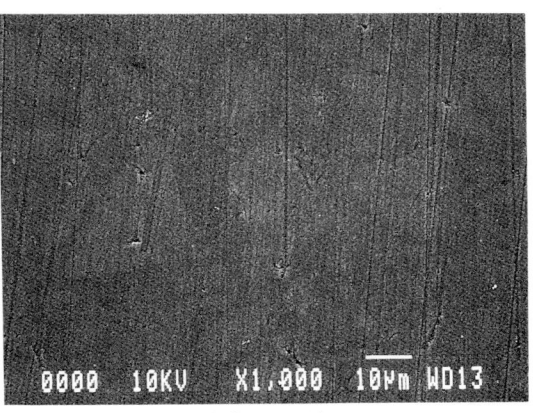

図16　MFR型コンポジットレジン
シラックス（3M）

（3）サブミクロンフィラー配合型コンポジットレジン

分散配合されているフィラーの平均的粒径が $0.2 \sim 0.3\mu m$ とMFRよりも粒径が大きいことから、サブミクロンフィラーと呼ばれている．形態は球状と不定形のものがある．このタイプのフィラーも充塡率は低く、その物性もMFRと同様の特徴を有しているため、SFRフィラーからなる有機複合フィラーを配合することでフィラー充塡率は65％（w/w）程度

外因性内分泌撹乱化学物質
Hormone-disrupting synthetic chemicals（環境ホルモン）
　生体のホルモン受容体、特に、女性ホルモン（エストロゲン）の受容体に結合することにより、あたかも女性ホルモンと同じような働きをする化学物質．精子数の減少、生殖器異常、乳ガンの増加などを引き起こすとされているが、不明な点も多い．DES（合成ホルモン）、ダイオキシン、PCB（ポリ塩化ビフェニール）、ビスフェノールAなど多くの化学物質が内分泌撹乱化学物質として挙げられている．なお、ビスフェノールAのホルモン活性はエストロゲンの約一万分の1程度とされている．

Bis-GMAとビスフェノールA
　Bis-GMAの合成過程でビスフェノールAが原材料の一つとして用いられるが、レジン系材料にビスフェノールAが成分として含まれることはない．合成過程での未反応のビスフェノールAが、不純物としてBis-GMA系レジン中に含まれる可能性があるが、現在の分析技術では検出できない程の極微量である．また、口腔内でBis-GMAが分解されてビスフェノールAが溶出することは、起こりえないとされている．

⇦ 前歯用

まで向上し機械的性質は改良された（図17）．

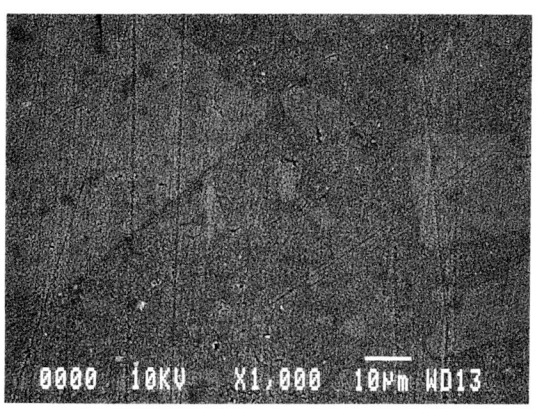

図17　SFR型コンポジットレジン
パルフィークエステライト（トクヤマ）

（4）ハイブリッド型コンポジットレジン

マクロフィラー、マイクロフィラー、有機複合フィラーを配合したものをいう（図18）．フィラー充填率は70〜80%（w/w）以上と向上し、機械的性質も優れている．

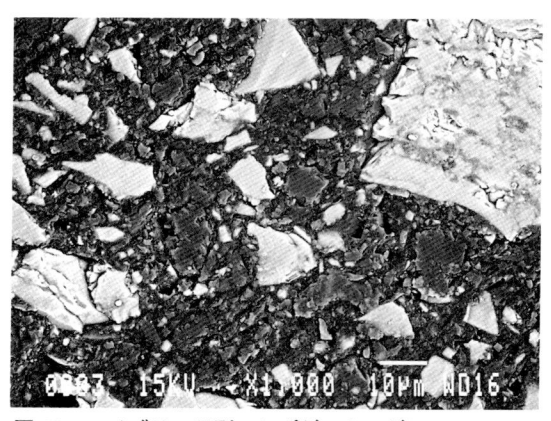

図18　ハイブリッド型コンポジットレジン
クリアフィルフォトポステリア（クラレ）

（5）セミハイブリッド型コンポジットレジン

マクロフィラーを0.1〜数μm程度に細かく粉砕し、これがマクロフィラーの間隙を埋めてフィラーの充填率を高めるように粒度分布を調整したレジンで、高密度充填型レジンとも呼ばれている（図19）．研磨性や機械的性質にもすぐれ、前歯、臼歯両用として用いられている．現在使用されているレジンの多くは、ハイブリッド型もしくはセミハイブリッド型である．

⇦ 高密度充填型レジン

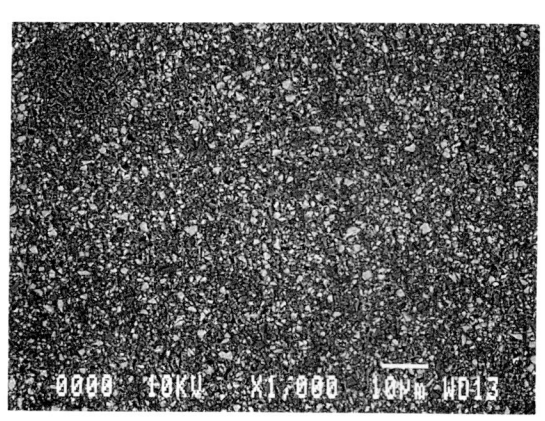

図19　セミハイブリッド型コンポジットレジン
エスティオLC（GC）

3）修復部位による分類

（1）前歯部用

審美性の要求される修復であり、機械的強度よりも色調や研磨性が優先されるため、超微粒子、有機複合フィラーあるいはハイブリッド型のフィラー配合のことが多い．

（2）臼歯部用

機械的強度や耐摩耗性が要求される．マクロフィラー型は機械的強度には優れているが耐摩耗性に劣るため、現在ではハイブリッド型のレジンが使用されている．

フッ素徐放性コンポジットレジン
　硬化後グラスアイオノマーセメントのようにフッ素を放出するコンポジットレジン．フィラーにフルオロアルミノシリケートガラスを含むものはコンポマーと呼ばれるが、コンポジットレジンとの区別は明確でない．現時点ではフッ素放出量はグラスアイオノマーセメントにおよばないが、修復物周囲の歯質強化や齲蝕歯質の再石灰化という点で今後の発展が期待される材料である．

(3) 前臼歯部両用

臨床使用上の便宜のために開発されたもので、審美性と物性の両面が要求され、フィラーを高密度に充填したハイブリッド型のコンポジットレジンが用いられている．

(4) その他

築造用として光重合型では透明性を高くして重合深度を改善したものや、化学重合型のものがある．

■ 4．光照射器

1）概要

可視光線重合型コンポジットは、重合開始剤としてカンファーキノンが使用されている．光増感剤であるカンファーキノンは、470nm前後の波長を吸収し励起状態となり、重合開始剤である3級アミンに働きかけ重合を開始する．したがって可視光線重合型コンポジットレジンを重合させるには470nm付近の波長の光がピークとなる光照射器が必要となる．

光照射器は電源部、光源部、光源冷却部と光を誘導する導管部とから構成されている．このほか照射時間を規定するタイマーや電子音発生装置、光量チェッカーなどが組み込まれているものもある．

可視光線照射器の光源は一般に9.5V．50W、あるいは12V．75Wのハロゲンランプを使用しており、その有効波長は400nm〜500nmで紫外領域や赤外領域などの不要な波長部分はフィルターによりカットされている．

2）種類

可視光線照射器にはつぎの3つのタイプがある．

（1）従来型（ハロゲン光源）可視光線照射器

a．コンダクタータイプ

電源部、光源部、冷却部を一体とした本体部より、光ファイバーなどの光ケーブルを通して先端の照射ロッドから照射されるタイプのものである．本体部の容積は大きく、運搬や設置に不便であり、また、光ケーブルの屈曲にもあまり柔軟性がなく操作性に劣っている．しかし冷却用の

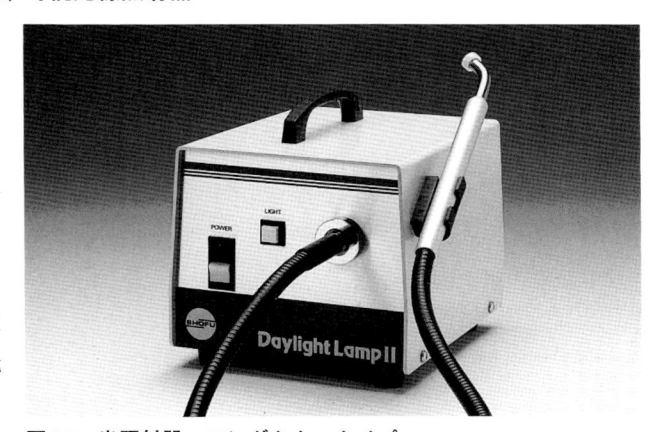

図20　光照射器　コンダクタータイプ

ファンは大型で、光源部の冷却能力は大きく長時間の連続照射には適している．照射ロッドの部分はペンホルダータイプのものと、パームグリップタイプのものとがある．光ケーブルは無理な屈曲により光ファイバーの破損を来し光量が減弱するため、取り扱いには十分な注意が必要である（図20）．

b．ガンタイプ

光源のハロゲンランプの先に光ロッドを取り付けたもので、照射器部分がピストル型をしているところからガンタイプと呼ばれている．照射器内に光源ランプとその冷却用

> **フロアブルレジン**
> コンポジットレジンの充填操作性や窩壁適合性を向上させる目的で、フィラー充填率を30％程度にして流動率を良くし、ライニング材として用いるものもある．最近ではフロアブルコンポジットレジン（低粘度コンポジットレジン）として多くの製品が発売されている．ディスポーザブルチップを使用してシリンジから窩洞へ直接注入する形式がほとんどで、咬合圧のかからない小さな窩洞や器具の入りにくい部位の充填に便利である．また歯頸部摩耗症などでは応力緩和という点でも有利とされている．

⇦ 470nm付近の波長の光

ファンが内蔵され、電源部と分離されており比較的小型で操作性に優れている．光源から光を誘導する導管の長さが短く光の減弱が少なく大きな光量が得られる利点を持っている．光源ランプの冷却能力が小さく長時間の連続照射をすれば、過熱のためランプが損傷する（図21）．

c．コードレスタイプ

電源が充電式電池（ニッケル・カドミウム電池）で照射器部に挿入して使用する．ガンタイプと異なり電源からのコードがないため、操作性に最も優れている．電池が入っているためやや重く、また、照射に必要な電源を電池のみに頼っているため、電池の充電容量が40秒間照射で連続6回程度と少なく、多数歯の連続照射には適していない．

電池の充電には時間を要するので、常に充電された予備の電池を備えて置くことと、光量のチェックが必要である（図22）．

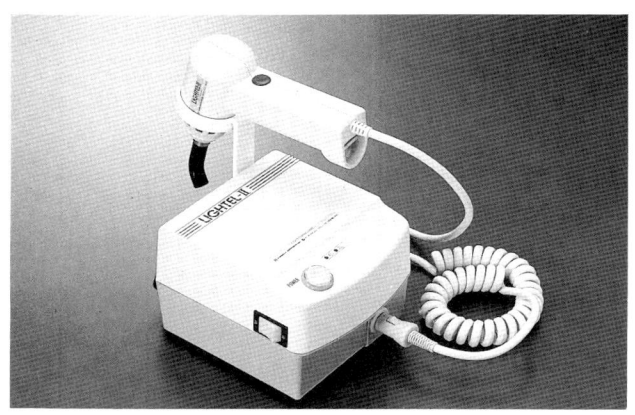

図21　光照射器　ガンタイプ

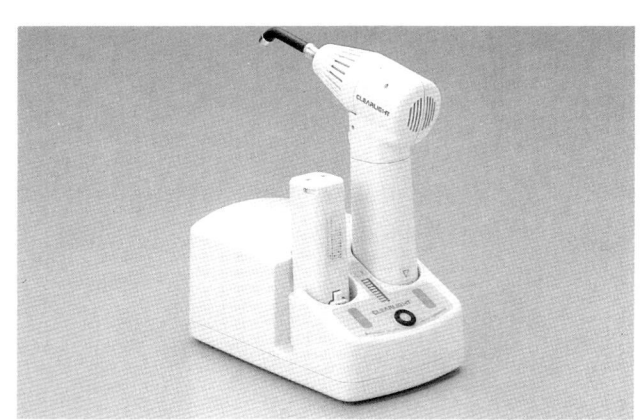

図22　光照射器　コードレスタイプ

（2）段階照射型(ハロゲン光源)可視光線照射器

重合収縮の緩和を目的として可視光線の照射を段階的に行うことができる．2段階照射が基本的となり、1回目の照射は低出力で照射し予備重合を行い、2回目の照射で重合を完了するために高出力で照射するようプログラムされている（図23）．

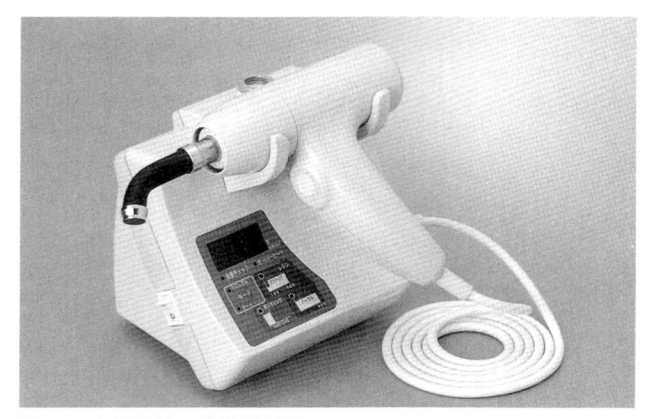

図23　光照射器　段階照射型

（3）その他

a．キセノン光源可視光線照射器

ハロゲン光源よりも高出力の光照射が可能であることから、光照射の時間を短縮できるとされている．本体、光源部の交換の費用が高価であることと、照射時に発生する熱が問題となっている（図24）．

b．LED光源可視光線照射器

消費電力が少ないLEDを光源として用いることから、コードレスタイプの欠点である電池の重量や充電容量の問題を解決することを目的としている．出力が他の光源に比べて低いことから照射時間を延長する方が望ましいと考えられている（図25）．

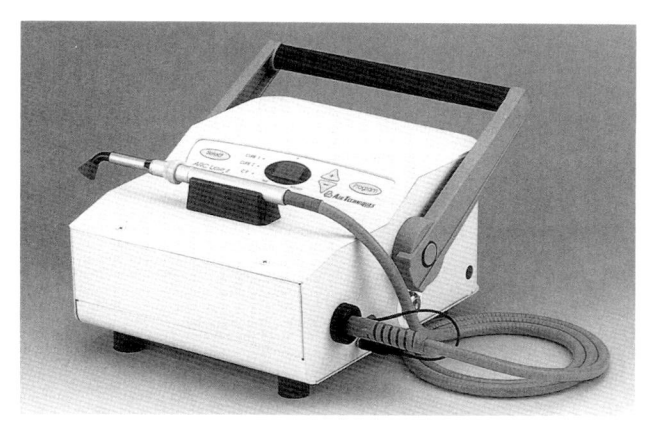

図24　光照射器　キセノン光源タイプ

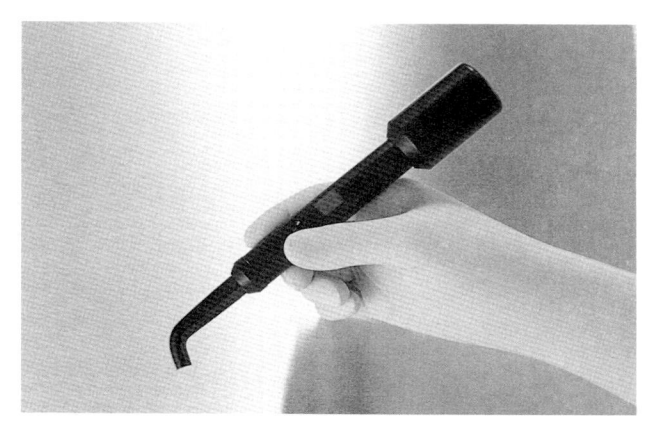

図25　光照射器　LED光源タイプ

3）使用上の注意

　光照射器のチップの先端にレジン等が付着したり、傷がついたり、またファイバーが損傷すると光強度が低下する．したがって照射チップの先端の清掃や損傷のチェックを心がけ、光強度のチェックを怠らないようにすべきである．

　光照射範囲が光照射器チップの口径より大きな場合は分割照射をする．この際チップの中心部と周辺部では重合率は異なり周辺にいくほど低くなるので注意を要する．

　光照射は垂直に照射することが理想的であるが、照射部位により斜めからの照射になる場合があるが、この様な場合反対側からの照射も必要であり、照射時間も延長するようにする．

3. 接着システム

コンポジットレジンの接着に用いられる接着システムは、基本的には歯面処理材（surface conditioner）、プライマー（primer）、ボンディングレジン（bonding resin）（接着材）とから成る．それぞれの構成因子については単独で開発されたのではなく、相互に組み合わせて改良、開発が行われ、現在に至っている．

当初の接着性レジンは、エナメル質にはよく接着したが、象牙質への接着は十分ではなかった．その後の材料や方法の開発により、現在の製品では、エナメル質、象牙質双方に強力に接着するようになり、その接着強さは通常の引張り接着試験で15〜25MPa程度である．

> **接着システムの基本構成**
> - 歯面処理材
> - プライマー
> - ボンディングレジン

⇦ 歯面処理材
　（surface conditioner）
⇦ プライマー（primer）
⇦ ボンディングレジン
　（bonding resin）（接着材）

1. 開発の流れ

1）接着性レジンモノマーの開発

現在各種の接着性レジンモノマーが実用化されているが、基本的には、親水性基（リン酸基、カルボキシル基）、疎水性基（ベンゼン環、アルキル基）、重合基（C＝C）より構成される．親水性基は歯質との親和性や反応性の向上、疎水性基は接着の耐久性とコンポジットレジンとの親和性の向上、重合基はモノマー間及びコンポジットレジンモノマーとの重合を期待したものである．

⇦ 親水性基（リン酸基、カルボキシル基）
⇦ 疎水性基（ベンゼン環、アルキル基）

① NPG-GMA（Bowen、1961）：N-phenylglycine glycidyl methacrylate（図26）
　カルシウムとキレート結合することを期待したもので、カップリング剤（coupling agent）と呼ばれた．

② Phenyl-P（Yamauchi、1976）：2-methacryloxyethyl phenyl hydrogen phosphate
　象牙質にもある程度の接着性を示す製品（クリアフィルボンドシステムF、1978）として、接着性レジン修復を世界で初めて可能にした先駆的モノマー（図27）．

③ 4-META（Takeyama他、1978）：4-methacryloxyethyl trimellitate anhydride
　TBB起媒のMMAレジンに配合してレジンセメントとして世界で初めて製品化（スーパーボンド、1983）された（図28）．

④ MDP（またはM10P）（小村、1981）：10-methacryloyloxydecyl dihydrogen phosphate
　Phenyl-Pよりも優れた接着性を示すモノマーとして使用されている．セルフエッチングプライマー（後述）の成分としても用いられている（図29）．

⑤ 4-AET（Ikemura他、1993）：4-Acryloxyethyltrimellitic acid
　ハイドロキシアパタイトと化学的結合を示すカルボン酸系モノマーとして開発され、セルフエッチングプライマーの成分としても用いられている（図30）．

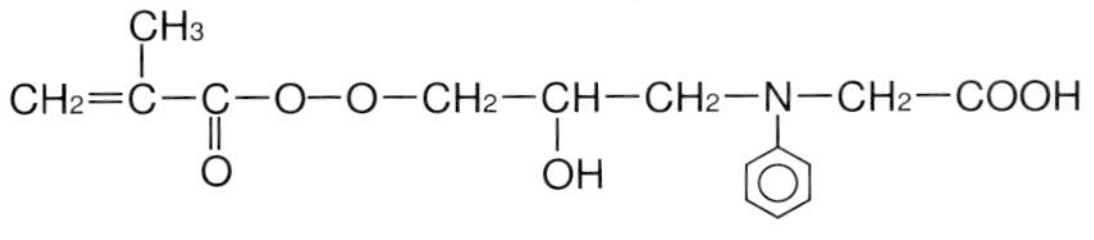

図26　NPG-GMA

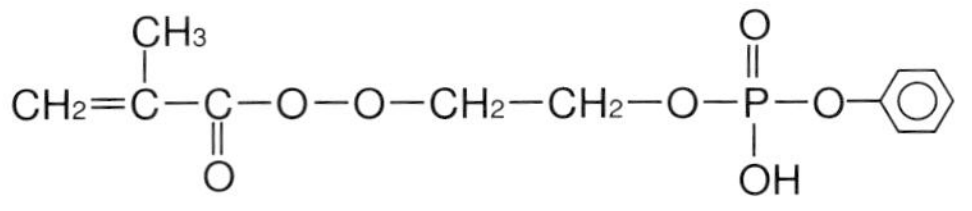

図27　Phenyl-P

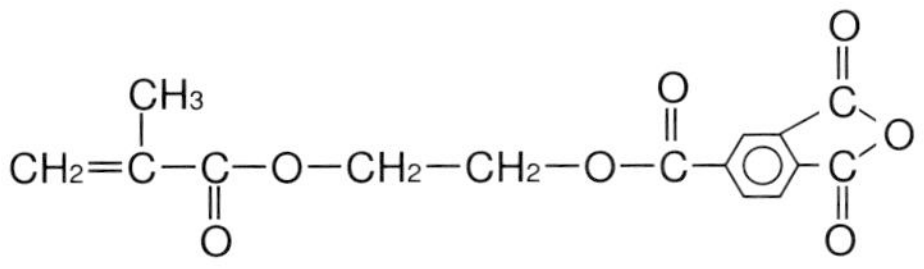

図28　4-META

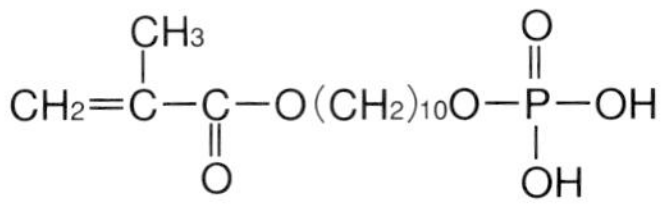

図29　MDP

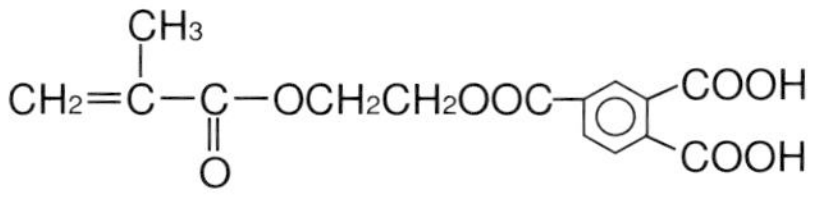

図30　4-AET

⑥ HEMA：2-hydroxyethylmetacrylate

象牙質コラーゲンへの浸透性が極めて高く、多くの製品のボンディングレジンやプライマーの成分として使用されている（図31 a）．

以上の他、MAC10、BPDM等（図31）がボンディングレジンとして、またプライマーとして使用されている．当初は、ボンディングレジンとして単なる液状レジン（unfilled resin）が使用されていた．その後接着性レジンモノマーが利用されるようになり、重合形式は、化学重合型から、光重合触媒が導入されて光化学重合型となり、現在では1液型の光重合型のものが主流となっている．

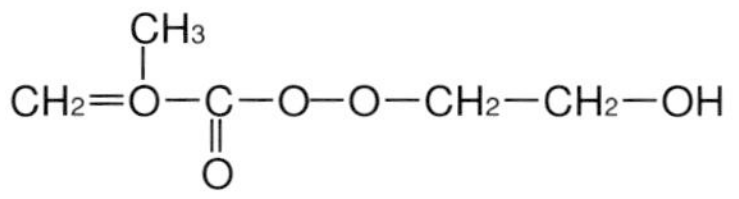

図 31 a　HEMA

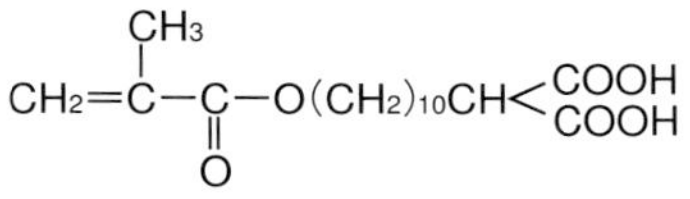

図 31 b　MAC10

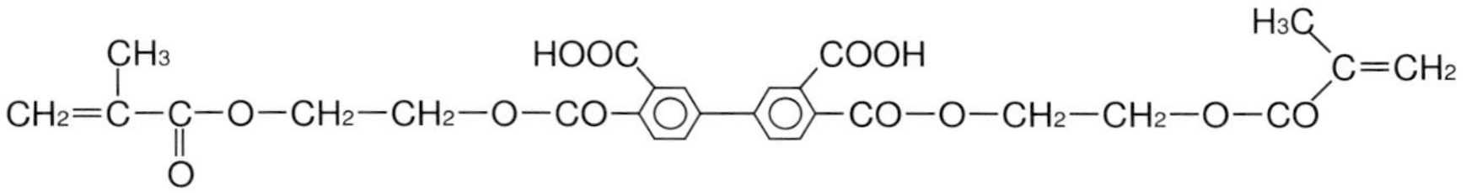

図 31 c　BPDM

2）前処理法の変遷

歯面処理は、1955年、Buonocoreがエナメル質をリン酸でエッチングしてレジンを接着させたのが最初の試みである．

その後の経過は我が国と、欧米とでは異なっており、欧米ではエナメル質のみリン酸エッチングを行い、象牙質面に形成されたスミヤー層は、歯髄への刺激を遮断する保護層として保存すべきとする考え方が支配的であった．したがって象牙質には無処理、あるいはEDTAのように非常にマイルドな前処理が適用される程度であった．特に象牙質に対するリン酸エッチングは禁忌とする考え方が強かった．これは、当時欧米には、象牙質に接着する材料がなかったことも一因であった．その後接着性レジンが開発されても、無処理象牙質への接着には限界があり、スミヤー層が表面に付着している強さと考えられる6MPa程度の値を超えることができなかった．EDTA処理を行うにしても、エナメル質には効果がないため、リン酸エッチングとEDTA処理とを別々に施すという不便さがあった．また、口腔内でエナメル質と象牙質とを厳密に分割して処理するのは困難であり、あまり普及しなかった．

世界に先駆けて我が国で開発されたクリアフィルボンドシステムF（クラレ社製）は、接着性レジンモノマーの応用と、エナメル質と象牙質を一括してリン酸エッチングする、トータルエッチング法（total etching technique）の導入とを特徴としている．総山は、この接着性レジンを用いた新しい修復システムを確立し、永く保存修復学の根幹をなしていた、G.V.Blackのシステムとは異なる、現在の歯質保存的修復法を体系化した．当時の材料の接着性は決して十分なものではなかったが、その後接着性レジンの改良がすすみ、接着性レジン修復の信頼性は急速に高まっていった．1990年代に入り、リン酸よりもマイルドな歯面処理でもエナメル質、象牙質双方に接着させることが可能となったが、これはプライマーの導入が大きな役割を果たしていた．このころになり、ようやく象牙質のリン酸エッチングの必要性が世界的にも理解されるようになり、外国製品においてもリン酸のトータルエッチング法が採用されるに至っている．

⇐ 接着性レジンモノマー
⇐ トータルエッチング法
⇐ 歯質保存的修復法
⇐ プライマー

3）プライマーの導入

　プライマーは、特に象牙質に対する接着性を改善するために、歯面処理の後塗布されるもので、象牙質表面の改質効果を有する．初めてプライマーが製品として登場したのは、Glumaシステム（Byer）であった（1984）．この製品ではグルタールアルデヒドとHEMAの混合水溶液が用いられていたが、その他の接着性レジンモノマーにも同様の効果が認められるようになり、様々な化合物が利用されている．

⇦ 象牙質表面の改質効果

　プライマー処理は象牙質の接着を向上させるには効果的ではあるが、前処理、プライマー塗布、ボンディングレジン塗布と、接着操作が3ステップとなり煩雑になった．そこで開発されたのがセルフエッチングプライマー（self etching primer）であり、歯面処理とプライマー処理とが同時に行えるようになった．これは、酸性の接着性レジンモノマーを配合することにより、プライマー自身が酸性になることを利用してプライマーにエッチングをさせるというものである．特に象牙質に対して、非常に高い接着強さが得られることと、水洗が不要でステップが簡便なことから、現在広く普及している．エナメル質に対するエッチング効果は、リン酸と比べてかなりマイルドである．

⇦ セルフエッチングプライマー（self etching primer）

　一方ではリン酸エッチングのエナメル質に対するエッチング効果を重視する考え方もあり、こうした製品では、プライマーにボンディングレジンの機能を持たせた、セルフプライミングボンディングレジンともいうべき材料が用いられている．

2．接着性レジンの構成

　以下のような接着システムが用いられている．

①	前処理材とボンディングレジンから成るもの	クリアフィルニューボンド（クラレ） クリアフィルフォトボンド（クラレ） スーパーボンドDライナー2（サンメディカル）など
②	前処理材、プライマー、ボンディングレジンから成る3ステップのもの	スコッチボンドマルチパーパス（3M） オールボンド2（Bisco）など
③	セルフエッチングプライマーとボンディングレジンから成る2ステップのもの	クリアフィルメガボンド（クラレ） インパーバフルオロボンド（松風） マックボンドⅡ（トクヤマ）など
④	前処理材とセルフプライミングボンディングレジンから成るもの	ワンステップ（Bisco） シングルボンド（3M）など
⑤	セルフエッチングプライミングボンディングレジンから成る1ステップのもの	ワンナップボンド（F）（トクヤマ） リアクトマーボンド（松風） AQボンド（サンメディカル）

　上記①〜④に分類されたそれぞれのシステムの、一般的な操作ステップは、以下の表に示す．

①	前処理 ― 水洗 ― 乾燥 ― ボンディングレジン塗布
②	前処理 ― 水洗 ― 乾燥（またはブロットドライ）― プライマー処理 ― 乾燥 ― ボンディングレジン塗布
③	セルフエッチングプライマー処理 ― 乾燥 ― ボンディングレジン塗布
④	前処理材 ― 水洗 ― 乾燥（またはブロットドライ）― セルフプライミングボンディングレジン塗布（2度塗りのことが多い）
⑤	オール・イン・ワン・ボンディングレジン塗布のみ

1）前処理材

　多くの製品で、エナメル質と象牙質とに同じ処理剤が採用されている．30〜40％リン酸水溶液に、増粘材を加えてゼリー状にしたものが多い．塗布した歯面との識別を容易

にするため，青，緑，赤などに着色されている．10％のクエン酸に３％の塩化第二鉄を加えたもの（10-3溶液）は，特に4-META系の接着性レジンとの組み合わせで使用される．処理時間はかつては30〜60秒であったが，最近の材料では短縮傾向にある．

前処理によりエナメル質表面，象牙質表面のスミヤー層は溶解除去され，表面の汚染物質も清掃される．エナメル質ではエナメル小柱の部位による耐酸性の違いから，小柱構造に基づく凹凸が形成される．象牙質では，表層部が脱灰され，象牙細管が開口し，コラーゲン線維の層が表面に露出する．この脱灰象牙質は，水洗後の乾燥により収縮し，その後プライマー処理を行ったとしてもボンディングレジンを十分に浸透させるのは困難とされている．したがって，リン酸による前処理を行う接着システムでは，水洗後に歯面を乾燥させずに，水分を保った状態でプライマー処理を行う，いわゆるウェットボンディング法（wet bonding technique）が推奨されている．

⇐ スミヤー層は溶解除去
⇐ 表面の汚染物質も清掃
⇐ 小柱構造に基づく凹凸が形成
⇐ 表層部が脱灰
⇐ 象牙細管が開口
⇐ コラーゲン線維の層が表面に露出
⇐ ウェットボンディング法

２）プライマー

象牙質の接着性を高めるための表面改質材で，デンティンプライマーとも呼ばれる．HEMAやその他の接着性レジンモノマーを，水，アセトン，エタノールなどに溶解したものが用いられている．プライマーに含まれるモノマーやボンディングレジンの重合性をよくするために，通常光重合触媒も添加されている．塗布後は水洗せずにエアー乾燥のみを行うが，乾燥法により接着性が影響されることがある．歯面処理により象牙質表面に露出したコラーゲン線維の収縮を防ぎ，ボンディングレジンの浸透を促進し，接着性を向上すると考えられている．

⇐ 象牙質の接着性を高めるための表面改質材
⇐ コラーゲン線維の収縮を防ぎ
⇐ ボンディングレジンの浸透を促進
⇐ 接着性を向上する

３）セルフエッチングプライマー

酸処理とプライマー処理とを同時に行うもので，これにより，処理後の水洗も不要となり，象牙質接着のステップが簡略化される．各種の接着性レジンモノマー，HEMA，光重合触媒，水などを含む液体で，通常２液からなり，使用時には１滴ずつ採取して用いられる．各種の接着性レジンモノマーのカルボキシル基やリン酸基により酸性となり，pHは１〜２程度である．処理時間は10〜30秒と，製品により異なる．

前処理の後プライマーを処理する方法では，レジンモノマーの脱灰象牙質への浸透が十分でないこともあるが，セルフエッチングプライマーを用いると，接着性レジンモノマーの到達したところまで脱灰されていることになる．脱灰量は前処理材として用いられるリン酸と比べるとはるかに少ない．エナメル質と象牙質を同時に処理でき，双方に対して高い接着性が得られているが，エナメル質への接着が十分でないとする意見もある．さらに最近では，セルフエッチングプライマーとボンディングレジンを合体させたオール・イン・ワンタイプのものが市販されているが，従来の２ステップシステムと比較すると接着強さが劣るようである．

⇐ 接着性レジンモノマー
⇐ HEMA
⇐ 光重合触媒
⇐ 水などを含む液体

⇐ 脱灰量は前処理材として用いられるリン酸と比べるとはるかに少ない

４）ボンディングレジン

Bis-GMA，TEGDMA，HEMAなどのベースレジンにリン酸エステル系またはカルボン酸系の接着性レジンモノマー，さらには光重合触媒などが配合されている．外国製品では接着性レジンモノマーを含まず，コンポジットレジンの液成分のみのもの（unfilled resin）もある．フィラーを配合して物性の向上を図ったものもある．光重合型，化学重合型，光化学重合型（デュアルキュア型）があり，光重合型は通常１液で供給されており，化学重合型，光化学重合型のものでは２液からなっている．

ボンディングレジンにプライマーとしての機能をも期待した接着システムでは，アセ

⇐ ベースレジン
⇐ リン酸エステル系またはカルボン酸系の接着性レジンモノマー
⇐ 光重合触媒

トン、エタノールなどを含み、プライマー、ボンディングレジン兼用の成分をまずプライマーとして、次いで同じものをボンディングレジンとして再塗布して使用するものである．さらに最近では、フッ素徐放性ボンディングレジンが開発され、市販されている．

⇦ フッ素徐放性ボンディングレジン

3．接着のメカニズム

1）エナメル質との接着

30〜40%リン酸水溶液を用いた前処理（エナメル・エッチング）によりスミヤー層が溶解除去され、さらにエナメル小柱構造に基づく凹凸が形成される．これは小柱の境界部が脱灰されやすいことや、小柱の部位により耐酸性が異なることによる．切削されたエナメル質では、通常エナメル小柱が突出したパターンとなる（図32）．さらに処理面には、アパタイト結晶に基づく微小な凹凸も形成され、表面積は著しく増大する．このような処理面に隙間なくボンディングレジンが侵入硬化してエナメル・レジンタグを形成し、嵌合効力を発揮することにより強大な保持力が発揮されると考えられている．エナメル質表面が極性化されることや、ボンディングレジンの歯質親和性がレジンとエナメル質との濡れ性に影響する．エナメルエッチングの効果としては、①スミヤー層の除去、②表面の清浄化、③表面積の増加、④歯面の極性化によるレジンの濡れ性向上、があげられる．

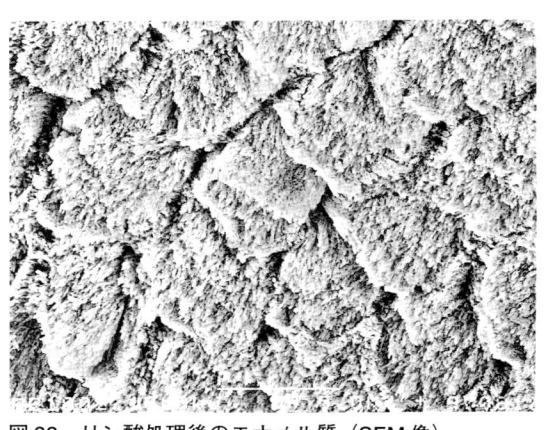

⇦ エナメル・エッチング

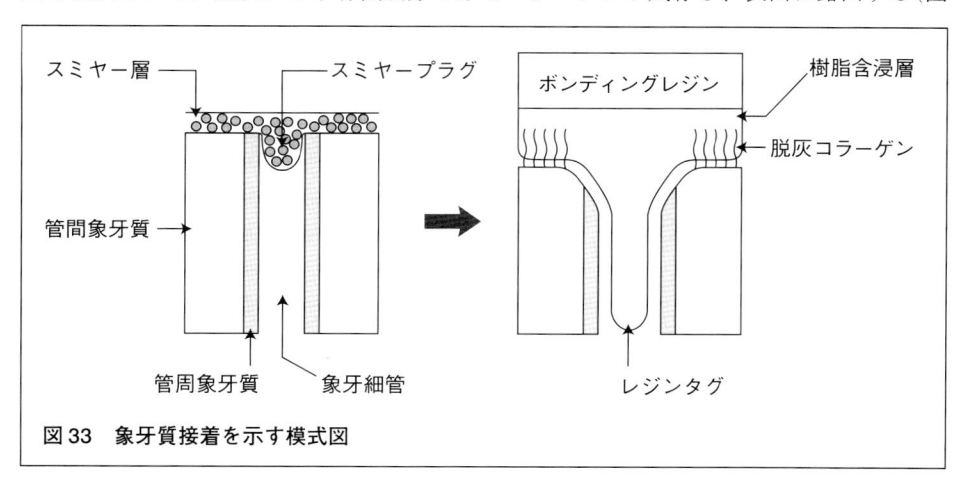

図32　リン酸処理後のエナメル質（SEM像）

⇦ エナメル・レジンタグ

セルフエッチングプライマーによる脱灰効果はリン酸と比べるとマイルドであり、凹凸形成は軽度である．ボンディングレジンの性能向上により、このような処理面にも高い接着強さが得られることが確かめられている．

2）象牙質への接着

象牙質のリン酸処理により、スミヤー層の除去と象牙質表面の脱灰が起きる（図33）．また象牙細管を封鎖していたスミヤープラグも溶解除去され、象牙細管開口部や細管内壁も脱灰される．脱灰により有機成分であるコラーゲンが残存し、表面に露出する（図

図33　象牙質接着を示す模式図

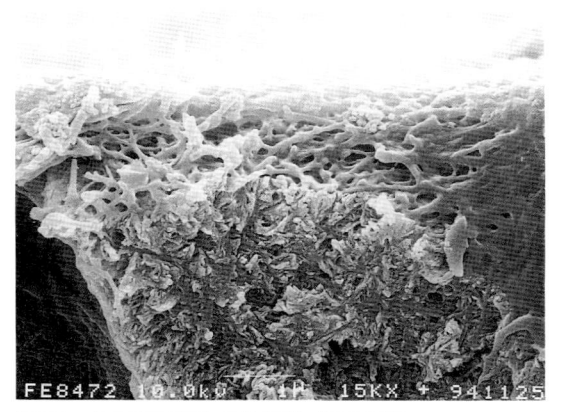

図34 リン酸処理後の象牙質（SEM像）

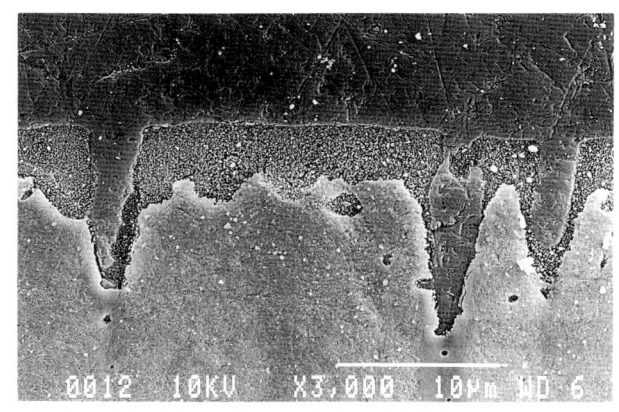

図35 レジンと象牙質の接着界面のSEM像

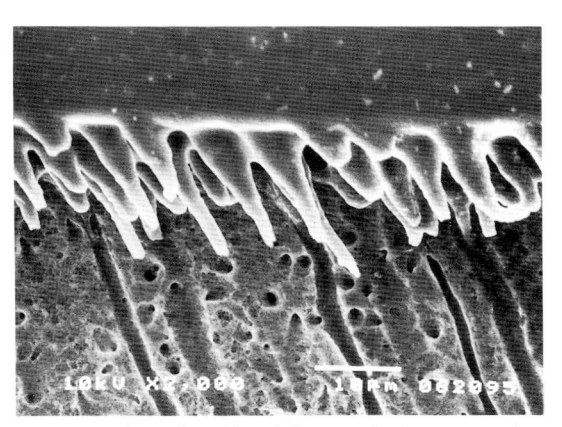

図36 レジンと象牙質の接着界面に観察されたレジンタグ（SEM像）

34）．

　この脱灰コラーゲン層にプライマーを作用させることで接着性レジンモノマーの浸透が促進される．象牙質への接着メカニズムとしては、脱灰象牙質にレジンが浸透して硬化することによって形成される樹脂含浸象牙質（resin impregnated dentin、hybrid layer）による、微細な機械的保持（micro mechanical retention）が重要な因子とされている（図35）．また、開口した象牙細管内にレジンが侵入して硬化したレジンタグ（resin tag）によっても、ある程度の機械的な保持力が発揮されると考えられている（図36）．

　樹脂含浸象牙質の形成を確実にするために、セルフエッチングプライマーや、ウェットボンディング法が導入されている．しかしながら、樹脂含浸層内部には、水分の影響などでレジンの浸透が十分でなかったり、レジンの硬化が不十分となることもある．こうした部位は、水や各種イオンなどの通路(ナノリーケージスペース：nano leakage space）となりうる危険性が指摘され、接着耐久性に関連すると考えられている．

⇐ 樹脂含浸象牙質（resin impregnated dentin、hybrid layer）

　齲蝕の治療に際しては、齲蝕象牙質外層のみが除去され、齲蝕象牙質内層が被着面となることが多い．齲蝕象牙質内層では透明象牙質が形成されており、レジンタグによる保持力を期待することができない他、健全象牙質とは異なることが多いが、接着機構に関しては未だ不明な点が残されている．

⇐ レジンタグ（resin tag）

3）修復材料との接着

　口腔内での修復物の修理等に際して修復材料に接着させる必要がある場合には、修復物表面にそれぞれに適した前処理を施し、コンポジットレジンの接着システムを適用する．

①金属

　口腔内の金属修復物に接着させる場合には、専用のプライマーを用いる．使用する接着システムにより金属面の処理法も異なるので、各種製品の使用説明書に従う．

⇐ 専用のプライマー

②ポーセレン

　ポーセレン表面をリン酸で処理し、表面の清浄化と凹凸形成を行いシランカップリング剤を併用しレジンとの接着を行う．口腔外ではフッ酸の使用が有効である．

⇐ フッ酸やリン酸で処理
⇐ 表面の清浄化
⇐ 凹凸形成
⇐ シランカップリング剤

③コンポジットレジン

　硬化して時間の経過したレジンに接着させることは理論的には不可能であるが、レジン成分が類似のものであればある程度の接着性は期待できる．一般的にはコンポジットレジンに含まれる無機質フィラーに接着させることを考える．したがってポーセレンに対する接着と基本的には同じと考えてよい．

⇦ ポーセレンに対する接着と基本的には同じ

4．接着の評価法

　接着性レジンとして多くの製品が市販されている．これらの、エナメル質や象牙質に対する接着性の評価は接着強さを測定したり、接着性レジンと窩壁との適合性を調べることによって行われている．こうした性能が各種製品の特徴として公表されることが多く、以下の事柄はこれらを正しく理解するために、必要なものである．

1）接着強さの測定

　接着性能は、接着強さにより表示されることが多い．JISによれば、接着強さとは接着された二面間の結合の強さ、という意味であり、接着力ともいう．接着強さの試験には、接着層に引張り（tensile）、せん断（shear）などの応力を加える方法が用いられる（図37）．この際に破壊したときの荷重を接着面積で割った値で接着強さは表される．接着強さの測定は、試験片を37℃水中に保管した後で行われることが多い．

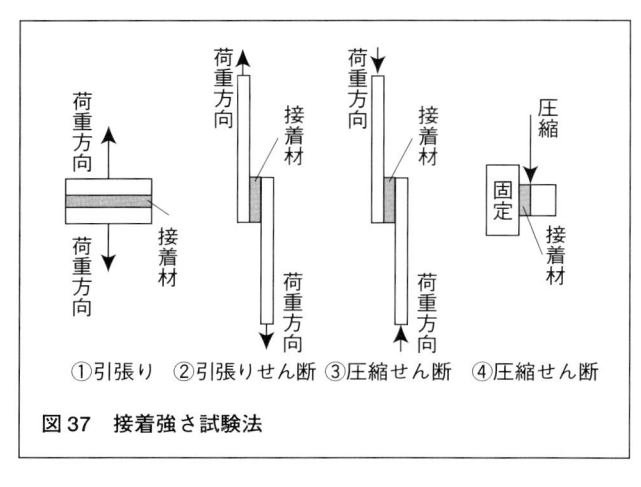

　接着面に垂直に引張り応力やせん断応力を加え、接着部が破壊した時の強さをそれぞれ引張り接着強さ（tensile bond strength）、せん断接着強さ（shear bond strength）という．

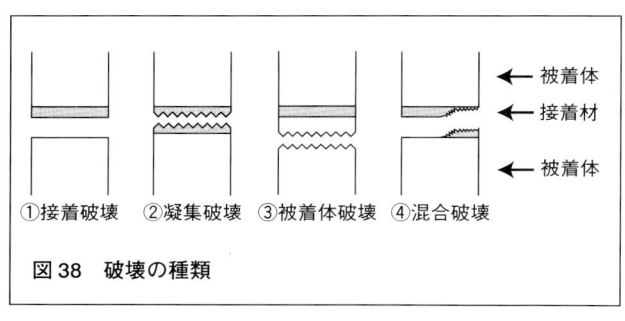

図37　接着強さ試験法
①引張り　②引張りせん断　③圧縮せん断　④圧縮せん断

図38　破壊の種類
①接着破壊　②凝集破壊　③被着体破壊　④混合破壊

破壊は試験片の最も弱い場所で起こり、接着材と被着材の界面で起こるとは限らない．
　接着試験の際の破壊の状態によって、接着破壊、凝集破壊、被着材の破壊、混合破壊に区別される（図38）．
①接着破壊：接着材と被着材との境界面で生じた破壊．この場合、測定された値、そのままが接着強さを示す．界面破壊ともいう．
②凝集破壊：接着材層の内部に生じた破壊．これは、接着材層の凝集力が測定されていることになるので、界面における接着強さはこの値を上回ると考えられる．
③被着体破壊：被着体内部に生じた破壊．これは、接着強さが被着材料の強さを上回っていることを示す．
④混合破壊：接着材の破壊と界面の破壊が混合したものである．

⇦ 引張り
⇦ せん断

⇦ 引張り接着強さ
　（tensile bond strength）
⇦ せん断接着強さ
　（shear bond strength）

　通常は、ヒトあるいはウシの抜去歯のエナメル質あるいは象牙質を被着体として接着試験が行われる．歯面の一部を平坦にして、直径3～4mmの穴のあいた粘着テープを貼付し、接着面積を規定する．この面に接着性レジンを用いてコンポジットレジンを接着する．このようにして作製した試験片に引張り荷重やせん断荷重をかけて接着強さが測定される．これに対して最近、接着面積を$1mm^2$以下に規定した微小引張り試験法（micro tensile bond test）も注目されており、齲蝕部位などの特定部位での接着強さの評価が可能である．

　接着強さの値には、多くの因子が影響を及ぼすので、測定条件を常に一定にし、測定値の再現性を高めることが必要である．接着強さに影響をおよぼす因子を次頁の表に示す．

接着剤、すなわちボンディングレジンに関する因子	接着剤の種類（前処理法を含めて）、接着剤層の厚さ、接着剤の硬化条件（硬化温度、時間、加圧力など）
被着体、すなわち歯質に関する因子	被着体の種類（エナメル質、象牙質）の他、歯種や部位によっても接着性は変化する
接着剤試験の方法に関する因子	試験時の環境条件（温度、湿度）、試験速度および試験片の形状（厚さ、接着面積など）、試験片の保管条件（温度、湿度、期間）、荷重（種類、速度）

上述のような接着試験によると、最近の接着性レジンはエナメル質、象牙質双方に約15～25MPaの値を示し、被着体破壊や接着材の凝集破壊を示すことが多い．

2）辺縁および窩壁の適合性評価

接着強さの測定により、接着性レジンと歯質との接着の良否を評価する方法では、試験片の接着面は平坦な歯質である．しかし、臨床ではコンポジットレジンは種々の深さ、幅を有する窩洞、即ち平坦でない箇所に填塞されることが多い．窩洞に填塞されたコンポジットレジンは、平坦な歯面に接着させた場合と違った挙動を示す．そこでヒトあるいはウシの歯に窩洞を形成し、そこにコンポジットレジンを填塞した後で、辺縁のギャップ、あるいは辺縁漏洩を測定することにより、コンポジットレジンと窩壁および窩縁での適合性を評価する．

（1）コントラクションギャップ（contraction gap）

⇐ コントラクションギャップ（contraction gap）

コンポジットレジンは重合時に収縮する．この重合収縮力は、窩洞内に填塞されたコンポジットレジン自体を窩壁から引き剥がす方向に働く．一方、窩壁に塗布された接着性レジンと窩壁との接着力は、重合収縮力と反対の方向に働いている．この時、コンポジットレジンと窩壁との接着力よりコンポジットレジンの重合収縮力の方が大きいと、窩洞辺縁にギャップが形成される（図39）．このように、コンポジットレジンの重合収縮によって窩洞辺縁に形成されるギャップをコントラクションギャップという．このギャップの幅や形成状態を光学顕微鏡下で観察し評価することで接着性レジンの性能を論じることもある．

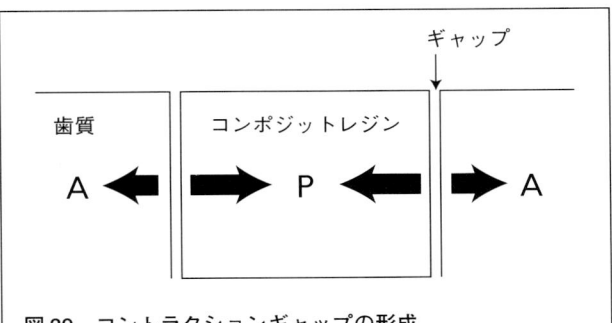

図39 コントラクションギャップの形成
コンポジットレジンと窩壁との接着力（A）よりコンポジットレジンの重合収縮力（P）の方が大きいとギャップが形成される．

（2）辺縁漏洩試験（marginal leakage test）

⇐ 辺縁漏洩試験（marginal leakage test）

窩壁と修復物との間の界面へ、口腔液、細菌、毒素などが侵入することを辺縁漏洩（marginal leakage）という．コンポジットレジン周囲に生じる辺縁漏洩は、コンポジットレジンの重合収縮ばかりでなく、コンポジットレジンと歯質との間の熱膨張率の違いや、咬合圧などによって接着が破壊されて生じることもある．この辺縁漏洩度を調べることにより、窩洞辺縁および窩壁での適合性を評価し、接着性レジンの性能を比較することが出来る．辺縁漏洩度や窩壁適合性は光学顕微鏡や走査型電子顕微鏡観察を用いて観察されるが、他に、アイソトープ、色素、硝酸銀染色を使い、窩洞辺縁からのそれらの浸透を調べる方法も行われている．

⇐ 辺縁漏洩（marginal leakage）
⇐ コンポジットレジンの重合収縮
⇐ 熱膨張率の違い
⇐ 咬合圧

5. 各種製品の特徴と操作手順

1) 前処理材とボンディングレジンからなる接着システム

プライマーが導入される前はすべてこのタイプであったが現在は以下の製品以外はあまり用いられない．

スーパーボンドDライナー2

サンメディカル社より1995年に発売された2ステップからなるシステムである．

①前処理材（グリーン）10％クエン酸＋3％塩化第二鉄水溶液
　↓　エナメル質30秒、象牙質5～10秒、水洗、乾燥
②Dライナー2リキッド＋キャタリスト（2滴：1滴）
　　リキッド：4-META、MMA、HEMA、2官能モノマー、ポリマー
　　キャタリスト：TBB
　　塗布30秒、放置、乾燥

2) 3ステップによる接着システム

歯面酸処理、プライミング、ボンディングの3ステップからなるシステムである．

（1）スコッチボンド　マルチパーパス

米国の3M社により開発され、1992年から市販されている接着システムである（図40）．

①スコッチボンドエッチャント（35％リン酸ゲル）
　　トータルエッチング15秒、水洗15秒、ブロットドライ
②スコッチボンド　マルチパーパスプライマー
　　HEMA、ポリカルボン酸共重合体水溶液
③スコッチボンド　マルチパーパスアドヒーシブ
　　Bis-GMA、HEMA、光重合触媒、光照射10秒

図40　スコッチボンド・マルチパーパス接着システムの使用手順

⇦ トータルエッチング
⇦ ブロットドライ

エッチャント塗布15秒 → 水洗15秒 → 乾燥 → プライマー塗布 → 乾燥 → アドヒーシブ塗布 → 光照射10秒

（2）オールボンド2

米国のBisco社で開発され、1994年日本に紹介された製品である（図41）．

①オール・エッチ（10％リン酸ゲル）あるいはユニエッチ（32％リン酸ゲル）
　　オールエッチ（30秒）：トータルエッチングの場合
　　ユニエッチ（15秒）：エナメル質のみの場合
　　水洗後エアー乾燥1秒（ウェットボンディング）

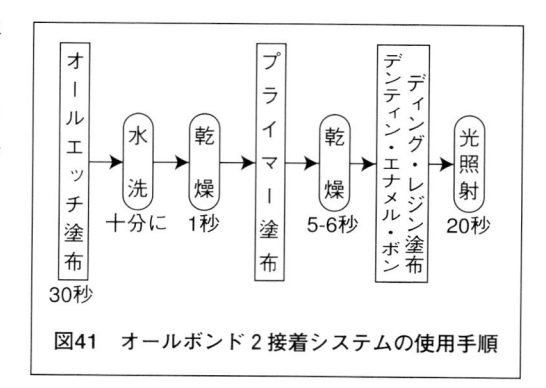

図41　オールボンド2接着システムの使用手順

オールエッチ塗布30秒 → 水洗十分に → 乾燥1秒 → プライマー塗布 → 乾燥5-6秒 → ボンディング・レジン塗布・デンティン・エナメル・ボン → 光照射20秒

⇦ ウェットボンディング

②プライマー

 プライマーA：NTG－GMA、アセトン、エタノール

 プライマーB：BPDM、アセトン、光重合触媒

 同量混和、5層塗布、エアー乾燥5～6秒

③デンティン・エナメル・ボンディング・レジン

 Bis－GMA、UDMA、HEMA、DMPT、光重合触媒、光照射20秒

3）セルフエッチングプライマーを用いた接着システム

⇦ セルフエッチングプライマー

プライマーにエッチング（コンディショニング）機能をもたせることにより、前処理材の使用を省いた接着システムである．

（1）クリアフィルメガボンド

クラレ社で開発され、1999年から市販されている製品である．ボンディングレジンにマイクロフィラーを含む（図42）．金属やセラミックスとの接着にも対応できる．

①プライマー

 プライマー（MDP、HEMA、多官能性メタクリレート、水、光重合触媒）

 エナメル質・象牙質一括処理、20秒、乾燥

②ボンド

 ボンド（多官能性メタクリレート、MDP、HEMA、マイクロフィラー、光重合触媒）

 光照射10秒．

図42　クリアフィルメガボンド接着システムの使用手順

（2）フルオロボンド

松風社で開発され、1996年から市販されている（図43）．フッ素徐放性ボンディングレジンを特徴とする．

①FBプライマー

 A液B液混和（4-AET、HEMA、光重合触媒）

 エナメル質・象牙質一括処理、10秒乾燥

②FBボンド

 4-AET、HEMA、UDMA、光重合触媒．

 フッ素徐放性マイクロフィラー、

 光照射10秒

図43　フルオロボンド接着システムの使用手順

（3）マックボンド2

トクヤマ社で開発され、1997年より市販されている（図44）．

①プライマー

 A液、B液（MAC-10、リン酸系モノマー、アルコール、水等）

 20秒処理、乾燥

②ボンディングエージェント

 MAC-10、HAMA、Bis-GMA、TEGDMA、光重合触媒

 光照射20～30秒

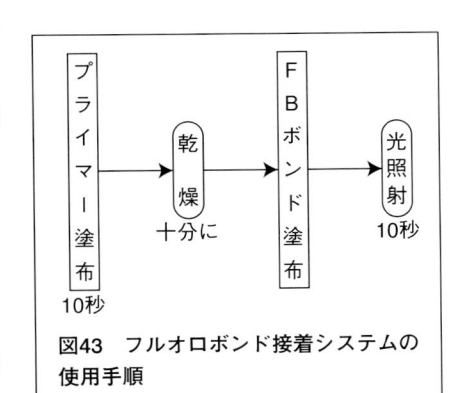

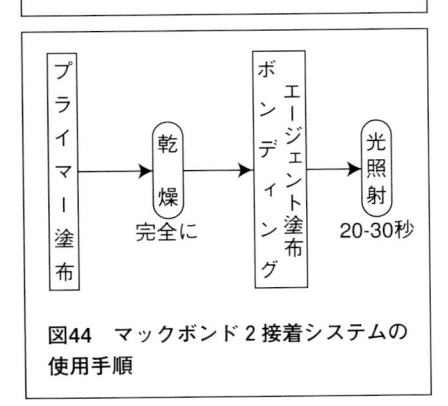

図44　マックボンド2接着システムの使用手順

（4）ユニフィルボンド

株式会社ジーシー社で開発され、1998年から市販されている．セルフエッチングプライマーは、混和不要の1液性で水洗が不要であることを特徴とする（図45）．

①プライマー

　1液性セルフエッチングプライマー

（4-MET、HEMA、光重合触媒、水、エタノール）

処理20秒、乾燥5秒

②ボンディングエージェント

（HEMA、多官能性メタクリレート、光重合触媒、マイクロフィラー）

光照射10秒

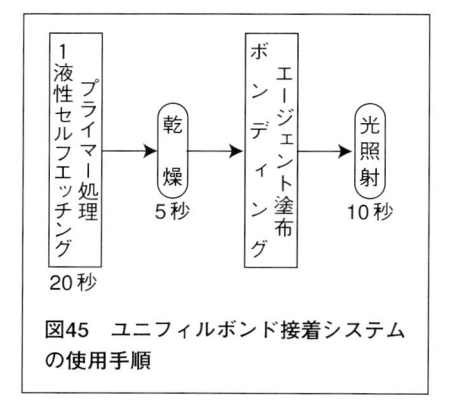

図45　ユニフィルボンド接着システムの使用手順

4）セルフプライミングボンディングレジンを用いた接着システム

ボンディング材にプライマー機能を持たせることにより、操作ステップを簡略化した接着システムである．

（1）ワンステップ

米国のBisco社で開発され、1996年から市販されている（図46）．

①ユニ・エッチ

　32％リン酸ゲル、トータルエッチング15秒、水洗、ブロットドライ

②ワン・ステップ

Bis-GMA、BPDM、DMPT、アセトン、HEMA、光重合触媒

2回塗布、10秒乾燥、光照射10秒

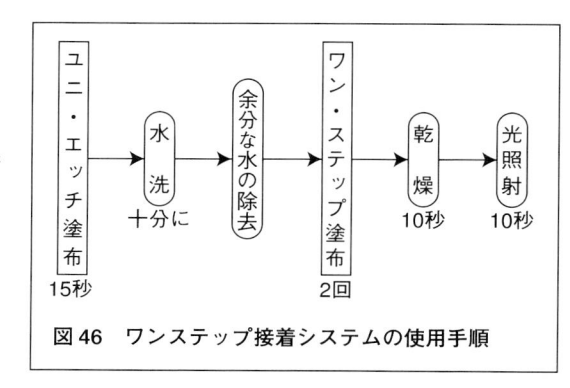

図46　ワンステップ接着システムの使用手順

（2）シングルボンド

米国の3M社により開発され、1997年から市販されている接着システムである（図47）．

①スコッチボンド　エッチャント

　35％リン酸ゲル、トータルエッチング15秒、水洗、ブロットドライ

②シングル　ボンド　アドヒーシブ

HEMA、Bis-GMA、メタクリレート、ポリカルボン酸共重合体、エタノール、水、光重合触媒

2回塗布、乾燥、光照射10秒

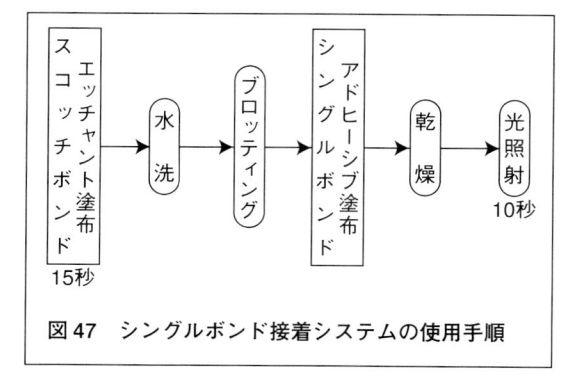

図47　シングルボンド接着システムの使用手順

5）ワンステップ接着システムを用いた接着システム

セルフ・エッチング・プライミング・ボンディングレジンを塗布するだけの極めて簡便な1ステップ接着システム（オール・イン・ワン・ボンディングレジン）である．

（1）ワンナップボンドF（トクヤマデンタル）

トクヤマデンタル社（旧トクヤマ社）により開発され、1999年11月1日から市販されている接着システムである（図48）．

〔主成分〕

　　A液：リン酸モノマー、MAC-10、多官能メタクリレートモノマー、助触媒
　　B液：MMA、HEMA、水、フルオロアルミノシリケートガラス、ボレート系光重合触媒

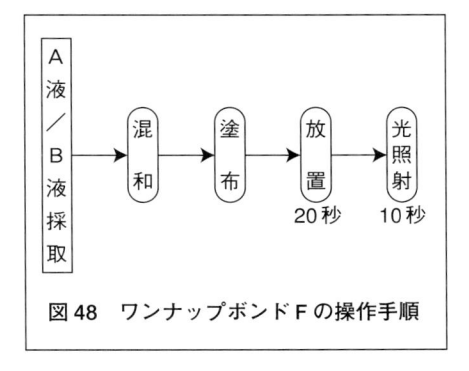

図48　ワンナップボンドFの操作手順

（2）リアクトマーボンド

松風社により開発され、2000年4月から市販されているフッ素徐放性ワンステップ接着システムである（図49）．

リアクトマーボンドの接着操作では、ワンステップによって接着修復を完了させる．

ステップ－1：ボンドAとボンドBを等量混合してエナメル質と象牙質を同時処理し、20秒間放置後エアーブローして20秒間光重合する．

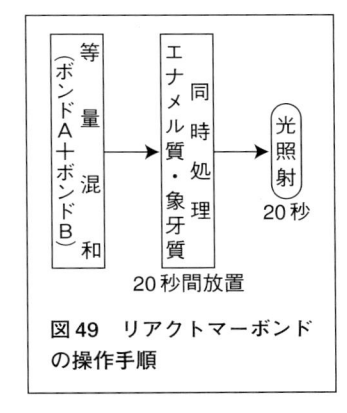

組成は、4-アクリロキシエチルトリメリット酸（4-AET）、4-アクリロキシエチルトリメリット酸無水物（4-AETA）、2-HEMA、ウレタンアクリレート、F-PRG（Pre-Reacted Glass-ionome）フィラー、フルオロアルミノシリケートガラス、光重合触媒、水、アセトンなどから構成されている．

図49　リアクトマーボンドの操作手順

（3）AQボンド（サンメディカル社）

被膜が非常に薄いワンボトルタイプのボンディング材である．エッチング・プライミング・ボンディングの機能を凝集させた液材は、接着促進成分が吸着したスポンジ（エポンジュ）と接触させて使用する．使用期限が長いことも特長のひとつといえる．

〔主成分〕

　　ボンド：4-META、ウレタン系ジメタクリレート、モノメタクリレート、水、アセトン、光重合開始剤、安定剤
　　エポンジュ：p-トルエンスルフィン酸塩

6. 臨床使用上の注意点

1) 被着面の汚染

被着面に唾液や血液、歯周ポケット内からの浸出液が付着するとレジンの接着性は著しく阻害される．

酸エッチングされた後のエナメル質表面は、極性化され物質が吸着しやすい状態になっている．その表面に唾液成分が付着すると、接着強さは著しく低下し、唾液で濡れたままの場合は、ほとんど接着力は認められない（図50）．十分な水洗とその後10秒程度の再エッチングにより接着性はかなり回復するが、再度の歯面形成を行い接着操作をやりなおすことが望ましい．

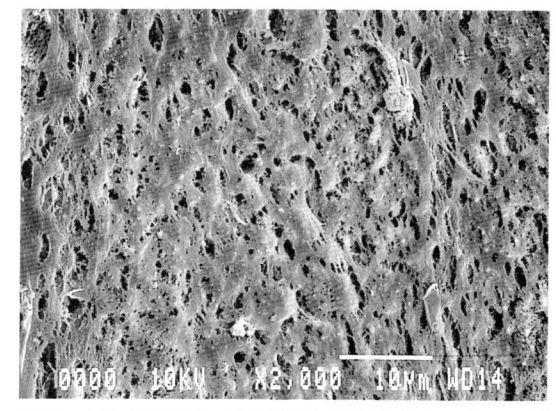

図50 リン酸処理した後、唾液に汚染されたエナメル質

象牙質でも唾液汚染面への接着力は、エナメル質同様、著しく低下する．水洗、乾燥により汚染のない場合と同程度の接着強さを得ることができるが、エナメル質に対する処置法と同様、再形成して再度接着操作を行う方がよい．血液による汚染も同様の処置が必要である．

プライマー処理後に起きた汚染は、水洗乾燥後、再度エッチング、プライマー塗布をすれば（図51）、接着力はかなり回復するが、再形成してやり直すのが最も望ましい．

また、前処理の施された処理面は、綿球やスポンジ等で直接触れないようにする．特にエナメル質では脱灰により形成された凹凸が破壊され（図52）、接着が阻害される．

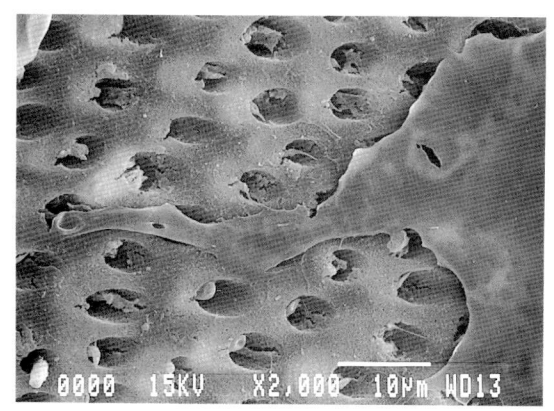

図51 水洗除去後に接着操作を継続した場合
エアブローの場合と同様、ボンディング材の浸透が阻害されている部分が認められる

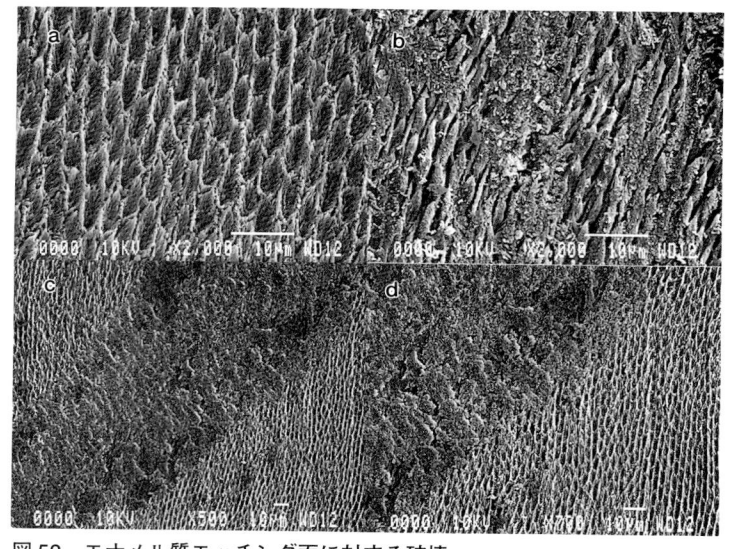

図52 エナメル質エッチング面に対する破壊
a コントロール：37％リン酸により30秒酸処理後、水洗したもの
b 綿球による破壊：コントロール面を綿球でこすったもの
c ピンセットによる破壊：コントロール面をピンセットでこすったもの（弱拡大）
d ピンセットによる破壊（強拡大）

2）プライマー、ボンディングレジンの取り扱い

プライマーやボンディングレジンの塗布法や乾燥法は製品付属の指示書に従うべきであるが、特に水、アルコール、アセトン等を含むものは、これらが歯面に残留すると重合が不十分となり接着性の低下を招く．プライマー、ボンディングレジンともこうした成分を含むものは、エアーによる乾燥を十分に行うべきである．

光重合のボンディングレジンやセルフエッチングプライマーは、自然光や室内灯によっても硬化が起きる．そのため使用直前に採取したり、採取後使用するまでは遮光した方がよい．

3）粘膜の白化

⇐ 粘膜の白化

HEMAやMDPを含んだデンティンプライマーやボンディング材を使用し、エアブローによる飛散などにより口腔粘膜に付着すれば、その部分が白く変化する（図53）．この粘膜の白化は数日で消失するが、ラバーダム装着やバキュームによる吸引等により、可及的に粘膜に接触させないよう心がける．

また繰り返し接触していると患者だけでなく歯科医療従事者にアレルギー性接触性皮膚炎をひきおこすこともあるので注意を要する．

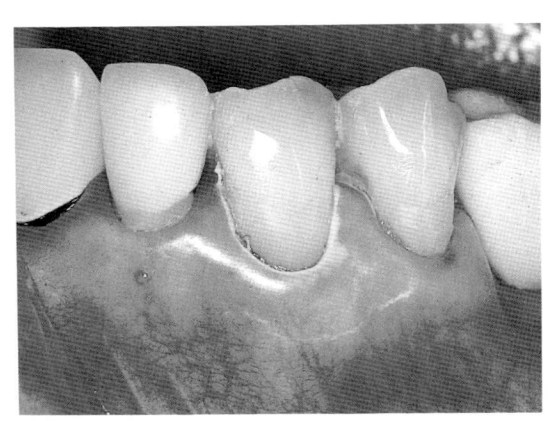

図53　口腔粘膜の白化

付. レジンセメント

　歯質のみならず金属、ポーセレンおよびコンポジットレジンに接着することから、接着性レジンは間接修復物の合着に用いることもできる．このような用途で用いられるものをレジンセメント（resin cement）と呼ぶ．特に従来の合着に用いられてきた無機セメントと区別してレジンセメントによる合着は接着と呼ぶことが多い．

⇦ レジンセメント
　（resin cement）

1）硬化機構の種類による分類

（1）化学重合型レジンセメント

　増原らは、常温重合開始剤であるトリ－n－ブチルボラン（TBB）と単官能モノマーであるメチルメタクリレート（MMA）、およびその重合体であるポリメチルメタクリレート（PMMA）を基本成分とする接着性レジンを開発した．TBBは酸素と水の共存下で分解し、ラジカルを生成する特徴を有し、歯質等の水分を含む被着体においては界面からの重合を促進する．竹山らによって合成された接着性モノマー4-METAは、歯質および金属に対する接着性を有し、4-METAを含むMMA-TBBレジンは、SuperbondC&B（サンメディカル）として市販された（図54）．硬化体の強度は、他のレジンセメントより低いが、比較的粘りがある．

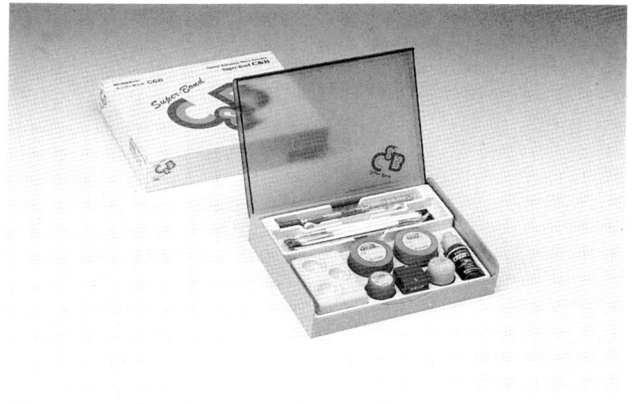

図54　スーパーボンドC&B（サンメディカル）

⇦ 4-META

（2）デュアルキュア型レジンセメント

　化学重合開始剤であるBPO-アミン系と光重合開始剤であるカンファーキノン-アミン系の両者を含むため、デュアルキュア型と呼ばれる．Bis-GMA，TEGDMAなどの二官能モノマーが用いられ、ガラスフィラー等を含む．光照射により硬化可能な症例とともに、光の到達不可能な場合にも化学重合により硬化可能である．パナビアフルオロセメント（クラレ）や、ビスタイトⅡ（トクヤマ）、リンクマックス（GC）などがある（図55、56）．

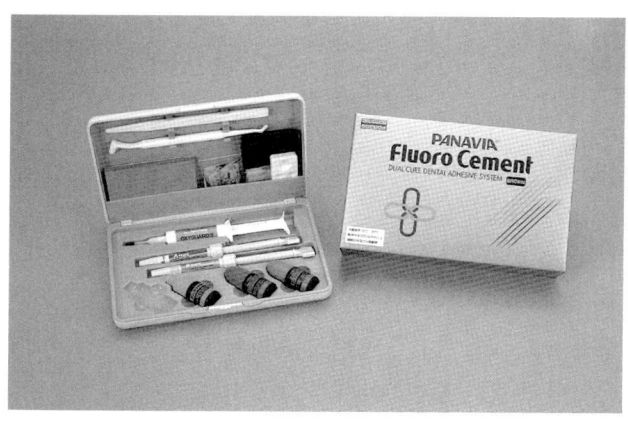

図55　パナビアフルオロセメント（クラレ）

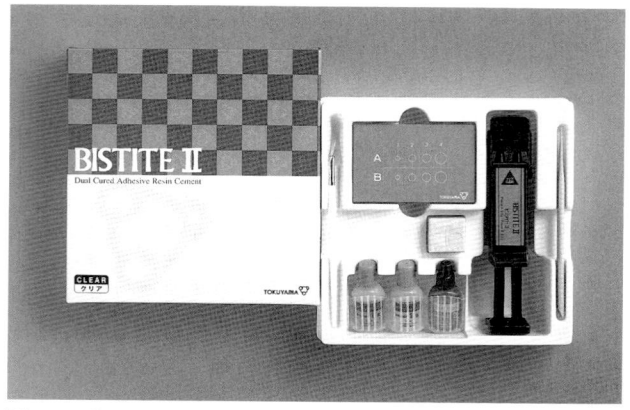

図56　ビスタイトⅡ

（3）グラスアイオノマー系レジンセメント

従来のグラスアイオノマーセメントにレジン成分を加えており、硬化は従来のグラスアイオノマーの酸－塩基反応と、レジンの重合反応の両者による．前処理を行い、歯質との接着を期待している．フジリュート（ジーシー）、ビトレマールーティングセメント（3M）などがある（図57）．

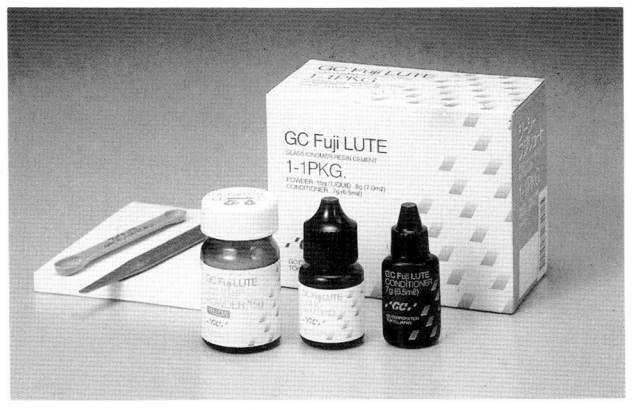

図57 フジリュート（ジーシー）

2）歯質との接着

⇐ 歯質接着法

レジンセメントを用いてインレーを合着する場合、従来の合着用セメントと異なり、歯質との接着性を得るために、コンポジットレジンの場合と同様、歯質に対する前処理が行われる．すなわちエナメル質の場合には酸によってエナメル質表面を脱灰し、歯面表層に凹凸を生成し、この凹凸にレジンセメントのモノマーが浸透し、重合、硬化することにより、レジンタグを生成する（図58）．このレジンタグによりエナメル質との高い接着が得られる．

一方、象牙質の場合には、酸で処理することにより、スミヤー層が除去されるが、さらに酸によって健全象牙質表層も数μm脱灰される．レジンセメントによってはこの脱灰象牙質に対して各種プライマーを使用してレジンセメントが浸透しやすいようしている．いずれにしてもこの脱灰象牙質にレジンセメントのモノマーが浸透、硬化することにより、樹脂含浸層が形成され、象牙質に対する接着が得られる（図59）．

図58 レジンとエナメル質の接着機構

図59 レジンと象牙質との接着機構

3）金属との接着

金属に対して接着させるためには金属表面に対する表面処理が不可欠である．まず、①アルミナ粉末を用いたサンドブラスティングで機械的に前処理を行い、続いて②酸化処理やプライマー塗布などの化学的な処理が施される．

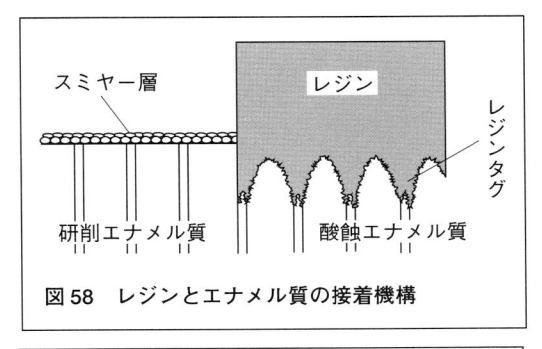

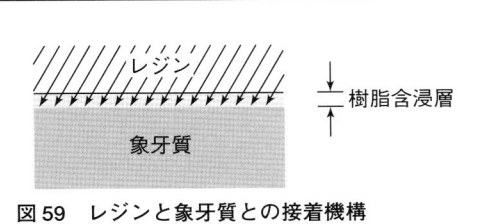

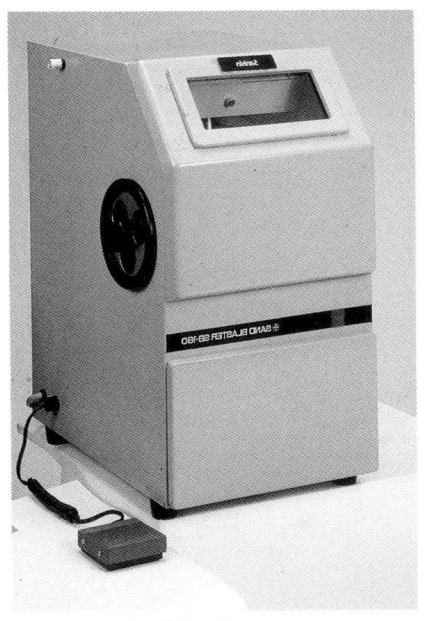

図60 サンドブラスター

（1）サンドブラスト処理

サンドブラスト処理（図60）は、メタル表面を粗雑化して接着面積を増大させたり、微小な凹凸を作ることにより接着力を向上させる．また、被着面に付着した埋没材や油などの汚れを除去する働きもある．処理は50ミクロン前後のアルミナ粉末を使用して、メタル面が完全なつや消し状態になるまで行う．

（2）化学的表面処理

サンドブラスト処理後、接着性レジンとの反応性を高めるため、化学的表面処理を行う．処理方法を以下に示すが、金属の種類によって異なる．

a．金属酸化物の生成

接着性レジンに含まれる4-METAやMDPなどの接着性モノマーと強く結合する性質をもった金属酸化物を生じさせる方法である．

①スズ電析法

スズ（Sn）メッキ層の表面に生じる酸化膜を利用して接着を図るもので、金（Au）の含有率が高い貴金属合金に適した方法である（図61）．

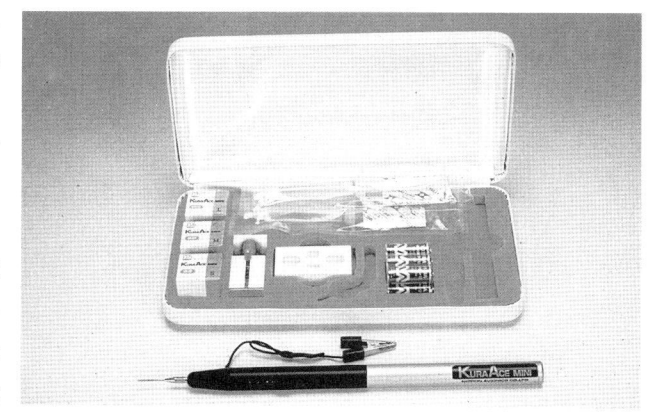

図61　スズ電析用キット（クラエースミニ、クラレ）

②超音波洗浄法

コバルトクロム合金、ニッケルクロム合金などの非貴金属合金に対して有効なシステムである．サンドブラスト処理後、蒸留水中で10分間の超音波洗浄を行うだけで、金属表面に酸化膜が生成し、接着が可能となる．

b．金属接着性プライマーの塗布

メタルの新鮮面に強く接着するイオウ（S）化合物モノマーを含んだプライマー（図62）を塗布する方法で、銅、パラジウム、銀など金銀パラジウム合金に多く含まれる元素金属に強く接着する性質を持っている．Ｖ－プライマー（サンメディカル）やメタルプライマー（ジーシー）、アロイプライマー（クラレ）が市販されており、金銀パラジウム合金を始め、各種貴金属合金に有効である（図63）．

⇦ プライマー

図62　イオウ化合物モノマー（VBATDT）の構造式

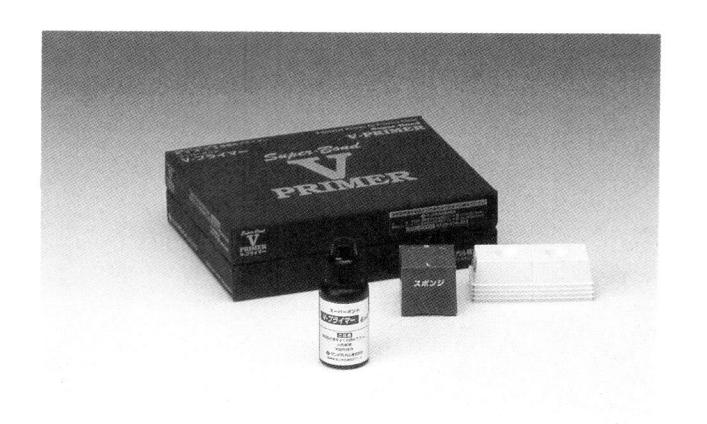

図63　金属接着性プライマー（V-プライマー、サンメディカル）

c．ガリウム合金表面改質法

アドロイ・システム（徳力）は、メタル表面に液状のガリウムスズ（Ga-Sn）合金を塗布して酸化膜を生じさせる（図64）．処理操作が簡単で専用の器具も必要としないなど優れた実用性を有しており、貴金属合金の処理に有効である．

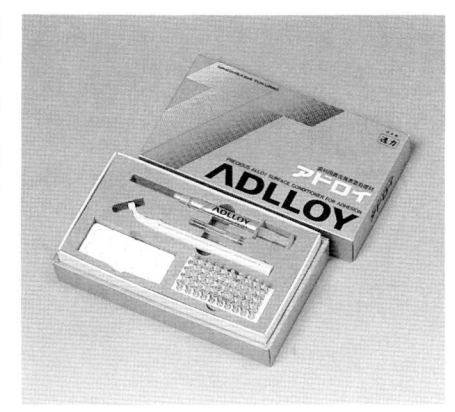

図64　アドロイシステム（徳力）

4）ポーセレンに対する接着

無機材料であるポーセレンと有機材料であるレジンセメントとを接着させるために、ポーセレン表面に対してシランカップリング剤を用いてシラン処理を行い、接着させる．

（1）酸処理

ポーセレン表面をエッチングし、接着面積を増大させたり、また表面の汚れを除去する．酸としてフッ酸を用いるシステムもあるが、フッ酸はチェアサイドでの使用には危険であり、リン酸による処理が好ましい．

（2）シラン処理

シランカップリング剤としては、一般にγ-メタクリロキシプロピルトリメトキシシラン（γ-MPTS）が用いられる（図65）．シランカップリング剤を活性化させるためには、酸（あるいは酸性モノマー）と組み合わせるか、あるいは加熱処理が必要となる．シランカップリング剤は、ポーセレンとシロキサン結合し、一方、レジンとは重合することによって、レジンとポーセレンの接着に寄与する（図66）．

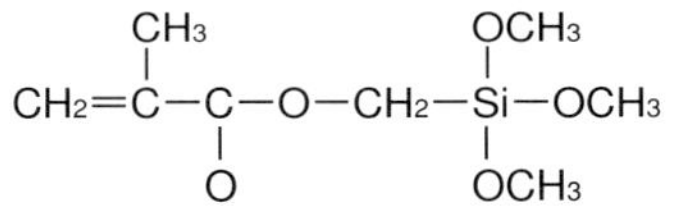

図65　シランカップリング剤（γ-MPTS）の構造式

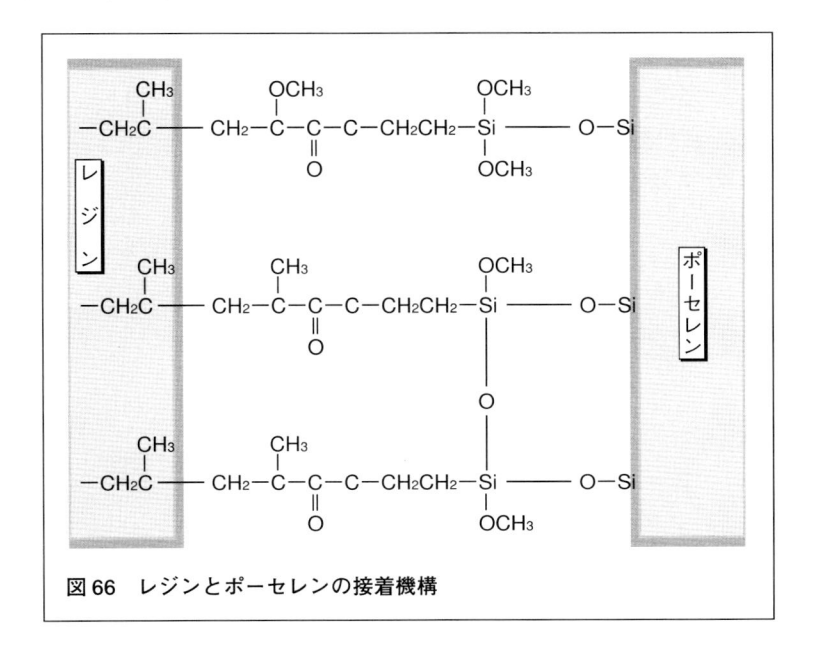

図66　レジンとポーセレンの接着機構

5）コンポジットレジンに対する接着

コンポジットレジンに対する接着は、その構成要素である①マトリックスレジンと②フィラーに対する接着に分けて考えると理解しやすい．マトリックスレジンに対する接着は、レジン同士の接着となるため、レジン成分が類似していれば良く接着する．一方、フィラーに対する接着は、ポーセレンの場合と同様、シランカップリング剤を用いる必要がある．

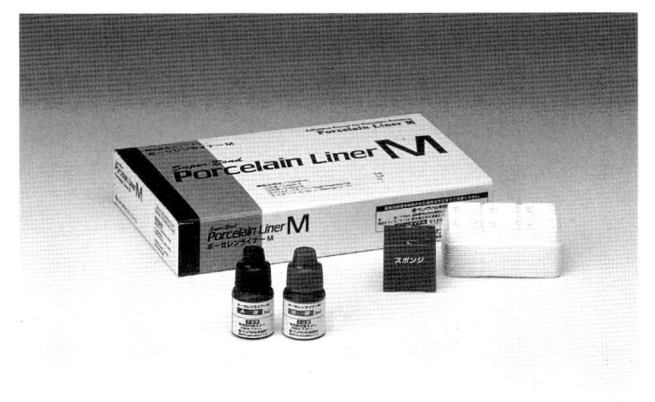

図67 シランカップリング剤（ポーセレンライナーM、サンメディカル）

まず、コンポジットレジン表面をリン酸などで酸処理し、表面を洗浄した後、ポーセレンライナーM（サンメディカル）やポーセレンアクチベーター（クラレ）などを用いてシラン処理を行う（図67）．

6）レジンセメントの特徴

利点
①歯質・金属・ポーセレンに対する高い接着性がある
②機械的強度が高い（表1）
③辺縁封鎖性が良い
④レジンインレー・ポーセレンインレー等の脆性材料の補強効果が期待される

表1　各種合着用セメントの諸性質[21]

セメント	メーカー	種類	ヌープ硬さ（KHN）	圧縮強さ（MPa）	間接引張り強さ（MPa）	曲げ強さ（MPa）	吸水量（μg/mm³）	溶解量（μg/mm³）
エリートセメント100	ジーシー	リン酸亜鉛セメント	49.2	124.8	4.4	10.6	149.3	41.3
ハイボンドカルボセメント	松風	ポリカルボキシレートセメント	17.3	53.2	5.1	12.4	309.3	33.8
フジボンド	ジーシー	グラスアイオノマーセメント	38.4	163.1	10.4	5.5	211.6	34.4
スーパーボンドC&B	サンメディカル	MMA-TBB系レジンセメント	8.9	-	-	58.3	31.2	12.1
パナビアフルオロセメント	クラレ	BPO-アミン系レジンセメント	-	302	-	76	18.7	1.49
ビスタイトⅡ	トクヤマ	デュアルキュア型レジンセメント	50	348	42	98	15.2	1.3

欠点
①重合によって収縮する
②余剰なセメントの除去が困難
③再修復の際、修復物の除去が困難
④ポストの合着時など、嫌気的条件下で急速に硬化

⑤術式が製品により異なり、使用方法は比較的煩雑
⑥プライマーが軟組織に付着すると軟組織表層が白化することがある

7）レジンセメントの使い分け

現在数多くのレジンセメントが市販され、その組成も多岐にわたっているため、症例に応じてそれぞれの特徴を生かした使い分けが必要となっている．

（1）ポーセレン／レジンインレーの合着

レジンやポーセレンによる修復物は金属と比べて脆弱な材料であり、ポーセレンインレーやレジンインレーの合着にはレジンセメントを用いる必要がある．さらにこれらの修復物の窩洞との適合性は一般に悪く、100ミクロン以上のセメントラインの露出が予想される．したがって、機械的な強度の高い、フィラーの充塡率の高いレジンセメントを使用する必要がある．また、合着直後に咬合調整、研磨をすることが多いため、合着直後から高い接着力が確保できるデュアルキュア型レジンセメントを使用する方が望ましい．

（2）メタルインレーの合着

金属修復物では、光照射による重合が不可能なため、化学重合型レジンセメントやグラスアイオノマー系レジンセメントを選択する．この場合、エナメル質に対する接着は、リン酸エッチングにより比較的高い接着力が確保されるが、象牙質に対する接着力は製品により様々であるため、被着面のエナメル質、象牙質の露出状況を考慮して、より接着に有利なセメントを選択する必要がある．

8）レジンセメントの問題点

現在のレジンセメントの歯質接着性は、概ね良好である（図68）．しかし、口腔内での使用を考えれば、高湿度、血液や唾液、仮封材による汚染など、接着を阻害する因子は多数あり、これらすべての問題が解決されたわけではない．さらにポーセレンインレーやレジンインレーなどの合着においては、露出したセメントラインの耐摩耗性が修復物の予後に大きな影響を及ぼす．レジンセメントのセメントラインの10万回の摩耗試験後では、10μm近くの深さの摩耗が生じる（図69）．したがってレジンセメントの耐摩

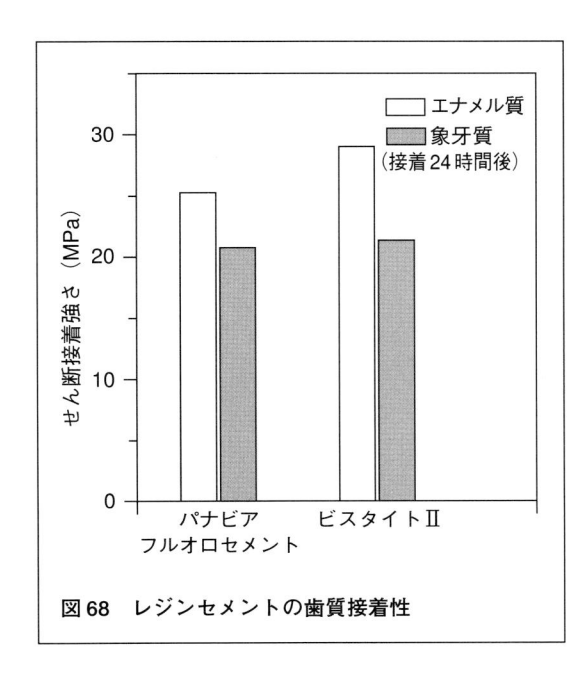

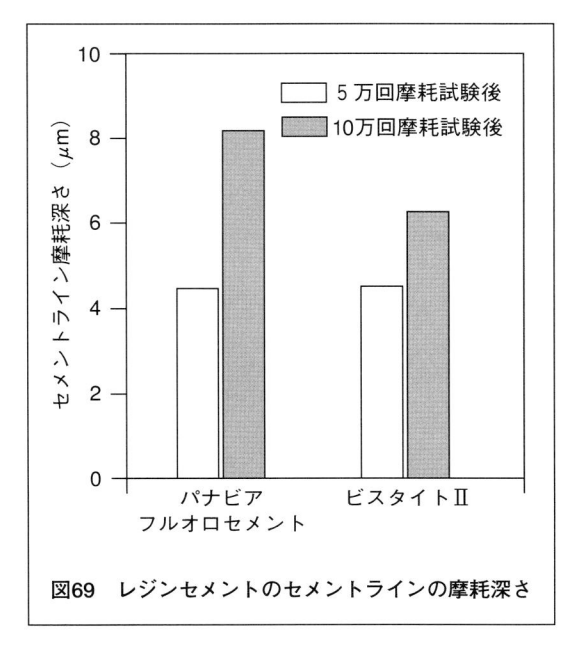

図68 レジンセメントの歯質接着性

図69 レジンセメントのセメントラインの摩耗深さ

耗性はいまだ充分とはいえないが（図70）、最近のレジンセメントはフッ素徐放性を有することから二次齲蝕抑制が期待できる．

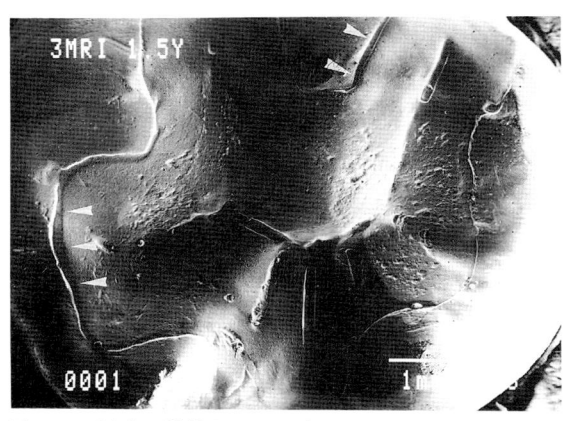

図70 口腔内に装着されたレジンインレーの1.5年経過例の電子顕微鏡像[23]；セメントラインの摩耗（矢印）が観察される（×15）．

4. 適応症と修復の手順

1. 適応症

　齲蝕、咬耗、摩耗、破折等による歯冠部や歯根部の部分的欠損の修復、あるいは形態や色調を改善する処置において、修復処置が可能な歯であれば、歯種、歯面を問わず、そのほとんどが適応症である．コンポジットレジン修復は審美的であるということを考えると、前歯部だけでなく小臼歯の唇面や近心隣接面の修復が理想的適応部位といえる．次に、臼歯部咬合面小窩裂溝も適応症であるが、耐摩耗性や機械的強度の点で金合金インレーや陶材インレーに及ばないことを考慮すると、臼歯部咬合面の咬合接触面を含む窩洞や咬頭の修復処置は準適応症と考えた方が良いであろう．

　また、欠損修復とは異なった観点から、ガルバニーショックや金属アレルギーを有する患者の口腔内環境改善を目的とした治療も適応症となる．

以下に具体的な適応症を列記する

⇦ コンポジットレジン修復の適応症

（1）歯頸部の修復
　①Ⅴ級
　②くさび状欠損、アブフラクション
　③エナメル質減形成、酸蝕症
　④根面齲蝕

（2）前歯部隣接面の修復
　①Ⅲ級
　②Ⅳ級
　③切縁破折修復

（3）小窩裂溝部の修復
　①臼歯Ⅰ級
　②前歯部舌面のⅠ級

（4）臼歯隣接面の修復
　①Ⅱ級

（5）咬耗歯の修復

（6）破折歯の修復

（7）その他、歯列の異常、歯の形態異常、変色歯、無髄歯の無冠築盛、補修修復

2. 修復の一般的手順

　コンポジットレジン修復は一般に表に示すような手順に従う（表2）

⇦ 臨床的操作法

1）術前準備

（1）口腔衛生指導

　緊急を要する症状がある場合には、その対症的な処置を優先的に行うこともあるが、一般的にはブラッシングをはじめ口腔衛生指導を徹底し、口腔内環境を改善した後に修復を行う．

　とくに歯頸部周囲の修復を行う場合、歯肉の状態が不良であると出血などにより良好な治療結果が得られにくいので、術前に正しいブラッシング指導を行って歯肉を改善する必要がある（図71 a、b）、また重度の歯周疾患に罹患している場合は歯周治療を優先する．

表2　コンポジットレジン修復の一般手順

```
Step1  術前準備
    ①口腔衛生指導
    ②歯石および沈着物の除去
Step2  窩洞形成の前準備
    ①口腔内消毒
    ②咬合診査
    ③除痛
    ④色調の選択
    ⑤術野の隔離・確保・防湿（ラバーダム）
    ⑥圧子の準備
    ⑦歯肉排除
    ⑧歯間分離・プレウェッジング（隣接面窩洞を有するもの）
Step3  窩洞形成
    齲窩の開拡、外形線の設定、覆髄、裏層、窩縁・窩壁の整理
Step4  コンポジットレジンの填塞
    ①隔壁の準備、調整
    ②コンポジットレジンの填塞
        （コンディショニング、プライミング、ボンディング、填塞）
    ③成形
    ④重合
Step5  仕上げ、調整
    ①形態修正
    ②咬合調整
    ③研磨（完成）
Step6  術後管理
    予後診査
```

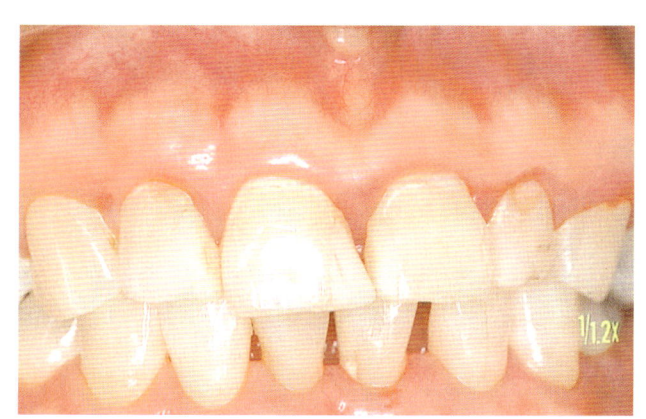

図71　a　ブラッシング指導前の患者の歯肉の状態

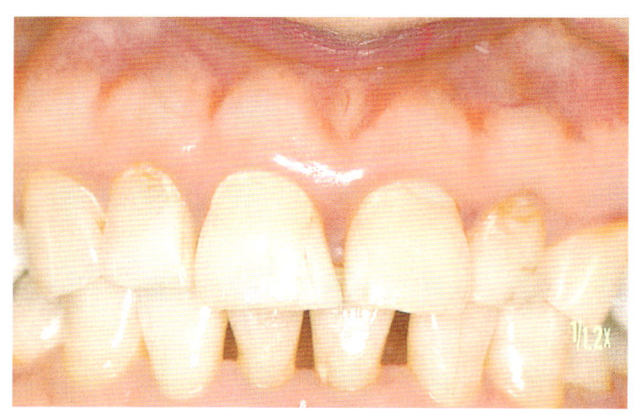

図71　b　指導後の歯肉の状態

（2）歯石および沈着物の除去

　各修復ステップを確実なものとするため、スケーリングおよび歯の表面の着色や沈着物の除去が必要である．歯の色や形を明視してから修復治療に入る．手用スケーラーあるいは超音波スケーラーを用いて歯石やプラークなどを取り除く．

2）窩洞形成の前準備

（1）口腔内消毒
口腔内の消毒は、術中の感染や診療室内の汚染を予防することができる．抗菌性洗口液などで患者に洗口してもらうか、またはスプレー洗浄することが望ましい（図72）．

（2）咬合診査
修復の前に対合歯との咬合接触関係を調べておく．

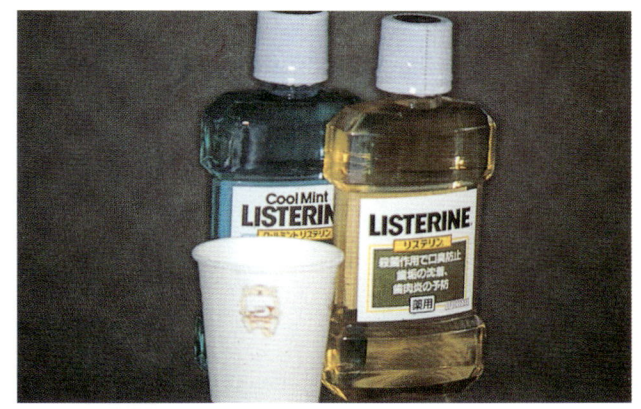

図72　抗菌洗口剤（リステリン®）

（3）除痛法
コンポジットレジン修復の場合、窩洞が深くならない限りにおいて切削に伴う疼痛の発現は一般的に少ないが、患者によっては疼痛を訴えることもあるので、症例により適切な除痛法を実施する（第5章参照）．

（4）色調の選択
コンポジットレジン修復ではレジンのシェード（shade）を選択することにより歯の色調と一致させることが可能である．そして、この選択決定は患者の満足感を得るために重要であり、治療の成否にかかわるステップである．修復に先立ち、修復歯あるいはその周囲の歯の色調とコンポジットレジンの色調を合わせ、最も適切な色調を選択する．この色調の試適、選択に用いるのがシェードガイドである（図73）．

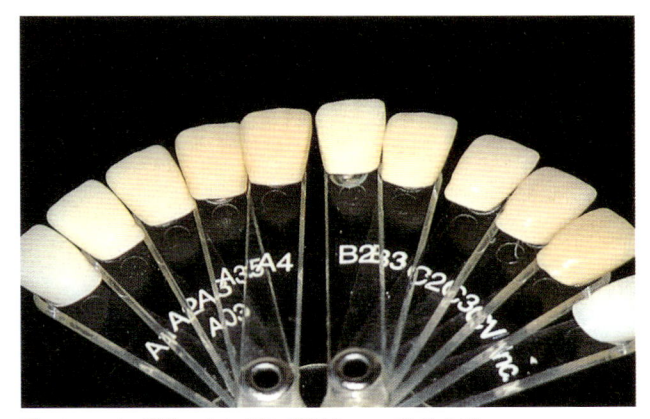

図73　コンポジットレジン既製シェードガイド

以下に色調合わせ（シェードテイキング）と色調選択の注意点を述べる．
①濡れた歯表面で判定する．（歯は乾燥していると不透明で白っぽい外観を呈する．）
②ラバーダム装着の前に行う．（ラバーダムの色調が背景色となり、術者の錯覚を生じる．）
③できるだけ短時間で判定する．（長時間かけて行うと歯とシェードガイドの色調に術者の目が慣れてしまい、判定が難しくなる．）
④使用する光源に配慮し、診療室内のできるだけ明るいところで行う．
⑤必要に応じてモックアップ（実物模型製作）を行う．（色調は歯の形態や修復部位の大きさに左右されることもあるので、欠損が大きな場合はモックアップして、色調や形態を確認する．）
⑥患者への説明を十分に行い、同意を得る．（色調や形態を改善したり、変える症例

などでは患者の理解、選択および承認が必要である.）

(5) 術野の確保（ラバーダム、rubber dam isolation）

ラバーダムは他の歯肉排除法、歯間分離法などと組み合わせて、より効果的に使用される（図74）．とくに厚手（ヘビー）のラバーシートを用いた1/4顎（クォードロン）露出は術野を広く確保することができ、歯肉排除や歯間分離の諸器具の装着も容易になる（図75）．

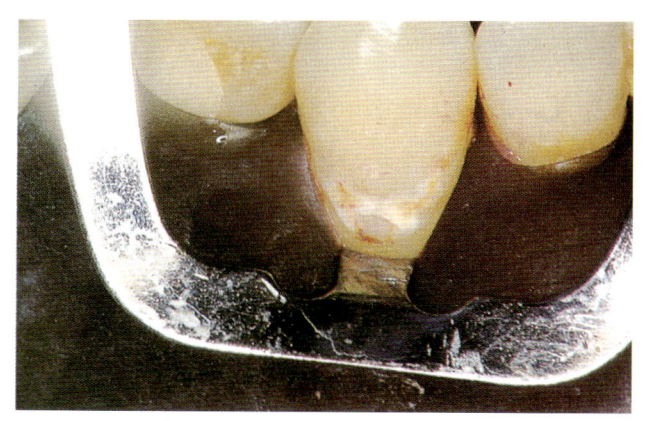

図74　ラバーダムと212SAによる歯肉排除

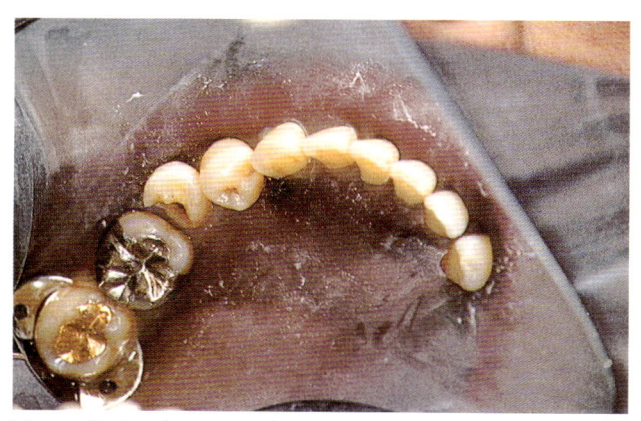

図75　ラバーダム1/4顎（クォードロン）露出

(6) 圧子の準備

コンポジットレジン填塞後、圧力を加えて窩壁と密着させることで接着を強固なものとすることと、表層レジンの未重合あるいは低重合層をできるだけ少なくし、重合硬化後の付形を容易にする目的で圧子を準備する．光重合型のコンポジットレジン修復では透明な材料を利用して作製する．

(7) 歯肉排除

歯肉縁付近あるいは歯肉縁下の修復では、遊離歯肉の存在がさまざまなステップで障害になる．とくにコンポジットレジン修復では歯肉側窩縁部の接着処理にあたり、歯肉溝や歯肉からの滲出液や出血は重大な治療の失敗を招くことになる．したがって、歯頸部修復では表3に示すいずれかの方法を用いて確実に歯肉を排除しなければならない．

表3　歯肉排除法
①即時排除法
　（a）ラバーダムの張力
　（b）歯肉排除用クランプ（アイボリー212SA）
　（c）排除用コード
②緩徐排除法
　　ストッピング、即時重合レジンなど仮封材で行う．
③切除法
　　高周波メス、レーザーメス

(8) 歯間分離・プレウェッジング（pre-wedging）

コンポジットレジンによる隣接面を含めた窩洞の修復では、適切な接触点と隣接面形態の回復のために歯間分離は重要な意義を持つ．コンポジットレジンは充填圧を加えながら填塞することができず、確実な接触点回復を行うことは困難である．そこで、事前にセパレーターあるいはくさびを用いて歯間分離を行う（図76）．歯間分離解除後は修復歯が元の位置へと移動し、隣接歯と密着した接触点を得ることができる．

プレウェッジングとは、窩洞形成の前に処置歯と隣接歯の歯間にくさび（ウェッジ）を挿入する操作である．コンポジットレジンを填塞する直前に行うよりも、時間をかけ

⇦ くさび（ウェッジ）

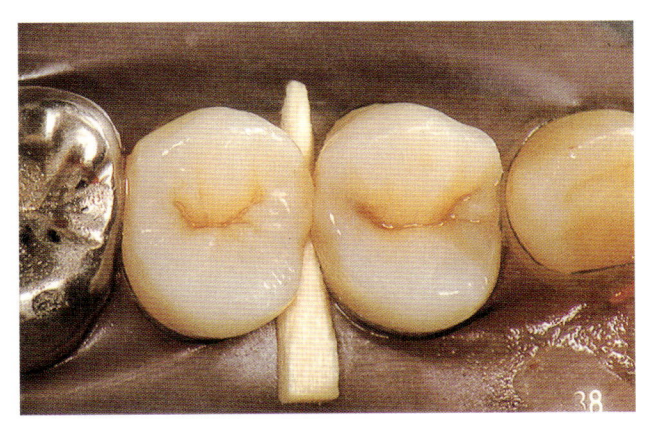

図76　プレウェッジによる歯肉乳頭の保護

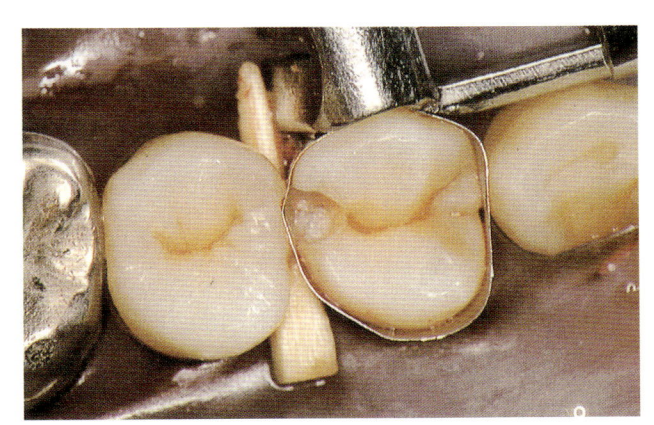

図77　ウェッジによるマトリックスバンドの固定と歯間分離

て歯間を分離することができるので、確実に歯間分離の効果を得ることが可能である．また、事前に歯間分離することで、隣接歯隣接面や歯肉乳頭を切削具による傷害から保護することができる（図77）．

3）窩洞形成

接着性コンポジットレジン修復では歯質との接着を全面的に利用することから、保持形態を必要とする窩洞とは根本的に異なった概念でその窩洞が形成される（表4）．したがって、通常は病的歯質の除去や窩縁形成のためなどに限って歯の切削が行われる．

⇦ コンポジットレジン修復窩洞

表4　窩洞形成時に必要な配慮
①歯質削除量
②病的歯質への到達、その除去手段および操作性
③修復材料との接着
④歯髄の保護
⑤修復部位に加わる咬合、その他の外力

齲蝕症の修復の場合、まず齲蝕の範囲を知るために齲窩を開拡する．この際、初期のエナメル質齲蝕あるいは軽度の象牙質齲蝕では、この開拡によって多量の歯質を削除しないように注意する．

⇦ 齲窩を開拡

次に、感染象牙質を取り除くが、感染歯質を見分けるのには自然着色や齲蝕検知液（図78）が利用される（第3章参照）．

⇦ 自然着色
⇦ 齲蝕検知液

齲蝕症あるいはその他の疾患において、病的歯質の除去にひき続いて覆髄や裏層が行われることもある（図79）．

⇦ 覆髄や裏層

その後、窩縁形成するが、接着をさらに確実にするために、エナメル質の表面積を出来るだけ大きくし、エナメル小柱の横断面が露出するようにエナメル質窩縁にラウンドベベルを付与することが考えられた（図80）．コンポジットレジンは縁端強度が弱い材料なのでストレートベベルよりもラウンドベベルのほうが修復物辺縁の厚みが得られる．また、ベベルの付与は、微少漏洩を防ぎ、歯質と修復物の境界が不明瞭となる等の利点もあり、象牙質とも接着する今日のシステムにおいてもこの考え方は変わっていない．

通常、ラウンドベベルの付与には球状のダイヤモンドポイントが用いられる．ただし、臼歯部において咬合接触部に存在する窩縁や、窩洞外形が拡大するためにベベルを付与しない場合もある．

⇦ ダイヤモンドポイント

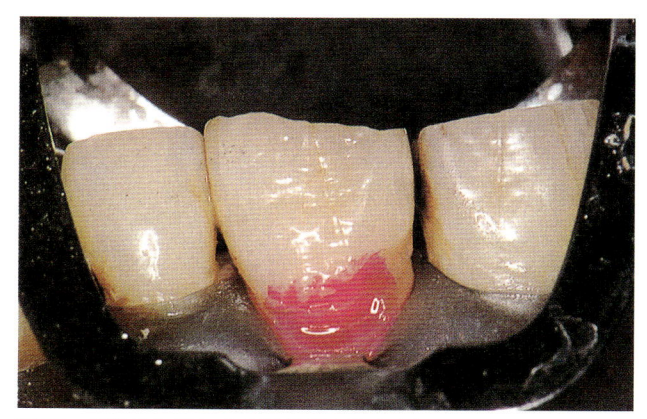

図78　齲蝕検知液による齲蝕部の染め出し

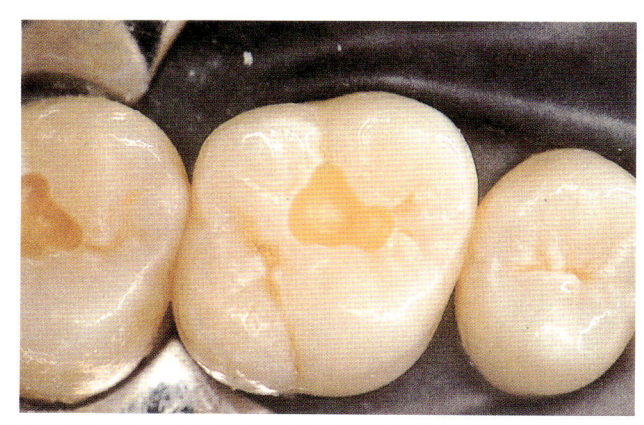

図79　グラスアイオノマーセメントによる裏層

(1) コンポジットレジン窩洞の一般的特徴
　①窩洞外形
　　・齲蝕の範囲が窩洞外形となる。
　　・予防拡大は原則的に行わない。
　　・歯肉側窩縁上にとどめる。
　②保持形態
　　・歯質に接着するので特別な形態を考慮する必要は無い。
　　・窩縁にベベルを付与することで、エナメル質の横断面を露出させ、接着面積を増加させることにより、保持力を強化する。

図80　ラウンドベベルの形成

　③抵抗形態
　　・修復物の厚みを持たせる。
　　・遊離エナメル質は除去しない場合もある。(外力が加わる部位、大きさ、厚さに注意)
　　・咬合接触部に窩縁を設定しない。
　④便宜形態
　　・光照射、塡塞、仕上げ研磨を行いやすい部位への窩洞の開放。
　⑤窩縁形態
　　・ラウンドベベルを原則的に付与する。

(2) 病巣部への到達手段と齲蝕の除去
　窩洞形成に用いる切削具については、コンポジットレジン窩洞自体が単純であることから、共通しているものが多いので、全体的な説明をする．原則としてエナメル質の切削にはエアタービンによる高速切削、感染象牙質の除去にはマイクロモーターに装着したラウンドバーによる低速切削を用いる．

⇦エナメル質の切削にはエアタービンによる高速切削

⇦感染象牙質の除去にはマイクロモーターに装着したラウンドバーによる低速切削

　①病的歯質の開拡と平滑面の窩洞形成
　　　・ラウンドタイプのエアタービン用ダイヤモンドポイントやラウンドバー
　　　・ペアシェープのカーバイドバーとエンジン用ラウンドバー (図81).
　②咬合面エナメル質窩洞の形成
　　　・ストレートシリンダーラウンドエンドのエアタービン用ダイヤモンドポイント
　　　・ペアシェープのカーバイドバー (図82).
　③臼歯隣接面のように深さのある歯質の削除

図81 齲窩の開拡と平滑面の窩洞形成

図82 咬合面の窩洞形成

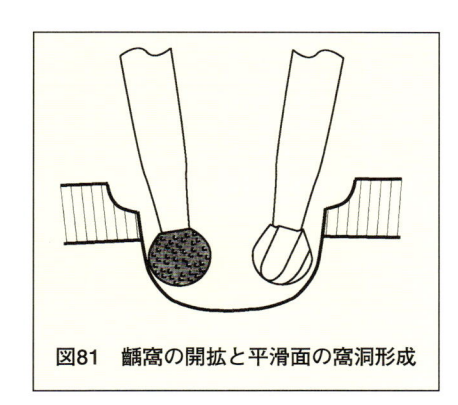

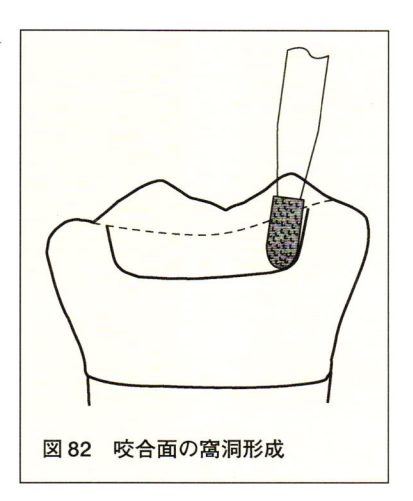

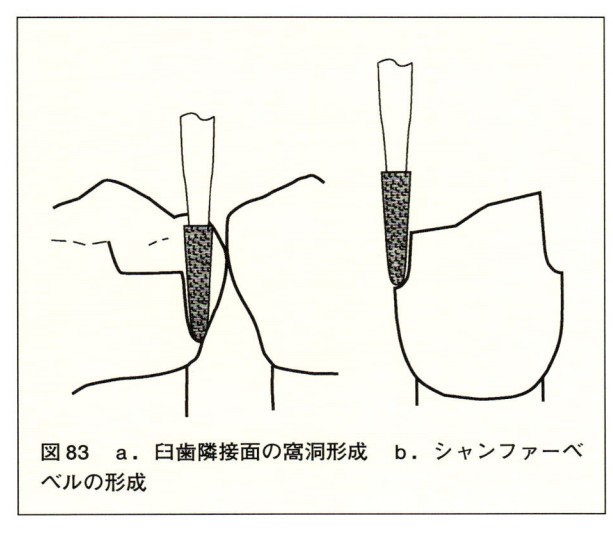

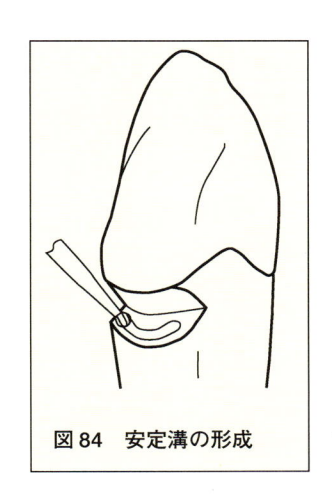

図83 a．臼歯隣接面の窩洞形成　b．シャンファーベベルの形成

図84 安定溝の形成

- 上記のポイントやバーの他にテーパードシリンダーラウンドエンドタイプのエアタービン用ダイヤモンドポイント（図83）．

④象牙質面に付与する安定溝
- 小型のエンジン用ラウンドバーを使用する（図84）．

⑤窩縁にラウンドベベルの付与
- 小型のラウンドタイプのエアタービン用ダイヤモンドポイント（図80）．

4）コンポジットレジンの填塞

(1) 隔壁の準備、調製

　隔壁は修復物を窩洞内に適切に、かつ簡便に填塞し、付形するために用いられる（第5章参照）．既製のもとの自家調製のものとがあるが、最近は既製のものが多種販売され利用し易くなっている．

　前歯隣接面窩洞はポリエステルフィルムが多く利用されている．これらを使用する前にはデンタルミラーの先端などで隣接面の豊隆を付与するとよい．（図85）．臼歯の隣接面修復ではメタル製マトリックスバンドが用いられることもあるが、オートマトリックス（図86）なども利用される．

前歯の切縁破折や切縁隅角を含んだ隣接面窩洞などの修復ではクラウンフォームを利用することもある（図87）．このクラウンフォームには大きさや形がさまざま用意されているのでその歯に合ったものを選択して使用する．

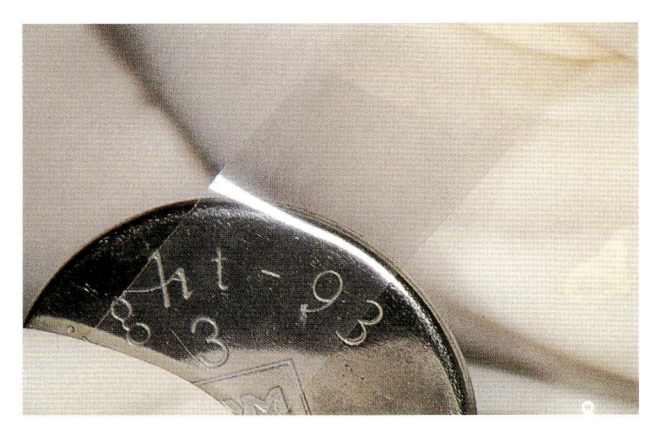

図85　ポリエステルフィルムのミラートップによる豊隆の付与

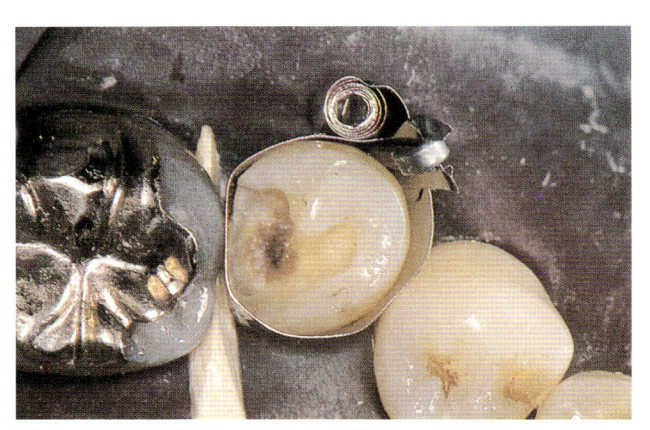

図86　オートマトリックスによる隔壁

(2) 塡塞

コンポジットレジンの塡塞操作は表5のように大別できる.

光重合型コンポジットレジンの重合深度は通常3mm程度である。したがって、隣接面や無髄歯の修復では、それ以上深い部分の重合が不完全となることや、重合収縮力を緩和する目的で積層塡塞（incremental filling）されることも多い.

表5　コンポジットレジンの塡塞順序
①接着前処理
　a．コンディショニング（エッチング）
　b．プライミング
②接着材（ボンディング）塗布
③コンポジットレジンの塡塞

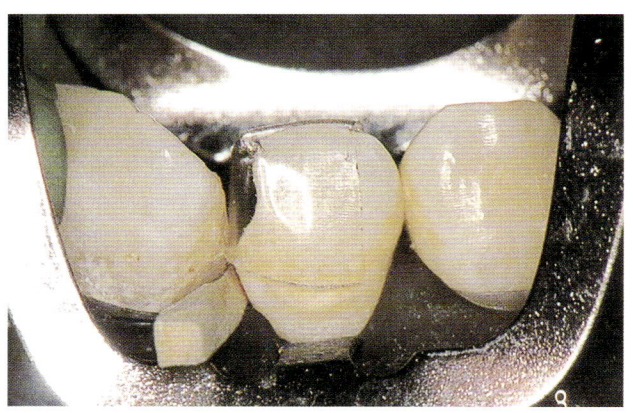

図87　クラウンフォームの試適

(3) 成形

コンポジットレジンを重合硬化させる前に充塡器を利用して概形の成形を行う．事前に準備しておいた圧子があれば、コンポジットレジンを塡塞した上から圧接する．

(4) 重合

今日では、可視光線重合型のコンポジットレジンが主に使用されている．（コンポジットレジンの分類の項を参照）

5) 仕上げ、調製

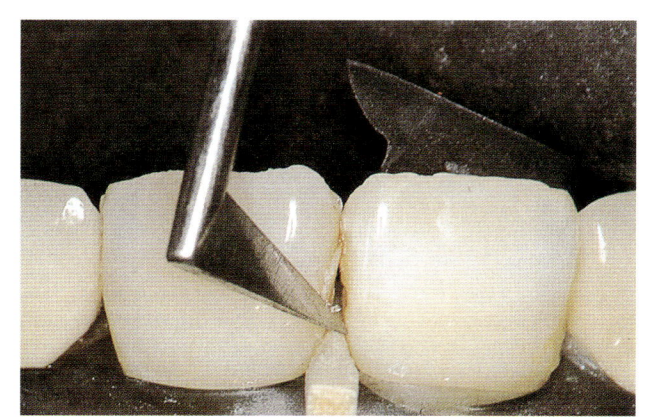

図88　レジンナイフによる余剰部の除去

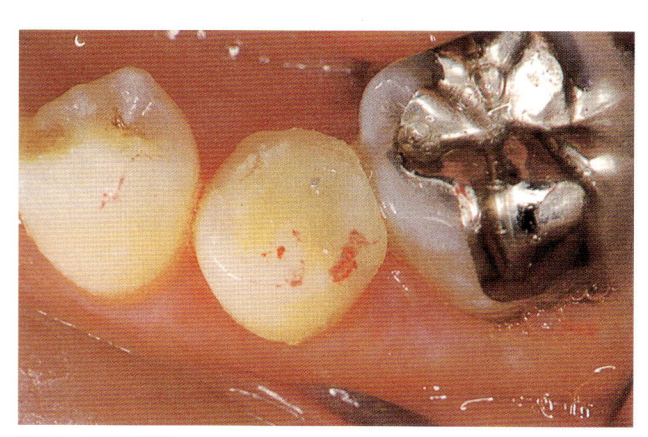

図89　咬合調整

（1）形態修正

　填塞後は修復部から溢出したコンポジットレジンをレジンナイフ、ダイヤモンドポイントやカーバイドバーで除去し、形態を整える（図88）.

（2）咬合調整

　臼歯咬合面や上顎前歯口蓋側等に修復を行った場合には、患者に中心咬合位で咬合させ、これを咬合紙により歯面に印記する．コンポジットレジン修復部に強く印記されたところがあるならば、そこを削除して調製する．次に、側方運動や前方運動を行って同様に調製する（図89）.

（3）研磨

　研磨は原則としてコンポジットレジン填塞後24時間以上経過してから行う．その理由は、光重合型コンポジットレジンであっても重合反応がしばらく持続するためである．十分硬化した後に研磨することで、接着性が損なわれず、術後の色素沈着も少なくなるといわれている．シリコーンポイントや研磨用ディスクで、目の粗いものから細かなものへと順に行う．MFR型コンポジットレジンの研磨では研磨用ペーストを用いて行うこともある．一般的には、マクロフィラーの含まれているハイブリッド型のコンポジットレジンをペースト状の遊離砥粒で研磨すると、最終的な研磨面が荒れてしまうので注意を要する．隣接面部の研磨には、研磨用のプラスチックストリップスが用いられる．より滑沢な修復面を得るために、また研磨操作によって表面にできたクラックを修復するために、グレーズ材を塗布する方法も紹介されている．

6）術後の管理

　修復後、数日以内に患者を再来させ、術後経過を診査する．疼痛の有無、咬合の調和、色調の調和その他について精査するが、患者のブラッシングなどの口腔衛生の状態についても十分に診査しなければならない．そして、他部の処置や患者の口腔衛生状態なども踏まえて、年に1回あるいは6か月毎にリコール検診を実施する．

3．各種修復症例について

前述の一般的手順に従い修復されるが、ここでは各種症例により特記すべき点を述べる．

1）歯頸部の修復

（1）歯頸部齲蝕

歯頸部齲蝕窩洞はいわゆるV級窩洞で、齲蝕の範囲が窩洞外形と考え、予防拡大の必要はない（図90）．

窩洞形成時の留意点としては、斜断された遊離エナメル質は、コンポジットレジンの重合収縮で剥離する可能性があるので、エナメル小柱の走行に注意すべきである（図91）．特に隅角部ではエナメル小柱の走行が急激に変化しているので、外開きの形態を強くしたり、他の歯面へと拡げる場合もある（図92）．この窩壁は、小柱に対して60～80°傾斜していることが望ましいとされている．

エナメル質窩縁にはラウンドベベルを付与するが、象牙質窩縁は研磨の容易な位置に設定すべきであり、歯肉縁下まで入れる必要はない．填塞にはヘラ型の充填器や圧子を使用する．

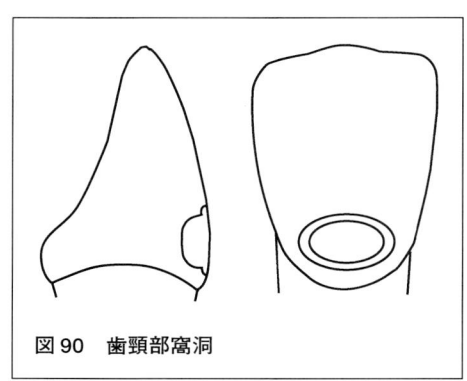

図90　歯頸部窩洞

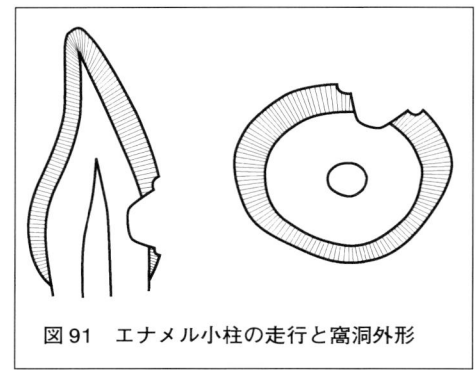

図91　エナメル小柱の走行と窩洞外形

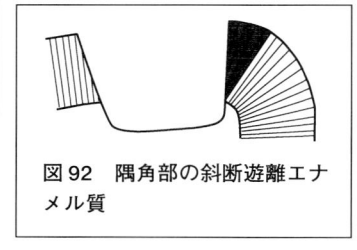

図92　隅角部の斜断遊離エナメル質

（2）くさび状欠損

くさび状欠損は犬歯と小臼歯の唇側歯頸部象牙質に多くみられ、表面は比較的滑沢である．知覚過敏を訴えることもあるが、自覚症状はあまりない．原因としては不適切な歯ブラシの使用と、咬合ストレスによるいわゆるアブフラクションとがある．症例に応じて歯ブラシの使用法を指導したり、咬合調整を行うこともある．

窩洞形成は表面の汚染された象牙質を一層削除し、さらにコンポジットレジンの填塞時のすべり止めとして、小型のラウンドバーで安定溝を切端側と歯頸側に形成することもあり、電気エンジンだけで窩洞形成が可能である（図93）．填塞法は上記齲蝕の場合と同様である．

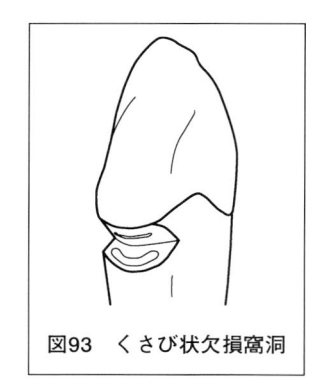

図93　くさび状欠損窩洞

ブラキシズムなどによる異常な咬合力が欠損の主因となっているような症例では、弾性率の低いコンポジットレジン（**MFR型**）は変形しやすく、接着面に作用する応力を緩和するので、弾性率の高い（ハイブリッド型）に比べ保持率が高いことが報告されている．

（3）酸蝕症

酸蝕症では唇側エナメル質が数歯にわたって、平面的に欠損していることが多い．このような症例では、表層にエナメル質を出来るだけ残すように一層削除して、唇面全体の修復処置を施す．後述のラミネートベニア修復法と同様の処置をとることもある(図94)．コンポジットレジンはこのような症例にも適しているが、患者に対してはリコールが必要となる．

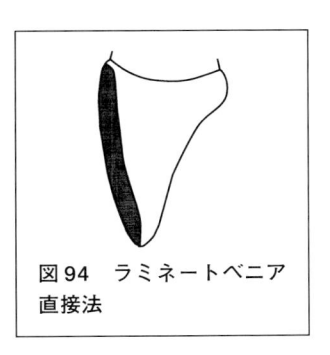

図94　ラミネートベニア直接法

（4）根面齲蝕

歯肉の退縮に伴う根面齲蝕は、高齢者や口腔衛生状態の不良な患者によくみられる．唇頬舌面に限局して存在する齲蝕に対する窩洞は、齲蝕の範囲が窩洞外形となる(図95)．一方、隣接面の根面齲蝕や、唇頬舌面から隣接面におよぶ齲蝕などでは、隣接面部の病巣を取り残しやすいので注意する．口腔衛生状態の改善も同時に行う．

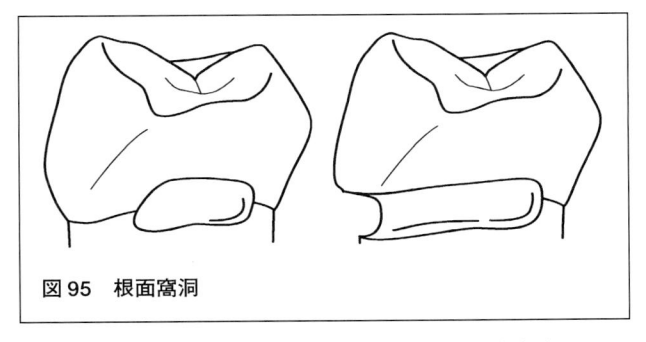

図95　根面窩洞

2）前歯隣接面の修復

前歯部隣接面齲蝕のいわゆるⅢ、Ⅳ級窩洞の修復処置は、コンポジットレジンが最も適している(図96)．審美的であることが先ず第一に挙げられ、唇側あるいは舌側にエナメル質を残した窩洞形成を行い、修復することによって自然観が損なわれることを防ぐ．しかし、着色した象牙質が残っていたり、唇舌的にエナメル質が欠損していると、色調適合性を得られないことがある．唇舌的にエナメル質が欠損している場合には、透明度の低いオペーク色を用いる方がよい．

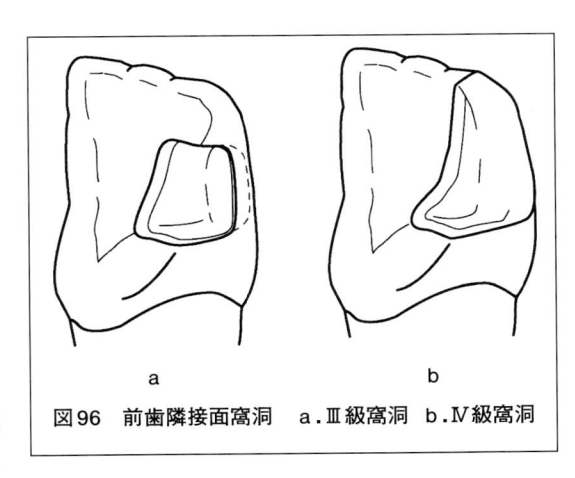

図96　前歯隣接面窩洞　a.Ⅲ級窩洞　b.Ⅳ級窩洞

遊離エナメル質は、図96に示すように唇舌側あるいは隣接面に生じやすい．このような部位に生じた遊離エナメル質は、コンポジットレジンと接着させることによって補強されるので術後の破折は生じにくくなる．

強い咬合力の加わりにくい前歯部において、遊離エナメル質は以下の理由で残すことが有利と考えられる．

①隣接面の接触点や唇側あるいは咬合接触部にエナメル質を残すことができ、摩耗や咬耗に対する配慮がいらない．
②修復物の保持をより確実にすることができる．
③修復操作や欠損部の形態付与が容易である．
④審美的な修復が容易になる．

ただし、コンポジットレジンは重合硬化時に収縮する欠点を有しており、歯質とコンポジットレジンの接着力が向上するほど強い収縮力が窩洞周囲の歯質に作用し、歯質の破折を招くことがある．特に、光重合型コンポジットレジンでは、光照射で急激な重合収縮が起こるため、窩洞が大きい場合や遊離エナメル質が菲薄になっている場合には、亀裂を生じやすいので注意を要する．

填塞に際しては、透明のマトリックスバンドで隔壁をつくり、ウェッジで固定すると同時に、接触点が適切に回復できるよう歯間分離を行う．

臨床的には未研磨面の残存が着色・変色の原因になるので、滑沢なマトリックス圧接面といえども表層を一層削除して研磨しなければならない．

3）小窩裂溝部の修復

Ⅰ級窩洞に相当する．窩洞の特徴としては、非接着性修復材の窩洞よりも幅の狭い窩洞形態とすることができる（図97）．

小窩は数本の裂溝の交点で、この部に齲蝕は好発し、裂溝に沿って拡大するために予防拡大の必要があった．しかし、接着性修復では小窩裂溝部の予防拡大は必ずしも必要でない．頬面溝や舌面溝の処置についても同様で、齲蝕の範囲が窩洞の外形となる．

図97　咬合面窩洞

ただし、小窩裂溝齲蝕では特有の齲蝕円錐を形成し、齲窩が側方に拡大していることが多いので齲窩の開拡は入念に行う必要がある．また、齲窩の開拡で内開きの形態になることがあるが、極端な内開きは光照射の際に、光が到達せず硬化が不十分となるので注意を要する（図98）．さらに、対合歯との咬合接触部に窩縁を設定しないように注意する（図99）．コンポジットレジンの縁端強度は弱く、エナメル質と接着しているとはいえ、咬合時の力が縁端に作用すると破壊される可能性がある．

図98　光照射とアンダーカット

填塞には円筒状の充填器が便利であるが、窩洞が深い場合には、重合収縮の影響や硬化深度を考慮して積層充填を行う．

臼歯部では、まれに修復直後から咬合痛が発現する、この主因は外傷性咬合であり、咬合再調整によって大多数の症例では改善される．また、接着界面に発生したギャップや気泡の封入も原因と考えられているので、深くて複雑な窩洞では、ギャップの発生や気泡の封入を防ぐために低粘性レジン

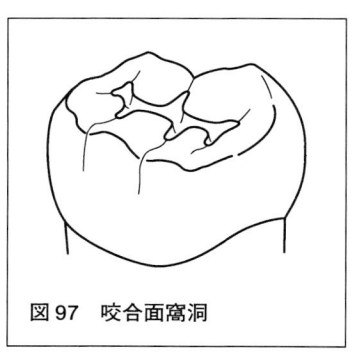

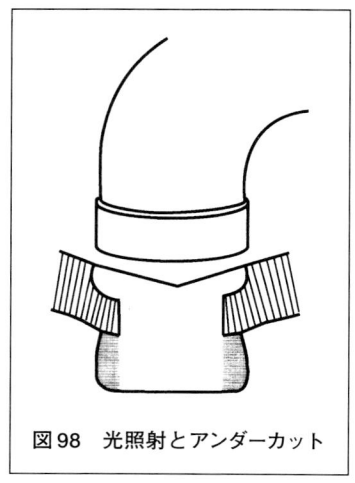

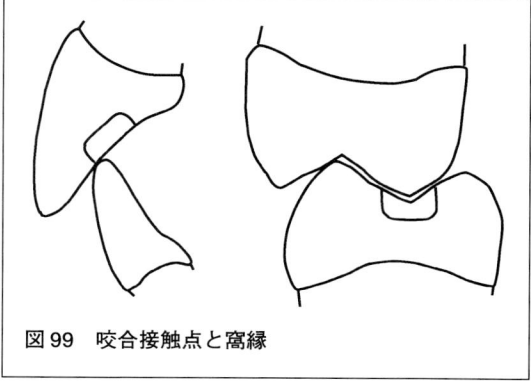

図99　咬合接触点と窩縁

（フロアブルレジン）の応用が推奨される．さらに、透明層のような自然保護層が存在しない健全象牙質の露出も術後疼痛の原因となりやすい．接着性コンポジットレジン修復では、できるだけ健全歯質を削除しないよう心掛けるべきである．

4）臼歯隣接面の修復

臼歯部隣接面接触点直下の齲蝕に対して、非接着性修復材料では、Ⅱ級窩洞の形成がなされるが、接着性修復では、頰舌側あるいは口蓋側に窩洞を開放する前歯部のⅢ級窩洞のような形態とすることも可能である（図100 a）．臼歯部隣接面窩洞におけるこのような処置法の利点として、隣接歯との接触点をそのまま利用できることや、咬合関係を変えずに修復が可能なことがあげられる．齲蝕の除去や填塞操作が困難なことから咬合面辺縁隆線部から齲窩を開拡し、窩洞を形成することも多いが、咬合面小窩裂溝を全て窩洞内に含める必要はない（図100 b）．填塞に際しては隔壁の適合性とウェッジの歯間分離効果が修復の成否に大きく影響する．

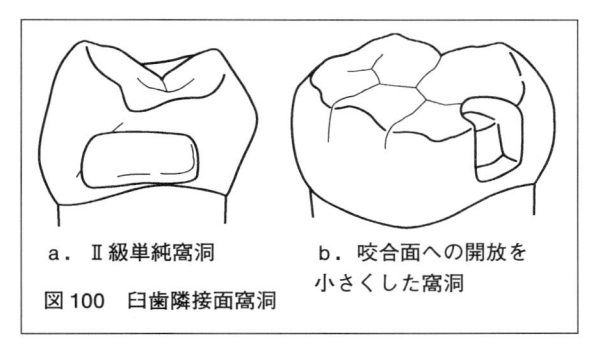

ウェッジを応用して正しく隔壁を装着することが大切であるが、それでも接触点の回復ができなかった場合は追加填塞を試みる．ウェッジが正しく応用できない場合、先に歯頸部付近のみを慎重に填塞し、その後は通法に従って修復することも一法である．隔壁の装着、固定が難しい症例では適切な隣接面形態や接触点の回復が期待できないので、他の修復法が望ましい．

光照射面から重合が開始する光重合型コンポジットレジンを用いてⅡ級窩洞を修復した場合、深部の歯肉側は重合が不十分で辺縁封鎖性にも問題が生じる危険性が高い．対策としては、歯肉側から少量ずつ填塞していく積層填塞が簡便で効果的である．また、透明なくさびを用いて歯肉側から光照射を開始する方法もある．さらに、深部を化学重合型コンポジットレジンで填塞し、形態付与に時間が必要な咬合面部は光重合型コンポジットレジンを積層する方法も有効である．

辺縁隆線を削除せずに咬合面の小窩から隣接面の齲蝕部までトンネル状の窩洞を形成して修復する方法も提唱されている（図101）．

図100 臼歯隣接面窩洞
a．Ⅱ級単純窩洞
b．咬合面への開放を小さくした窩洞

⇐ 咬合面辺縁隆線部から齲窩を開拡し、窩洞を形成することも多い

⇐ 接触点の回復

⇐ 積層填塞

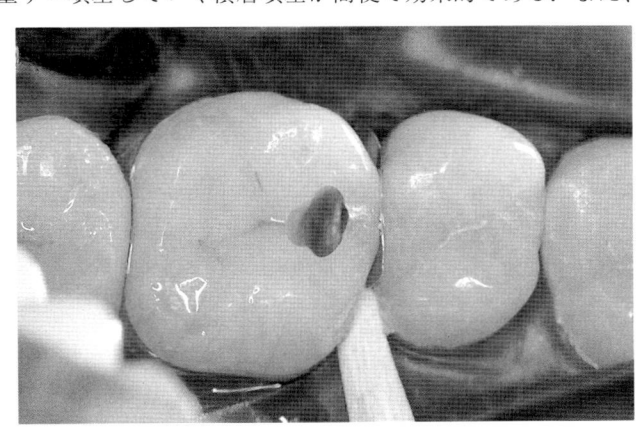

図101 歯質保存を考慮した窩洞（トンネル窩洞）

5）咬耗歯の修復

咬耗は下顎前歯切縁と臼歯咬合面に多くみられ、Ⅵ級窩洞に相当する．咬耗面が平滑で対合歯と面接触している場合は歯列全体の咬合関係に留意しなければならない．

一般的に、象牙質が露出すると、エナメル質で囲まれたクレーター状の露出部が陥凹してくる．その陥凹

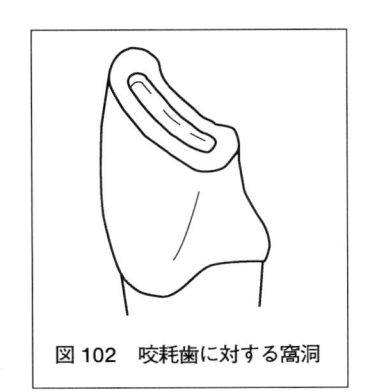

図102 咬耗歯に対する窩洞

部から齲蝕が発生することもあり、さらに欠損が拡大したり周囲のエナメル質の破折を防ぐためにも修復処置を要する（図102）修復後には必ず咬合調整を行う．

6）破折歯の修復

上顎前歯部は外傷を受けやすい位置に存在するために歯冠部破折が最も多い．まず、破折によって生活歯のままで修復可能かどうか診断を行い、露髄の有無を調べて修復操作にはいる．切縁部の修復で大切なことは、保持を強固にすることである．したがって、図82ｂに示すように窩縁はシャンファータイプとし、多少長めの窩縁斜面を付与する．

⇐ 露髄の有無

⇐ 窩縁はシャンファータイプ

7）その他

（1）歯列の異常（歯の捻転、傾斜および空隙歯列など）

正中離開等の歯間離開がみられる前歯部では、新鮮なエナメル質が出るように隣接面を一層削除して、接着処理の後コンポジットレジンを盛り上げて、歯間を閉鎖することもできる（図103）．しかし、形態的なバランスが崩れるので、離開の程度を考慮した上で修復を行う．

翼状捻転歯については、患者の要望が強い場合、唇側面全体の形態を変えることも可能である．

（2）歯の形態異常、形成不全

エナメル質形成不全歯やハッチンソンの歯等では歯質を一層削除して、修復される．

（3）変色歯

変色歯の処置は生活歯に対するものと、失活歯に対するものとで異なる．

テトラサイクリン等の多量使用で生じた生活歯の着色は全歯におよぶが、上顎前歯部の唇面についてはラミネートベニア修復法のコンポジットレジン直接法が応用される（図94）．この際、切削面の色調が修復後の色調に影響を与えることを考慮しなければならない．失活歯の変色は髄腔内腐敗産物が原因となるので、まずその腐敗産物を除去して歯の漂白を行い（第15章参照）、生活歯と同様に唇面の修復が可能である．

（4）無髄歯の歯冠築盛、髄腔開拡部修復

歯冠崩壊の著しい無髄歯では、スクリューピンやポストを併用したコンポジットレジンで歯冠部の築盛をすることができる．前歯部では、歯冠部全体を修復することも可能であるが、臼歯部では全部被覆冠の支台として応用することができる（図104）．

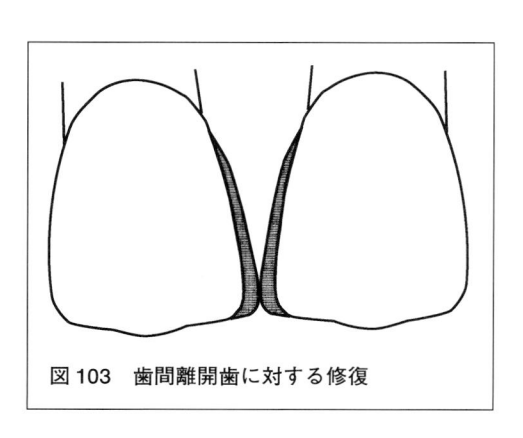

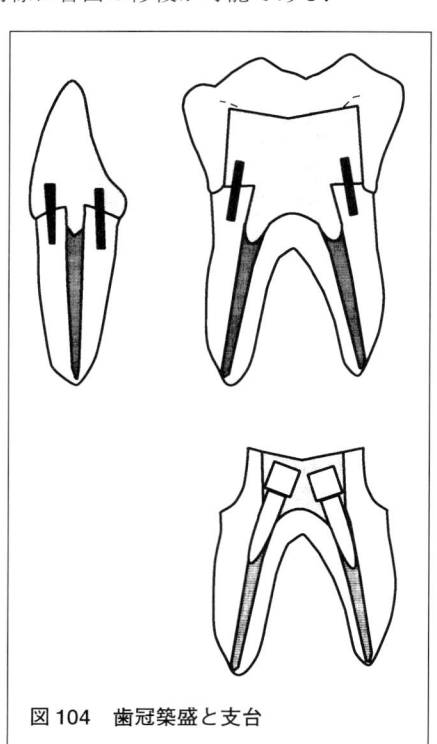

図103 歯間離開歯に対する修復

図104 歯冠築盛と支台

（5）補修修復

修復材料の部分的な破損や限局した二次齲蝕の症例において修復物や歯質を局所的に削除してコンポジットレジン修復を行うことがある．陶材ではシラン処理、金合金ではメタルプライマーを併用する．

4．問題点ならびに対処法

コンポジットレジンは重合時に収縮する性質を有している．重合時に収縮しないようなコンポジットレジンの開発も行われているが、臨床で使用されるまでには未だ年月を要するものと思われる．従って、コンポジットレジンの重合収縮に起因する問題の解決は難しく、現在も大きな課題となっている．

1）コントラクションギャップ

コンポジットレジンが収縮する際には、コンポジットレジンと窩壁との接着を破壊しようとする力（収縮応力）が発生する．収縮応力がコンポジットレジンの窩壁に対する接着強さを越えるとギャップが生じるが、コンポジットレジンの収縮に起因しているのでコントラクションギャップと称される（図105 a、b）．

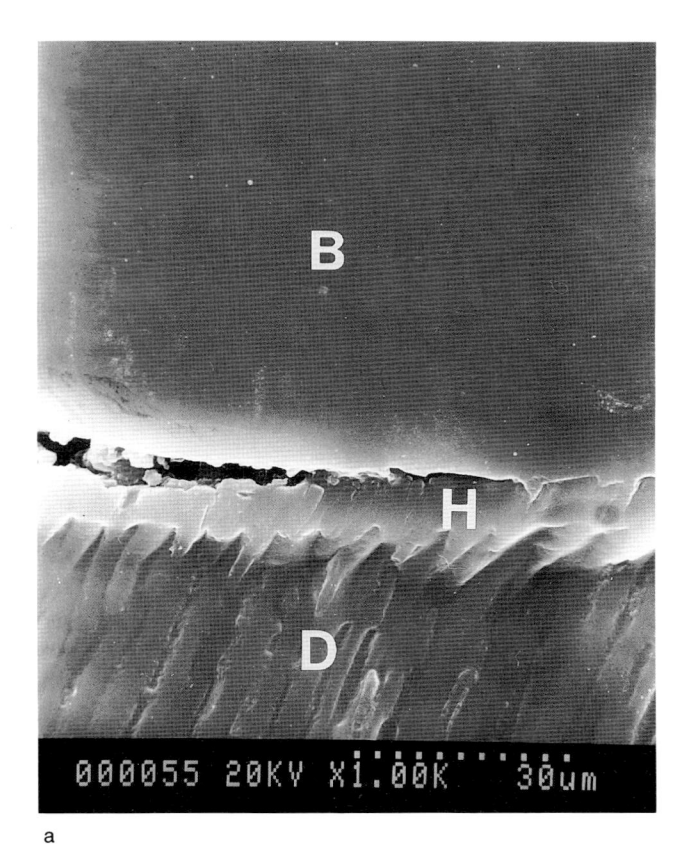

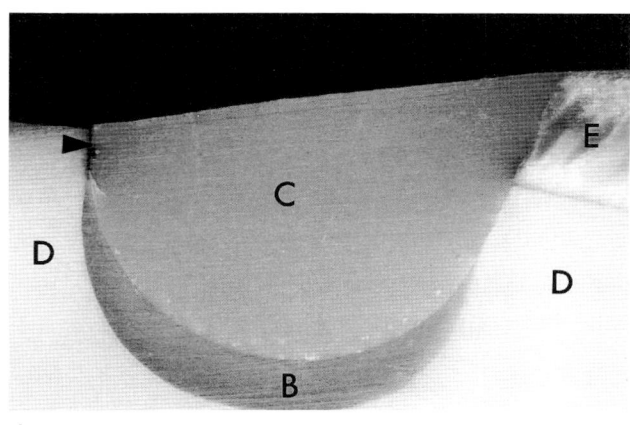

図 105　コントラクションギャップならびに辺縁漏洩（牛歯）
a．窩底部に発生したコントラクションギャップの走査型電子顕微鏡写真（D：象牙質、B：ボンディング材）．接着界面にギャップが発生している．レジンタグや樹脂含浸層（H）も観察される．
b．U-型窩洞を Liner Bond II にて修復後、直ちにサーマルストレスを負荷した．▲で示される部位に辺縁漏洩を認める（C：コンポジットレジン、E：エナメル質）．

（1）コントラクションギャップによって生じる不快症状

　温度的または機械的刺激でギャップの容積変化や圧力変化（ポンプ作用）が生じるので、ギャップの存在自体が歯髄刺激の原因になることが示唆されている．また、コントラクションギャップによって辺縁漏洩が生じると、細菌がギャップ内に侵入し、二次齲蝕や歯髄炎の原因となる．さらに、色素浸入による辺縁着色や二次齲蝕によって審美障害を生じる．

（2）**発生予防のための対処法**

　発生機序を考慮すれば、歯質接着性の向上と収縮応力の緩和という2つのアプローチが考えられる．

　a．**歯質接着性の向上**

　コンポジットレジン重合時の収縮応力は重合反応の進行とともに増大していくが、ギャップが発生すると収縮応力は急激に減少するので、接着強さの絶対値だけでなく、象牙質とエナメル質に対する接着強さの相対的関係もコントラクションギャップの発生に影響している．従来の接着システムでは、象牙質に対する接着強さとエナメル質に対する接着強さとの間に有意な差があったので、象牙質壁にコントラクションギャップが発生するのを阻止できなかった．

　そこで、象牙質に対する接着性の向上が問題の解決につながると考えられ、多くの研究が行われてきた．この結果、最新の接着システムでは、象牙質に対してもエナメル質に匹敵するほどの接着性が得られるようになり、辺縁封鎖性や窩壁適合性は著しく改善された．しかし、ギャップが存在しなくても、樹脂含浸層直下の微小な欠陥を介する漏洩、いわゆるナノリーケージの存在が判明し、接着耐久性の低下が懸念されている．また、すべての窩洞形態においてコントラクションギャップの発生が完全に阻止されたわけではない．さらに、セルフエッチングプライマーでエナメル質と象牙質を一括処理するシステムでは、象牙質だけでなくエナメル質窩縁にも漏洩が生じる可能性が示唆されている．

　一般に、接着試験や辺縁漏洩試験などの基礎的実験は健全な歯質を用いて行われるが、実際の臨床では齲蝕除去後の象牙質が接着の対象となる．齲蝕除去後の象牙質やくさび状欠損部象牙質などの硬化象牙質に対する接着強さは健全象牙質より低いことが報告されており、この点も今後の検討課題となっている．

　接着性をさらに向上させれば、コントラクションギャップの発生を完全に防ぐことが可能であろう．しかし、同時に重合収縮応力も大きくなるため、歯質がダメージを受ける危険性も高くなる．今後は、接着性の向上と同時に、次に述べる収縮応力を緩和させるような工夫も必要と思われる．

　b．**重合収縮応力の緩和**

　収縮応力が接着強さより小さければコントラクションギャップは発生しない．そこで、収縮応力を緩和させてコントラクションギャップの発生を抑制しようとする方法も採られている．

　重合時の収縮応力は接着していない面（free surface）からのコンポジットレジンのフローによって緩和される．従って、重合収縮応力は窩洞形態すなわちC-factor（接着面積/非接着面積、すなわち窩壁の総面積/修復物の表面積）に大きな影響を受けることになる．例えば、C-factor値が大きいⅠ級やⅤ級の箱形に近い窩洞は、収縮応力が大きくなってコントラクションギャップが発生しやすい環境となっている（図106）．齲蝕の大きさや部位によって形態の大部分が決定されるコンポジットレジン窩洞では形態に工夫の余地は少ないが、ベベル付与は推奨される．ベベルによって、free surfaceの割合が増

⇦ free surface

⇦ C-factor（接着面積/非接着面積）

加するだけでなく、辺縁のコンポジットレジン層が薄くなり、窩縁部付近に作用する収縮応力は軽減され、辺縁封鎖性は向上する．

同じ窩洞形態であれば、フローの良いコンポジットレジンの方が優れた窩壁適合性を示すことが報告されている．光重合型は化学重合型コンポジットレジンより重合時のゲ

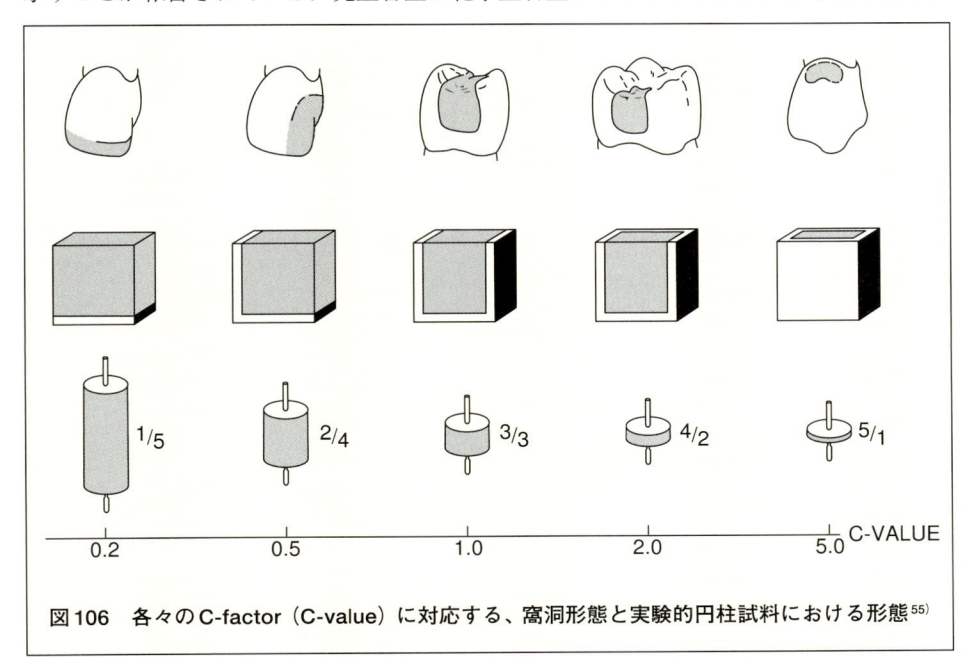

図106 各々のC-factor（C-value）に対応する、窩洞形態と実験的円柱試料における形態[55]

ル状期が短いので、フローによる収縮応力の緩和はあまり期待できない．また、光重合型コンポジットレジンが照射光方向に収縮しようとするのに対し、化学重合型コンポジットレジンは温度の高い窩壁方向に収縮すると考えられる．この点を考慮して、窩洞深部に化学重合型コンポジットレジンをし、その上部に光重合型コンポジットレジンを充填するテクニックが考案されている．

ボンディング材とコンポジットレジンの間に弾性ライナーを介在させ、収縮応力を緩和させようという発想が1990年代に入って出てきた．ミクロフィラーを40%程度含有する低粘性レジンのプロテクトライナー（クラレ）はボンディング材やコンポジットレジンとも馴染みがよく、辺縁封鎖性ならびに窩壁適合性を飛躍的に向上させることが報告されている．コンポジットレジンの物性を高めるためにフィラー含有量を増加させるとフローが悪くなるが、この問題も弾性ライナーの使用によって解決が期待できる．同様の発想で、フィラーの含有量を少なくし、フローを良好にしたフロアブルレジンが市販されるようになった． ⇐ 弾性ライナー

重合収縮応力はコンポジットレジンの体積にも依存している．そこで、一回に填塞するコンポジットレジンの量を減らし、数回に分けて填塞する積層填塞法が提唱された．その効果については研究者間で異なっているが、少なくとも各層のC-factorを小さくできなければ、効果は期待できないものと思われる．グラスアイオノマーセメントとコンポジットレジンを併用したサンドイッチ・テクニックもこの方法に属する．また、メガフィラーと呼ばれるフィラーのブロックを使いコンポジットレジンの体積を減らす方法も試みられている．しかし、メガフィラーとマトリックスが接着しなければ欠陥となり、逆に接着すればコンポジットレジンのフローが抑制されるので、期待したような成果は困難なようである． ⇐ サンドイッチ・テクニック

c．その他の対処法

修復直後は、ボンディング層やコンポジットレジン内には重合収縮による歪みが残留

し、接着は不安定な状態にある．初期には良好な適合状態を示していても、このような時期に仕上げ研磨、咬合、温度変化等のストレスが加わると、ギャップ発生の危険性が高くなることが報告されている．従って、当日は窩洞よりわずかに溢出したラップジョイント状に仕上げを留め、経時的な内部歪みの解放、吸水膨張による窩壁適合性の向上を期待し、本格的な仕上げ研磨は次回来院日に行うことも推奨されている．

(3) 発生後の対処法

コントラクションギャップの中でも、窩洞の辺縁部に生じたギャップは直ちに辺縁漏洩につながるので、臨床的に大きな問題となる．窩底部などと違って、窩縁部のギャップの有無は、修復物辺縁を気銃で乾燥させることによってある程度推測できる．ギャップがある場合は、コンポジットレジンと歯質の間に空気が介在して、辺縁のコンポジットレジンが白っぽく見える．このようなギャップの対策として、ボンディング材を塗布して毛細管現象により間隙を封鎖するレジンインプレグネーション法が推奨されている．

ブラッシング指導、食餌指導、フッ化物応用、プロフェッショナルトゥースクリーニング等の齲蝕のリスクのコントロールと定期的な経過観察を通し、ギャップが確認できたり辺縁着色が認められたときには、修復物辺縁を削除して補修を行うことも一法である．

2) ホワイトマージン

既に述べたように、コンポジットレジンの歯質に対する接着性が向上すると、窩洞内で実際に発生する重合収縮応力も大きくなる．従って、優れた接着性を示すシステムを用いるほど、脆性ならびに劈開性を示すエナメル質に亀裂などの欠陥が生じる危険性が高くなる．窩縁付近のエナメル質に亀裂が発生すると、窩洞の辺縁に沿って白線が観察されるので、この部はホワイトマージンと称される(図107 a、b)．窩洞形成の一般原

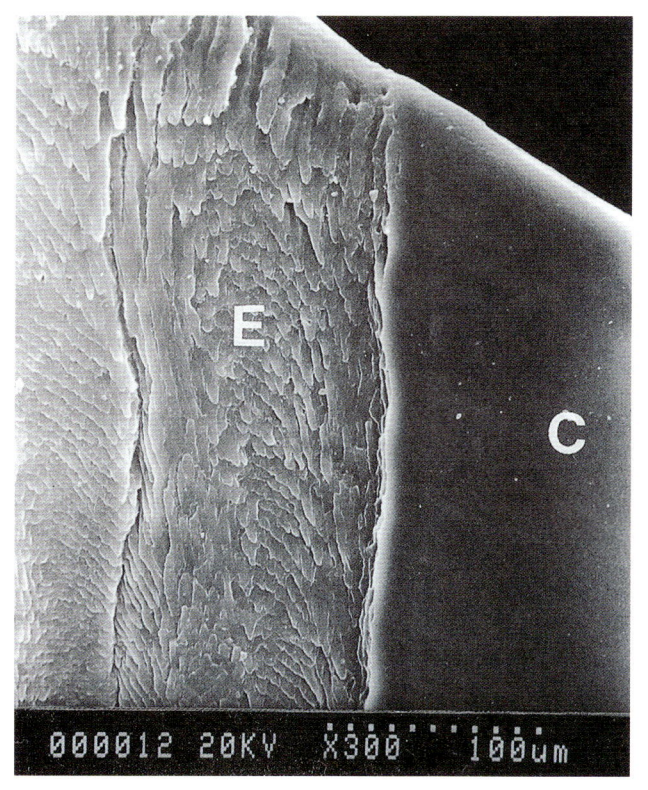

図107 ホワイトマージン（a：牛歯の走査型電子顕微鏡写真、b：口腔内写真）
a．窩壁から約100μm離れた部位に亀裂が発生している．窩壁がエナメル小柱の走行とほぼ平行になっていることに注目（E：エナメル質、C：コンポジットレジン）．
b．経過観察中（1年後）．▲で示される部位にホワイトマージンが認められる．

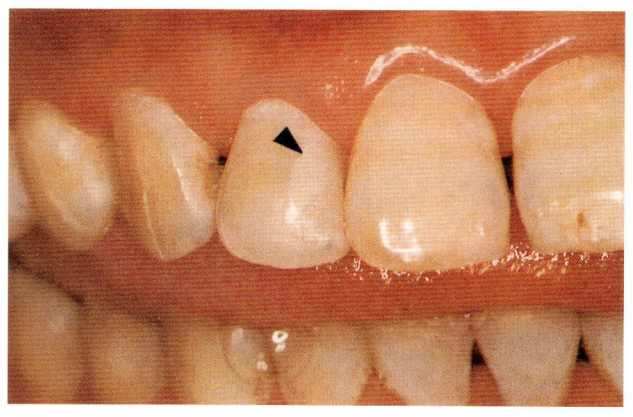

則にしたがって窩縁部斜断遊離エナメルを除去するだけでなく、窩壁が小柱の走行と平行にならないように形成することが大切である．ベベルの付与は、エナメル小柱の斜断面形成による接着性の向上、コンポジットレジンの薄層化による収縮応力の軽少化が計られ、ホワイトマージンの発生予防に大きな効果がある．また、仕上げ研磨は、内部歪みの解放やコンポジットレジンの吸水膨張を待って、できるだけ軽いタッチで行うことも重要である．

5．術後の変化、経過、再修復法、追加修復

1．口腔内修復物の寿命に関わる因子

⇐ 予後

1）修復物の寿命とは

現在、臨床で用いられている各種コンポジットレジン修復材料はその性能が大きく改善されてきたが、歯と調和して長期にわたってその機能を維持するためには、まだ十分であるとは言いがたい．修復物が意図した機能を失うことをJIS規格の信頼性用語　Z 8115-1981では故障という．しかし、歯科では慣例上、事故や破損といわれている．修復物の事故は時間、程度、原因などによって以下のように分類される．

> ①修復物の辺縁破折や辺縁着色などのように機能が完全に失われていない部分的な破損
> ②修復物の破折・脱落のように機能が完全に失われる事故
> ③修復物の脱落や歯髄傷害のように事前の検査または監視によって必ずしも予知できない突然に生じる事故

なかでも歯髄傷害は修正ができない破局的な事故である．それに対し、修復物の高度な摩耗や体部変色は修復材の特性が次第に劣化し、事前の検査又は監視によって予知できる事故と考えられる．修復物の事故の原因は必ずしも単一ではなく二つ以上の原因の組合せによって起こることも多い．

事故の発生率の経時的変化は図108に示すように窩洞の設計、材料の選択や取り扱いの誤りなどにより、修復後の比較的早い時期に起こる初期事故の時期、初期事故の発生期間が過ぎて偶発的に起こる偶発事故の時期、および疲労・摩耗・老化現象などによって時間とともに事故率が大きくなる摩耗事故の時期の3つに分けられ、いわゆるbath-tub曲線で表される．

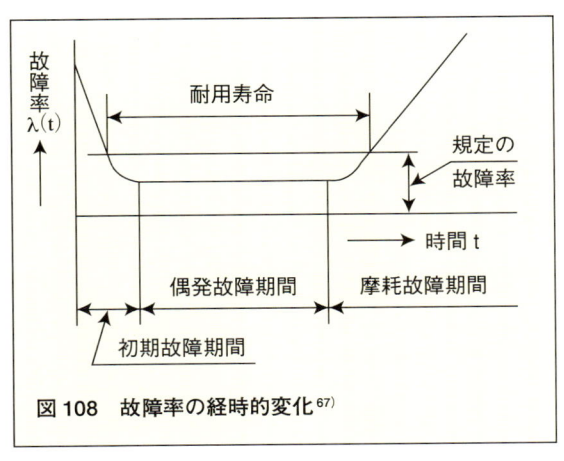

図108　故障率の経時的変化[67]

そのなかで摩耗事故期間に入る前に後述の予防保全（preventive maintenance）が実施されていれば事故の発生は少なくなるといわれている．しかし保全を繰り返しても劣化現象により事故率が増大し、保全が経済的にひきあわなくなる．その時点を耐用寿命と呼び、最終的に、使用開始から完全な廃用にいたる期間を寿命と呼んでいる．

⇐ 予防保全
（preventive maintenance）

2）口腔内修復物の調査法

　修復物の寿命を調査する方法には一般に疫学的な手法に基づく経過追跡の縦断調査（longitudinal study）とある時期を捉えての横断調査（cross-sectional study）の2つが挙げられる．

　縦断調査には予知的な前向き調査（prospective study）と遡及的な後向き調査（retrospective study）がある．前者は信頼性の最も高い方法であるが被験者の確保と術後の追跡が困難で、時間と経費が非常にかかり、調査者の負担が重いため多くの例数を試みることは容易ではない．修復物の寿命は通常、ある期間経過後の生存率（ここでは機能存続率と呼ぶ）、成功率あるいは事故率などで表現されている．さらに衛生統計学的に生命表理論を用いて累積生存率を算定して生存予測を行なう方法もある．

　一方、横断調査はアンケート調査によって1度に多数の一般臨床家に一定期間中の修復処置の内容を調査するもので、多数の症例について情報を得ることができる．しかし、再修復された旧修復物の経過年数はよほど明確な記録が保存されていない限りは、患者の記憶に頼るため正確さを欠く可能性が高いことを考慮しておく必要がある．また、再修復症例だけの調査からその修復材の耐用年数を言及するのは適切でない．したがって、前者の縦断調査に基づく評価がより望ましいと考えられる．術後の初期変化を見るためには最低2年、さらに修復物の寿命を予測するには5年から10年の経過観察が必要である．

　コンポジットレジン修復物の機能期間は化学重合型および光重合型ハイブリッド型レジンによる臼歯部修復物では10年間の観察で71％および68％、前歯部の光重合型ハイブリッド型レジンによる前歯部修復物では8年間で73％の機能存続率がそれぞれ報告されている．また、大臼歯部の修復物と前歯部IV級修復物での事故発生の頻度が高いといわれている．

　修復物の直接診査法にはUS Public Health Service（USPHS）あるいはそれに若干の修正を加えた評価システムが世界的に用いられている．

⇐ 縦断調査（longitudinal study）
⇐ 横断調査（cross-sectional study）
⇐ 前向き調査（prospective study）
⇐ 後向き調査（retrospective study）

- prospective study
臨床試験のように術者、修復材および術式を一定にし、一定期間のリコールを行って修復物の状況を調査するもの
- retrospective study
ある種の材料について過去のある期間までさかのぼって、その間のすべての症例について現在までの経過を診療記録にもとづいて調査するもの

⇐ US Public Health Service（USPHS）評価システム

3）口腔内修復物の各種事故

　口腔内修復物は長期間機能しているなかで経時的に様々な変化を呈してくる（図109 a、b）．現修復物を再修復するかどうかはそれぞれの術者の判断と患者との合意に任されており、明確な判定基準というものはない．しかし、通常、表6に示された状況が修復物あるいは修復歯に認められれば修復物の寿命と判断され、補修あるいは再修復されている．

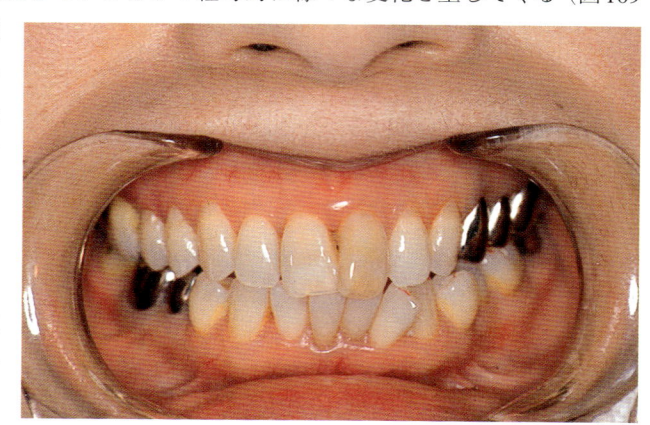

a 1

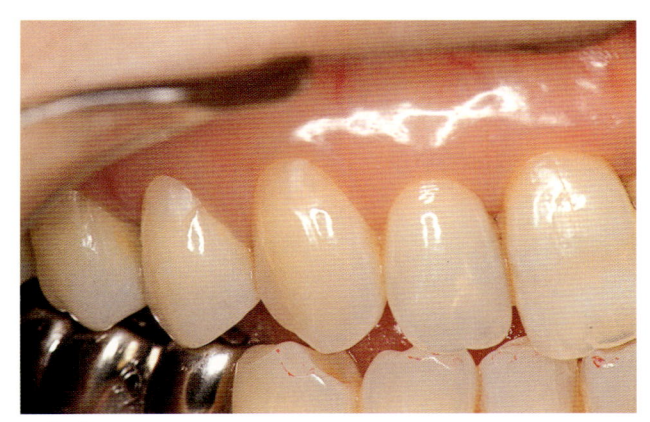

a 2-1

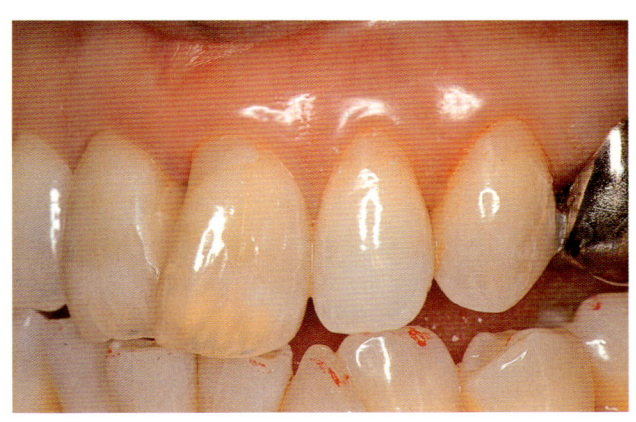

a 2-2

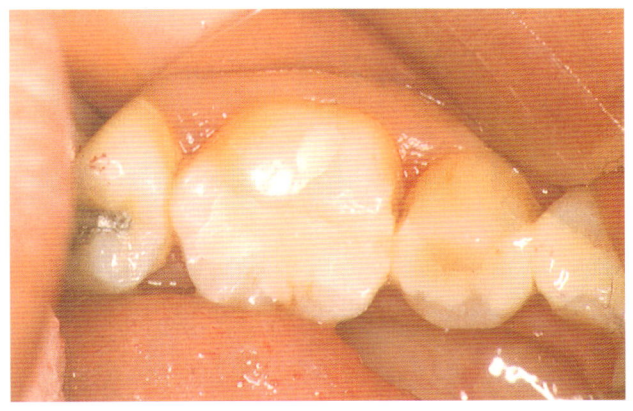

b 1

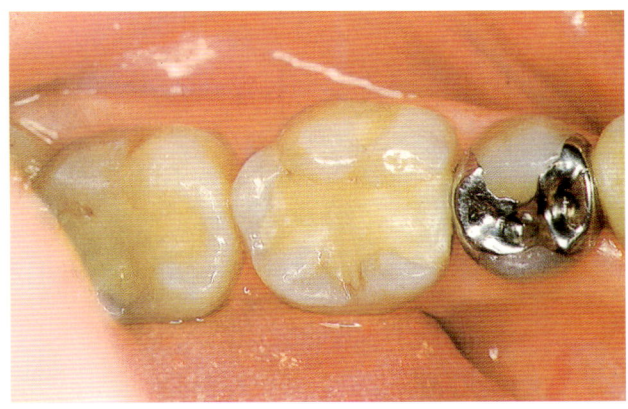

b 2

図 109　長期臨床経過例
a：ルミフォー（ヘレウス・クルツァー）修復例（43|23 近WSD）
  1．研磨時（1986年）
　　35％HEMAと5％グルタールアルデヒド水溶液で象牙質面を処理するグルマ法を応用した可視光線重合型ハイブリッド複合レジンシステム．
  2．11年後（1997年）
　　表面性状，適合状態等は良好で，臨床的な不快症状もまったくみられない．

b：P-10（3M、USA）修復例（左側下顎第一大臼歯）
  1．研磨時（1982年）
　　Bis-GMA系レジンでハイブリッド型高密度フィラー充填レジンとして我が国のベルファームPとほぼ同時期にアメリカで市販された臼歯修復用レジンである．
  2．15年後（1997年）
　　若干の辺縁着色はあるが形態的な変化はほとんどなく良好に機能している．なお，隣接歯の第二小臼歯も同時期に同材料で修復されたが術後5年目に咬合面部の体部破折のためメタルインレーに置き換えられた．

表6

1．辺縁不適合
　　辺縁破折／過剰溢出部破折／気泡
2．二次齲蝕
3．高度な摩耗
　　窩底部あるいは裏層材の露出／咬合接触の喪失／解剖学的形態の喪失
4．修復物の体部破折あるいは亀裂
5．色調不良
　　辺縁部褐線／体部変色／表面着色汚染／表面気泡／粗造面
6．歯質破折あるいは亀裂
7．修復物の動揺
8．修復物の脱落
9．知覚過敏あるいは疼痛
10．歯髄傷害
11．隣接面の接触点不良による食片圧入
12．非修復面からの新生齲蝕
13．患者不満足
　　色調／形態／舌感
14．歯周疾患
　　その他
　　抜歯／支台歯／他院にて再修復

（1）辺縁不適合

辺縁不適合には辺縁破折、過剰塡塞部破折、気泡などがある（図110）．臼歯部コンポジットレジン修復物の辺縁破折量は高銅アマルガム修復物のそれの半分以下であることが明らかになっている．辺縁破折がただちに再修復につながることはむしろ少ないが、将来の二次齲蝕や体部破折の前兆として引き続き注意深い観察が必要である．レジンの過剰塡塞部の破折は小窩裂溝部の先端窩縁部や単なる溝の過剰塡塞部に見られることが多いが、再研磨によって改善できる．窩縁部の気泡は辺縁の着色をともなって審美的に問題となる場合が多いので、その部分だけを小ラウンドバーで再形成・再塡塞するとよい．また低粘性レジン（flowable composite）を用いて辺縁部の欠陥を補修する方法もある．

⇦ 辺縁破折
⇦ 過剰塡塞部破折
⇦ 気泡

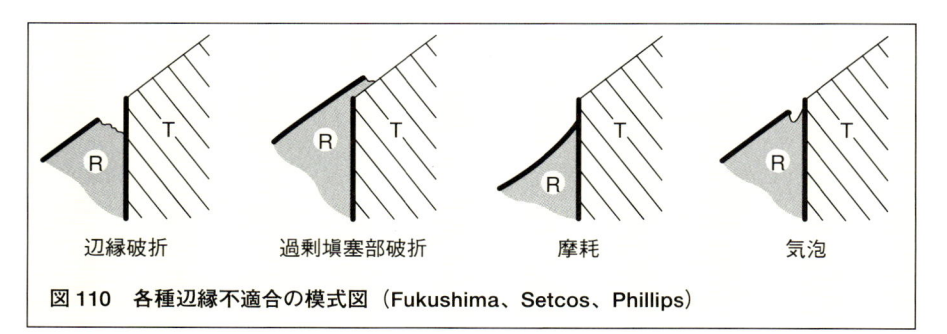

図110　各種辺縁不適合の模式図（Fukushima、Setcos、Phillips）
辺縁破折　　過剰塡塞部破折　　摩耗　　気泡

（2）二次齲蝕

二次齲蝕とは通常、修復物辺縁部の歯質と修復物との界面から再発する齲蝕を示しており、窩洞内部に不注意に取り残された感染歯質から再燃拡大する齲蝕とは区別して考えられる．しかし、現実にはその区別は困難であるため、診査の実際では後者も含めて二次齲蝕と評価されている．二次齲蝕の原因には、修復物と歯質との密着不良からくる微小漏洩、あるいは修復物辺縁部の微小破折による裂隙（図111）などが考えられる．いずれもプラークあるいはプラーク中細菌が貯溜あるいは侵入しやすい環境が形成されている場合である．これらの原因は歯髄傷害の直接的誘因ともなり、その予防は極めて大切である．接着性材料、抗菌性材料、フッ素徐放性材料などは二次齲蝕の予防材料として有効であると考えられている．

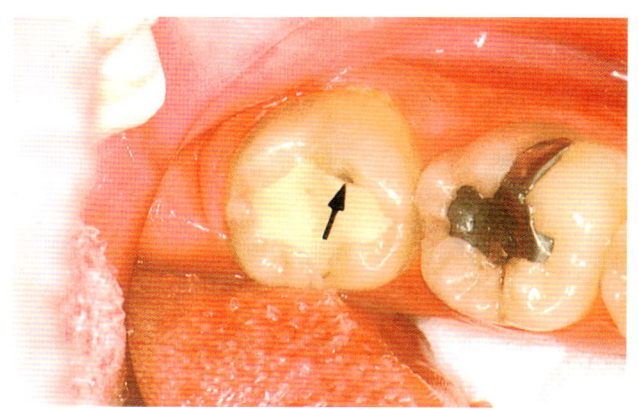

図111　二次齲蝕（術後2年2か月）
左側下顎第二大臼歯の近心頰側咬頭内斜面の辺縁破折部から発生した二次齲蝕．

⇦ 接着性
　　抗菌性
　　フッ素徐放性

（3）高度な摩耗

レジンの摩耗による臨床的問題は窩壁の露呈による辺縁封鎖性および辺縁適合性の劣化、解剖学的形態の不明瞭化、咬合接触の喪失および咬合位の低下、咀嚼時の食片の正常な流れの阻害や時としての歯の破折、また、隣接面においては接触点の摩耗による食片の圧入による二次齲蝕や歯周疾患の発生、歯の側方移動など修復歯のみならず咬合歯列全体の調和に影響を与えると考えられている．しかし、ハイブリッド型コンポジット

レジンの摩耗は臨床的問題になるほどではないことが長期臨床データ（図112）によって報告されており、最近では摩耗がレジン修復物の再修復の直接的原因になることはほとんどないと考えられている．仮に高度な摩耗が認められても臨床的にはコンポジットレジンの追加補修により十分解決される．

（4）修復物の体部破折あるいは亀裂

修復物の破折の原因には材料自体の物性と経時的劣化、適応症の選択の誤り、不適切な診断や修復技術、不測な過大外力などが考えられる．また、実際に修復物の破折を予知することは困難な場合が多い．実際の破折症例を観察してみると、咬合関係からみた修復物の抵抗形態への配慮不足、すなわち、窩洞の深さが浅すぎたり、窩洞幅径が細すぎたりしてコンポジットレジンの厚みが菲薄なために咬合力に耐えられなかったと考えられる場合が多い（図113）．

（5）色調不良

歯冠色修復材料であるコンポジットレジンの色調安定性は修復の成功の大きな鍵である．色調不良の原因には辺縁部着色（図114）、レジン表面着色汚染（図115）、表面気泡の着色、体部変色（図116）などがある．また、加齢に伴う天然歯質の色調変化も色調不一致の原因にもなるがこれは予測が困難である．コンポジットレジンの変色は臼歯部では前歯部に比べるとあまり審美的に問題にならない．化学重合型レジンの場合では触媒系成分の変色により術後数年ほどでレジン

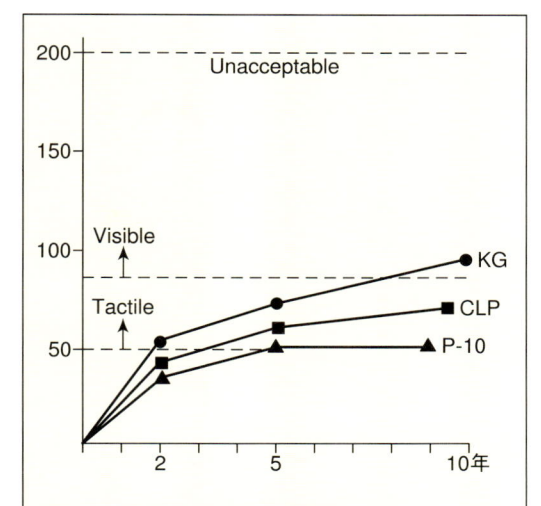

図112　3種の化学重合型臼歯用コンポジットレジン修復物の口腔内摩耗量の経年的変化
（福島、仲又、佃、湯田、岡本、岩久）
Unacceptable：容認しがたい最低摩耗量
Visible：肉眼的に認められる最低摩耗量
Tactile：探針による触知可能な最低摩耗量
KG：ベルファームP（鐘紡）
CLP：クリアフィルポステリア（クラレ）
P-10：P-10（3M）

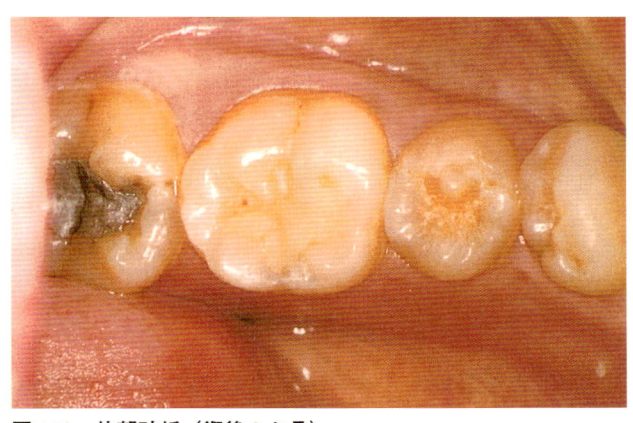

図113　体部破折（術後6か月）
左側下顎第一大臼歯のⅠ級修復物の遠心側が破折し窩底部が露出している．窩洞が浅すぎることによる修復物の抵抗形態不足のためと思われる．

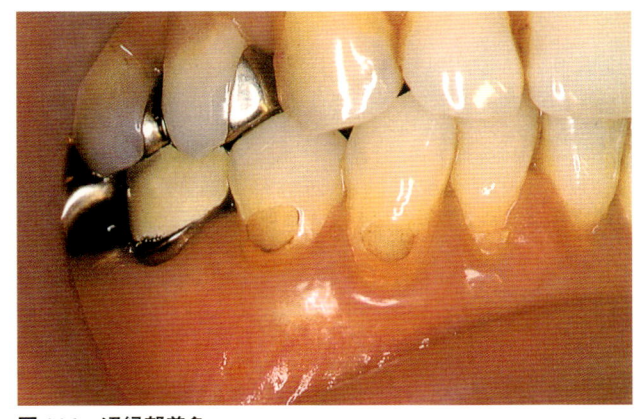

図114　辺縁部着色
右側下顎犬歯および第一小臼歯の歯頸部修復物の歯肉側窩縁部に線状褐線を認める．

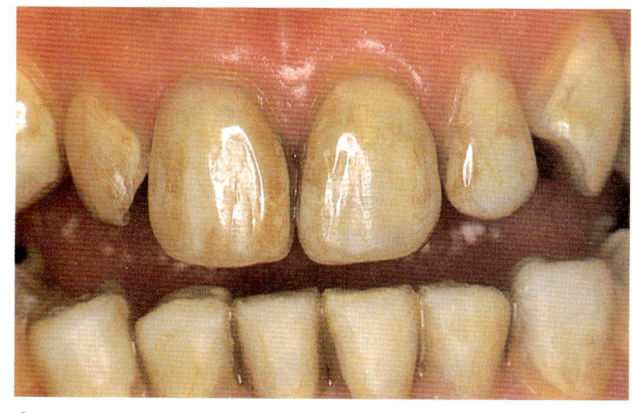

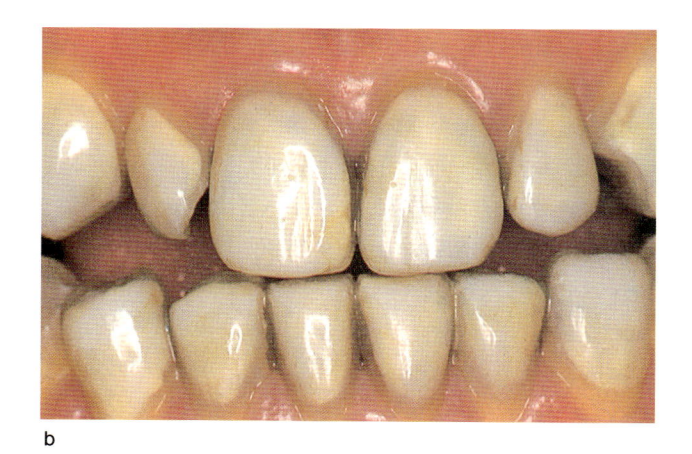

図115 表面着色汚染（術後2年）
a：高度変色歯に対する光重合型超微粒子型レジンによる直接ラミネートベニア修復物の表面に広範な茶色の着色を認める．
b：同日の再研磨後

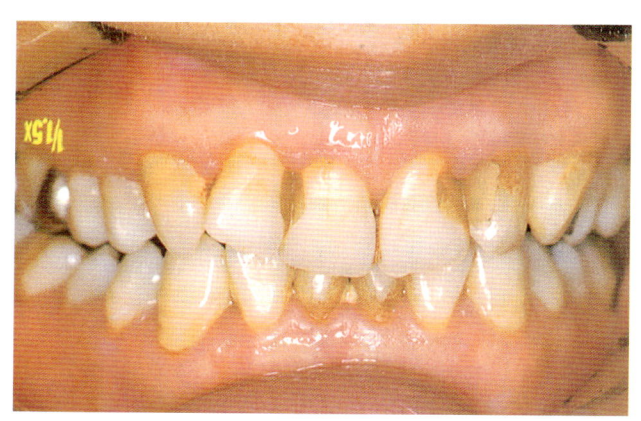

図116 体部変色（術後3年）
化学重合型マクロフィラー型レジンによる上顎前歯部Ⅲ級修復物の変色

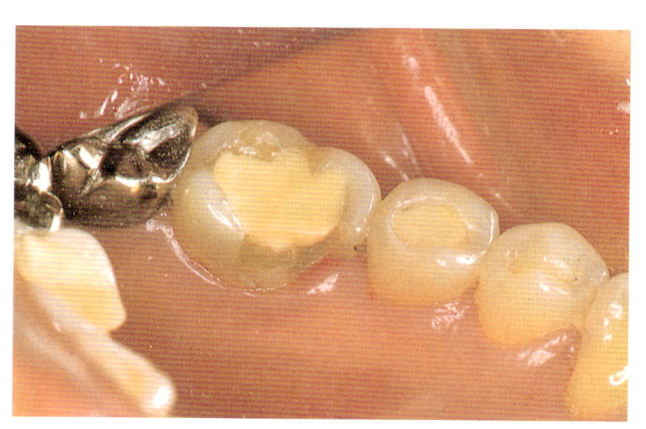

図117 歯質破折
Ⅰ級レジン修復が施された左側下顎第一大臼歯の近心舌側咬頭の破折

の体部変色が起こるといわれていたが、光重合型レジンが使われるようになってから色調安定性は非常に改善されている．表面の粗さによる表面着色汚染に対しては再研磨（図115b）、また辺縁着色および表面気泡の着色に対しては再研磨あるいは当該部の一部削除補修によりそれぞれ対応できる．体部変色はレジン材料内部までの変色なので新しい材料により表層の一部あるいは全体の再修復が試みられる．

（6）歯質破折あるいは亀裂
歯質破折は歯質の抵抗形態への配慮不足が原因である場合が多い（図117）．とくに、大型窩洞や無髄歯の修復における遊離エナメル質の存在や窩洞周囲の非薄な残存歯質が咬合力に耐えられず破折することが多い．

（7）修復物の動揺
これは接着操作時の窩洞汚染や乾燥不足などにより歯質との接着が不完全であったり、二次齲蝕による修復物支持歯質の脆弱化のために窩洞内で修復物が外れてしまうことによる．

（8）修復物の脱落
前項の理由で修復物が完全に脱落してしまったり、修復物の体部破折によって一部脱落する場合がある．

（9）知覚過敏あるいは疼痛

　歯髄反応は術前から続いている場合、術前にはなくて術直後から生じる場合、術後しばらく経過してから生じる場合などがあるので、症状発現の時期、痛みの種類と強さの経過などをよく問診して、可逆性か不可逆性の反応なのか判断する必要がある（図118）．レジンの歯髄刺激の原因としては、従来、レジン成分による化学的刺激、酸処理による刺激、窩壁からの漏洩による刺激性物質や細菌感染による刺激などが考えられてきたが、近年それらのなかで細菌による影響が最も大きいことが動物実験で確認されている．したがって、修復にあたっては極力歯髄を傷害することなく、窩洞を確実に封鎖し、窩洞内の無菌化を確保・維持できる接着性の優れたボンディングシステムを用いることが望ましい．

⇦ 歯髄刺激と歯髄保護

⇦ 可逆性か不可逆性の反応なのか判断

⇦ 細菌による影響

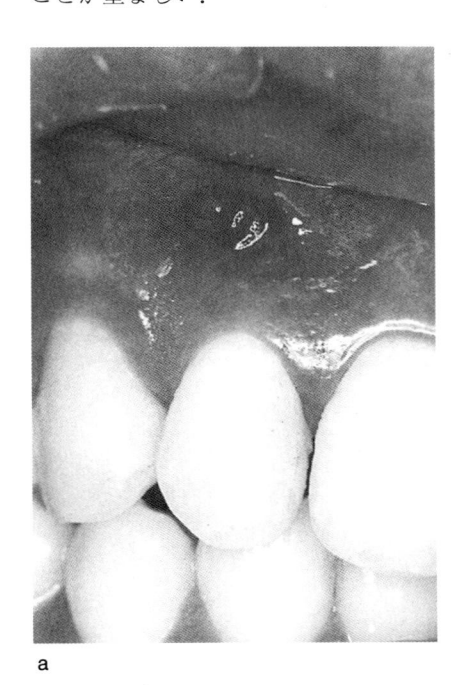

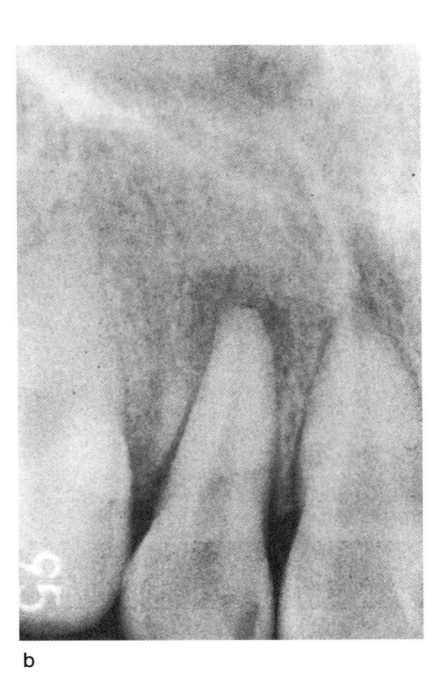

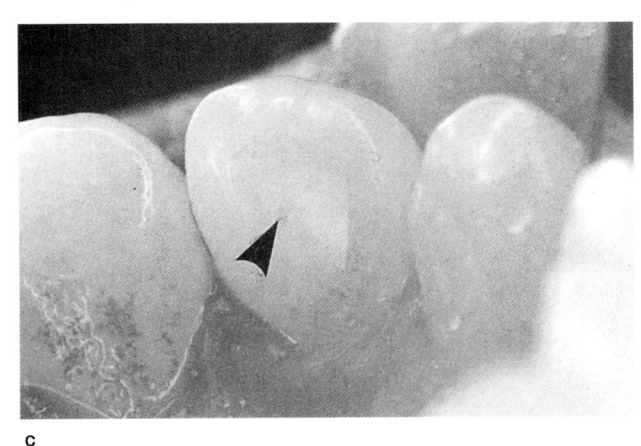

図118　歯髄傷害（術後5か月）
近心Ⅲ級レジン修復が施された右側上顎側切歯の根尖相当部に歯槽膿瘍を認め（a）、エックス線写真では根尖部に透過像を認める（b）．
髄腔開拡したところ（c）、歯髄側の近心髄角部に点状穿孔（矢頭）が認められたが、とくに覆髄処置はされていなかった．

（10）隣接面の接触点不良による食片圧入

　Ⅱ級窩洞の場合、接触点の回復が修復上重要なポイントである．適正な接触点形態と接触圧が得られないと食片圧入を引き起こし、齲蝕の発生や歯間部歯周組織を傷害し、患者は常に不快感を持つことになる．歯間分離および隔壁法が適切に施されていれば回避できる術者の技術的問題である．

⇦ 接触点の回復

(11) 非修復面からの新生齲蝕

一旦、齲蝕で修復された歯が再び齲蝕に罹患する（図119）ことは医療効果の点から極めて大きな問題である．齲蝕に一旦罹患した歯がたとえ修復されても、患者の口腔内の齲蝕感受性への対応が十分に行われていなければ再発を繰り返すことを認識していなければならない．また、通常このような場合、修復物自体に問題がなくても完全に除去され、再びさらに広範囲な修復が施され、歯質を失っていくことになる．したがって、修復後の口腔清掃の改善と齲蝕予防が継続的に行われるように患者への十分な指導が行われなければならない．

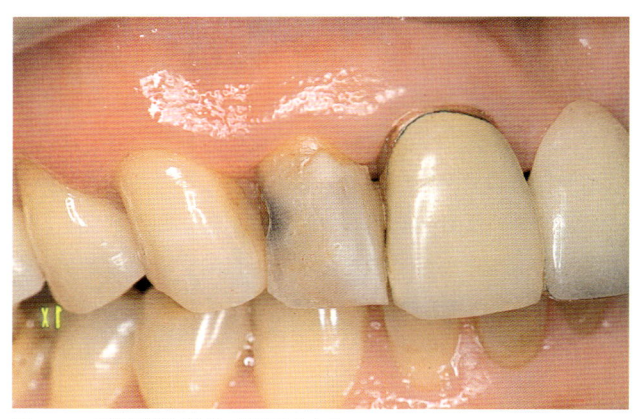

図119 近隣新生齲蝕（術後5年）
2｜近心面にⅢ級コンポジットレジン修復が施されていたが、遠心隣接面に新たに齲蝕が発生した．

⇦ 修復後の口腔清掃の改善と齲蝕予防

(12) 患者に与える快適性

色調、形態、舌感の不良などで患者自身が不満を訴えた場合は再修復される．

(13) 歯周疾患への配慮

修復物の仕上げ研磨が不十分なために歯肉側辺縁部の清掃性が悪くなると歯肉の炎症を引き起こしやすくなる．とくに修復物の辺縁歯肉へのオーバーハングや隣接面歯頸部の辺縁仕上げに留意する．

4) 各種事故の原因分析

表6の内容についての原因分析では以下のような4つの因子に大別できる．

(1) 修復材料の性能に関係する因子

コンポジットレジンのような高分子材料の破壊は一般に化学的劣化あるいは物理的劣化によって引き起こされる．口腔内は熱、水分、咀嚼、食物、細菌など静的あるいは動的ストレスが混在する複合環境である．一方、コンポジットレジン材料は複数の高分子モノマー、無機フィラーおよび触媒、着色材などの微量の添加物から成り立つ複合材料である．また、コンポジットレジン修復物は通常、歯質に囲まれた状態にあるため決して単体が遊離して存在することはない．したがって、コンポジットレジン材料の耐久性は実験室的なデータで複雑な口腔環境での諸条件をすべて満たしているとは言いがたいため、最終的には口腔内で確認する必要がある．

(2) 修復材料の保管方法と劣化に関する因子

接着材、コンポジットレジンには、保管方法が記載されている．直射日光、高温、多湿の場所を避け、冷暗所での保管を指示しているものが多い．とくに冷蔵庫で保管していたものを使用する場合には、一定時間室温に置いてから使用するよう指示していることが多い．また、使用期限も記載されており、使用期限に留意し、期限内に使用する．このような指示を守らずに使用すると、歯質との接着性が低下したり、重合硬化が不十分となったり、材料自体の物性の低下、劣化が起こってしまう．

(3) 修復操作に関係する因子

これは術者による窩洞設計や修復操作などの臨床技術に依存するものである．修復操

作の基本を実行することと製品の取扱書を熟読して正しく扱う姿勢が必要である．

（4）患者自身に関係する因子

修復物が長期にわたって口腔内で正常な機能を維持するためには患者の口腔の健康に対する関心と日常の口腔ケアが大きな要因となる．また、不測の強い咬合力あるいは外力も存在する．

このように、修復材の材料学的特性のみならず窩洞形成から一連の修復操作および術後管理が修復物の耐久性に複雑に関与している．したがって、術後診査ではそれぞれの因子について系統的なチェックが必要である．

2. 修復物の信頼性

修復物の信頼性とは修復物が「与えられた条件で規定の期間中、要求された機能を果たすことができる性質」で、機能の時間的安定性を表している．つまり、口腔環境という条件の中で可及的に長く、所期の機能を維持できるかどうかである．修復物の保全はその信頼性を高めるために行われるものである．

3. 保全

1）保全とは

保全の定義は「アイテム（item）を使用及び運用可能状態に維持し、又は故障（failure）、欠点（defect,fault）などを回復するためのすべての処置及び活動」とされている．アイテムとは歯科では個々の歯冠修復物から顎口腔系機能全体まで階層的に適宜置き換えて考えることができる．保全

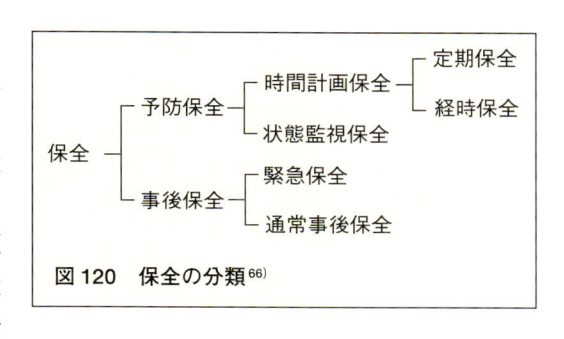

図120　保全の分類[66]

処置には修理、交換、調整、検査、試験、診断などがある．また、保全の管理上の分類は図120のように示されている．予防保全（preventive maintenance）とは修復物の事故を未然に防止し、使用可能状態に維持するために計画的に行う保全で、それには事故の兆候または欠陥を発見するための診査、咬合調整、再研磨、専門的な歯の清掃（PTC、professional tooth cleaning）、補修修復などが挙げられる．一方、事後保全（corrective maintenance）は事故が起きた場合に使用可能な状態に回復するために行う保全である．修復物の脱落や二次齲蝕などによる再治療はこれにあたる．日常の歯科臨床では初発疾患に対する処置よりも事後保全に属する再治療がかなり多いと思われる．最近の調査報告によると、調査された歯科診療所の来院患者の6割の症例が歯冠修復とそれに関係する歯内治療で、そのうち成人患者の6割の症例が再治療であり、かかった全歯科医療費の1/4がそれらの再治療に費やされていた．

⇐ PTC

2）治療室における修復歯保全の実際

歯科治療における術後管理は事後保全ではなく予防保全が望ましい．

（1）予防処置

患者をリコールした時には口腔清掃状態の点検、歯石除去、専門的な歯の清掃およびフッ化物の使用指導やキシリトールのような抗齲蝕食品の摂取指導などを行うと共に患者自身の口腔の現状、たとえば現在歯数、処置歯数、歯周病の程度などの情報を理解し

やすい形で患者に与える工夫をして定期健診の動機づけをする． ⇐ 定期健診の動機づけ

（2）補修・再修復

　修復歯においては破局的な事故を防止するためにミクロな劣化や兆候の発見に努める．もし摩耗、破折、気泡、変色などの欠陥が認められ、補修が可能と判断されたら、最表層部の劣化層を表層から100μm程度削除して新鮮面を露出させる．さらにレジン表面および追加部に連接する歯質を酸処理材で清掃し、シラン処理剤とボンディング材を順次塗布し、新しいレジンペーストを追加するとよい．このようにコンポジットレジン修復物では歯質接着性を生かして部分補修にとどめる追加補修修復（patched restoration）で対応してみる（図121）．処置そのものは非常に簡単であり、患者へのストレスも少なく、経済的・時間的節約を計ることができる．もちろん、他種材料による修復物の補修に接着性コンポジットレジンを活用することもできる．これによって窩洞の拡大は最小限にとどめられて歯質が保存でき、次期の再修復を有利に導き、結果的に歯の長寿化につながると思われる．

⇐ 追加補修修復
　（patched restoration）

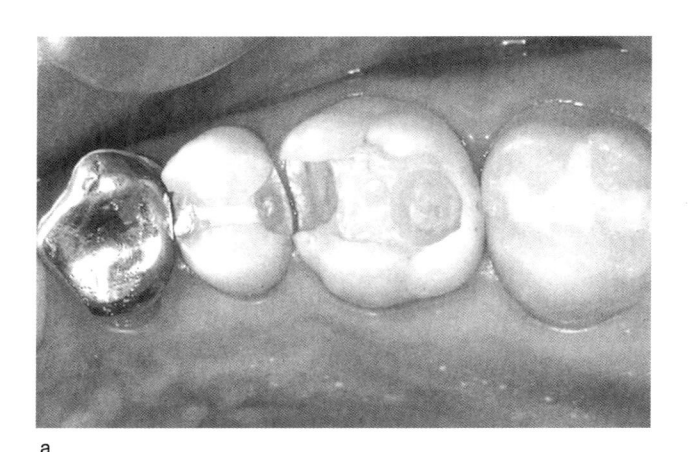

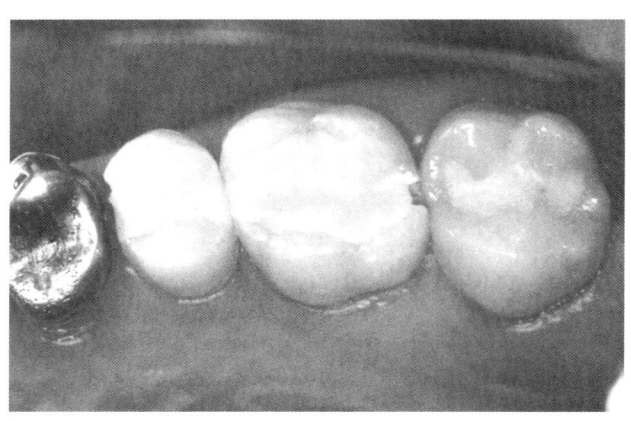

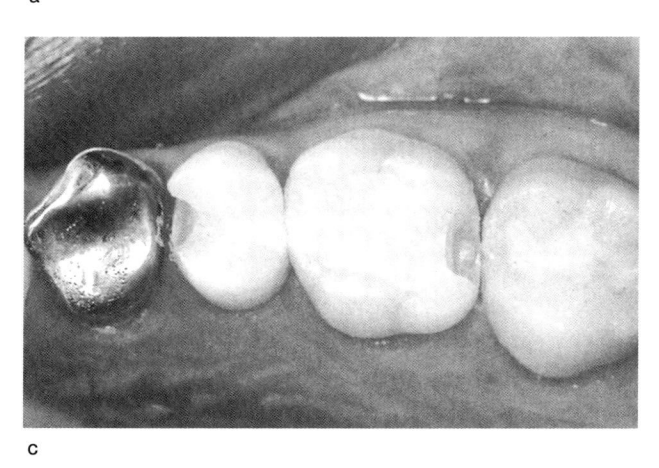

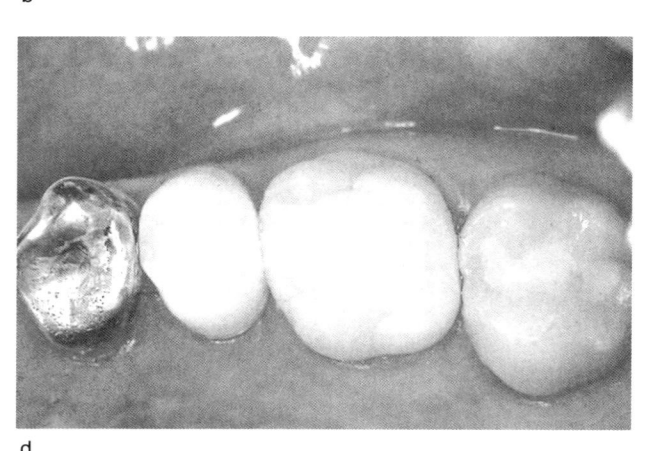

図121　臼歯部コンポジットレジン修復物の補修修復例
a：窩洞形成
右側上顎第二小臼歯にMOD窩洞と第一大臼歯にⅡ級MO窩洞を形成する．
b：術後5年目の破折状態
第二小臼歯のMOD修復物の近心隣接面部に体部破折と第一大臼歯の遠心辺縁隆線部にエナメル質破折が認められる．
c：補修修復のための窩洞形成
d：補修完了
さらに5年以上良好に経過している．

参考文献

1. 中道　勇：高齢化社会における修復学．補綴臨床別冊　新しい齲蝕学・修復学を求めて．1997．
2. Fusayama T. : New concepts in operative dentistry, Quintessence publishing, Chicago, 1980.
3. Kanca III, J. : Resin bonding to wet substrate. I. Bonding to dentin, Quintessence Int, 23, 1992.
4. 杉崎順平：コンポジットレジンの象牙質接着性に及ぼす各種プライマーの効果に関する研究—特に樹脂含浸層のSEMおよびTEM観察とプライマーの接着向上効果について—，日歯保誌，34，1991．
5. 山口章三郎：接着・粘着の辞典；朝倉書店，東京，1986．
6. JIJハンドブック接着，日本規格協会，東京，1996．
7. 山口章三郎：技術シリーズ接着；朝倉書店，東京，1981．
8. 伊藤和雄，久光久：接着歯学の発展とデンチンボンディングの評価法，歯界展望，82，1993．
9. 細田祐康，田上順次：コンポジットレジンシステム構成要素についての検討・評価と臨床；歯界展望，82，1993．
10. 佐野英彦，田上順次：最近の歯質接着レジンシステム；DE，No.119，1996．
11. Asmussen E., Jørgensen K.D. : A microscpic investigation of the adaptation of some plastic filling materials to dental cavity walls; Acta Odonto. Scand., 30, 1972.
12. 増原英一，小嶋邦晴，平澤忠，樽見二郎，木村正：歯科用即効性レジンの研究（第3報）アルキルボロン触媒を用いたときの象牙および歯質への接着性，歯材研報，2（5），1963．
13. 竹山守男，檀渕信郎，中林宣男，増原英一：歯科用即効性レジンに関する研究（第17報）歯質および歯科用金属に接着するレジン，歯理工誌，19（47），1978．
14. 田上順次：コンポジットレジンのエナメル質接着性に及ぼす酸蝕技法の影響，口病誌，50，1983．
15. 中村宣男，竹山守男，小島克則，増原英一：歯科用即効性レジンに関する研究（第19報）4-META/MMA-TBB系レジンの前処理象牙質への接着，歯理工誌，23（61），1982．
16. 松村英雄：歯科用合金の接着に関する研究Ⅲ．合金の各種表面処理が接着耐久性に及ぼす効果，歯材器，5（2），1986．
17. 田中卓男，藤山えり子，清水博史，熱田充：アドヒージョン・ブリッジ用メタルの表面処理法に関する研究，非貴金属系合金の場合，補綴誌，27（1），1983．
18. Taira Y. and Imai Y. : Primer for bonding resin to metal. Dent Mater, 11, (1), 1995.
19. Ohno, H. : A new conversion method of metalsurface for resin bonding- conversion effects for pure metalsin dental precious metal alloys- , Dentistry in Japan, 27, 1990.
20. 西山典宏，早川徹：シランカップリング剤について，接着歯学，5，1987．
21. 稲井紀通，大道博文，細田裕康：臼歯修復用コンポジットレジンの追加充填曲げ接着強さに関する研究（第1報）充填後短時間の追加充填およびシラン処理剤を使用した場合の効果について，日歯保誌，31，1988．
22. 吉田圭一，舟木和紀，棚川美佳，松村英雄，田中卓男，熱田充：各種合着用セメントの諸性質，補綴誌，39，1995．
23. 高田恒彦：臼歯修復用レジンの咬耗に関する研究（第2報）各種コンポジットレジンおよびレジンインレーの短期的臨床評価，日歯保誌，36（2），1993．
24. Burrow M.F., Nikaido T., Satoh M., Tagami J. : Early bonding of resin cements to dentin-Effct of bonding environment, Operative Dentistry, 21, 1996.
25. 二階堂徹，稲井紀通，佐藤暢昭，根岸正，田上順次，高津寿夫，細田裕康，永田勝久：口腔内環境下における4-META/MMA-TBBレジンの象牙質接着性，日歯保誌，34（5），1991．
26. 高田恒彦，二階堂徹，江芳美，猪越重久，高津寿夫：各種仮封材がレジンセメントと象牙質との接着に及ぼす影響，日歯保誌，38（2），1995．
27. Black G.V. : Operative Dentistry, 1914.
28. 勝山茂ほか：保存修復学第3版，医歯薬出版，1994．
29. 総山孝雄ほか：保存修復学総論，永末書店，1996．
30. 岩久正明ほか：抗菌剤による新しい歯髄保存法，日本歯科評論社，1996．
31. 細田裕康：接着性レジン充填のための窩洞形成，日歯会誌，35，1982．
32. 石川達也ほか：標準保存修復学第3版，医学書院，1996．
33. 細田裕康：保存修復学 各論．永末書店，京都，1989（1版）．
34. 福島正義，岡本 明，仲又俊夫，平田伸明，藤田久美子，子田晃一，岩久正明：各種臼歯修復用コンポジットレジンの臨床成績について—その3．5年の経過観察—．日歯保誌（31），1988．
35. Qvist V., Qvist J., Mjor I.A. : Placement and longevity of tooth-colored restorations in Denmark. Acta Odontol Scand, (48), 1990.
36. 今里 聡：薬剤非溶出型抗菌性コンポジットレジンの開発に関する研究．日歯保誌，（35），1992．
37. Kubo S., Konishi Y., Yokota H., Watanabe T., Ohsawa M. : Effect of enamel etching with phosphoric acid on marginal sealing of current adhesive systems. J Dent Res, (75), 394 Abstr 3015, 1996.
38. Ferrri M., Mannocci F., Vichi A., Davidson C.L. : Efeect of two etching times on the sealing ability of Clearfil Liner Bond 2 in Class V restorations. Am J Dent, (10), 1997.
39. 久保至誠：コンポジットレジンの辺縁破折に関するメカニズムについて　第1報　コンポジットレジン歯質接着性と辺縁破折との関連性．日歯保誌，（30），1987．
40. 福島正義，仲又俊夫，佃 美宏，湯田純子，岡本 明，岩久正明：臼歯用コンポジットレジン修復物の寿命—化学重合型レジンの10年間の観察を通じて—．日歯保誌，（36），1993．
41. 佐藤暢昭：臼歯修復用レジンの咬耗に関する研究　—臨床試験およびin vitro試験による評価—．日歯保誌，（33），1990．
42. Lee WC., Eakle W.S. : Possible role of tensile stress in the etiology of cervical erosive lesions of teeth. J Prosthet Dent, (52), 1984.

43. Van Meerbeek B., Braem M., Lambrechts P., Vanherle G. : Evaluation of two dentin adhesives in cervical lesions. J Prosthet Dent, (70), 1993.
44. 細田裕康, 山田敏元, 堀江恭一：コンポジットレジンの劣化に関する研究 第1報 アルカリ環境下における表面性状の変化. 日歯保誌, (30), 1987.
45. Bertolotti R. : Posterior composite technique utilizing directed polymerization shrinkage and a novel matrix. Practica Periodontology and Aesthetic Dentistry 3, 1991.
46. Stansbury J.W. : Synthesis and evaluation of new oxaspiro monomers for double ring-opening polymerization. J Dent Res, (71), 1992.
47. Asmussen E. : Composite restorative resins composition versus wall-to-wall polymerization contraction. Acta Odontol Scand, (33), 1975.
48. 冨士谷盛興：接着性レジン修復における酸蝕および窩壁適合性の歯髄に及ぼす影響. 日歯保誌, (29), 1986.
49. Munksgaard E.C., Irie M., Asmussen E. : Dentin-polymer bond promoted by Gluma and various resins. J Dent Res (64), 1985.
50. 久保至誠, 横田広彰, 小西由紀子, 渡邉太平：第4世代の接着システムの窩壁適合性 —歯頸部窩洞について—. 日歯保誌, (39), 1996.
51. Sano H., Takatsu T., Ciucchi B., Horner J.A., Mathews W.G., Pashley D.H. : Nanoleakage: Leakage within the hybrid layer. Oper Dent, (20), 1995.
52. Nakajima M., Sano H., Burrow M.F., Tagami J., Yoshiyama M., Ebisu S., Cuicchi B., Russell C.M., Pashley D.H. : Tenslie bond strength and SEM evaluation of caries-affected dentin using dentin adhesives. J Dent Res, (74), 1995.
53. Yoshiyama M., Sano H., Ebisu S., Tagami J., Cuicchi B., Carvalho R.M., Johnson M.H., Pashley D.H. : Regional strengths of bonding agents to cervical sclerotic root dentin. J Dent Res, (75), 1996.
54. Davidson C.L., De Gee A.J. : Relaxation of polymerization contraction stress by flow in dental composites. J Dent Res, (63), 1984.
55. Feilzer A.J., De Gee A.J., Davidson C.L. : Setting stress in composite resin in relation to configuration of the restoration. J Dent Res, (66), 1987.
56. Kubo S., Yokota H., Watanabe T., Ohsawa M., Matusmoto H. : Microleakage of cervical resin restorations. J Dent Res, (74), 492 Abstr 736, 1995.
57. Hansen E.K., Asmussen E. : Marginal adaptation of posterior resins: Effect of bonding agent and hygroscopic expansion. Dent Mater, (5), 1989.
58. Feilzer A.J., De Gee A.J., Davidson C.L. : Setting stress in composite for two different curing modes. Dental Materials, (9), 1993.
59. 細田裕康, 冨士谷盛興, 根岸正, 平澤聖：新しい歯面処理剤による接着性コンポジットレジンの接着強さおよび窩壁適合性. 日歯保誌, (32), 1989.
60. 久保至誠, 横田広彰, 渡邉太平, 大澤雅博, 松元 仁：Liner Bond II（KB-110）の歯質接着性について（第2報）辺縁封鎖性に及ぼす窩洞形態の影響ならびに低粘性レジンの効果. 日歯保誌, (37), 1994.
61. McLean J.W., Powis D.R., Prosser H.J., Wilson A.D. : The use of Glass-iomomer cements in bonding composite resin to dentin. Br Dent J, (158), 1985.
62. Donly K.J., Wild T.W., Bowen R.L. Jensen M.E. ; An in vitro investigation of the effects of glass inserts on effective composite resin polymerization shrinkage. J Dent Res, (68), 1989.
63. 渡邉太平, 久保至誠, 大澤雅博, 松元 仁：歯頸部窩洞（cervical erosive lesion）の辺縁封鎖性に関する研究（第3報）研磨時期ならびにサーマルストレスの影響について. 日歯保誌, (37), 1994.
64. 仲又俊夫, 福島正義：接着性コンポジットレジンによる歯頸部修復物の象牙質辺縁封鎖性に影響を与える諸因子（第3報）修復物の辺縁形態と仕上げ研磨時期の影響について. 日歯保誌, (36), 1993.
65. Torstenson N., Brännström M., Mattson B. : A new method for sealing composite reson contraction gaps in lined cavities. J Dent Res, (64), 1985.
66. Farah J.W., Powers J.M. : Placement of anterior composites; The dental Advisor 4, 4, 1987.
67. 日本工業規格：信頼性用語 Z8115, 1981年改正, 日本規格協会, 東京, 1992.
68. 藤井欣次, 清水建彦, 北野忠則, 井上正義, 成川公一：臼歯用可視光線重合型コンポジットレジン LFPの12年間の縦断臨床成績. 日歯保誌, (39), 1996.
69. Millar B.J., Robinson P.B. and Inglis A.T. : Clinical evaluation of an anterior hybrid composite resin over 8 years. Br Dent J, (182), 1997.
70. Ryge G. : Clinical criteria. Int Dent J, (30), 1980.
71. 福島正義：修復物の寿命. 歯科ジャーナル, (36), 1992.
72. Fukushima M., Setcos J.C. and Phillips R.W. : Marginal fracture of posterior composite resins. J.A.D.A., (117), 1988.
73. 福島正義, 石崎裕子, 岩久正明：歯冠修復物の再治療とその医療費に関する断面調査. 日歯保誌, (40) 春季特別号, 1997.
74. 稲井紀通, 細田裕康：口腔内にある修復物の補修に対する考え方—特に臼歯用コンポジットレジン修復物について—. 接着歯学, (8), 1990.
75. Han L., Okamoto A., Iwaku M. : The effects of various clinical factors on marginal enamel micro-cracks produced around composite restoration. Dent Mater J, 11, 1992.
76. Orea N. et al : Esrtrogenicity of resin-based composites and sealants used in dentistry. Environ Health Perspect (104), 1996.
77. Imai Y. : Comments on "Esrtrogenicity of resin-based composites and sealants used in dentistry". Environ Health Perspect (107), 1999.
78. Hamid A., Hume WR. : A study component release from resin pit and fissure sealants in vitro. Dent Mater (13), 1997.
79. 日本歯科理工学会歯科器材調査研究委員会：平成10・11年度会長諮問事項「内分泌撹乱作用が疑われる、ビスフェノールAを主とする化学物質と歯科材料との関わりについて」報告書. 日本歯科理工学会, 東京 2000.

第 9 章

レジンインレー修復

1. 概要
2. レジンインレー窩洞の特徴と適応症
3. コンポジットレジンインレー修復の臨床手順
4. 臨床経過
5. 問題点
付. レジンコーティング法

1. 概要

1. レジンインレー修復の導入

　歯科修復治療に対する審美的要求が高まるにつれて、臼歯部の修復でもアマルガムやメタルインレーのような、金属色をした修復材料の使用を好まない患者が多くなってきている．とくに、100年以上にわたって用いられてきたアマルガムは、水銀の問題からも、使用が一層難しくなってきている．このような状況から、臼歯部に対してもコンポジットレジンが応用される機会が増している．

　しかしながら、臼歯部コンポジットレジン修復には咬・摩耗の問題や、接触点、隣接面の形態回復などの臨床操作の困難さなどの問題が指摘される．これらの問題を解決し、審美的なコンポジットレジン修復を可能にするため、コンポジットレジンを間接法で応用する、すなわちコンポジットレジンインレー修復法（composite resin inlay restoration）が導入された．

⇐ コンポジットレジンインレー

2. レジンインレー修復の特徴

⇐ レジンインレー修復の特徴

　コンポジットレジンインレー修復法は前述のような直接法コンポジットレジン修復の問題点を解決するものであるが、同時にいくつかの欠点もあげられる．

1）コンポジットレジンインレー修復法の利点（直接法コンポジットレジン修復と比べて）

（1）修復物の機械的性質、耐摩耗性が改善される．

　レジンインレー修復ではインレー体に多方向から光照射し、重合させることができるのみでなく、さらに加熱することによって重合反応を促進させているため、機械的性質や耐摩耗性などを向上させることができる．

⇐ 機械的性質
⇐ 耐摩耗性が改善

（2）レジンの重合収縮は窩洞外で完了している．

　レジンインレー修復法では口腔外でインレー体の重合が行われるため、重合収縮力が直接窩洞との界面に悪影響を及ぼすことはない．収縮によって生じた窩洞との間隙は接

⇐ 重合時の収縮による障害をさける

着用レジンセメントによって補償される．

（3）適正な解剖学的形態を付与することができる． ⇐ 適正な解剖学的形態

　コンポジットレジンはアマルガムなどに比べ粘稠性が高く、口腔内では決して扱いやすい材料とは言えない．このことから直接法コンポジットレジン修復法では、修復物に対し解剖学的な、あるいは機能的な形態を与えることはむずかしく、またオーバーマージンやアンダーフィリングにもなりやすい．この点レジンインレーでは口腔外での技工操作で十分に時間をかけて、かつ確認しながら行うことができる．

（4）接触点・隣接面形態の回復が容易である． ⇐ 接触点・隣接面形態の回復が容易

　直接法コンポジットレジン修復では、隣接面を含む修復において、通常は隔壁法の利用が必須で、修復操作がきわめて煩雑になる．しかもこれらを用いても、適正な隣接面形態、接触点、接触強さを得ることは難しい．しかしながらレジンインレーではメタルインレー修復と同様に、例えば分割復位式模型や副歯型を用いて、これらをインレー体に付与することができる．

（5）研磨が容易である． ⇐ 研磨が容易

　直接法コンポジットレジン修復では、とくに臼歯咬合面や隣接面を含む窩洞の修復において、研磨がきわめて困難である．レジンインレーでは、やはり口腔外で修復物を得ることから研磨も容易である．

2）コンポジットレジンインレー修復法の欠点（直接法コンポジットレジン修復と比べて）

（1）健全歯質の削除量が増える． ⇐ 健全歯質の削除量が増える

　レジンインレーはあくまでもインレー修復であり、窩洞の形態に一致する修復物を窩洞外で一塊に製作し、窩洞に戻すという手順を踏んで完成する．この場合、直接法修復と異なり、窩洞のアンダーカットは許されず、窩洞の便宜形態として外開きが必要となり、その分歯質削除量が増す．またレジンインレー体自身の強度を確保するためや技工操作を容易にするためにも、レジンインレー体は一定以上の大きさ、厚さが必要であって、そのためには同じくより多くの歯質が削除される．

（2）窩壁との間にセメント層が介在する． ⇐ セメント層が介在

　レジンインレー体は窩洞の歯質に直接接着するものではなく、レジンインレーを接着する際にはレジンセメントが使用される．直接法レジン修復やアマルガム修復では修復材が直接歯質に密着されるが、このようにレジンインレーやメタルインレーにおいて、インレー体とは異なる材料を介して歯質に接着されるということはインレー修復の根本的な弱点といえる．そして介在セメントの物性が修復の成否や寿命に重大な影響を及ぼす．

（3）印象採得、作業模型作製などの技工操作が必要である． ⇐ 技工操作が必要

　これらに時間と経費が必要で、患者には最低限2回の来院を求めなければならない（直接・間接法インレーを除く）．

　欠点についてはこの他、本章「5．問題点」でもふれられているので参照すること．

3．レジンインレー修復の種類

　レジンインレー修復は直接法レジン修復と対比すると間接法修復として取り扱うが、インレー体を模型上で製作するかまたは口腔内の窩洞で製作するかによって、さらに分類することができる．この場合とくに後者の方法を直接・間接法（direct・indirect）レジンインレー修復またはチェアサイドインレー修復とよぶ． ⇐ 直接・間接法
⇐ チェアサイドインレー修復

1）直接・間接法レジンインレー修復

口腔内に形成された窩洞内にコンポジットレジンをいったん填入し、概形を付与した後に重合させ、その硬化体を窩洞から取り出す．そして形態の修正や細部の形態付与を行ったのちに、二次的な追加重合を加熱などによって行いインレー体を製作する．口腔内の操作がかなり煩雑になる．

2）間接法レジンインレー修復

窩洞形成後、印象採得を行い、作業模型を作製し、模型上でレジンインレー体を製作する．

■ 4．インレー用レジンについて

1）インレー用コンポジットレジンの成分

コンポジットレジンインレーに用いられている材料の組成は基本的に、直接修復法で用いられるコンポジットレジンと同一で、主として光重合型ハイブリッドタイプのコンポジットレジンである（8章2を参照）．その組成は基材としてのベースレジン、機械的性質を向上させるためのフィラー、硬化反応を進める重合開始剤、重合促進剤などである．主な製品とその特徴を図と表に示す（図1a～d、表1）．

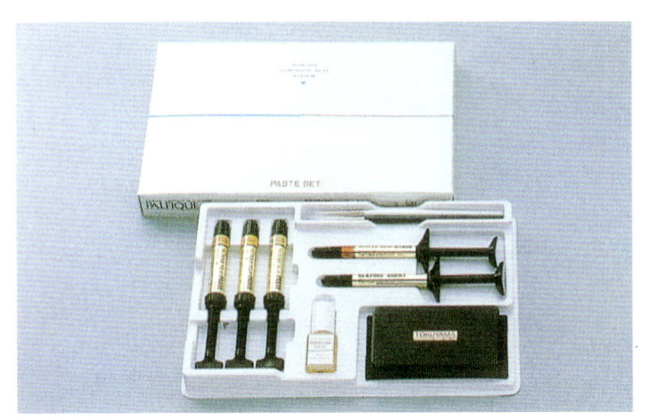

a　パルフィークインレー

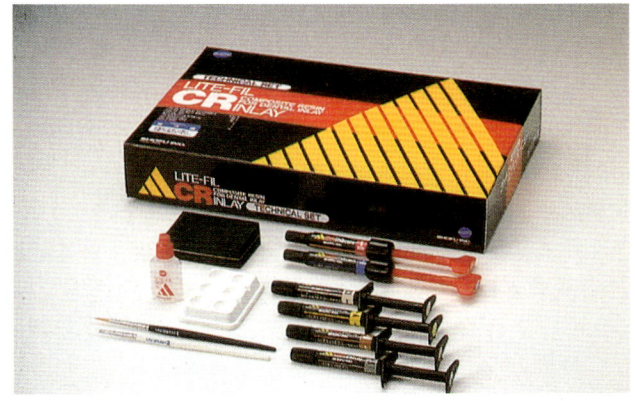

b　ライトフィル

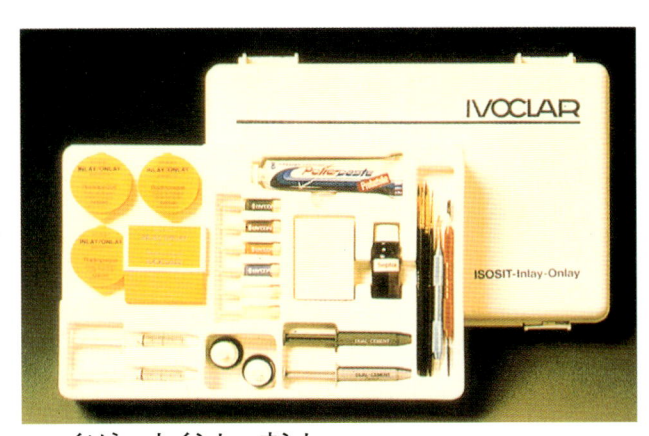

c　イソシットインレーオンレー

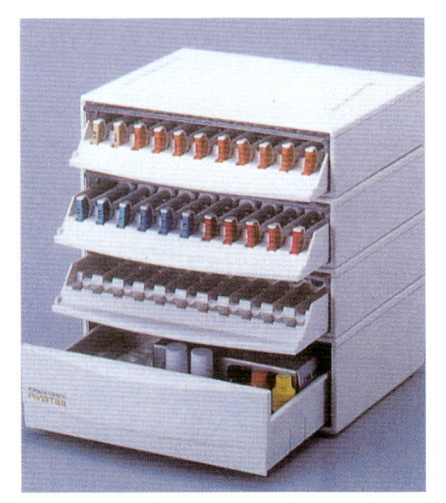

d　エステニア

図1　主なコンポジットレジンインレー

表1 おもなコンポジットレジンインレーの種類・特徴・物性[35]

製品名	アートグラス	エステニア	グラディア	タルギス	ベルグラス
メーカー	ヘレウス・クルツァー	クラレ	ジーシー	イボクラー	サイブロンデンタル
ベースレジン	UDMA	UTMA	UDMA	Bis-GMA +UDMA	EDMA +Bis-GMA +TEGDMA
フィラータイプ	ハイブリッド	ハイブリッド	MFRハイブリッド	有機質フィラー	ハイブリッド
mass%（≒wt%）	70	90	75	80	75
重合方式	光	光＋加熱	光	光＋加熱	光＋加熱
硬さ（Hv）	60	160〜190	52	70	72〜91
ヤング率（GPa）	4.8〜10	21〜23	6.9	3.2	13
曲げ強さ（MPa）	94〜110	170〜203	124	118	151

（1）ベースレジン

　ビスフェノールAとグリシジルメタクリレートを反応させてできたBis-GMAとよばれるジメタクリレートが主に用いられる．しかしこのBis-GMAは分子量が大きく高い粘性材料であることから、多量のフィラーを混入することができない．そこで粘度調整剤としてTEGDMAが混合されている．またこの他にUDMAをベースレジンとして用いる場合があるが、これは光重合型コンポジットレジンによく用いられているウレタン系のジメタクリレートである．　　　　　⇦ Bis-GMA
　　　　　⇦ TEGDMA
　　　　　⇦ UDMA

（2）フィラー

　溶融石英、アルミノシリケートガラス、シリカなどの無機材料が用いられる．フィラー含有量は70〜90mass%でハイブリッドタイプのものが多い．フィラーとマトリックスレジンとの結合を強化するためにフィラー表面には、シラン処理がなされているが、シランカップリング剤としてγ-メタクリロキシプロピルトリメトキシシラン（γ-MPS）が多く用いられている．　　　　　⇦ ハイブリッドタイプ

（3）重合開始剤、重合促進剤

　光重合型の重合開始剤はカンファーキノンでモノマーに対して0.1〜1wt%程度添加されており、カンファーキノンの活性化を促進する還元剤としては、N,N-ジメチルアミノエチルメタクリレート等が0.02〜0.05wt%添加されている．また加熱重合型の重合開始剤としては過酸化ベンゾイル（BPO）が用いられている．

5．インレー用コンポジットレジンの物理的・機械的性質

　一般的なコンポジットレジンと歯質、ポーセレンの物理・機械的性質を表に示す（表2）．コンポジットレジンの物理的・機械的性質はフィラーの混入量、種類などによって大きく影響されるといわれている．そしてこれまでにこのフィラーに関する改良が繰り返し行なわれ、その結果コンポジットレジンの性質は改善された．

　コンポジットレジンの物理的・機械的性質をさらに向上させる目的で、コンポジットレジンインレー体をさらに加熱処理する．加熱処理はベース（マトリックス）レジン中の未反応モノマーの重合を促進すると考えられ、モノマーの溶出量を減少させ、機械的性質を向上させ、また耐摩耗性も向上させるといわれる．しかしながらインレー体の窩洞への適合性という点を考慮すると、いったん製作したインレー体に熱的ストレスを加えることは好ましいとはいえず、この加熱操作は模型にしっかり適合させて行なうなど慎重に行なわなければならない．

　近年市販されているインレー用コンポジットレジンはハイブリッド型硬質レジンに分類され、コンポジットレジンと同様、配合されるフィラーの種類、量、粒度分布によりほぼその物性が決定される．90%を超えるような高密度のフィラー含有を実現させたの

表2 コンポジットレジンと歯質、ポーセレンの物理・機械的性質

	一般的なコンポジットレジン	エナメル質	象牙質	ポーセレン
比重（g/cm³）	2.0	2.8	2.1	2.4
熱伝導率（cal/sec/cm²）	0.0026	0.0022	0.0015	0.0030
熱膨張係数（10⁻⁶/℃）	16～26	11.4	8.3	12.0
圧縮強さ（kgf/cm²）	3.800～4.000	2.800	2.700	9.800
引張り強さ（kgf/cm³）	450	700	420	260
曲げ強さ（kgf/cm²）	1.500	800	2.700	759
硬さ（Hv）	80	321	69	450

は1990年代後半に行われたフィラーの改良はもとより、カップリング剤の改良によるところが多い．

市販インレー用コンポジットレジンの物性はその用途や開発理念により差が生じる．例えば、摩耗に関して対合歯を摩耗させないように配慮した製品では、硬さを抑えて自らの耐摩耗性をある程度犠牲にしている．また、破折やチッピングに強い靭性の高い製品ではフィラー配合率を単に上げることは避けている．

⇐ チッピング

表1に示すごとく、インレー用コンポジットレジンの硬さ、ヤング率、および曲げ強さは、それぞれ52～190（Hv）、3.2～23GPa、94～203（MPa）と、象牙質の値を上回る優れた性質を有する製品も多数あり、メタルフリー修復法の先鞭をつけるものとして期待できる．

⇐ メタルフリー修復

● ハードレジン（硬質レジン）

歯冠部の審美的補綴処置に用いられるレジン系修復材のことで、高密度の架橋構造をもつ．粉は一般にPMMAが用いられ、液に多官能性モノマーであるUDMA系、EDMA系、MEPP系などが用いられている．重合方法は、旧来は加熱重合型が主体であったが、近年ではコンポジットレジンタイプの可視光線重合型も多く製品化されている．用途としてはジャケット冠、前装冠等である．

> ハードレジン
> 日本の保険医療制度の枠の中で分類されてきた名称であり、国際的な分類ではハードレジンという言葉はない．

2．レジンインレー窩洞の特徴と適応症

1．窩洞の特徴

窩洞形成にあたっては、材質がメタルインレーに比較して脆弱であり、槌打や圧接による調整が不可能であること、接着性審美修復法の一つであることなどを考慮に入れる必要がある．従って、通常のメタルインレーやアマルガム修復などの窩洞形成とは異なり保持形態や、予防拡大にあまりとらわれること無く、切削量を可及的に少なくした、より歯質保存的な窩洞形態とする（図2）．

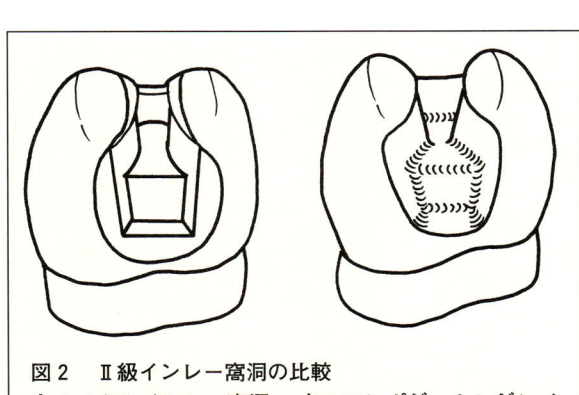

図2 Ⅱ級インレー窩洞の比較
左：メタルインレー窩洞　右：コンポジットレジンインレー窩洞

1）窩洞外形

①極力健全歯質の保存に努める．

②対合歯との咬合接触部を避ける．

　原則的には窩洞の頬舌径は咬頭間距離の1/3を目安とするが、対合接触部に窩縁を設定しないように、咬合紙を用いて形成前に接触部を印記しておく．窩縁が対合接触部にかかる場合には、これを窩洞内に含める．

③予防拡大は最小限に止める．

　インレー体は接着性レジンセメントで装着されるため、辺縁封鎖性に優れている．したがって、予防拡大は最小限に止め、全体として丸みのある外形とする．また、歯肉側窩縁を歯肉縁下に設定すると防湿が困難になるため、歯肉縁と同縁、あるいは縁上とする．

2）保持形態

　インレー体の保持はほとんど接着性セメントの接着力に依存するため、厳密な保持形態を付与する必要はなく、コンケーブ型の形成を行い、健全歯質の保存に努める．　　⇦ コンケーブ型

3）抵抗形態

①咬頭隆線の保存

　特に機能咬頭の保存に努める．

②インレー体に十分な厚みを持たせる．

　材質が脆弱であるため、メタルインレー修復窩洞より深めに形成し、小窩部で1.5mm、平均約2mmの厚みを持たせる．Ⅱ級窩洞ではイスムス部で破折しやすいので、十分な厚みを与える．　　⇦ 深めの形成

③すべての線角および点角を丸く仕上げる．　　⇦ 隅角を丸くする

　すべての隅角は明瞭にせず、丸みをもたせる．特にⅡ級窩洞では、髄側軸側線角部に応力が集中するので、ジンジバルマージントリーマーなどで丸く仕上げる．

4）便宜形態

　コンポジットインレーの保持は主としてセメントの接着力に依存するため、メタルインレー窩洞より外開きを大きめにする．とくにMOD窩洞では、軸側壁のテーパーを約16°にすることにより、適合性が向上する．　　⇦ 強い外開き

5）窩縁形態

　窩縁斜面は付与せず、バットジョイントを基本とする．窩縁斜面を付与すると外形が大きくなり、対合接触の確率を高めて辺縁破折の頻度を増加させる他、窩縁斜面部が操作中に破折する．　　⇦ バットジョイント

■ 2．適応症

　原則的に、コンポジットレジンインレーの適応症は直接コンポジットレジン修復法とほとんど同一であるが、重合収縮が完了していること、ならびに耐摩耗性に優れていることなどから、直接コンポジットレジン修復法に比較してやや大きな臼歯部の修復に適応される．また、審美性と耐摩耗性の両者が要求される上顎犬歯の遠心舌側面の修復や、直接法では技術的な面から修復操作が困難な症例にも適応される．

①小臼歯、大臼歯のⅠ級、Ⅰ級複雑窩洞、およびⅡ級窩洞（MOD窩洞を含む）.
②前歯、臼歯のⅤ級窩洞、およびくさび状欠損窩洞.
③上顎犬歯の遠心隣接面のⅢ級舌側便宜拡大窩洞.
④直接法による修復が困難な症例.

3．禁忌症

　直接コンポジットレジン修復に比較して理工学的諸性質は向上しているが、メタル修復と比べるとまだ十分とはいえないため、摩耗により咬合のバランスが崩れる可能性の高い大型窩洞や強い咬合圧を受ける部位、ならびに多数歯の修復処置には適応しない.
①大臼歯の機能咬頭被覆
②多数歯にわたる修復
③習慣性ブラキシズムのある患者

3．コンポジットレジンインレー修復の臨床手順

　図3に直接法と間接法によるコンポジットレジンインレーの作製手順を示した．直接・間接法は1回の来院で修復処置を完了させるのに対し、間接法では原則として2回の来院を要する．しかし、間接法でも即硬性の模型用エポキシ樹脂や、ヘビーボディータイプのシリコーン印象材を模型材として用い、即日に作製する方法もある．欧米では間接法と直接法の両者が用いられているが、我が国ではほとんど間接法による作製法が一般的であるため、ここでは間接法によるⅡ級コンポジットレジンインレーの製作法を症例を示しながら述べる．

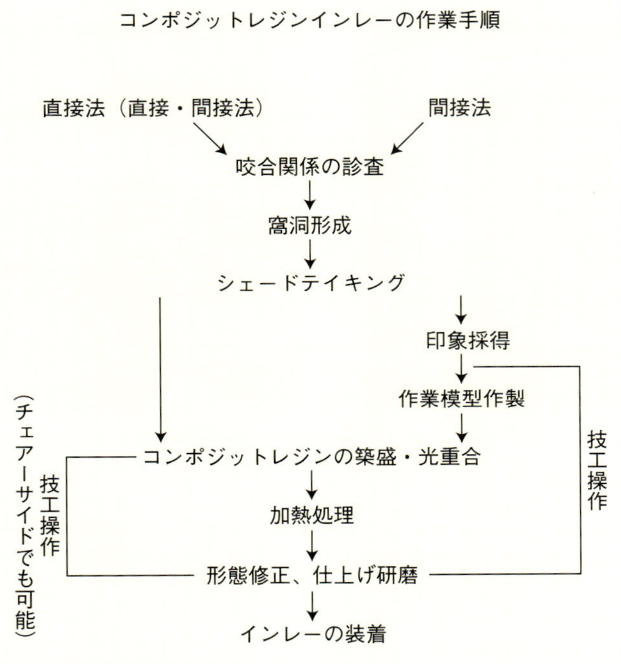

⇦ コンポジットレジンインレーの調整法

図3　直接法と間接法によるコンポジットレジンインレーの修復手順

1．チェアサイドⅠ（窩洞形成、印象採得）

1）咬合関係の診査

　形成前に咬合紙で咬合接触部を印記し、対合歯との接触部を避けて外形を設定する．

2）窩洞形成

図4にコンポジットレジンインレー修復の窩洞形成用として製作されたダイヤモンドポイントを示す．咬合面の形成はテーパードシリンダーラウンドエンドタイプのポイントを用い、約2mm歯質内に切り込み（図5、6）、最小限の予防拡大をしながら全体的に丸みを持たせ、概成する．

隣接面部のエナメル－象牙境からやや歯髄側にポイントの中心を一致させて歯肉側方向に切り込み（図7）、側室部を深めに形成する．頬側への拡大は接触点をわずかに越える程度とし、頬側および舌側の窩縁隅角は90°～120°になるようにする．歯肉側窩縁は歯肉縁上とする．

窩洞側壁の面が粗い場合、光重合後のインレー体が模型面の凹凸に嵌合して着脱不能になることがあるため、超微粒子のダイヤモンドポイントを用いて咬合面部と側室部を可及的に滑沢に仕上げる（図8）．次いで頬舌側窩縁をエナメルハチェットで明瞭に仕上げる．髄側軸側線角はジンジバルマージントリーマーで丸く形成し（図9）、歯肉側窩縁に斜断遊離エナメル質が残存しないように留意して窩洞を完成する（図10）．

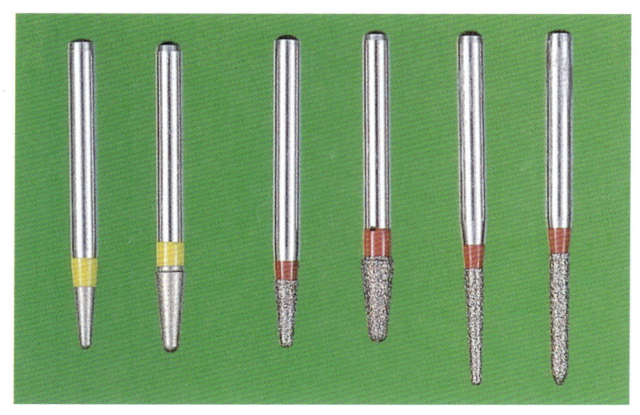

図4　コンポジットレジンインレー修復窩洞形成に製作されたダイヤモンドポイント
先端の隅角が丸く設計されている．左からCR-12EF、11EF、12F、11F、21F、22F．

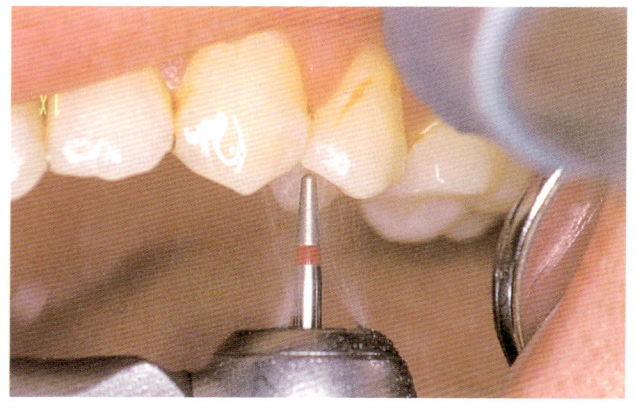

図5　窩洞形成
矯正治療終了後、主にブラケット周囲に生じた齲蝕の管理指導を3年4か月間続けている患者であるが、上顎左側第二小臼歯近心隣接面の齲蝕に進行が認められたため、コンポジットレジンインレーによる修復処置を行うこととした（頬側の平滑面齲蝕は管理中）．

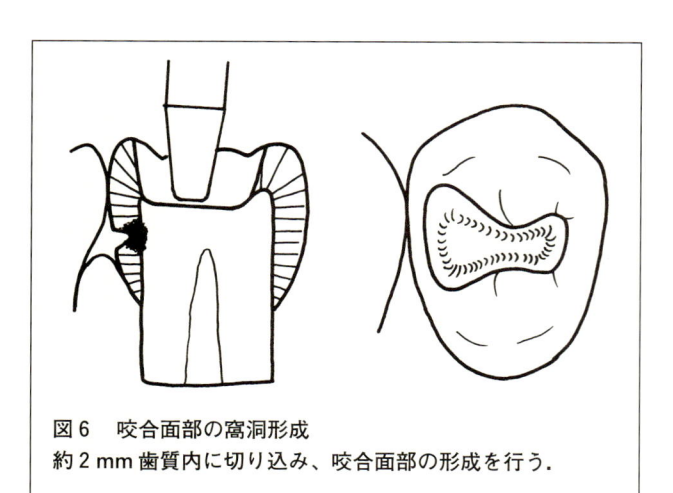

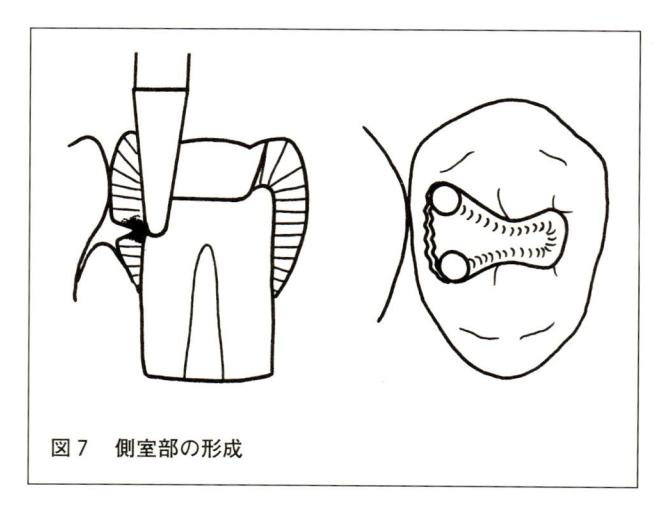

図6　咬合面部の窩洞形成
約2mm歯質内に切り込み、咬合面部の形成を行う．

図7　側室部の形成

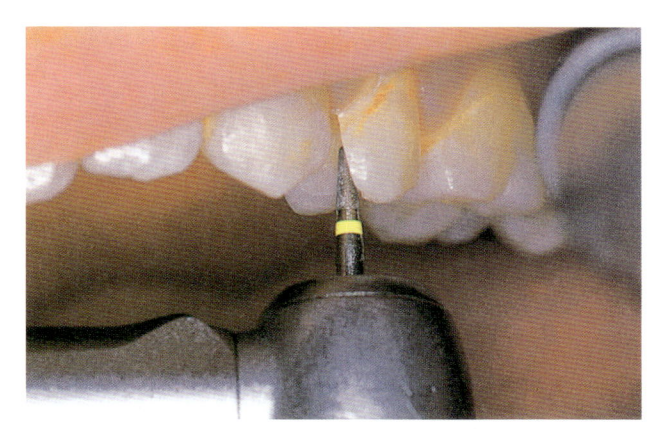

図8 エクストラファインによる窩壁の仕上げ
窩壁は可及的に滑沢に仕上げる．

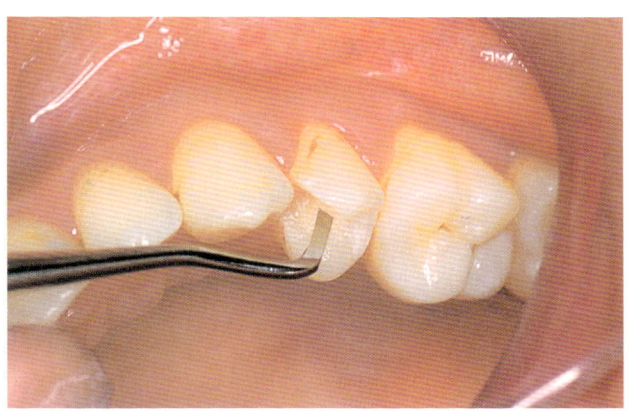

図9 髄側軸側線角の整理
ジンジバルマージントリーマーで髄側軸側線角を丸く仕上げ、応力が集中するのを防止する（抵抗形態）．

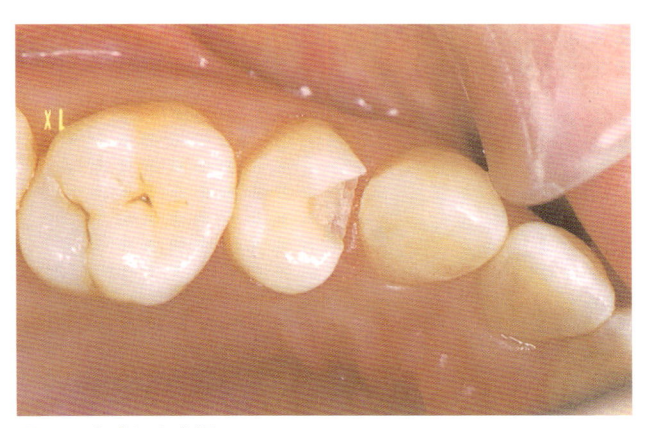

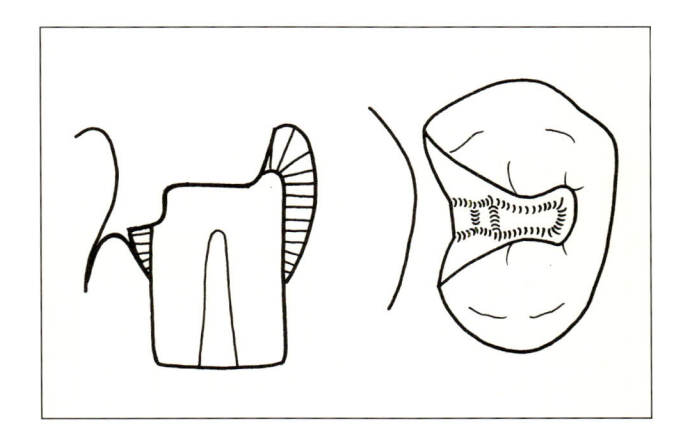

図10 完成した窩洞
左：口腔内写真（ミラー像）右：模式図　全ての点角、線角は応力の集中を避けるため、丸みを与える．

3）シェードテイキング（図11）

　審美修復を行う場合、シェードの選択は重要である．各製品付属のシェードガイドを用いることが多いが、インレー体作製に用いるコンポジットレジンで作製した自家製のシェードガイドを水中に保存して用いると、口腔で吸水した色調を再現できるので推奨される．また、コンポジットレジンインレーは周囲の色調を反映するため、残存歯質

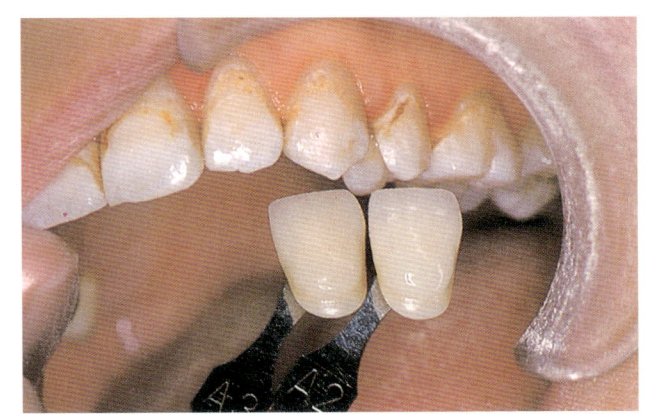

図11 シェードガイドによるシェードテイキング
本症例ではビタシェードガイドを用いた．

の色より若干明るめのシェードを選択する．シェードの選択は窩洞形成前に行うこともある．

4）印象採得

通法に従い印象採得と咬合採得を行うが、グラスアイオノマーセメント裏層した窩洞を寒天、あるいは寒天－アルギン酸連合印象法で印象すると石こう面が荒れるため、そのような場合にはシリコーンラバー印象材を用いる．また、窩洞形成からインレー装着までの形成面の汚染防止と歯髄保護を兼ねて、印象採得前にボンディングシステムを適応するレジンコーティング法も一般化されている（図12）．

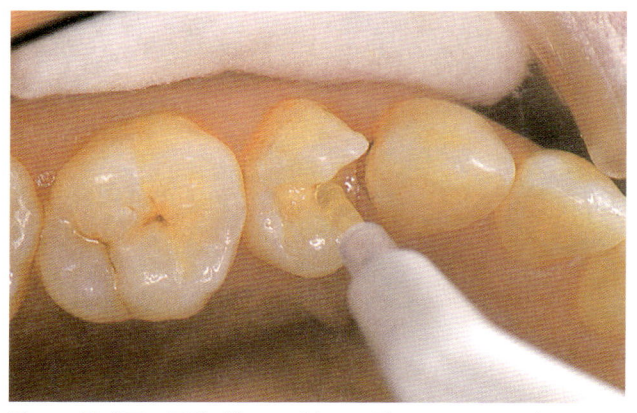

図12 形成面の保護（ミラー像）．レジンコーティング法
ボンディングシステムを用い、プライマー処理、ボンディング材塗布、光照射の後、さらに低粘性レジンを塗布して光照射する．

⇦ レジンコーティング法

5）仮封

ユージノール系セメントの使用はレジンセメントの重合を阻害するため、即時重合レジンで暫間インレーを作製し、非ユージノール系セメントで仮着するのが望ましい（図13）．

⇦ 非ユージノール系セメント

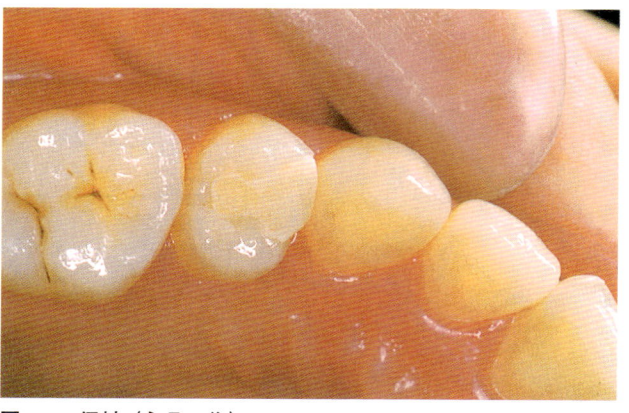

図13 仮封（ミラー像）
即時重合レジンで暫間インレーを作製し、カルボキシレート系の仮着用セメントで仮着する（ユージノール系セメントの使用は禁忌である）．

⇦ 暫間インレー

■ 2．コンポジットレジンインレーの作製（技工サイド） ■

コンポジットレジンインレー作製の作業模型は、通常のメタルインレーのそれと同様である．アンダーカットは模型修正材で必ずブロックアウトする．

インレー体の作製はメーカーにより異なるため、添付の説明書に従う．

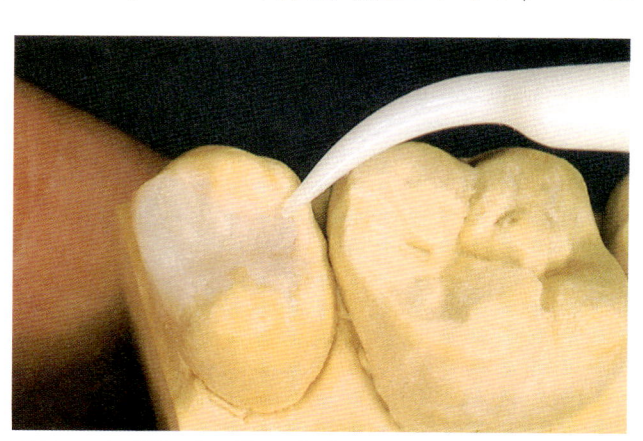

図14 コンポジットレジンの築盛
気泡が混入しないように一塊で填入して形態を付与し、光重合する．

1）分離材の塗布

歯型からインレー体の離型を容易にするために、窩洞全体および隣接歯や対合歯にも製品付属の分離材を塗布する．

2）コンポジットレジンの築盛、光重合

エナメル色の築盛余地を考慮してシェードテイキングにより選択したデンティン色をコンポジットレジン充塡器や彫刻刀等を適宜用いて築盛、付形する（図14）．窩洞が深い場合には積層する．光重合型コンポジットレジンは環境光でも重合するので、ペーストの採取は使用直前に行い、遮光板等で可及的に光の影響を避け、短時間に築盛する．光照射はⅡ級では隣接面、咬合面の順に行う．

デンティン色の上にエナメル色を積層し、十分な付形をする．この場合、辺縁部と隣接面接触点部には幾分厚めに盛るが、レジンのはみ出しがないように留意する．撤去用のリムーバルノブを歯肉側1/3に付与しておくと試適時の着脱に便利である．

インレー体を歯型から取り出し、付着した分離剤を流水下でブラシを用いて丁寧に除去する．乾燥後インレー体内面から光照射をして光重合を確実に行う．

3）加熱処理

各メーカーの製品により加熱温度と加熱時間には差があるので、各マニュアルに記載されている方法に従い加熱処理をする（図15）．加熱によりインレー体の重合率は高まり、機械的強度および疲労耐久性が増加し、耐摩耗性、硬さ、色調安定性も向上する．

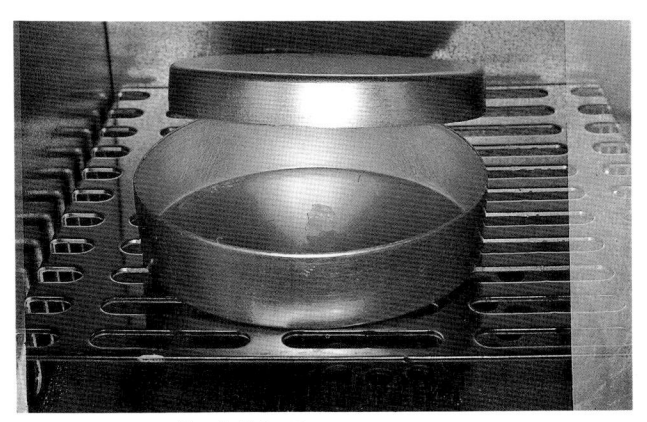

図15　インレー体の加熱処理
100〜120℃で約15分間加熱処理して重合性を向上させる．

4）形態修正、仕上げ研磨

接触点の調整は、歯型にインレー体を静かに軽圧で挿入することを繰り返しながら、徐々に行う．次いで咬合器上で咬合紙を介入してダイヤモンドポイント、カーボランダムポイント、あるいはホワイトポイントを用いて辺縁の破折に留意しながら調整する．

最終的な仕上げ研磨は、乾燥下でソフトディスク、ダイヤモンド微粒子を含有するラバー結合系ポイントを用いて行う．

5）ステイン

より自然感のあるインレー体にするために、裂溝部をステインで着色する．ステインの方法には、外部ステインと内部ステインの2種類がある．

外部ステインは最も一般的なステインの方法で、仕上げ研磨終了後に行う．ステインを小窩部に塗布したのち、彫刻刀などの先端で裂溝を描くようにしてステインを塗る（図

16)．本法は簡易ではあるが、摩耗により比較的早期に消失しやすい欠点がある．

内部ステインはデンティン色の築盛後、小窩裂溝部にステインを塗布して光重合し、その上にエナメル色を築盛する方法で、審美的効果は高いが、物性の低下を招く可能性がある．

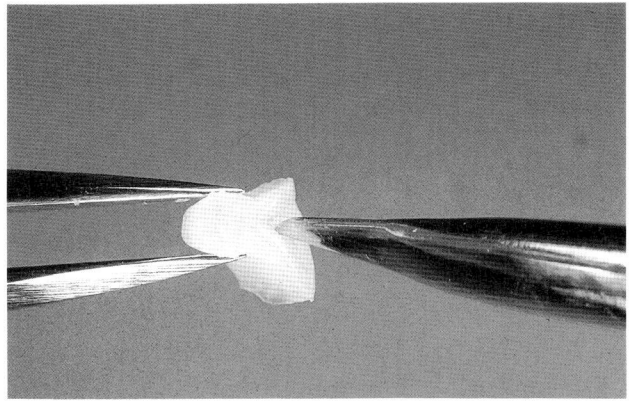

図16 ステイン
裂溝部にステインを塗布し、光重合する．

6）グレージング

インレー体表面の光沢を得るために、表面にグレージング材を塗布して光重合する方法を推奨する臨床家も多いが、早晩摩耗により脱落するため、その必要性には疑問がある．

3．チェアサイドⅡ（コンポジットレジンインレーの試適、接着）

1）仮封の除去と試適

仮封材を確実に除去した後、インレー体を窩洞に静かに挿入し、隣在歯との接触関係、窩壁適合性、咬合関係を診査、確認する．窩壁適合性はメタルインレーのようなフリクショナルフィットの必要性は無い．インレー体の破折は試適時に多発するため、決して強い力で圧入しないように注意する．試適インレーの撤去は窩縁部からエアーを一瞬吹きつけて浮き上がらせるか、Ⅱ級修復ではリムーバルノブを利用する．

⇐ インレー体の破折は試適時に多発する

咬合関係の診査は患者に咬合させるのではなく、顎を脱力させた状態で術者の手で頤部を保持し誘導する．破折を防ぐために接着操作後に咬合調整を行うこともある．インレー体の研磨は、ダイヤモンド微粒子含有のラバー結合系ポイントを用いる．

2）インレーの接着

（1）インレー体の清掃

アルコール綿球で清拭の後、エッチング用のリン酸で数秒間処理し、水洗と乾燥を施す．高密度充填のハイブリッドタイプのようなフィラー含有の高いコンポジットレジンを使用した場合には、シランカップリング処理を施す場合もある．また、インレー内面をポーセレンのようにフッ酸でエッチングすることを薦めている製品もある．

（2）窩洞の防湿、清掃と歯面処理

窩洞を清掃して簡易、あるいはラバーダム防湿後、レジンセメント付属のエッチング材でエナメル質を、プライマーで象牙質を処理する．

（3）レジンセメントの練和と接着

セメントの物性低下や接着強さを低下させる要因として、唾液や歯肉溝浸出液による汚染や、水分の影響が挙げられる．インレー体装着に際しては、これらの因子を極力少なくするためにも、インレー体挿入後直ちに光照射して硬化させることができるデュアルキュアレジンセメントの使用を推奨する臨床家が多い．

⇐ デュアルキュアレジンセメント

メーカーの指示に従ってレジンセメントの計量と練和を行い、セメント泥をディス

ポーザブルブラシでインレー内面および窩洞内に塗布し、気泡を巻き込まないように静かにインレー体を窩洞に挿入し、ウッドポイントやプラスチックポイントで圧接する．窩縁から溢出したセメントを小筆で除去する．とくに、隣接面歯肉側窩縁部に取り残したセメントの除去は硬化後では極めて困難なため、確実に行う．咬合面小窩部を圧接しながら、デュアルキュアレジンセメントでは先ず舌側および頬側から、次いで咬合面部から光照射し硬化させる（図15）．光の到達しにくい側室部のセメントは化学重合で硬化するとされているが、デュアルキュアレジンセメントの重合性を上げるためには、化学重合に頼りすぎず、十分な光照射を行う必要があるとの指摘もある．

（4）咬合関係の調整および最終研磨

患者に咬合させて咬合関係を再度診査し、セメントライン部の最終的な研磨を行うとともに、セメント表層の重合不全層を除去する（図17）．図18に装着完了したコンポジットレジンインレー修復を示す．最後のステップとしてインレーの咬合面をエッチングして、透明な光重合型シーラントで薄くコーティングすることを推奨する研究者もいる．これは仕上げ研磨中に生じた微細な亀裂にシーラントを侵入させて補強したり、セメントの耐摩耗性を向上させることを目的としている．

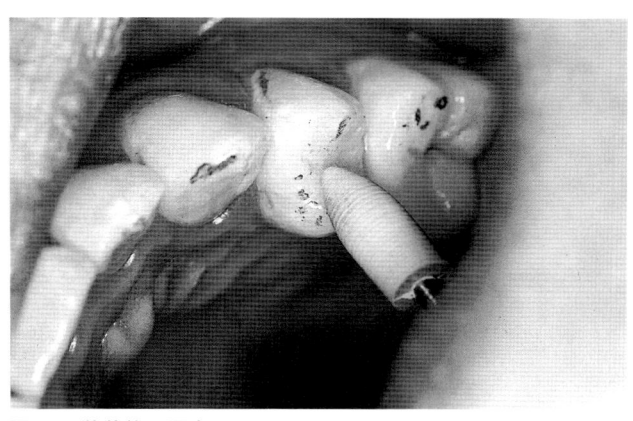

図17　装着後の研磨
装着後対合関係を診査し、辺縁部の余剰なセメントを除去するとともに研磨を施す．

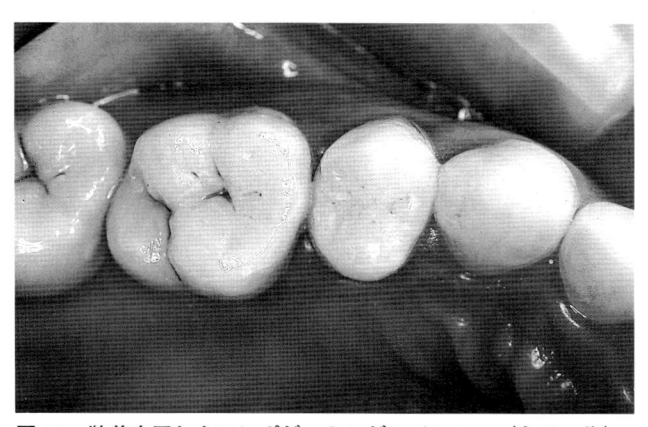

図18　装着完了したコンポジットレジンインレー（ミラー像）

4．臨床経過

コンポジットレジンインレー装着後に認められる臨床所見は、
①冷水痛、咬合痛などの歯髄反応．　　　　　　　　　　　　⇐冷水痛
②セメントおよびインレーの摩耗．　　　　　　　　　　　　⇐咬合痛
③インレーの辺縁破折、体部破折．　　　　　　　　　　　　⇐摩耗
④二次齲蝕．　　　　　　　　　　　　　　　　　　　　　　⇐辺縁破折
などであるが、短期間の内に生ずる変化は歯髄症状である．　⇐体部破折
　　　　　　　　　　　　　　　　　　　　　　　　　　　　⇐二次齲蝕

歯髄症状の原因としてはレジン成分やエッチング材の刺激、窩洞形成による刺激、辺縁微小漏洩などが考えられるが、臨床でその原因を特定することはなかなか困難である．術後の最も一般的な歯髄症状である冷水痛の多くは数日内に数パーセントで認められるが、1〜3か月後にはほとんどが消失するとされている．打診痛や自発痛は認められず、歯髄炎に至ることはほとんどない．したがって、術前の歯髄が健全で、現在市販されている接着性レジンセメントを用いた場合には、歯髄傷害はほぼ生じないと考えられる．

咬合痛の発生メカニズムは、咬合時歯質とインレー体の弾性率の違いから生じる歪みによるポンプ作用で、象牙細管内の組織液が動いて象牙芽細胞突起を刺激して生じると説明されている．咬合痛は術後1週間に数パーセントの発現が認められるが、1〜3か月で消退する．

次いで経時的に顕著となり、臨床上問題となるのはセメントの摩耗によるセメントラインの溝（クレビス）形成と、インレー体辺縁の破折である．レジンセメントは溶解性が低く、歯髄刺激性も改善されているが、耐摩耗性が低く、変色や着色が生じ、セメントの摩耗は肉眼的にも認められるようになり、溝を形成するようになる（図19）．その結果、インレーの辺縁は支えを失い、辺縁破折が生じる．

◁ クレビス形成

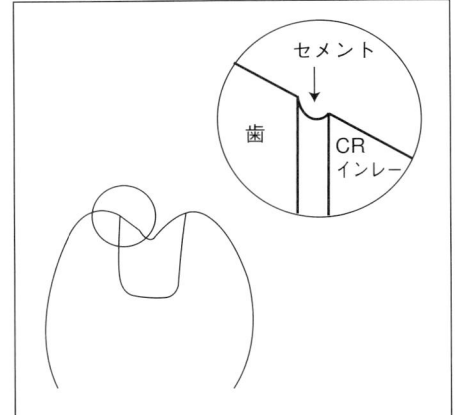

図19 セメントラインのクレビス形成
セメントの摩耗によりクレビスが生じる．

長期観察ではインレー体の摩耗、表面粗さ、変色、着色、辺縁破折、褐線が時間の経過とともに増加するが、2〜4年ではその傾向も低減して安定してくる．体部破折や二次齲蝕は4年および6年のデータで示されてはいるが、直接コンポジットレジン修復に比較すると耐久性に優れ、臨床的経過も良好である．

5．問題点

1．歯質切削量

コンポジットレジンインレー修復窩洞は、可及的に健全歯質の保存に努めることが原則ではあるが、窩洞を深く、しかも外開きを大きく形成することから、当然、窩洞外形が大きくなる．軟化象牙質除去の結果アンダーカットが生じ、窩洞外形が大きくなることが予想される場合や、アマルガム修復の再修復時には、アンダーカット部をグラスアイオノマーセメントでブロックアウトする．グラスアイオノマーセメントを裏層材として用いる理由としては、象牙質を処理することなく接着できること、歯髄刺激性がほとんど無いこと、熱膨張係数が歯質のそれと近似であること、酸処理によりレジンセメントと接着することなどが挙げられる．

2．暫間処置（仮封）

形成面を汚染から守り、歯髄を保護する仮封操作は、レジンセメントの接着強さを低減させる可能性がある．現在、比較的高い接着強さを保てる方法としては、印象採得前にボンディングシステムで形成面を被覆するレジンコーティング法が一般化されており、その際の仮封材としては非ユージノール系セメントが推奨される．したがって、即日修復処置を完了させるコンポジットレジンインレー作製法（直接・間接法インレー）も、この意味からすると、さらに普及してしかるべきである．

◁ 直接・間接法インレー

3．適合性

予知性の高い修復物を得る要件として、修復物の窩壁適合性は重要である．とくに窩縁部における不適合に由来するセメントラインの厚い部分では、セメントの除去による

凹みが生じ、過度な摩耗を招来する．一般に歯肉側窩縁における良好な適合性を得ることは咬合面に比べて困難である．良好な窩壁適合性が得られる窩洞形態としてはコンケーブ型が、また、築盛法としては隅角部から盛り上げる3回築盛法が推奨される．

4．接着（インレー体－セメント、セメント－歯質）

コンポジットレジンインレーは加熱処理により重合性が向上し、2重結合が減少しているので、直接コンポジットレジン修復法に比較してセメント－インレー体間の結合は低下すると考えられるが、近年のセメントは熱疲労後も充分な接着強さを維持している．さらに、歯質、とくに象牙質との接着は、近年のボンディングシステムの発展により大幅に改善されている（接着性レジンセメントの項参照）．

5．耐久性・信頼性

コンポジットレジンインレー修復法に関する臨床データでは、セメントの摩耗、着色、変色やインレーの辺縁破折、摩耗、体部破折など多数挙げられるが、いずれも直接コンポジットレジン修復法に比べて良好な結果を示している．また、最近開発された高密度にフィラーを配合したコンポジットレジンは、優れた耐摩耗性と機械的強度を有しており、その臨床成績も極めて良好である．

以上コンポジットレジンインレー修復法の問題点を挙げたが、優れた審美性と材料学的な改良の可能性とを勘案すると、今後さらに発展する余地がある修復法として期待できる修復法である．

> レジンインレーは原則としてあらゆる部位、欠損に応用でき、とくに金属色を嫌う患者には有効である．
> しかし耐久性や機械的強さの点ではメタルインレーに劣る．その窩洞は接着修復用の窩洞が適応されるので伝統的なBlackの窩洞を形成することはない．ただしアンダーカットは許されず、また一定以上の深さが必要である．したがって歯質の削去量が多くなる．

付．レジンコーティング法

一般に間接法修復の場合、窩洞形成によって露出した象牙質面は、修復物の装着までの間、テンポラリーセメント等による仮封が行われている．しかしながら、現在用いられている仮封材では、漏洩が大きく、象牙質切削面および歯髄の保護に関して十分とはいえず、また修復物装着までの間に仮封材が脱落した場合、形成面の汚染や細菌感染の危険性もある．最近では、切削象牙質面に露出した象牙細管は、そのままダイレクトに歯髄と交通しており、この露出した象牙質切削面は露髄面に相当するという考え方もなされている．

間接法修復において、窩洞形成終了後、歯質接着システムを用いて、象牙質面にコーティング材を塗布・接着させ、露出象牙質面をレジンにて被覆することをレジンコーティング法という．これにより、修復物装着までの間、歯髄と象牙質を保護し、外来刺激を遮断することができる．コーティング材としては、一般に低粘性の光重合型コンポジットレジンが用いられており、コーティングを施した後に印象採得を行い、次回来院時にそのまま修復物を装着する（図20）．

また、現在市販されているレジンセメントの歯質接着性能は、直接法コンポジットレジン修復に用いられているボンディングシステムに比べ、満足のいくものではないのが現状である．直接法コンポジットレジン修復に用いられているボンディングシステムを用いてレジンコーティングを行うことによって、現在市販されているレジンセメントでは不足している歯質接着性能を補完することが可能である．特に脆弱なコンポジットレジンインレーやポーセレンインレーによる修復では、歯質と接着させることによりその機械的強度をおぎなうことが必要であり、レジンコーティング法は有効な手段である．

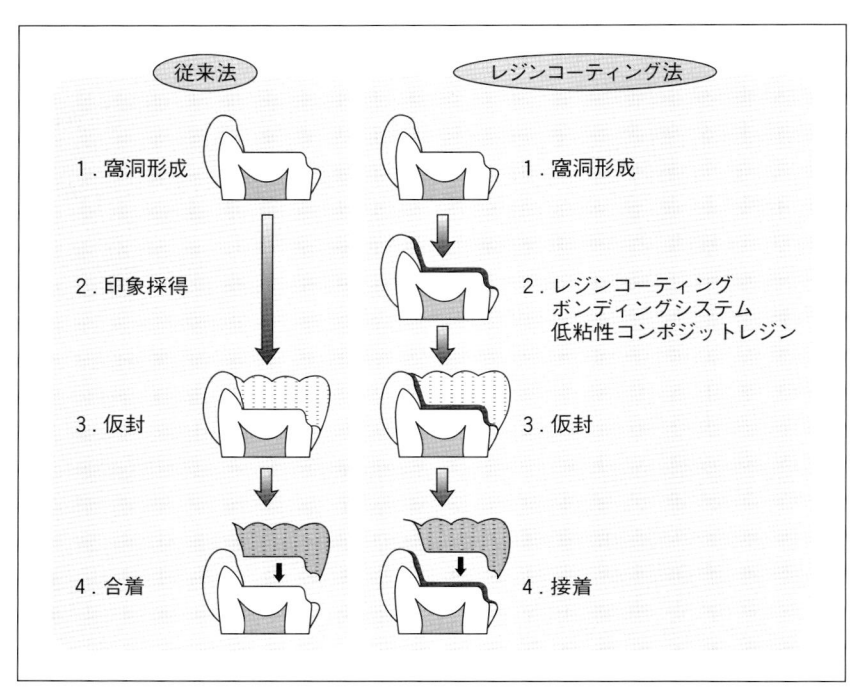

図20 従来法とレジンコーティング法の臨床術式の流れ（佐藤ら[36]より引用）

参考文献

1. Burgess J.O., Summit J.B. and Laswell H. : Posterior composite resins: a status report for the Academy of Operative Dentistry, 12, 1987.
2. Lambrechts P., Braem M. and Vanherle G. : Evaluation of clinical performance for posterior composite resins and dentinadhesives. Operative Dentistry, 12, 1987.
3. 千田　彰, 松井　治, 秋田豊治, 神谷一有, 五味明良, 原　学郎, 可児光弘 : コンポジットレジンインレーの短期臨床経過成績―Kulzer-Inlay システムの臨床成績―. 日歯保誌, 33（6）, 1990.
4. Davidson C.L. and De Gee A.J. : Relaxation of polymerization contraction stresses by flow in dental composites. J.Dent.Res., 63, 1984.
5. 高橋重雄, 洞沢功行, 綿谷　晃, 永沢　栄, 伊藤充雄 : インレー用コンポジットレジンをテストする. DE, 90, 1989.
6. 井上浩一, 宇治郷好彦, 村木利彦, 竹丸暁生, 松村和良, 井上　清 : 各種コンポジットレジンインレーの諸性質について. 歯材器誌, 8, 1989.
7. 竹重文男, 木ノ本葛史, 林美加子, 河合啓次, 鳥居光男, 土谷裕彦 : 光重合型コンポジットレジンの加熱による物性の変化―とくに各種溶媒中での溶出について―. 日歯保誌, 31（秋季特別号）, 1988.
8. 宇治郷好彦, 小西法文, 亀高範子, 井上浩一, 内海誠司, 松村和良, 井上　清 : コンポジットレジンインレーの臨床応用. 接着歯学, 6, 1988.
9. 秋田豊治 : コンポジットレジンインレーの適合性に関する研究. 愛院大歯誌, 32（1）, 1994.
10. 松村和良, 宇治郷好彦, 井上　清 : クリアフィルCRインレー修復の実際と臨床成績. 歯界展望, 74, 1989.
11. 横塚繁雄, 高橋英登 : ハイブリッドセラミックス「エステニア」の臨床. 補綴臨床, 30（2）, 139-154, 1997.
12. 占部秀徳, 高橋　均, 吉井真理, 田中伸征, 大元一弘, 森川明広, 松前　泉, 大道博文, 佐藤淳子, 佐藤尚毅, 新谷英章, 妹尾輝明 : 窩洞形態並びに接着方法がコンポジットレジンインレー修復の予後成績に及ぼす影響. 広大歯誌, 26, 1994.
13. 占部秀徳, 藤中慎治, 大元一弘, 森川明広, 大道博文, 佐藤尚毅, 新谷英章 : コンポジットレジンインレー修復の4年後の臨床成績. 日歯保誌, 37, 1994.
14. 勝山　茂, 大塚　仁 : コンポジットレジンインレー その適応と術式／臨床成績. ザ・クインテッセンス, 9, 1990.
15. 山中秀起, 宮本　尚, 寺内敏夫, 宮国　敏, 野村健一郎, 澤　悦夫, 西村光太郎, 前川彰男, 岩本次男 : パルフィークインレー「IC-4」の臨床成績（6ヶ月成績）. 日歯保誌, 35, 1992.
16. 小林紀子, 細木祥次, 鈴木敏光, 和久本貞雄, 久光　久 : コンポジットレジンインレーの適合性について―第2報　MOD型窩洞における軸側壁のテーパーと適合性との関係. 歯材器誌, 10, 1991.
17. 青山光徳, 井澤俊次, 蒲生吉平, 中山雅博, 内海誠司, 鳥井康弘, 井上　清 : コンポジットレジンインレーの辺縁封鎖性に関する研究. 日歯保誌, 35, 1992.
18. Ferracane J.L., Mitchem J.C., Condon J.R., Todd R. : Wear and marginal breakdown of composites with various degrees of cure. J.Dent.Res., 76, 1997.
19. Condon J.R., Ferracane J.L. : In vitro Wear of composite with varied cure, filler level, and filler treatment. J.Dent.Res.,

76, 1997.
20. Wendt S.L.: The effect of heat used as secondary cure upon the physical properties of three composite resins II. Wear, hardness and color stability. Quint Int., 18, 1987.
21. 迎田健, 勝山　茂：コンポジットレジンインレーの疲労試験. 日歯保誌, 34, 1991.
22. 佐藤　隆, 山本理恵子, 宇佐美浩昭, 櫻井省一, 懸田明弘, 杉山節子, 平井義人, 石川達也：コンポジットレジンインレー修復の裏層材として用いたグラスアイオノマーセメントの石膏表面に及ぼす影響について. 歯科学報　抄録, 91, 1991.
23. 金丸寿良, 馬越英輔, 蒲田文人, 椎名徳幸, 藤井良二, 日野浦光, 青島　健, 小野瀬英夫：コンポジットレジンインレーに関する研究―とくに塗布したボンディング材面に対する仮封材がインレー体との接着強さにおよぼす影響について―. 日歯保誌, 37, 1994.
24. 長山裕一：デュアルキュア型レジンセメントの特性と辺縁封鎖性に関する研究. 日歯保誌, 33, 1990.
25. 原島郁郎, 平沢　忠：コンポジットレジンインレー用デュアルキュア型レジンセメントの重合性と接着性. 接着歯学, 9, 1991.
26. Crispin B.J. 編　安田　登訳：最新審美と接着. 148頁, クインテッセンス出版, 東京, 1995, 第1版.
27. 今浜俊博, 渡辺久美子, 小山　力, 糸田俊之, 濱　和洋, 宇治郷好彦, 鳥居康弘, 井上　清：高密度フィラー配合レジンを用いたインレーの臨床成績（第1報）短期的観察. 日歯保誌, 37, 1994.
28. Krejici I., Guntert A., Lutz F.: Scanning electron microscopic and clinical examination of composite resin inlays/onlays up to 12 months in situ. Quint Int., 25, 1994.
29. Brannstrom M., Astrom A.: The hydrodynamics of the dentin; its possible relationship to dentinal pain. Int.Dent.J., 22, 1972.
30. Suzuki S., Leinfelder K.F., Shinkai K.: Wear resistance of resin cements. Am.J.Dent., 8, 1995.
31. Gladys S., Van Meerbeek B., Inokoshi S., Willems G., Bream M., Lambrechts P., Vanherle G.: Clinical and semiquantitative marginal analysis of four tooth-coloured inlay systems at 3 years. J.Dent., 23, 1995.
32. van Dijken J.W.: A 6-year evaluation of direct composite resin inlay/onlays ystem and glass ionomer cement-composite resin sandwich restorations. ActaOdont Scand, 52, 1994.
33. van Dijken J.W., Horstedt P.: Marginal breakdown of 5-year-old direct composite inlays. J.Dent., 24, 1996
34. 今濱俊博, 馬場　崇, 渡辺久美子, 小山　力, 糸田俊之, 濱　和洋, 鳥居康弘, 井上　清：高密度フィラー配合レジンを用いたインレーの臨床成績（第2報）2年経過観察. 日歯保誌, 39, 1996.
35. 小田　豊：ハイブリッド型硬質レジンとは. DE (136), 2001.
36. 佐藤暢昭ほか：低粘性コンポジットレジンによる象牙質面保護法の実際. 接着歯学, 12：41-48, 1994.

第 10 章

セラミックインレー修復

1. 概要と特徴
2. 材料
3. 適応症と窩洞形成
4. セラミックインレーの製作手順と特徴
5. インレー体の接着
6. 問題点
付．グラスセラミックインサート

1．概要と特徴

1．概要

セラミックインレー修復の特徴

セラミックインレー（ポーセレンインレー、陶材インレー）修復（Ceramic inlay restoration）は審美的要求の強い部分に応用される．

セラミックスは原材料をそのまま用いるものや、分解、再結晶、合成など行って用いるものがあり、純度の高いガラス質で作るものをガラスセラミックと呼ぶこともある．

最近のセラミックスは圧縮、引張り、曲げ強さなどの理工学的性質が向上し、熱膨張、硬度、耐摩耗性は歯質に近い性質をもち、歯科領域ではインレー、冠、骨充塡材、人工歯根、歯磨材など広い範囲で用いられている．

2．長所と短所

一般に挙げられているセラミックインレーの特徴は、

長所
①天然歯の色調、光沢に似ており、審美性に優れ、口腔内における変色および着色が極めて少ない．
②硬度および耐摩耗性に優れている．
③化学的に安定で、口腔液に溶解しない．
④熱膨張が歯質に類似している．
⑤酸やアルカリに対して安定している．
⑥熱や電気の不良導体である．
⑦生体親和性に優れており、軟組織に対して為害作用がない．

短所
①製作過程が煩雑である．
②適合性に難があり、複雑な窩洞には適さない．
③脆性であり、縁端強さが小さいために、咬合力および外力の加わる部位には適さない．
④合着または装着のために他の材料が必要である．

⑤辺縁の調整が困難である．
　⑥色調を合わせにくい．
等が挙げられる．

2．材料

1．セラミックス（ポーセレン）の組成

　セラミックスは色調、半透明性、熱膨張や強度などの理工的性質などに厳しい条件が要求されている．セラミックスの性質の良否は、成分の選択、成分の適正な配合、焼成操作などが影響する．そのため原料は高純度のものが使用されている．

1）各成分と役割

（1）主成分

主成分	特徴と含有率
長石 $K_2O \cdot Al_2O_3 \cdot 6SiO_2$ 融点：1,290℃	成分中の大部分を占める．セラミックスの主体であるガラスマトリックスを形成する．1,290℃付近でガラス状となる．石英、陶土の結合剤として働く．透明性をあたえる。 含有率75～100wt％
石英（シリカ） SiO_2 融点：1,685℃	陶材の融解温度ではほとんど溶解しない．陶材の骨格として強度を増す．熱膨張の調節に利用されるが、透明性を低下させる．築盛時の流動性を抑え、賦形性を高める． 含有率0～25wt％
アルミナ Al_2O_3 融点：2,050℃	最も硬い酸化物でセラミックスに強度を与える．粘性を増加させる．低溶陶材にわずかに溶ける． 含有率10wt％以下
陶土（カオリン） $Al_2O_3 \cdot 2SiO_2 \cdot 2H_2O$ 融点：1,770℃	天然に産出する一種の粘土で、水を混ぜると粘着性が増し、築盛操作が仕易くなる．強度も増し、不透明性を与える． 含有率1～5wt％

上記の成分を一度焼成融解したものを粉砕し陶材粉末（フリット）を作り、さらに微粉末にして使用する． ⇦ 陶材粉末（フリット）

（2）フラックス　　　　　　　　　　　　　　　　　　　　　　　　　　　　　　　⇦ フラックス
　溶材として加えられている．溶材には硼砂のほか、炭酸ナトリウム、炭酸カルシウム、炭酸カリウムなどがある．

（3）着色剤　　　　　　　　　　　　　　　　　　　　　　　　　　　　　　　　　⇦ 着色剤
　セラミックスの色調を自然に見せるために少量添加する．
　　　黄褐色系・・・酸化チタン　　　　褐色系・・・・酸化鉄、酸化ニッケル
　　　黄橙色系・・・酸化ウラン　　　　青色系・・・・塩化コバルト
　　　薄紫系・・・・マンガン　　　　　緑色系・・・・銅、クロムの酸化物

（4）グレーズ（glaze）　　　　　　　　　　　　　　　　　　　　　　　　　　　⇦ グレーズ（glaze）
　艶出し用のシリカやフラックスを用いて、セラミックスの原形をくずすことなく艶出しが出来る．また、単色で構成される鋳造法（キャスタブルセラミック法）、ミリング法（削り出し法）、加圧法（押し込み法）などで製作されたインレー体の表面に薄く築盛焼成し、表面の滑沢性と審美性を増す．

2. キャスタブルセラミックインレー

「セラミック(ス)」という言葉は陶器や磁器といった意味であるが、つまりそれは「無機質のみで構成された物質」ということであり、歯科材料では前述のポーセレンや結晶化ガラスがこれにあてはまる．しかしキャスタブルセラミックというとポーセレンは含まれず、鋳造により製作される結晶化ガラスのみを意味する．まずガラスを加熱軟化し（1,200℃以上）、その溶融ガラスを金属鋳造と同様に鋳型に鋳造する．その際、高温鋳造となるのでリン酸塩系埋没材を使用する．鋳造後の時点では、まだガラスつまり非結晶体で機械的強さが低く、口腔内の苛酷な環境に対応できない．そのため鋳造後に冷却硬化したガラスを再度加熱（1,000℃前後）し、ガラス内部に結晶を生成させて結晶化ガラスとなる．結晶化ガラスの機械的強さは従来型ポーセレンの2〜5倍と言われている．生成される結晶の種類により、マイカ系キャスタブルセラミック、リン酸カルシウム系キャスタブルセラミック、アパタイト系キャスタブルセラミックに分類される．これらの基本成分はマイカ系でSiO_2、Al_2O_3、K_2O、MgF_2等、リン酸カルシウム系はCaO、P_2O_5、アパタイト系はSiO_2、MgO、CaO、P_2O_5であり、これらの他に発色材として少量の金属が含有されている．

> セラミング（熱処理結晶化）：鋳造したままのガラスは非結晶体で弱いので、冷却硬化したガラスを再度加熱して結晶化させる．

3．適応症と窩洞形成

1．適応症と禁忌症

セラミックインレーは審美性が要求される部位に使用される．
①Ⅲ級、前歯部のⅤ級およびくさび状欠損窩洞
②咬合力のあまり加わらない臼歯のⅠ級、Ⅱ級窩洞

が主な適応症であるが、セラミックスは、ラミネートベニア法による前歯部の修復にも用いられており、材料、製作法によっては大きな窩洞、複雑な形態の窩洞に用いることも可能となってきた．一般に
①過大な咬合が加わる窩洞
②歯ぎしりなどの悪習癖がある症例
が禁忌症である．

> セラミックインレー修復法の適応症と禁忌症

2．窩洞形成

基本的には金合金インレー窩洞の条件に従うが、セラミックスの"硬くてもろい、展延性がない"などの材質の特性を考慮しなくてはならない．
窩洞外形：小さな窩洞や複雑な形態の窩洞ではインレー体の調整が難しくなるので単純な審美的曲線とする．複雑窩洞の場合の歯肉側は有肩式（ショルダータイプ）か凹肩式（ディープシャンファータイプ）にする．
歯肉側窩縁は極力歯肉縁上に設定する．
保持形態、抵抗形態：基本的にはボックスフォームであるが、髄側軸側線角や窩底と窩壁のなす線角を丸くする．修復物の厚み、またはクリアランスを確保する．
便宜形態：金合金インレー窩洞よりやや大きめの外開きにする．
窩縁：バットジョイントを原則とする．（図1）

> ⇐ 有肩式（ショルダータイプ）
> ⇐ 凹肩式（ディープシャンファータイプ）

> 窩縁…butt joint
> 窩洞の深さ…
> 修復物が厚くなるように
> 側壁…テーパーを大きめに
> 線角を丸く
> 歯肉側窩縁…歯肉縁上
> スムーズな外形

図1 窩洞形態の違い

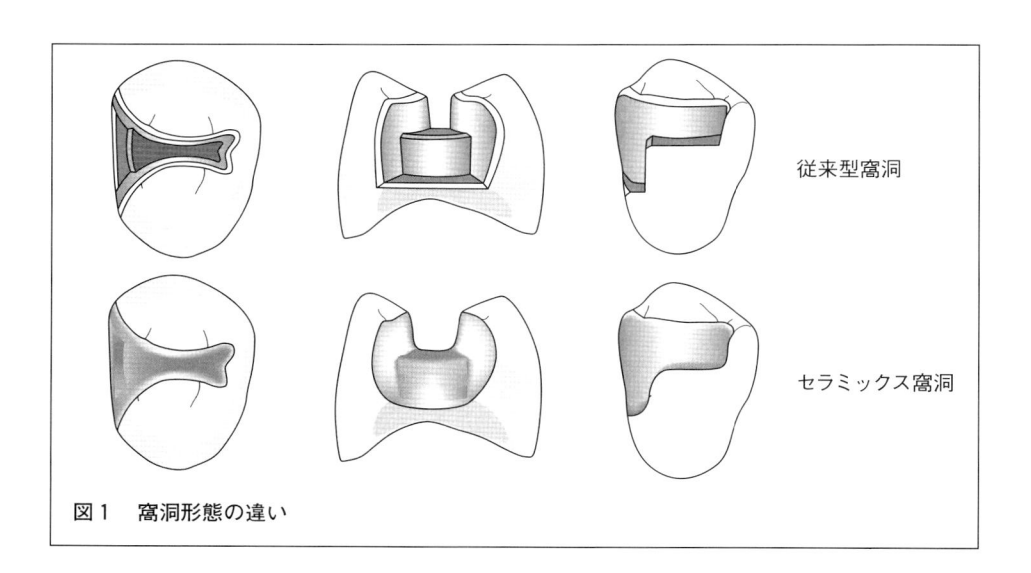

4．セラミックインレーの製作手順と特徴

セラミックインレーの製作法としては焼成法のほかに、現在行われている方法として鋳造法(キャスタブルセラミック法)、ミリング法(削り出し法)、加圧法(押し込み法)がある．

⇦ セラミックインレー調製法の種類

⇦ 焼成法
⇦ 鋳造法(キャスタブルセラミック法)
⇦ ミリング法(削り出し法)
　：コンピュータ支援設計加工法〔CAD/CAM〕機械的削り出し法
⇦ 加圧法(押し込み法)

1．焼成法

陶材粉末を築盛、焼成する陶材作業によって製作する陶材冠、高溶陶材インレーは、1887年デトロイトのC.H. Landによって考案、紹介され1900年には高溶陶材による陶材冠が一般に応用されるようになったが、臨床的に完成したのは1925年Le Groであるといわれている．

現在に至るまで主に用いられてきた焼成法は、フォイルマトリックス法(箔圧接法)、キャストマトリックス法、インベストメントマトリックス法(耐火模型材法)の3種類である．近年、審美的要求の高まりにつれて誰でもが扱えるように、中溶、低溶陶材が発達した．長石、石英の他に酸化カルシウム(CaO)、酸化亜鉛(ZnO)、酸化マグネシウム(MgO)等を入れて焼成温度を下げている．焼成温度によって以下のように分けられる．

⇦ 焼成温度：用途

　低溶陶材　　870～1,090℃：ラミネートシェル、インレー、金属焼付冠
　中溶陶材　1,090～1,290℃：既製ポンティック
　高溶陶材　1,290～1,390℃：義歯用既製陶歯

1）製作手順

焼成法のうち主に用いられているインベストメントマトリックス法について述べる．セラミック(ポーセレン)インレー製作のためには真空焼成の可能な焼成炉と耐火模型材、ポーセレンキットなどが必要である．

⇦ インベストメントマトリックス法
　：フォイルマトリックス法
　　キャストマトリックス法

①耐火模型材の作製：窩洞をシリコーン印象材などで印象し、硬石こうを注入し原模型をつくる．原模型の印象(複印象)を行い、これに耐火模型材を注入し、耐火窩洞模型をつくる．複印象を行う前に原窩洞の窩縁部を1mm程度残して窩洞模型にスペーサーを塗布する．

⇦ 耐火模型材の作製

②陶材の築盛・焼成：シェードテイキングで選んだ陶材を、蒸留水で泥状にし耐火模型

⇦ 陶材の築盛・焼成

に運ぶ．振動を与えたり（タッピング）、スパチュラで圧接したりして陶材粒子の緻密化を計り焼成後の収縮量を少なくする．余剰水分をガーゼなどで排水し、焼成炉（ファーネス）に入れ乾燥から焼成に移る．築盛は焼成後の収縮の分

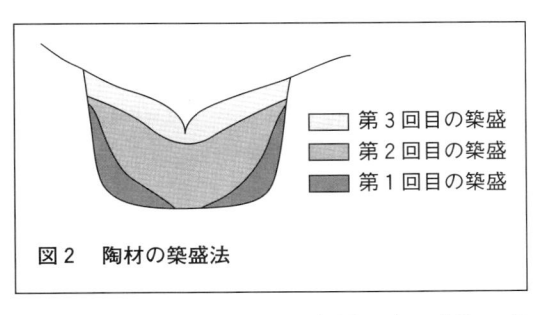

図2　陶材の築盛法
- 第3回目の築盛
- 第2回目の築盛
- 第1回目の築盛

散を計るために窩壁に向けて築盛する．最終築盛時は焼成による収縮、歯の豊隆、形態を考慮する（図2）．ポーセレンは使用陶材の焼成メニュー（ヒーティングチャート）に従って2～3回の焼成でインレー体は完成する．

③表面の艶出し（グレーズ）のための焼成．　　⇦ 表面の艶出し（グレーズ）

④インレー体の調整：焼成後、耐火窩洞模型をこわし、インレー体の内面に付いた模型材をブラシや超音波洗浄器を用いて除去する．亀裂や破折の発生に注意し、調整は合着後に行う場合もある．　　⇦ インレー体の調整

⑤試適、合着：取り出したインレー体は窩洞に戻し、適合状態と色調をチェックした後、接着する．　　⇦ 試適、合着

2）焼成法の特徴

利点
①焼成中に色調の修正が出来るので、色調再現性がよい．
②焼成用窩洞模型を使用するので、ある程度の複雑な形態の窩洞に適応できる．

欠点
①焼成操作が繁雑で、色調の再現、形態の付与に熟練した技術が必要である．
②陶材の収縮が大きいので、適合性が問題となる．
③焼成用陶材は硬度が高いので、対合歯の摩耗、咬合関係が問題となることがある．

3）フレーム強化型セラミック

適合性と強度をさらに強化したシステムとしてクラウン・ブリッジ用インセラムを発展させた「インセラム・スピネル（Vita社）」がある．

スピネルはアルミナ粉末を専用液で溶いたペーストを歯型材に築盛し、長時間、高温で焼成して出来上がったスリップに、専用のガラスを浸透させ、強度と適合性を向上させたコア（フレーム）を作製する．原歯型に戻し、調整後、セラミック築盛を行って完成する（図3）．　　⇦ スリップ
　　⇦ コア（フレーム）

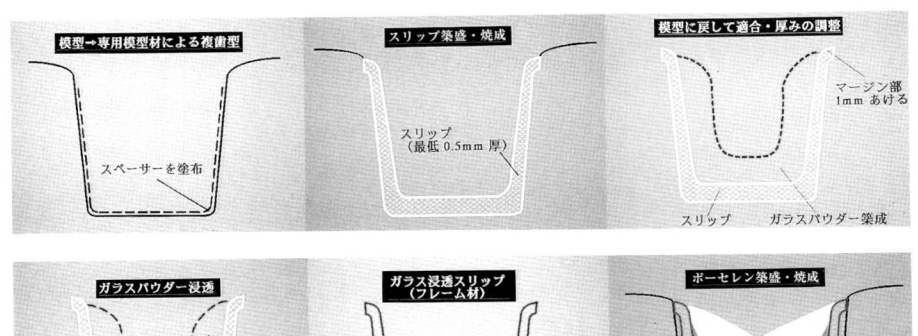

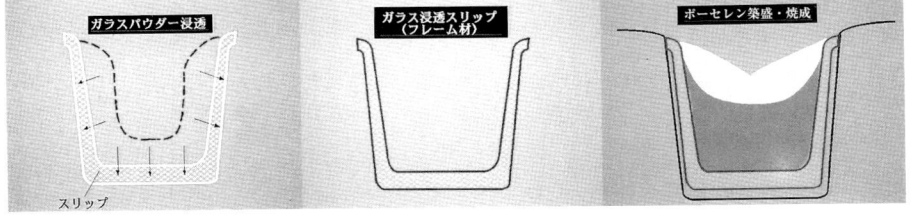

図3　ビタ・インセラム・スピネル製作手順

2. 鋳造法（キャスタブルセラミックス）

ロストワックス法による鋳造技術を用いて、セラミックインレーを製作する方法で、現在このシステムの器械を市販しているのは数社ある．システムは多少異なるが製作過程はほとんど同じである．その中のひとつ、オリンパスキャスタブルセラミックス（O.C.C.）は専用鋳造機、セラミングファーネス、4色のガラスインゴット、専用超硬石こう、専用埋没材、接着用レジンセメントからなっている．（図4）

⇐ ロストワックス法

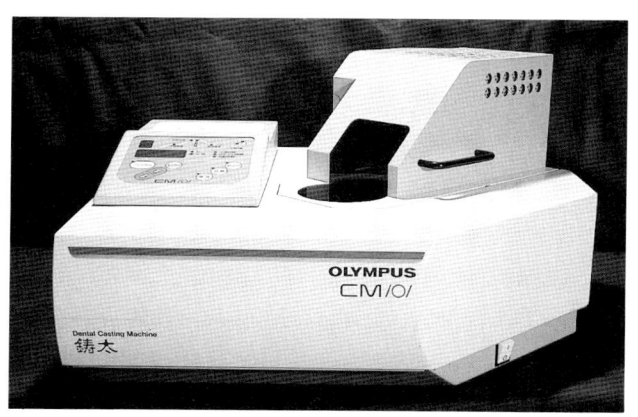

図4a　専用鋳造機

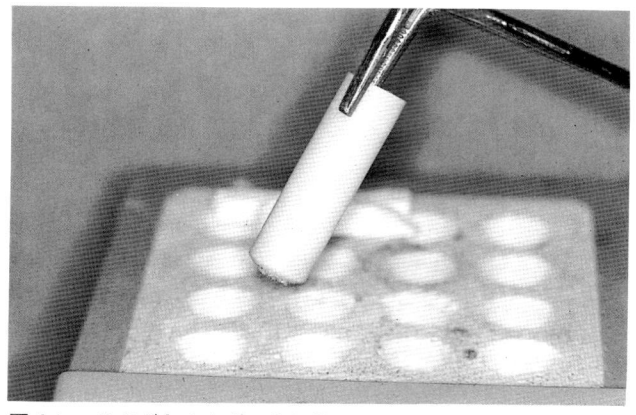

1）製作手順

① 印象採得後、専用の超硬石こうを用いて模型を製作する．
② 窩縁から約1mm離したところまでダイスペーサーを塗布したのち、ワックスアップを行う．
③ 埋没：リン酸塩系の専用埋没材で埋没する．
④ ワックスの焼却：専用のセラミング炉で加熱（800℃）し、その後鋳造鋳型温度550℃まで降温する．
⑤ 鋳造：溶融炉を予備加熱温度1,000℃まで上げておく．ガラスロッドが溶融したら専用の遠心鋳造機で鋳造を行う．リングをセラミング炉に移し、ガラス冷却時の内部応力を開放させるために550℃、5分以上係留する．その後リングを室温中で放冷し、鋳造体を取り出す．
⑥ 焼き付いた埋没材除去のためサンドブラスト処理を行う．
⑦ 鋳造体はアルミナ製均熱箱に納めてセラミング炉でセラミング（結晶化）する．
⑧ 熱処理後、研磨、調整する．必要に応じてステイニングを行う．

図4b　ルツボとルツボスタンド

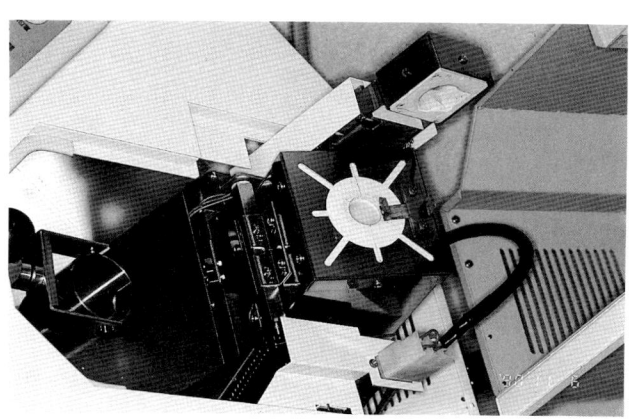

図4c　溶解炉

⇐ 印象採得
⇐ 模型の製作

⇐ ワックスアップ
⇐ 埋没

⇐ ワックスの焼却

⇐ 鋳造

⇐ サンドブラスト処理
⇐ セラミング（結晶化）
⇐ 研磨、調整
⇐ ステイニング

2）特徴

利点 ①金属の鋳造技術と製作過程がほとんど同じで、焼成法のように熟練を特に必要としない．
②複雑な窩洞への適応範囲が広く，適合性も良い．

欠点 ①セラミング時の温度調節が透明性などの修復物の性質に影響を与える．
②ガラスインゴットの色の種類が少なく，ステイニングによる色調調整が必要である．

3．ミリング法（削り出し法）

1）コンピュータによる削りだし法
（コンピュータ支援設計加工法〔CAD/CAM〕）

⇦ CAD/CAM

CAD/CAMを応用したシステムとしてCerec system（Siemens）がある．CerecはCeramic Reconstructionの略で本体として窩洞形成歯を光学印象する小型CCDカメラ、モニター、ミリング部と、セラミックブロック、接着性レジンセメント等が付いている．

現在発売されているCerecⅡはモニター上でのデザイン決定が容易になされ、咬合面部の形態付与が可能である．

CAD/CAM
Computer Aided Design/Computer Aided Munufacturing の略

（1）製作手順

①光学印象：直接または窩洞模型上で小型CCDカメラによって窩洞を光学的に印象採得を行う．本体内部のコンピュータに記録すると同時にモニター画面上に写し出す．

⇦ 光学印象

②設計：モニター画面上で入力装置を使いインレー体の設計を行う．

⇦ 設計

③画面上の指示に従い、セレック用のセラミックブロックを選定する．ブロックをミリング部にセットし、インレー体の削り出しを行う．

⇦ インレー体の削り出し

④隣接面関係の調整を行ったのち、窩洞に試適し、適合性を確認、接着性レジンセメントで接着する．

⇦ 接着

⑤接着後に対合関係に留意しながら形態付与し、研磨調整する．（図5 a～f）

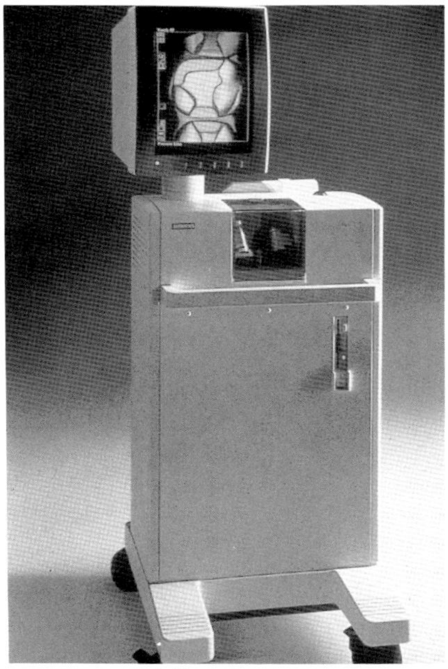

a　セレック本体 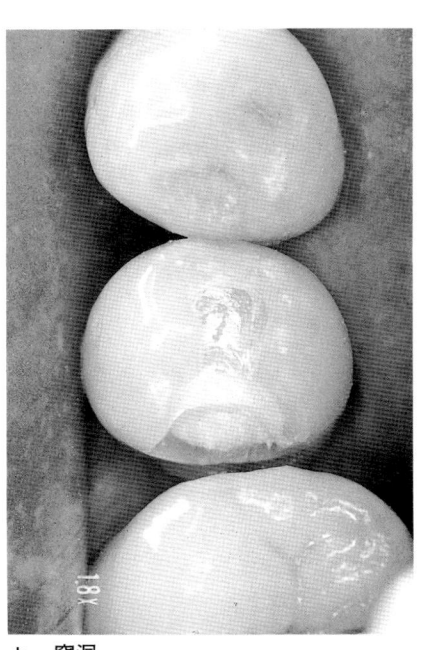　　　　b　窩洞

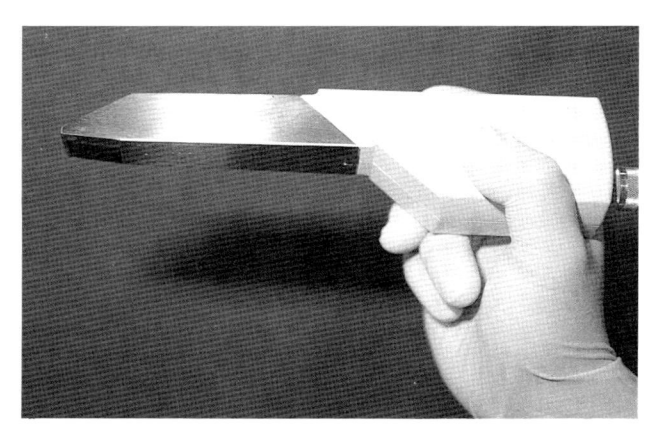

c　CCDカメラ光学印象　　　　　　　　　　　　d　設計

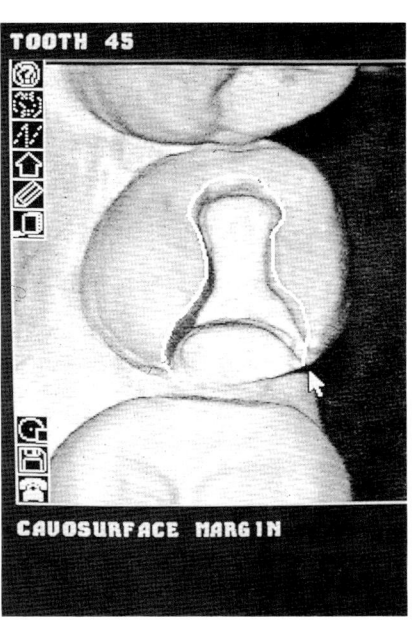

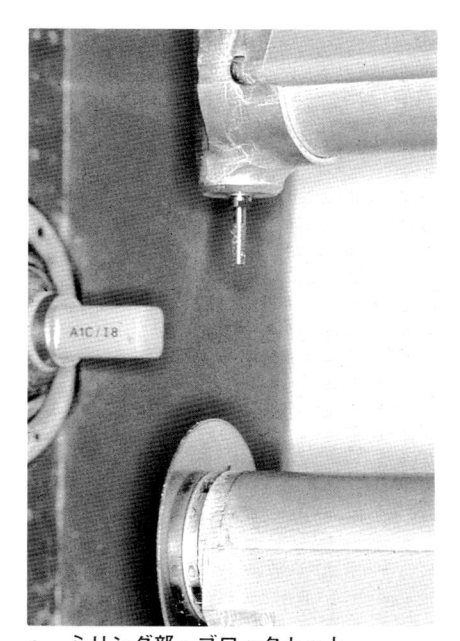

　　e　ミリング部・ブロックセット　　　　　f　窩洞に合着．形態付与後

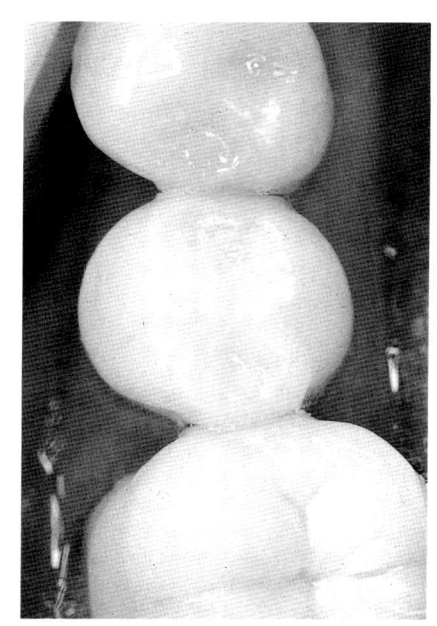

図5 a～f　セレックによるインレー製作の概要

(2) 特徴

利点
① チェアサイドで短時間で修復物ができ、1回の通院で修復が完了できる．
② 光学印象、モニター上の設計以外は操作が不要で、焼成法等のような技術的熟練は不要である．
③ セラミックスは微細な結晶粒子で滑沢な修復面が得られる．

欠点
① 窩洞形態に制約を受け、健全歯質の切削量も多くなる．
② セラミックブロックの色調の数が少ない．
③ ミリングは全自動で行われ、途中調整ができない．

2）機械的削り出し法（ならい加工方式）

ならい加工を応用してセラミックインレーを製作するシステムとしてCelay（Microna）がある．Celayはceramic inlayの略で、インレー原型をなぞるスキャニング部と、切削するミリング部の本体と、スキャニング部とミリング部同型の工具、原型を作るセレイテック（光重合レジン）、セラミックブロックなどがついている．ならい加工なのでスキャニング部とミリング部は同じ動きをして、ブロックを切削する．

（1）製作手順

①インレー原型（プロインレー）：直接または間接模型上でセレイテック（光重合型コンポジットレジン）を使用して作製する． ⇦ インレー原型（プロインレー）

②このプロインレーをピンまたはロッドにてスキャニング部にセットする．

③ミリング部には色調を選定したインレー原形より大きなセラミックスブロックを選択セットする． ⇦ ミリング部

④スキャニング部にはスキャニング用ディスク、ミリング部には切削用ダイヤモンドディスクを装着し切削する． ⇦ スキャニング部

切削はスキャニングディスクがプロインレーのすべての面に接触するまで切削する． ⇦ 切削
（切削においてスキャニング用とミリング用とは同じ動きをする．）

咬合面の形成はフィッシャータイプ、シリンダータイプのミリング用を用いて仕上げる．

⑤適合を確認、ステイニング、合着． ⇦ ステイニング、合着

（2）特徴

利点
①原型を製作する以外の、埋没、鋳造などの操作がいらない．
②比較的単純な操作でインレーを作製できる．
③咬合面も作製できる．

欠点
①セラミックブロックの色調の数が少ない．
②ミリング用切削工具の数が少なく、複雑な窩洞には適応出来ない．

■ 4．加圧（押し込み）法 ■

印象模型より蝋形を製作し、セラミックインゴットを加熱軟化し、真空下で鋳型に加圧注入してインレーを製作する方法で、ロストワックス法を応用している．このシステムとしてはIPS Empress（Ivoclar、Vivadent）がある．Empressは熱加圧成形に用いる電気炉およびセラミックキット、ダイマテリアル、リン酸塩系埋没材、ボンディングシステムからなっている．

1）製作手順

①印象採得・間接模型製作・蝋型採得を行い、専用のリン酸塩系埋没材で埋没する． ⇦ 印象採得・間接模型製作・蝋型採得

②口腔内で選択したシェードのセラミックインゴットと酸化アルミニウム製のプランジャーを専用スタンドに植立し、リングとともに電気炉で850℃まで加熱、90分係留する． ⇦ 埋没
⇦ 加熱

③鋳型の開口部よりインゴットとプランジャーを挿入し、専用圧入電気炉EP500にセットする．電気炉はコンピュータにプログラムされた装置をもっており、1,180℃で、インゴットが可塑状態になると自動的に真空5気圧の下に鋳型に加圧成形される．放冷後、埋没材をサンドブラストなどを使って除去し、スプルー部をカット、形態修正を行う． ⇦ 係留
⇦ 加圧成形
⇦ 形態修正

2）特徴

利点
① 技工の熟練度に左右されることなく、一定のレベルの修復物ができる．
② キャスタブルセラミックより基本シェードが多い．
③ キャスタブルセラミックのような結晶化（セラミング）が不要である．
④ 予め焼成が完成しているので、作業時の収縮がほとんど無く、寸法安定性に優れている．

欠点 焼成法と較べて色調が少ない．

3）色調の調整法

Empressの色調を天然歯色に合わせる方法には以下のようなものがある．前歯部には象牙色のインゴットを加熱成形後、エナメル質相当部を削除しエナメル色セラミックを築盛して色調を調整するレヤリング技法（積層技法）と、機能性や解剖学的形態を要求される臼歯部のインレーなどには、インゴットを加熱形成後ステインを塗布するステイン技法とがある．

5．インレー体の接着

ポーセレンインレーはシリケートセメント、グラスアイオノマーセメントで合着したこともあったが、辺縁漏洩と色調に問題があり、臨床に取り入れられることが少なかった．しかし各種セラミック材の開発と接着材の改良により現在では歯冠修復としてますますその用途が広がっている．セラミックの接着にはその脆性を補強する意味でも接着性レジンセメントを用いることが必須である． ⇐ 接着性レジンセメント

レジンセメントには粉液型とペースト型があり、重合形式で分類すると化学重合型とデュアルキュア型に分かれている．

（1）セラミックインレー合着面に対する処理
⇐ セラミックインレー合着面に対する処理

セラミックインレーの内面処理はサンドブラスターで清掃した後、従来はフッ化水素酸を用いてきたが、最近ではこの強酸が危険であるとのことからこの過程を省略する製品もでてきた．その上にシランカップリング剤で処理を行い、使用するセメントとの接着を確保する．これらのセラミック表面処理材としてのシランカップリング剤は通常、酸により活性化されその効果を発揮し、塗布面を120～140℃で3分間ほど加熱すると接着強さがさらに向上する． ⇐ シランカップリング剤

（2）窩洞に対する処理
⇐ 窩洞に対する処理

エナメル質、象牙質を同時処理する方法と、エナメル質、象牙質を分けて処理する方法とがある．（第8章コンポジットレジン修復 参照）

（3）接着
⇐ 接着

接着時はセメントが重合効果する前に余剰セメント部分（特に隣接面歯頸部）を除去する．

（4）調整、研磨
⇐ 調整、研磨

接着後ホワイトポイント、陶材用シリコーンポイント等で辺縁調整を行う．

6. 問題点

セラミックインレーが長期間の安定した修復物となるためには、それぞれの修復法の特性を理解し、操作を確実に正確に行う必要がある．しかし未だに明確な解決法の見出せない問題もある．

各項目の注意点をあげる．
①窩洞形成：外開きが大きくなるので、歯質の削除量が大きくなりやすい．
　隣接面齲蝕が深く歯肉側窩縁が歯肉縁下になると、接着が難しい．
②仮封材：合着用セメントの硬化、接着の妨げにならないようユージノール系仮封材の使用は避ける．また、象牙質面をレジンコーティングした症例にレジン系仮封材を用いる場合には、レジンコーティング表面の未重合部をアルコールで清拭し仮封材との結合を回避する．
③隔離：接着を確実にするために、ラバーダムを行うことが望ましい．
④窩壁適合性：100μm以下になりにくい（表1）．
⑤摩耗：窩洞外形が対合歯の咬頭と重ならないように設計する．
⑥色調：ステイニング、グレージング部が早期に摩耗しやすい．
⑦体部破折：接着していないところがあると、その部分から破折しやすい．また微少亀裂が破折の原因になる．
⑧辺縁破折：咬合チェック、外形設定、合着操作、窩壁適合性などが関与する．
⑨再修復：小破折の場合は接着性コンポジットレジンを用いて補修修復する場合もある．大きな体部破折は再修復する．

表1　各種修復システムによるMODインレーの窩壁とのギャップ幅[4]

修復システム	咬合面	隣接面	歯肉側窩縁	内側壁 (μm)
Cerec（線角明瞭）	195±33	191±65	202±84	228±68
Cerec（丸めた線角）	181±39	167±41	169±50	224±74
Celay	174±43	169±59	163±62	190±51
In-Ceram Spinell	152±28	159±42	165±58	237±68
Empress	103±34	161±58	181±70	235±63

付．グラスセラミックインサート

1．グラスセラミックインサート

コンポジットレジンは市販されて30有余年が経過し、その間種々な問題点が提起されてきたが、その優れた審美性と理工学的諸性質の向上、ならびに歯質接着剤の進歩と相まって、現在臨床で最も頻用されている審美修復材の一つである．しかしながら、今日市販されているコンポジットレジンのベースレジンにはBis-GMA、UDMAおよびTEGDMA等が用いられており、いずれのモノマーも重合時に収縮する．

コンポジットレジンの重合収縮率と重合収縮応力とは、修復物の窩壁適合性と接着性を低下させる重要な因子であり、歯質に対する接着を確実にして良好な予後を得るためには、高分子系修復材に共通する重合収縮を考慮しなければならない．直接コンポジットレジン修復に際しての重合収縮に対する臨床的な方策としては、優れた歯質接着剤の使用や積層法が、また、材料学的には重合収縮しないレジンの開発や、フィラーの配合率を高めることが考えられる．しかしながら、成形修復法に用いるコンポジットレジン

のフィラーの配合率を高めるには、自ずから限界がある．

βークオーツ・グラス・セラミック・インサート（β- quartz glass-ceramic insert、以後インサートと略す）は、R.L. Bowenらの一連の研究により研究、開発されたもので、直接コンポジットレジン修復法の最大の問題点である重合収縮や、大きな熱膨張係数に起因する窩縁におけるギャップ形成、ならびに辺縁封鎖性の低下を改善するために考案された．インサートの概念はコンポジットレジン修復物内の"メガフィラー（Megafiller）"としての作用である．すなわち、コンポジットレジン修復物内に大型のフィラーとしてのインサートを挿入することにより、修復物全体に占めるフィラーの割合を飛躍的に増大させると同時にレジン量を減少させ、修復物全体としての重合収縮量や熱膨張量を低減させる目的で考案された、新しい直接コンポジットレジン修復法である．

⇦ βークオーツ・グラス・セラミック・インサート

⇦ メガフィラー（Megafiller）

■ 2．インサートの特徴

1）組成と形状

インサートは酸化ケイ素、酸化アルミニウム、酸化リチウムなどの酸化物からなるリチウムアルミノシリケート・グラスで作製されている．インサートの表面はコンポジットレジンのフィラーと同様にシランカップリング剤で処理されており、コンポジットレジンの重合時にベースレジンと化学的に結合して一塊の硬化体となる．

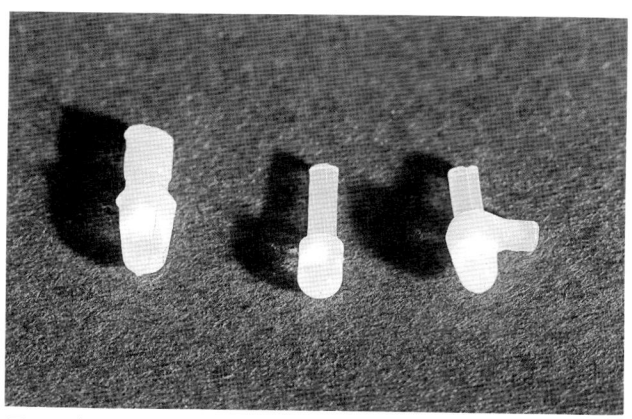

⇦ シランカップリング剤

図6　各種インサート　左からT型、R型、L型

インサートの形状は図6に示すように半透明で、テーパードシリンダータイプのT型、ラウンドシリンダータイプのR型、およびシェイプドインレータイプのL型があり、それぞれに3つの大きさが用意されており、窩洞のサイズと適応部位により選択できるようになっている．また、いずれも修復操作時の利便性を考慮して、スプルー部を把持のために残してある．

2）長所

①コンポジットレジン修復物の重合収縮量を減少させる．
②コンポジットレジンの重合性を向上させる．
③耐摩耗性に優れている．
④修復物全体の熱膨張量を減少させる．
⑤歯冠色に類似した色調を有する．
⑥エナメル質と同程度のエックス線不透過性を有する．

3）短所

①仕上げ研磨に特別な配慮が必要である．
②インサートとコンポジットレジン間の長期安定した結合に疑問が残る．

③コンポジットレジンの摩耗後インサートが突出する恐れがある．
④対合歯を摩耗させる可能性がある．
⑤新材料であるため、臨床データが不十分である．

4）適応症

　本法はコンポジットレジン内に単にインサートを挿入するものであるから、原則的には直接コンポジットレジン修復法と適応症は同一である．インサートを併用するコンポジットレジン修復法は前述の短所や懸念はあるものの、本材料の最大の長所である重合収縮の補償と、優れた耐摩耗性を活かすことにより、直接コンポジットレジン修復法よりやや大型の窩洞も適応症とすることが可能である．また、インサートを咬合接触部に使用しても耐摩耗性に優れているところから、対合関係を維持できることが示唆されている．
①臼歯咬合面Ⅰ級窩洞
②Ⅱ級窩洞
③Ⅲ級窩洞：とくに機械的強度と審美性が要求される犬歯遠心隣接面の舌面に開放された窩洞．

5）禁忌症

①習慣性ブラキシズムのある患者
②咬合圧が強く加わる部位
③齲蝕感受性の高い患者

6）窩洞形態

　窩洞形態は直接コンポジットレジン修復窩洞と同様であるが、インサートを挿入できるだけの窩洞の大きさが必要である．

参考文献

1．岡村治朗監修：ポーセレンインレー ―その理論と実際―，医歯薬出版，東京，1969．
2．竹花庄治他：歯科技工：別冊　陶材，医歯薬出版，東京，1979．
3．R.G. Craig, F.A. Peton, 長谷川二郎監訳：修復材料の歯科理工学〈上巻〉臨床へのアプローチ，クインテッセンス出版，東京，1979．
4．Sjögren G. : Marginal and internal fit of four different types of ceramic inlays after luting. An in vitro study. Acta Odontol Scand, 53, 1995.
5．青木秀希：歯科に登場したファイン・セラミックス，QDT別冊デンタル・ファイン・セラミックスの現況を探る，クインテッセンス出版，東京，1986．
6．芥川卓也，寺中敏夫，山中秀起，鈴木　勝，松本好史，松沢　征，岩本次男：傾斜分割填塞法によるコンポジットレジン歯頸側窩縁の辺縁封鎖性．日歯保誌，34，1991．
7．石川明子：コンポジットレジンの重合収縮と組成分析．日歯保誌，29，1986．
8．Bowen R.L., Seltz L.E. : Posterior composite restorations with a novel structure; J Dent Res, 65, 797, abst #642, 1986.
9．Bowen R.L., Eichmiller F.C., Marjenhoff W.A. : Glass-ceramic inserts anticipated for 'megafilled' composite restorations. J Am Dent Assoc 122, 1991.
10．Bowen R.L., Eichmiller F.C., Marjenhoff W.A. : Gazing into the future of esthetic restorative materials. J Am Dent Assoc, 123, 1992.
11．Winnert L.A., Bowen R.L., Eichmiller F.C. : Heat treatment effect on hardness of a β-quartz glass ceramic composition. J Dent Res, 70: 484, abst #1746, 1991.
12．George A., Freedman G.A. : Megafills: The next generation of dental restoratin: GP, 1992.
13．Donly K.J., Wild T.W., Bowen R.L., Jensen M.E. : An investigation of the effects of glass insert on the effective composite resin polymerization shrinkage. J Dent Res, 68, 1989.

14. Tani Y., Togaya T., Ishikawa A., Watanabe Y., Maruyama K., Katsuyama S. : Effect of "Megafiller" insertion on the wear of composite resins. Dent Mater J, 13, 1994.
15. Donly K.J., Ellis R.K. : Glass insert. A new dimension in restorative dentistry. Am J Dent, 2, 1989.
16. Tjan A.H., Digman T.A., Woolsey B.L. : Microleakage of posterior composite resin restorations using beta quartz glass-ceramics inserts. Asian J Aesthet Dent, 1, 1993.
17. 二瓶智太郎，寺中敏夫，三橋 晃，花岡孝治，斎藤隆嗣，岩本次男：Glass ceramic INSERT のコンポジットレジン 修復への応用．第1報 研磨法と接着界面の評価．日歯保誌，39，1996．
18. 三橋 晃，寺中敏夫，二瓶智太郎，花岡孝治，斎藤隆嗣，岩本次男：Glass ceramic INSERT のコンポジットレジン修復への応用．第2報 コンポジットの重合挙動に対する INSERT の効果．日歯保誌，39，1996．
19. Kawai K., Leinfelder K.F. : Effect of glass inserts on resin composite wear. Am J Dent, 8, 1995.
20. 岡田周策，長尾大輔，里吉正徳，寺中敏夫，岩本次男：歯質保存的臼歯部コンポジットレジン修復（6）―インサートを併用した症例の1年経過例―．日歯保誌 春季特別号，39，1996．
21. Ashe M.J., Tripp G.A., Eichmiller F.C., George L.A., Meiers J.C. : Surface roughness of glass-ceramic insert-composite restorations:assessing several polishing techniques. J Am Dent Assoc, 127, 1996.
22. 山中秀起，寺中敏夫，倉田茂昭，好野則夫：ポリフルオロアルキルシラン混合シランカップリング剤の接着強さと耐水性向上．日歯保誌，39，1996．
23. 勝山 茂，岩久正明編：最新コンポジットレジン修復．デンタルダイヤモンド，東京，1987．
24. Worm D.A.Jr., Meiers J.C. : Effect of various types of contamination on microleakage between beta-quartz inserts and resin composite. Quint Int, 27, 1996.

第 11 章

グラスアイオノマーセメント修復

1. 概要
2. 材料学
3. 適応症
4. 修復法
5. 臨床成績

1．概要

　グラスアイオノマーセメント（glass-ionomer cement）は、フッ化アルミノシリケートグラス（fluoroaluminosilicate glass）とポリ酸（polyacid）が、酸-塩基反応（acid-base reaction）することにより硬化する、水を構成成分とした材料（water-based material）と定義される．ポリ酸が、グラスを侵蝕し溶出してくる金属イオンによって架橋結合し三次元的にポリ酸塩マトリックス（polyacid salt matrix）となって硬化する．ISO（国際標準化機構）では、このセメントがアルケン酸（Alkenoic acid）の高分子電解質溶液を用いていることから、ポリアルケノエートセメント（polyalkenoate cement）と呼称している．しかし、グラスアイオノマーセメントという名称の方が広く用いられ、この材料を正確に表していることもあり、現在ではグラスアイオノマーという呼び方が定着している．

　グラスアイオノマーセメントのルーツはシリケートセメント（silicate cement）にある．1873年にThomas Fletcherがシリケートセメントを開発したことから、前歯部に用いることのできる歯冠色成形修復材料の歴史が始まる．アルミノシリケートグラス粉末とリン酸水溶液を成分とするシリケートセメントは、唯一の前歯部修復材料として当時の臨床に確固たる地位を占めていた．しかし、唾液に対する溶解性が大きいことや歯髄為害性を有するとの報告が相次ぎ、臨床の場からやがて姿を消すこととなった．しかし、このセメントに関して注目すべきは、成分にフッ素を含んでいたため二次齲蝕が少なく、抗齲蝕性を有する材料

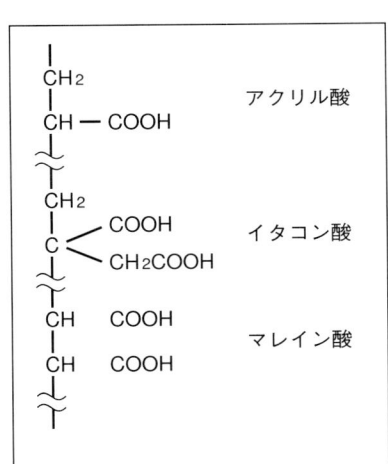

図1　グラスアイオノマーセメントの液
グラスアイオノマーセメントの液は、ポリカルボン酸の水溶液である．構成は、共通してカルボキシル基（COOH）を持つアクリル酸、イタコン酸、マレイン酸の共重合体である．これらの酸は、カルボン酸といわれる．

グラスアイオノマーセメントの利点
①象牙質と同程度の圧縮強さ
②熱膨張係数が歯質に近似
③硬化時の収縮が少ない
④歯質接着性がある
⑤歯髄為害性が少ない
⑥フッ素徐放性（抗齲蝕性）がある

だったことである．グラスアイオノマーセメントは、シリケートセメントの欠点を克服することで誕生し、開発のテクノロジーはシリケートセメントから引き継がれたものである．

最初のグラスアイオノマーセメントは、1969年英国国立化学研究所のA.D. WilsonとB.E. Kentによって開発された．当初（1975年）は、粉末であるアルミノシリケートグラス：Alumino-Silicate glassと、ポリアクリル酸：Polyacrylic Acid水溶液で練和したものが主体で、粉・液の頭文字をとってASPA（アスパ）セメントとして製品化された．その後に、英国のJ.W. McLeanらが加わり、セメントの粉末や液の組成にさまざまな改良が加えられた．とくに、液成分に、新たなカルボン酸（Carboxylic acid）が導入されたことは重要である．アクリル酸（Acrylic acid）とイタコン酸（Itaconic acid）や、アクリル酸とマレイン酸（Maleic acid）の共重合体（コポリマー、copolymer）水溶液が開発され、これを粉末と練和することで、安定したセメント硬化体が得られるようになった．

現在、歯冠色の成形修復材料としては、接着性コンポジットレジン（第8章参照）とグラスアイオノマーセメントの二つがあげられる．両材料は組成、硬化機構をはじめ物性が全く異なり、修復にもそれぞれ利点・欠点がある．コンポジットレジンは、すぐれた物性と接着テクノロジーの進歩により、歯質の代替物として現在最も多用されている修復材料である．一方、グラスアイオノマーセメントはフッ素を徐放し、抗齲蝕性を発揮する生物学的な側面を持っているにもかかわらず、粉・液を練和するという操作性の悪さや、材料の感水性や脆性などが疎まれて、臨床応用が接着性コンポジットレジンほど広がらなかった．こうした、従来のグラスアイオノマーセメントを大きく改良したのは、このセメントにレジンのテクノロジーを導入したMitra S.B. (1989) である．光重合型レジンが配合されたレジンモディファイドグラスアイオノマーセメントは、光照射により瞬時に硬化するため、最大の欠点であった感水性を避けることができるようになった．またレジン材料の持つ靭性が加わり、物性が従来型より大きく向上した．つづく1993年には、Dentsply/De Trey社が、コンポジットレジンに二次的に酸-塩基のセメント反応を持たせたコンポマーという新しい材料を開発した．

グラスアイオノマーセメントは、①前歯・臼歯の修復用、②合着用、③小窩裂溝封鎖用（Fissure sealant）、④裏層・ベース用（Liner and base）、⑤支台築造用、と臨床で幅広く用いられている．

表1　従来型およびレジンモディファイドグラスアイオノマー、コンポマー、コンポジットレジンの物性の比較

	引張り強さ（MPa）	圧縮強さ（MPa）	曲げ強さ（MPa）	弾性率（GPa）	硬さ（KHN）
従来型グラスアイオノマー	3-10	160-240	20-30	9-18	50-55
レジンモディファイドグラスアイオノマー	20-40	180-240	40-85	5-20	35-50
コンポマー	30-40	220-340	90-120	8-15	45-75
コンポジットレジン	35-60	240-340	100-140	8-20	70-120

	歯ブラシ摩耗（μm）	色差（ΔE^*ab）	エナメルに対する接着強さ（MPa）	象牙質に対する接着強さ（MPa）	フッ素の溶出量（$\mu g/cm^2$）
従来型グラスアイオノマー	40-65	2.0-4.5	2-5	2-4	200-450
レジンモディファイドグラスアイオノマー	85-110	3.5-4.0	2-10	5-15	150-350
コンポマー	10-30	0.5-4.0	5-10	13-21	30-60
コンポジットレジン	5-15	0.5-2.5	17-21	12-25	0-10

- 修復用（前歯、臼歯）
- 合着用
- 小窩裂溝封鎖用（フィッシャーシーラント）
- 裏層用
- 支台築造用

2. 材料学

1. 種類（硬化機構による分類）

　グラスアイオノマーセメントの硬化反応は、基本的には、粉末中の塩基成分と液の酸との間に起こる酸-塩基反応である．これは、レジンのラジカル反応とは全く異なるものである． ⇐ 酸-塩基反応

　ガラス粉末とポリ酸の水溶液が酸-塩基反応して硬化する本来のタイプを従来型グラスアイオノマーセメントと呼ぶ．現在、この従来型を出発点にグラスアイオノマーセメントはレジンとの境界領域にあらたなカテゴリーの材料を作っている．これらの材料は、抗齲蝕性などグラスアイオノマーセメントの生物学的側面と、レジンの優れた物性とをあわせ持つように設計されている．グラスアイオノマーセメントにレジンを配合した材料は、レジンモディファイドグラスアイオノマーセメント（resin-modified glass ionomer cement）と呼ばれており、①光重合系レジンが配合されているタイプ、②化学重合系レジンが配合されているタイプ、③光重合系・化学重合系レジンともに配合されているデュアルキュア（Dual-cure）型セメントがある．また、レジンの配合の仕方には二通りあり、①HEMA（2-hydroxyethyl-methacrylate）などのレジンを物理的に添加したタイプと、②セメントの液成分のポリ酸に、レジン基を分子レベルで結合させたタイプとがある．コンポジットレジンにグラスアイオノマーセメントの概念を導入した材料は、レジンモノマーにカルボキシル基を組み込んだことから、ポリ酸モディファイドコンポジットレジン（polyacid-modified resin composite）通称コンポマー（Compomer）と呼ばれている．コンポマーは構成成分に水を含まないことからグラスアイオノマーセメントの定義からは逸脱している．また、組成がほとんどコンポジットレジンと同様であるところから、グラスアイオノマーセメントの分類に入れることはできない．しかし、コンポマーは、硬化後に口腔内で水を吸収してから二次的にグラスアイオノマーセメントの酸-塩基反応が起き、フッ素を徐放するとされているので、この点では、コンポジットレジンからわずかにグラスアイオノマー寄りに位置するといえる． ⇐ レジンモディファイドグラスアイオノマーセメント

⇐ ポリ酸モディファイドコンポジットレジン
⇐ コンポマー

　これらの材料の関係を図2に整理してみた．左端の従来型グラスアイオノマーと右端のコンポジットレジンとの間にレジンモディファイドグラスアイオノマーセメントとコンポマーを位置づけることができる．左によった製品ほど、グラスアイオノマー本来の特徴、①酸-塩基のセメント反応で硬化する．②光が照射されなくても（セメント反応で）硬化する．③成分中に水を含み、フッ素の溶出が多い—などの性質を多く残し粉液

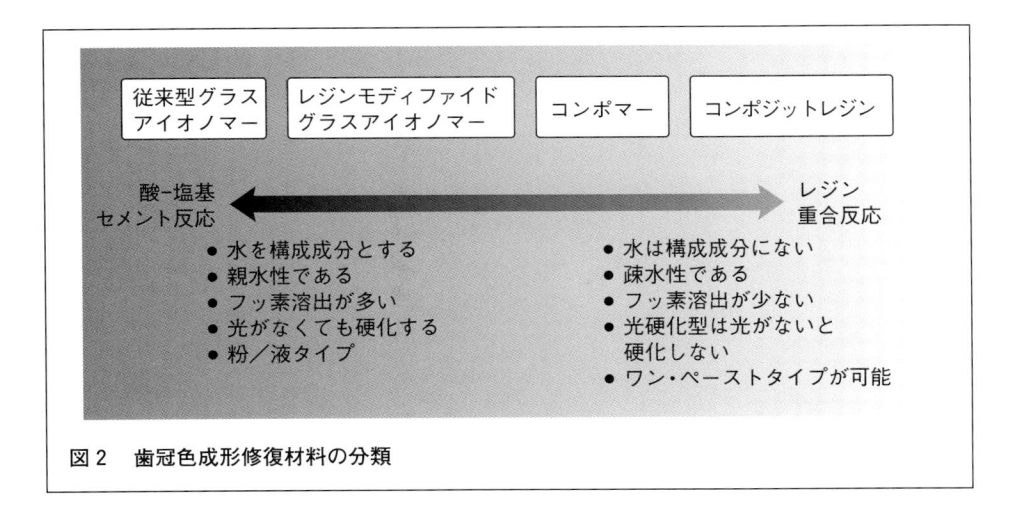

| 従来型グラスアイオノマー | レジンモディファイドグラスアイオノマー | コンポマー | コンポジットレジン |

酸-塩基セメント反応　←――――――――――――→　レジン重合反応

- 水を構成成分とする
- 親水性である
- フッ素溶出が多い
- 光がなくても硬化する
- 粉／液タイプ

- 水は構成成分にない
- 疎水性である
- フッ素溶出が少ない
- 光硬化型は光がないと硬化しない
- ワン・ペーストタイプが可能

図2　歯冠色成形修復材料の分類

タイプである．一方、右に近い製品は、①レジン重合反応で硬化する．②ワンペースト・タイプが可能である．③光重合型では、光の届かないところでは硬化しない．④成分中に水を含まないので、フッ素の溶出が少ない―など、コンポジットレジンの特徴を多く有する．

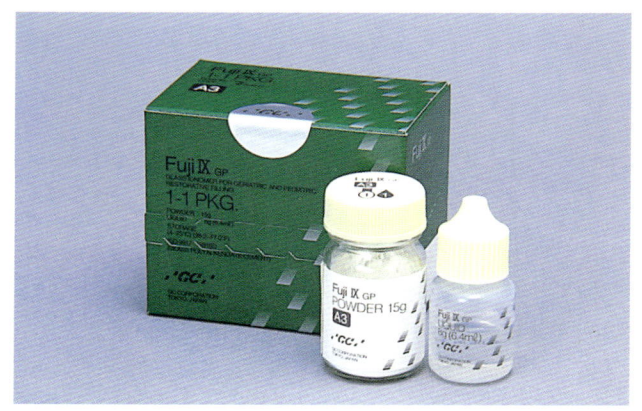

a　従来型グラスアイオノマーセメント：高強度充填用

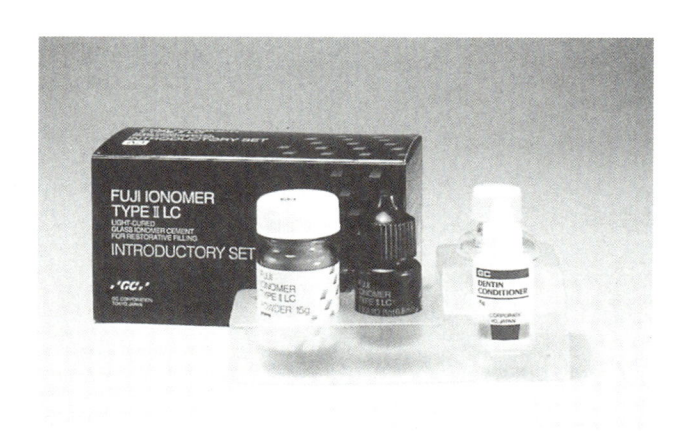

b　レジンモディファイドグラスアイオノマーセメント：光硬化型、修復用

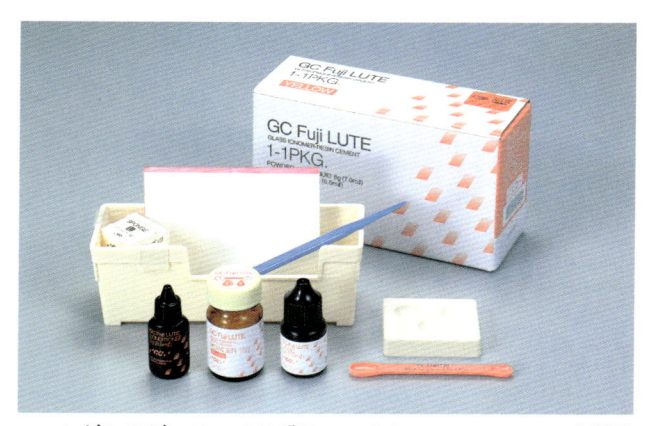

c　レジンモディファイドグラスアイオノマーセメント：化学重合型、合着用

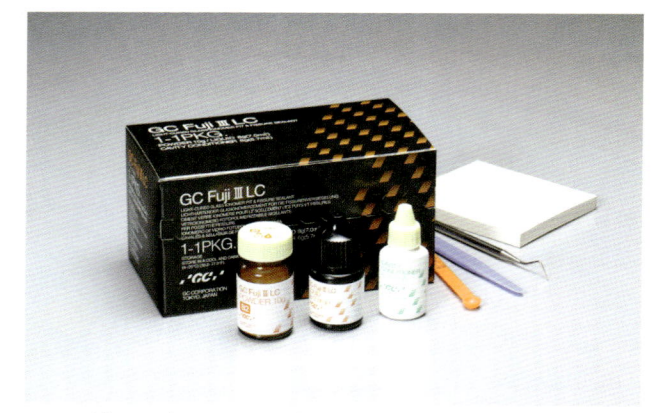

d　レジンモディファイドグラスアイオノマーセメント：光硬化型、小窩裂溝封鎖用

図3　グラスアイオノマーセメントの代表的な製品（ジーシー社の開発による）

2．組成と硬化機構

1）従来型グラスアイオノマーセメント

（1）組成

　いわゆる従来型グラスアイオノマーセメントは、粉末と液とを練和するタイプのものである．粉末の主成分はフッ化アルミノシリケートグラス、液の主成分はポリカルボン酸水溶液である．粉末はシリケートセメントと同様に、微粉化されたガラスで酸に可溶である．主成分であるシリカ（酸化ケイ素）とアルミナ（酸化アルミニウム）の混和物に、フッ化ナトリウム、フッ化カルシウム、フッ化アルミニウムやリン酸アルミニウムなどを加えて1,000～1,500℃で溶融後急冷し、微細に粉砕したものである．液は、開発当初はポリアクリル酸水溶液であったが、長期安定性に劣るため現在では新たなカルボン酸が導入され、アクリル酸とイタコン酸やアクリル酸とマレイン酸の共重合体水溶液

⇦フッ化アルミノシリケートグラス
⇦ポリカルボン酸水溶液
⇦アクリル酸／マレイン酸共重合体水溶液
⇦アクリル酸／イタコン酸共重合体水溶液

にキレート剤として酒石酸が添加され、セメント硬化物の安定化が図られている．

なお従来型グラスアイオノマーセメントのなかには、粉末を水で練和するタイプの水硬性グラスアイオノマーセメントがある．これは、前述の液成分を凍結乾燥し、粉末としてセメント粉末に混入したタイプのものである．

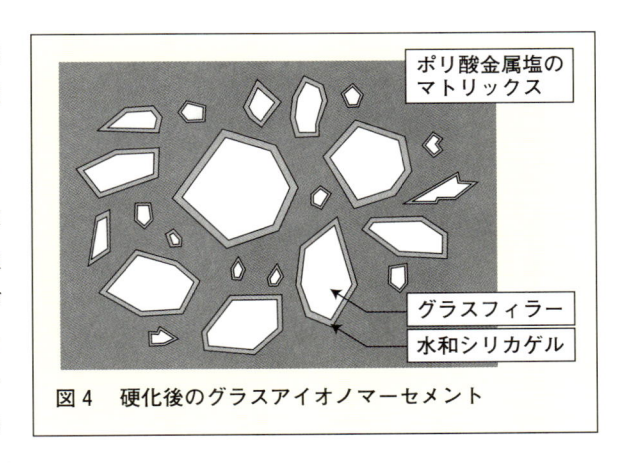

図4 硬化後のグラスアイオノマーセメント

（2）硬化機構

従来型グラスアイオノマーセメントの硬化反応は、基本的に初期凝結反応（一次反応）とそれに続く最終硬化反応（二次反応）とに分けて考えることができる．粉と液を練和すると液中のカルボキシル基（COOH基）がCOO^-とH^+に解離する．セメント粉末は塩基性で、イオン化したH^+が容易に作用し、ガラス表面より金属イオンが液相に放出される．練和開始後暫くの間は（約5分）、放出された金属イオンを介して液中のCOO^-がイオン型架橋結合しネットワークを形成し、ゲル化する．ここまでが初期凝結反応である．その後H^+がさらにガラスに作用し、Al^{+++}（アルミニウム）などの金属イオンが解離されるようになると、これが主体となったイオン型架橋結合が起こる．こうしてセメントはゲル化が進み、液のpHもそれにつれて上昇し、またグラスフィラー中のF^-が遊離され、24時間以上かかって最終硬化する．ガラス粉末の表

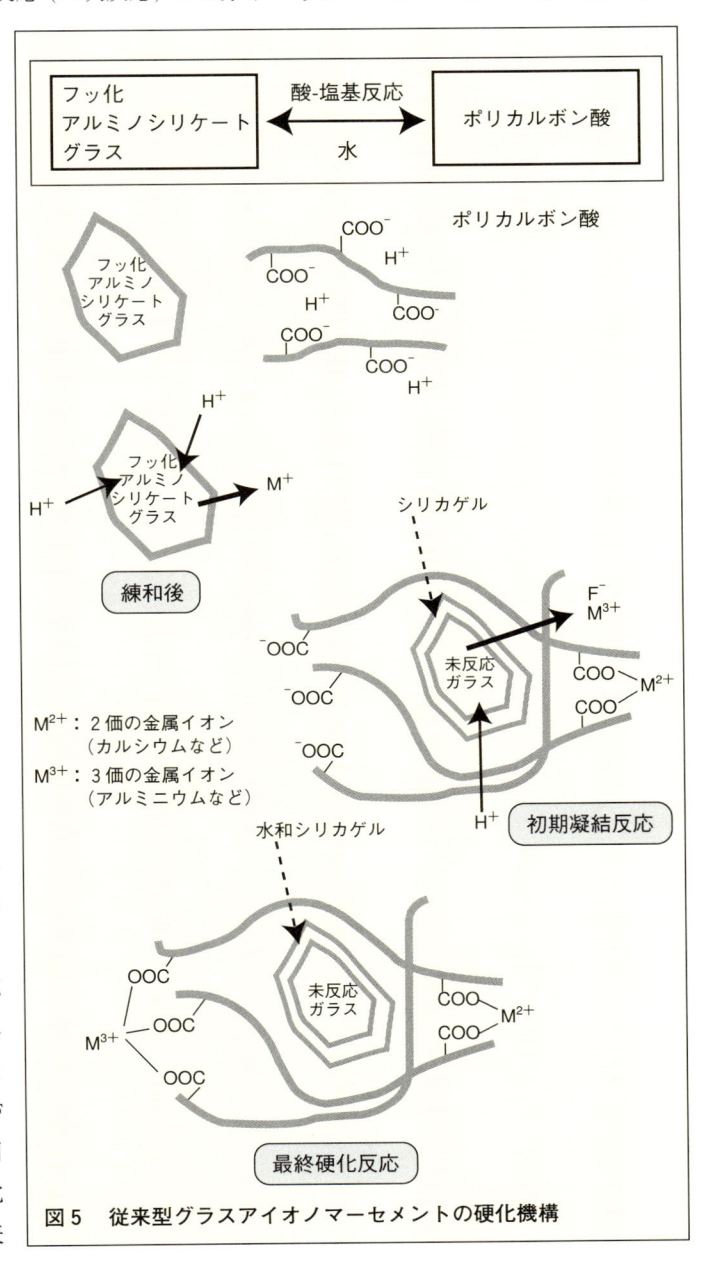

図5 従来型グラスアイオノマーセメントの硬化機構

層は金属イオンがほとんど消失しその部分は水和シリカゲルとなり、また中心部は未反応の粉末粒子、いわゆるコア（core）である．ゲル化したセメントにはポリアクリル酸金属塩が多量に生成され、十分な架橋結合を示すため、はじめの数日で透明度が上昇し、良好な機械的諸性質を呈する．以上のように、セメント硬化途上に粉末成分から放出される金属イオンが液成分のポリアクリル酸のCOO$^-$とイオン型架橋結合してゲル化し、またこれらのゲルが水和することにより水和物ゲル組織が発達して強さを増してゆく（図5）．粉末中のフッ化物添加と液成分中への酒石酸添加の意義については後述する．

2）レジンモディファイドグラスアイオノマーセメント

（1）レジン成分を物理的に配合したタイプ

a．組成

従来型セメントにレジン成分を物理的に配合したタイプのものでは、フッ化アルミノシリケートグラス粉末にレジンの重合促進剤を添加し、液成分にはポリカルボン酸に水溶性メタクリレートモノマー（HEMAなど）と重合開始剤が添加されている（表2）．

表2　従来型およびレジンモディファイドグラスアイオノマーセメント、コンポマー、コンポジットレジンの組成と硬化機構

	基本的な組成	硬化機構
従来型グラスアイオノマーセメント	粉末： フッ化アルミノシリケートグラス 【シリカ(SiO_2)、アルミナ(Al_2O_3)、フッ化アルミニウム（AlF_3）】他、Ca、Sr、Zn、K、Na、La、Pなどが使われる．とくにSr、Laはエックス線造影性を付与する． 液： ポリカルボン酸水溶液 【アクリル酸／イタコン酸／マレイン酸の共重合水溶液】 酒石酸 水	酸-塩基反応
レジンモディファイドグラスアイオノマーセメント	粉末： フッ化アルミノシリケートグラス 重合促進剤 液： ポリカルボン酸水溶液 酒石酸 水溶性メタクリレートモノマー（HEMAなど） （光・化学）重合開始剤	酸-塩基反応＋レジンの重合反応（光・化学・デュアルキュア）
コンポマー（ポリ酸モディファイドコンポジットレジン）	ペースト： フィラー（フッ素含有） メタクリレートモノマー 酸性モノマー （光・化学）重合開始剤	レジンの重合反応（光・化学）＋二次的に、吸水後に酸-塩基反応
コンポジットレジン	フィラー： メタクリレートモノマー （光・化学）重合開始剤	重合反応

b．硬化機構

このタイプでは、従来のグラスアイオノマーセメント部分の酸-塩基反応とレジンのラジカル重合は、それぞれの分子で別個に起こることが特徴である．配合されたレジンモノマーの重合様式により、光硬化型あるいは化学硬化型グラスアイオノマーセメントと分類される．光硬化型グラスアイオノマーセメントの粉と液とを練和すると、グラスアイオノマーセメント本来の酸-塩基反応が始まる．次いで光照射によりレジン部分においてラジカルが発生し、レジン成分の重合反応が起こる．セメント練和物は、そのレ

ジン成分の光重合により硬化するが、酸-塩基反応は完結するまで引き続き進行する．また化学硬化型グラスアイオノマーセメントの硬化機構は、粉と液とを練和するとグラスアイオノマーセメント本来の酸-塩基反応とレジン成分の化学重合の両方が同時に始まる．レジンの化学重合反応のほうが早く終了しセメントは硬化するが、酸-塩基反応はそのまま進行する．いずれの硬化様式のセメントも、ポリカルボン酸の金属塩により形成された従来型グラスアイオノマーセメントのネットワークと、レジンのポリマーにより形成されたネットワークとがガラスの周りに複雑に絡み合い、マトリックスを形成していると考えられる（図6）．

図6 レジン成分を物理的に配合したタイプ

（2）レジン成分をセメントの液成分に共有結合させたもの

a．組成

液成分のポリカルボン酸にレジン基（メタクリロキシ基）をペンダントのように結合させたものである．そのレジン基およびHEMAに代表されるレジン成分の重合様式により、光硬化型、化学硬化型または両方の重合系をもつデュアルキュア型に分類される．

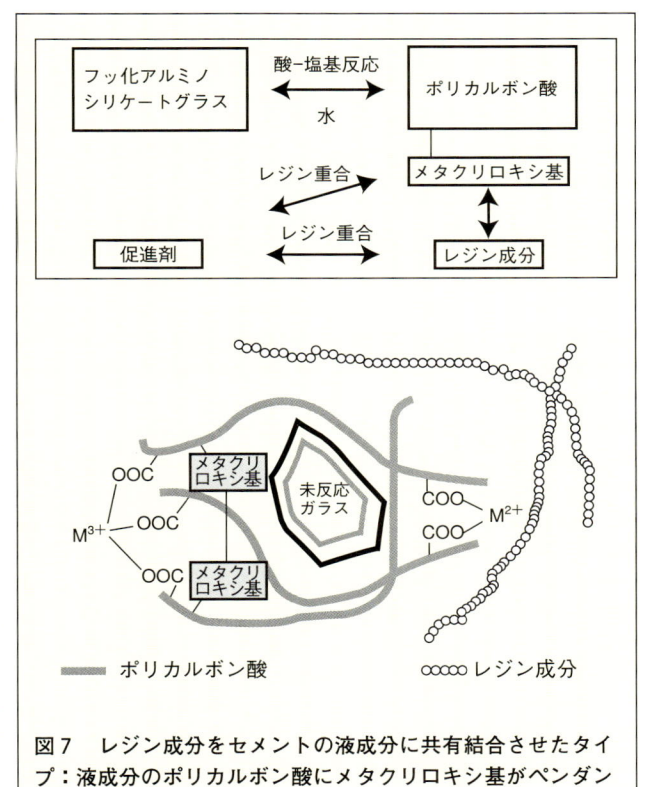

図7 レジン成分をセメントの液成分に共有結合させたタイプ：液成分のポリカルボン酸にメタクリロキシ基がペンダント結合している．

b．硬化機構

硬化機構は、グラスアイオノマーセメント本来の酸-塩基反応により形成されたネットワークと、物理的に配合されたレジンのポリマーによるネットワークが混在することは、前述のタイプと同様である．さらにこのタイプではポリカルボン酸内のメタクリロキシ基の重合も同時に起きる．すなわち酸-塩基反応とレジンのラジカル重合が同一分

子内でも起き，メタクリロキシ基の重合はポリカルボン酸のネットワーク形成に主として関与していることが特徴的である．このネットワークは，その後も続くグラスアイオノマーセメント本来の酸-塩基反応によりさらに強化されたものとなり，これら3者のネットワークがガラスの周りに均一化してマトリックスを形成していると考えられる（図7）．

3）コンポマー（ポリ酸モディファイドコンポジットレジン）

（1）組成

コンポマーは，ワンペーストタイプである．組成的には，レジン成分が含まれているところは，レジンモディファイドグラスアイオノマーセメントと同様である．しかしグラスアイオノマーセメントの液成分であるポリカルボン酸と水は組み込まれていない．ペーストはほとんどレジンであり，多官能性カルボン酸モノマーが含まれていることが特徴的である．したがって水溶液ではないため，イオンによる酸-塩基反応は起こらず，レジンモディファイドグラスアイオノマーセメントとは異質のものである．またグラスアイオノマーセメントの粉末成分であるフッ化アルミノシリケートグラスは，単なるフィラーとして存在している．実際は，機械的諸性質を向上させるためにストロンチウム配合となっていたり，新たなフィラーが混入されていたりする．いずれにせよ配合されているガラスは初期の硬化反応に直接関与していない．

（2）硬化機構

「水」が存在しないため基本的にはレジンであるコンポマーの硬化機構は，多官能性カルボン酸モノマー，HEMAなどのラジカル重合により形成されたネットワークが複雑に絡み合って，フッ化アルミノシリケートグラスやフィラーの周りにマトリックスを形成していると考えられる．ところが口腔内で重合硬化したコンポマーは，やがて吸水し水が供給される．コンポマーにはカルボン酸モノマーとフッ化アルミノシリケートグラスが配合されているため，その「水」によりグラスアイオノマーセメント本来のイオンによる酸-塩基反応が二次的に発生し，その結果フッ素の徐放も起こるものと思われる．しかし，その量はレジンモディファイドグラスアイオノマーセメントに比べて有意に少ない（図8）．

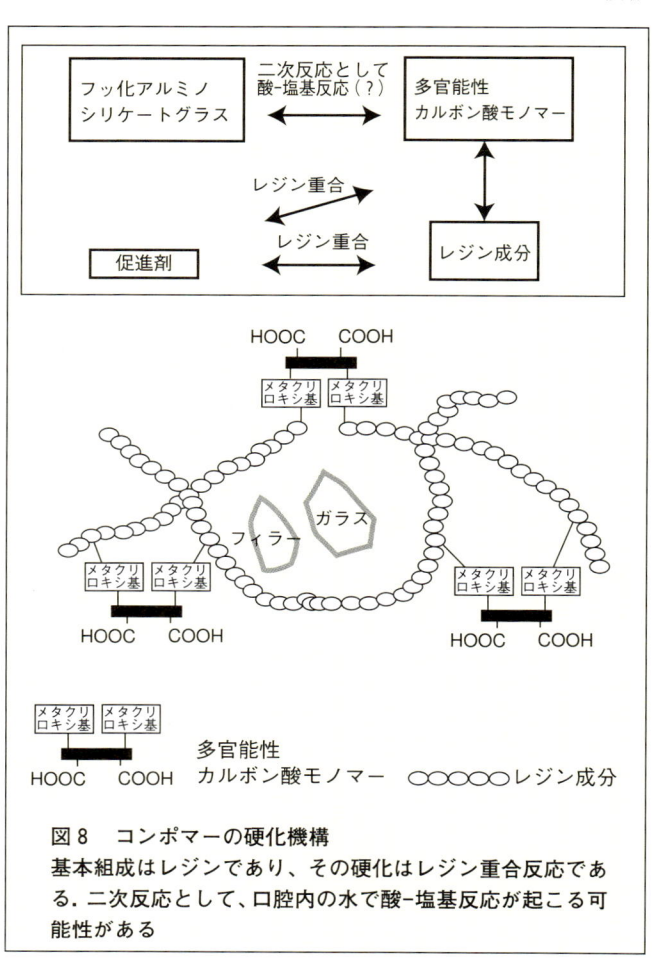

図8　コンポマーの硬化機構
基本組成はレジンであり，その硬化はレジン重合反応である．二次反応として，口腔内の水で酸-塩基反応が起こる可能性がある

3. 特色

▷ グラスアイオノマーセメント修復の特色

1) 機械的性質

セメントの中では物性の優れた材料である．従来型のグラスアイオノマーセメントにおいても象牙質と同程度の圧縮強さは有しており，熱膨張係数が歯質に近似し，硬化時の収縮も小さい．またレジンモディファイドグラスアイオノマーセメントの強度は，一般にコンポジットレジンと従来型セメントとの中間に位置する．コンポマーは基本的にレジンであるため，その物理的強度は優れている．しかしこれらのセメントは，修復材としては脆性材料に属する．外力の大きく加わる部位の修復材料としては不適当である．したがってⅢ級，Ⅴ級，根面，くさび状欠損窩洞や乳歯の修復に主として用いられている．とくに縁端強さが低いので，窩洞の形態などには注意を要する．最近，組成的には従来型のセメントであるが，粉液比を大きくすることにより機械的強度を向上させ，臼歯咬合面部にも応用可能な高強度充填用グラスアイオノマーセメントが登場し，セメントの適応範囲が拡大した．

▷ Ⅲ級，Ⅴ級，根面，くさび状欠損窩洞や乳歯の修復

2) 接着性

(1) 従来型のグラスアイオノマーセメント

歯面のスミヤー層を酸で処理しなくても接着するのが，従来型の特徴である．これは，セメントがスミヤー層中の無機成分と化学的に接着するためである．しかし，従来型も，酸処理して歯面からスミヤー層を除去すると接着強さは向上する．セメントのエナメル質と象牙質に対する接着のメカニズムは，いまだ明らかでなくいくつかの仮説がある．しかし，接着は化学的なものであり，機械的なものでないことは確かである．セメントは歯質の無機成分であるアパタイトと化学的に結合し，接着性を発揮する．したがって，アパタイトを多く含むエナメル質に対して，象牙質より接着する．現在，セメントと歯質の接着メカニズムについては仮説が三つある．Smith(1968) は，セメントが歯質アパタイト中のカルシウムイオンとキレート結合すると唱えている．しかし，Beech (1973) は，セメントと歯質アパタイト中のカルシウムイオンとの強いイオン結合であるという立場をとっている．Wilson(1974)は，初期には，セメント中のカルボキシル基と歯質との水素結合であり，時間を経てこれがイオン結合に置換するとしている．

▷ 歯質中のカルシウムイオンと化学的に結合
- キレート結合
- イオン結合
- 水素結合

(2) レジンモディファイドグラスアイオノマーセメント

従来型グラスアイオノマーセメントにレジンを配合したこのセメントは，レジン同様，酸処理しない歯面にはほとんど接着しない．酸処理しスミヤー層が除去されたエナメル質と象牙質に対しては従来型のセメントより高い接着性を示す．通常，酸処理剤としては，ポリアクリル酸やクエン酸などのマイルドな酸が使われる．歯質との界面には樹脂含浸層の形成が認められ，従来型より，セメントと歯質とのイオン反応は少ないと考えられる．

レジン成分の含まれたセメントは，歯面処理が必須

(3) コンポマー

基本的にレジンと同様である．

3) 歯髄刺激性

液の主成分であるポリカルボン酸のpHは1～2とかなり低いが，有機酸であること，分子量が大きいこと，硬化によりpHは急激に上昇することなどから，歯髄刺激性はかなり少なく，カルボキシレートセメントとほぼ同程度である．また歯質接着性も良好であるため，辺縁漏洩による細菌侵入も起こらず歯髄に対して安全な材料のひとつに挙げ

歯髄刺激性はかなり少なく，カルボキシレートセメントとほぼ同程度

られている．象牙質を一層介しての生物学的安全性は確かなもののようである．またコンポマーの歯髄刺激性は，基本的にはレジンと同等と考えられる．

4）審美性

グラスアイオノマーセメント修復は、審美性修復のひとつであり、セメントは天然歯に近い色調、透明感、光沢を有している．とくにレジンが配合されたレジンモディファイドグラスアイオノマーセメントは、従来型セメントより審美性が大きく向上した．しかし、セメントは粉と液を練和するために内部気泡が多く、これが表面あらさを増大させている．ワン・ペーストの光重合型コンポジットレジン修復と比べると、グラスアイオノマーセメント修復には、レジンが配合されたものでも審美性に限界がある．

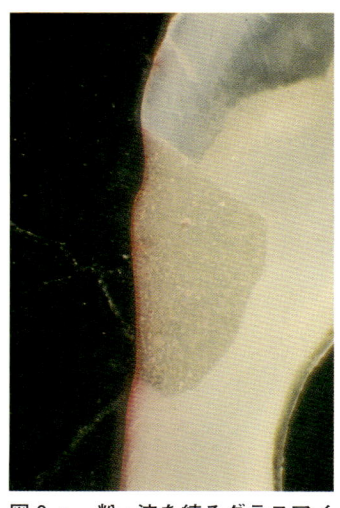

図9a　粉・液を練るグラスアイオノマーセメントは硬化体内部に気泡が多い．（前歯の歯頸部に填塞した材料を、歯の長軸に平行に切断して見たもの）

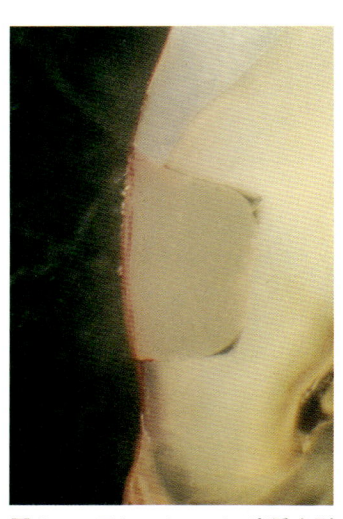

図9b　ワン・ペースト・光重合型コンポジットレジン内に気泡はほとんどない．

5）フッ素徐放性（抗齲蝕性）

グラスアイオノマーセメントから溶出するフッ素イオンは、フッ化アルミニウム（AlF_3）やセメント成分中のフッ化カルシウム（CaF_2）などから溶出する．グラスアイオノマーセメントの特徴であるフッ素徐放性は、水の存在下でイオン反応がおきているときの現象である．言いかえれば、フッ素が溶出しているときは、セメントの化学反応が進行中であることを示している．グラスアイオノマーセメントは、長期にわたってフッ素イオンを徐放するため、歯の表面に耐酸性の高いフルオロアパタイトを形成するといわれている．こうした作用によって、脱灰した歯質が再石灰化する．グラスアイオノマーセメントに接した歯質中にはフッ素が取り込まれ高濃度に分布する．これによって、歯質中には酸に侵されにくい耐酸性層（inhibition layer）が形成され、齲蝕の進行に抵抗する．このように歯質の強化作用を有するグラスアイオノマーセメントは良好な歯質接着性とも相まって、二次齲蝕の発生を抑制していると考えられている．また、修復物表面では、フッ化物によるプラーク（歯垢）発育の抑制の可能性がある．フッ素が抗菌性を発揮するメカニズムについては、細菌の透過膜に作用してその糖代謝を阻害すると説明されているが、臨床的に有効な効果を発揮するには、かなり高濃度のフッ素が必要である．シリケートセメントと同等量の溶出があれば、臨床的に有効かもしれないと述べている研究者もいるが、材料の物性を劣化させずに高い濃度のフッ素を持続的に溶出さ

> フッ素徐放性は、水の存在下でイオン反応が起こっている時の現象である

⇐ フルオロアパタイト

せることは困難な技術である．しかし、修復材に抗菌性を与えるためにはフッ素を利用するのが一番安全であろうとも考えられている．

6）感水による白濁、および乾燥、ひび割れ、亀裂による白濁

⇦ 感水

初期凝結反応直後のセメントは水に非常に影響されやすい．この段階のセメントは、金属イオンを放出し続けて非常に脆弱であり、可溶性の状態にある．この時期に水に接触すると、マトリックス形成が阻害され、物性も低下し、その結果セメントの軟化、白濁が生じる．このような反応を感水と呼び、感水をおこしやすい期間を感水期間と呼んでいる．ところが最終硬化物は、水和物のゲル組織が発達しているため初期硬化時とは逆に乾燥に弱く、離水するとひび割れや亀裂を生じ白濁するが、硬化初期における感水による白濁とは異なるものである．

⇦ マトリックス形成が阻害
⇦ 物性も低下
⇦ セメントの軟化
⇦ 白濁

感水し白濁すると審美的問題のみならず物性の低下も来すので、感水期間はバーニッシュ（防湿用塗布材）などを塗布しセメント表面の吸水や乾燥を被膜によって阻止する必要がある．また一度離水し亀裂が入りセメント表面が白濁すると、その後水分に触れてももとには戻らず、物性も低下する．とくに、仕上げ時の発熱による脱水、他の処置を施しているときのグラスアイオノマーセメント修復歯の乾燥、また口呼吸患者の修復などには充分注意を払う必要がある．

表3　グラスアイオノマーセメントの臨床的特徴

① フッ素を長期にわたり徐放し，抗齲蝕性が期待される
② 硬化時収縮により発生する応力が少ない
③ 熱膨張係数が歯質のそれに近似している
④ 歯髄刺激性が少ない
⑤ 硬化初期に感水性がある
⑥ 従来型では前処理なしでもエナメル質と象牙質，また金属に対して接着性を示す

■ 4．酒石酸の役割

グラスアイオノマーセメント成分中には、セメントの硬化反応をコントロールするために酒石酸が添加されている．WilsonとCrispは、酒石酸がセメントの硬化をシャープにし、硬化速度を速めることを発見した．ここで、明記すべきは酒石酸の添加によって硬化速度は速まるが、操作時間が短くなることはなく、時として長くさえできることである．さらに、セメントの強度も向上することから、酒石酸はグラスアイオノマーセメントの添加成分として大変重要な役割を担っているといえる．

■ 5．レジン成分の添加と光重合の意義

従来型グラスアイオノマーセメントは、感水性が強く、審美的にも十分でなく、また機械的強度も低く、とくに開発当初においては臨床操作性の悪いセメントという印象が拭えなかった．現在、従来型グラスアイオノマーセメントには種々の改良が加えられているものの、感水性や審美性に関してはいまだ問題がある．しかしレジン成分やレジン基を導入したレジンモディファイドグラスアイオノマーセメントでは、これらの問題が大きく改善されることになった．光重合で瞬時に硬化するため感水性の影響が問題とならないことや、レジン成分が加わり審美性が向上したことが理由である．さらに歯面処理を併用することにより、レジン成分の良好な歯質接着性も期待でき、セメントの性能は格段に向上した．それに伴い臨床におけるレジンモディファイドグラスアイオノマーセメントの使用頻度は飛躍的に増大している．

3. 適応症

グラスアイオノマーセメントは、1970年、McLeanにより始めて臨床に用いられた．その後、1974年にMcLeanとWilsonが適応症と修復法の指針を示したが、この時示された適応症と修復法は、いずれも予防と歯質保存を重視したものであった．

1. 接着性コンポジットレジン修復との比較

グラスアイオノマーセメントは、歯冠色を有する修復材料として、材料や修復法に改良を重ねつつ発展してきた．グラスアイオノマーセメント修復の適応症は、接着性コンポジットレジン修復とほぼ重なることもあるので、修復に際しては、両者の特性を比較検討し、その症例にふさわしい材料を選択する．

グラスアイオノマーセメント修復と接着性コンポジットレジン修復の特性を比較すると表4のようになる．グラスアイオノマーセメントは、①フッ素を長期にわたり徐放する、②歯質と化学的に接着する、③修復術式が簡便である、④硬化時の寸法変化が小さい、⑤温度変化による体積の膨縮が小さい、⑥セメントの構成成分が水であるため材料自体に親水性がある、などの点がコンポジットレジン修復にない優れた性質である．反面、コンポジットレジンに比べ機械的強さに劣るという重大な欠点を有する．セメントは本来脆性材料であるため、弾性変形を受けるさいに吸収しうるエネルギー（弾性ひずみエネルギー、resilience）や、破断するまでに吸収しうるエネルギー（靭性、toughness）が、コンポジットレジンに比べ明らかに小さい．従来型にくらべると、レジンを配合したグラスアイオノマーセメントではこの点が大きく改善されているものの、コンポジットレジンに匹敵する強度を持つとは言い難い．また、セメントは基本的に粉と液で構成されるため、練和時の気泡の混入が避けられないことも、機械的強さや審美性の低下につながっている．

表4 グラスアイオノマーセメントと接着性コンポジットレジン修復の比較

	グラスアイオノマーセメント	コンポジットレジン
強度	小さい	大きい
色調の安定性	低い	高い
耐摩耗性	小さい	大きい
表面あらさ	大きい	小さい
寸法安定性	高い	低い
フッ素徐放	あり	なし
感水性	あり	なし
修復操作	簡便	難しい
被着歯面の汚染に	影響されるがレジンより小さい	非常に影響される

2. 適応症と禁忌症

グラスアイオノマーセメントの適応症と禁忌症については、McLeanとWilsonが1972年から1975年にかけて集大成したものが現在でも基本となっている．

⇦ グラスアイオノマーセメント修復の適応症

・グラスアイオノマーセメントの適応症と禁忌症

適応症
①根面齲蝕
②くさび状欠損
③舌側に位置するⅢ級
④唇側エナメル質を広く覆わないⅤ級
⑤小窩裂溝の予防填塞

⑥乳歯の修復
⑦初期の咬合面裂溝齲蝕
⑧歯質保存型修復－トンネル修復法
⑨ART（Atraumatic Restorative Treatment：非侵襲的修復技法）

　WHOが発展途上国など、歯科の診療設備が全くないところで、推奨している修復技法である．スプーンエキスカベーターなどの手用切削器具で齲窩の感染歯質を最小限に除去、接着性の成形修復材で修復する緊急避難的修復法である．ARTには、耐摩耗性にすぐれ咬合面に用いることができる高強度の修復用従来型グラスアイオノマーを用いることがWHOより推奨されている．ARTのコンセプトは、発展途上国で展開している緊急避難的な修復技法ということにとどまらず、現在われわれの日常臨床にも、最小限の歯質削除、すなわち最小限の治療介入（minimal intervention）として導入されてきている．手用切削器具（エキスカ）で柔らかい歯質を除去し、ある程度硬い歯質がでたら高強度の従来型グラスアイオノマー、フジIX GPで修復する．細菌が残置されている可能性が高く、健全な被着面とはいえない歯面に対する、グラスアイオノマーセメントの化学的接着性とフッ素徐放による抗齲蝕性に期待した長期の暫間修復といえる．

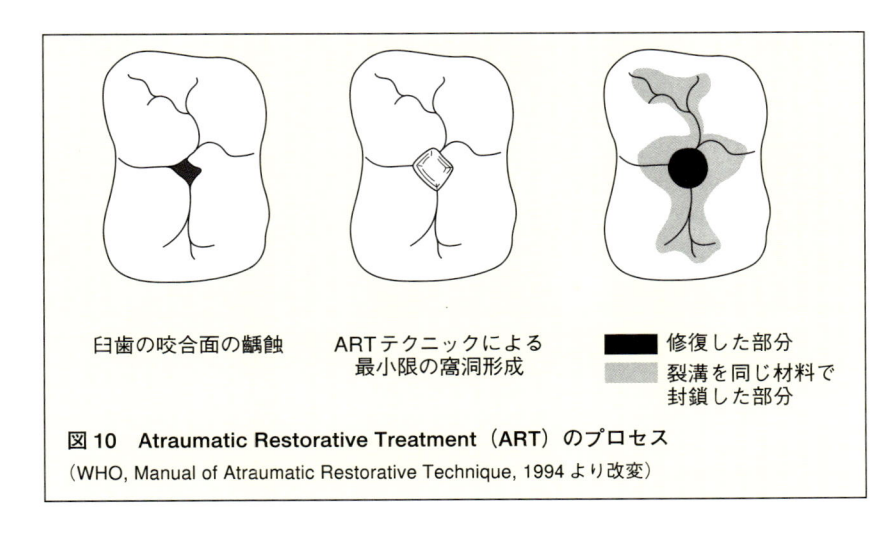

図10　Atraumatic Restorative Treatment（ART）のプロセス
（WHO, Manual of Atraumatic Restorative Technique, 1994より改変）

臼歯の咬合面の齲蝕／ARTテクニックによる最小限の窩洞形成／■修復した部分　▨裂溝を同じ材料で封鎖した部分

禁忌症
①Ⅳ級や切縁破折の修復
②唇面エナメル質の広範囲の修復
③Ⅱ級やアマルガムの再修復
④咬頭を被覆する修復

（McLeanとWilsonの提唱にもとづく）

3. グラスアイオノマーの特性を生かした修復

《症例1:歯質をできるだけ保存するトンネル修復法》

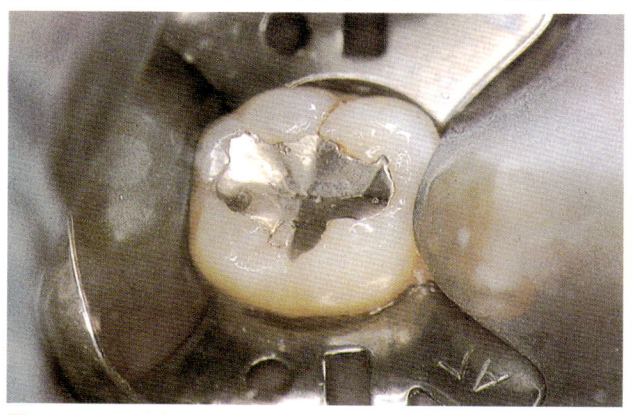

図11a 下顎右側第一大臼歯の近心隣接面に齲蝕を認めたため、咬合面のメタルインレーを除去しようとするところ.

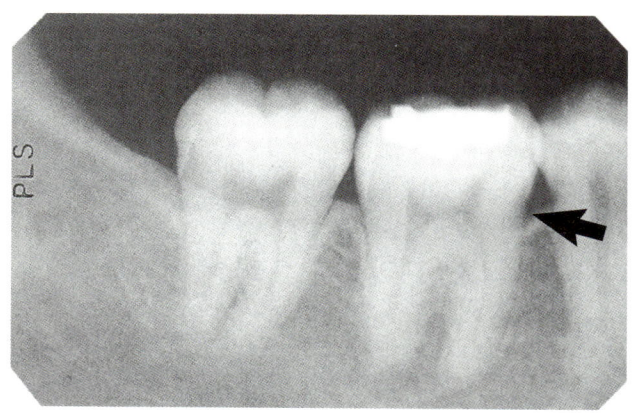

図11b レントゲン写真において、近心に認められる齲蝕(矢印).

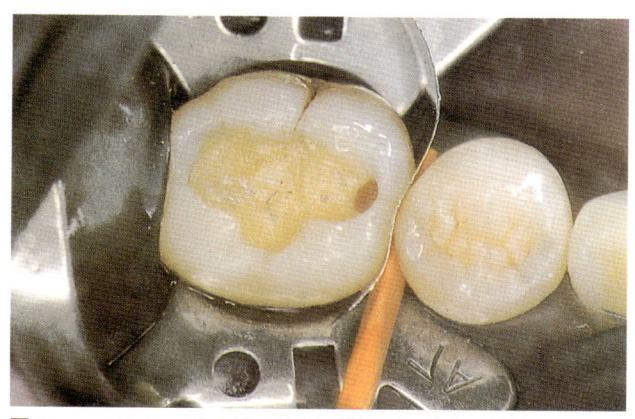

図11c インレー除去後、近心に隣接面に達する齲蝕を認めた.健全なエナメル質辺縁隆線部を保存することとした.トンネル修復を行う.

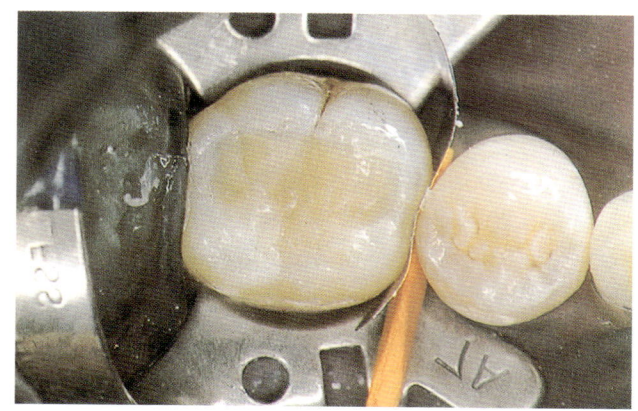

図11d 近心トンネル窩洞のみグラスアイオノマーセメント充填し咬合面を光重合コンポジットレジンを填塞し終わったところ.

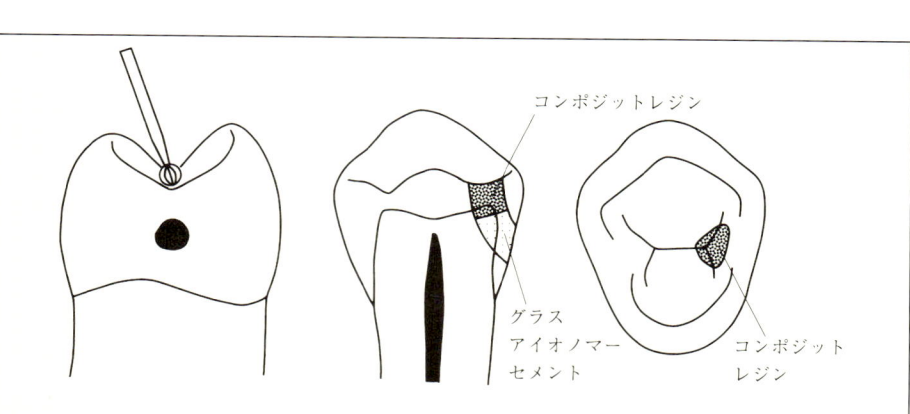

図12 トンネル窩洞形成は咬合面から辺縁隆線を残し隣接面齲蝕にアプローチする歯質保存型窩洞形成である. ▭ グラスアイオノマーセメント ▨ コンポジットレジン
強度に対する要求は少ないが、抗齲蝕性が要求される隣接面にグラスアイオノマーセメントを先に充填し、咬合面のみ強度の高いコンポジットレジンで修復する.

　齲蝕検知液をガイドに感染象牙質を確実に除去することができ、窩洞内が唾液、歯肉溝からの滲出液、また血液から隔離できる通常の症例には、強靱性、耐摩耗性、接着強さ、また審美性に優れた接着性コンポジットレジン修復を用いる.

グラスアイオノマーセメント修復は、このセメントの優れた特性であるフッ素徐放による抗齲蝕性、修復操作の簡便性、被着歯面のコントロールの容易さなどを、強靭性や審美性に優先させねばならない症例に用いるのが望ましい．図13は、高齢者の下顎部分床義歯の鉤歯に、根面齲蝕が認められる症例である．齲蝕は、露出根面を環状に取り囲むように進行しており、感染象牙質の徹底除去が難しそうである．このような症例を修復するにあたっては、修復物の強度や審美性より、フッ素徐放による、歯質の耐酸性の向上や細菌の発育抑制の可能性を優先させ、グラスアイオノマーセメント修復をする．また、日常の臨床では、修復を手早く済ませなければならない症例や、最終的処置を即座に行うことができない症例などに遭遇する機会が少なくない．また、段階的アプローチを選択すべき症例、長期暫間修復を試みる場合などには、グラスアイオノマーセメントの特性が活かされる（図14～16）．

⇐ 歯質の強化
⇐ 脱灰歯質の再石灰化

《症例2：高齢者の根面齲蝕》

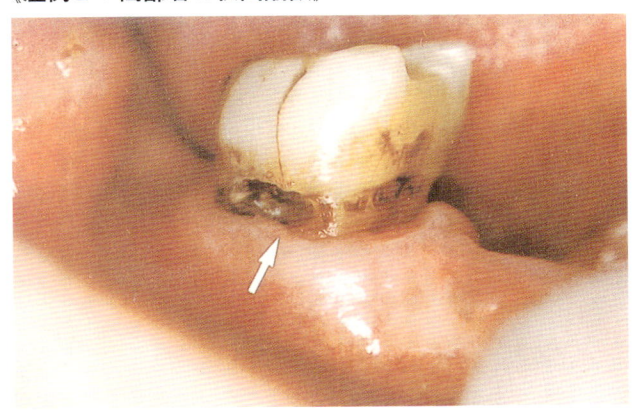

図13　75歳男性．6] 孤立歯の露出根面には環状に進行した齲蝕が認められる．鉤歯であり齲蝕リスクの高い部位である．

《症例3：齲蝕リスクが高く術野のコントロールも難しい患者》

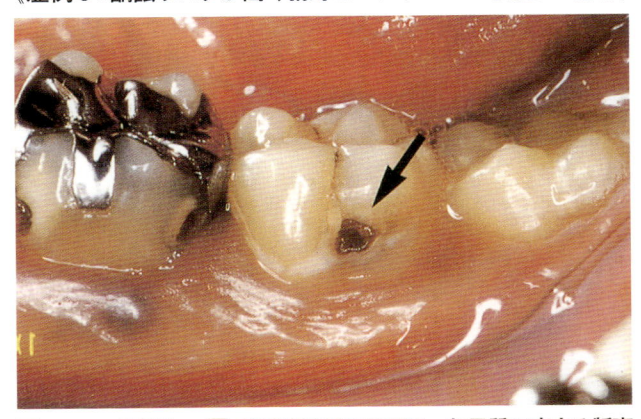

図14　17歳男性．[7 頬側歯頸部不潔域に、象牙質に達する齲窩（矢印）が認められた．齲窩に連接してエナメル質が脱灰され、初期齲蝕の様相を呈している．メタルインレー修復されている[6 にも齲窩を認め、齲蝕感受性の高い患者であることがわかる．また、術野の防湿が難しい症例である．このような症例には、フッ素徐放による抗齲蝕性、修復の簡便性、接着強さが被着歯面の汚染に比較的影響されない性質などグラスアイオノマーセメントの特性が活かされる．

《症例4：最終的な修復が今すぐできない患者》

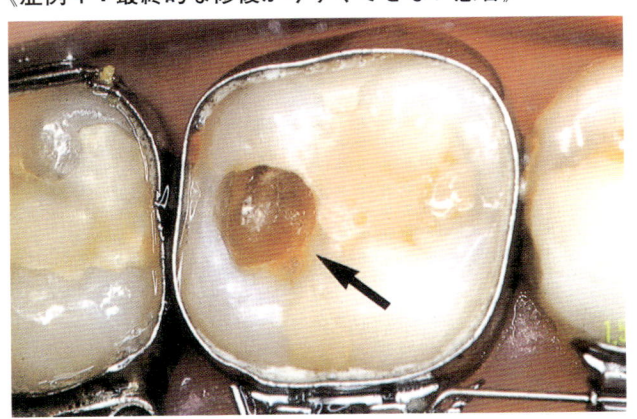

図15a　22歳男性．6] 咬合面にはコンポジットレジンが充填されており、遠心部に限局した齲蝕が発生した．最終的な修復をしようとすると矯正装置をはずす必要がある．軟化象牙質の除去を試みるが齲窩は深い．

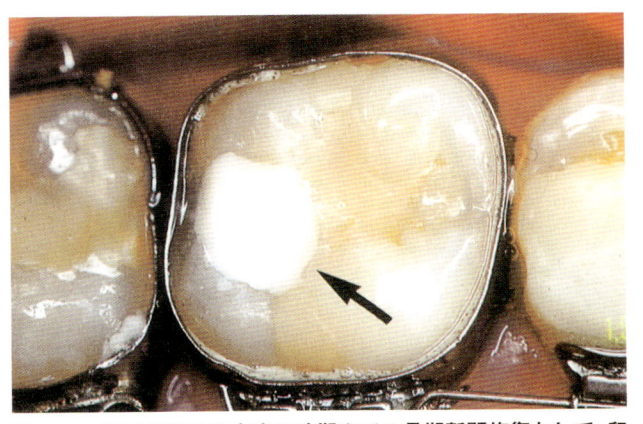

図15b　矯正装置を除去する時期までの長期暫間修復として、臼歯咬合面への適応を目的に開発された、高強度の従来型グラスアイオノマーセメントを充填した．このように、齲蝕の最終処置を即座に行うことができず、段階的に修復しようとする場合に、グラスアイオノマーセメントの抗齲蝕性、化学的歯質接着性などの利点が活きる．ARTのコンセプトである．

《症例5：歯周治療開始前のくさび状欠損修復（7年経過例）》

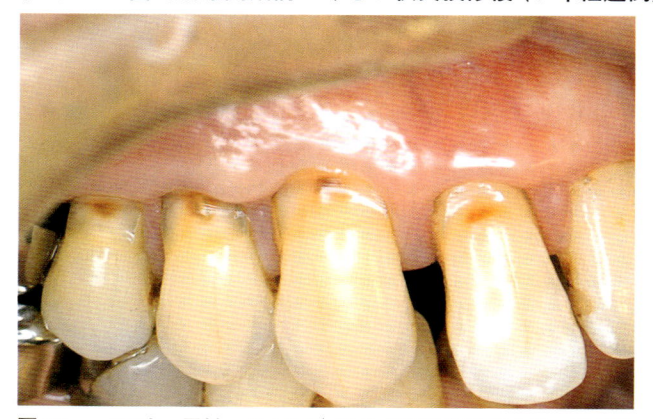

図16a　60歳、男性．5432|にくさび状欠損があり、歯の動揺、深いポケット、歯肉の腫脹などを伴い高度の歯周疾患を認める．歯周治療開始前の知覚過敏処置としてグラスアイオノマーセメント修復することとした．レジンモディファイドグラスアイオノマーで修復．窩洞形成は全く行わなかった．保持溝、安定溝なども設けていない．

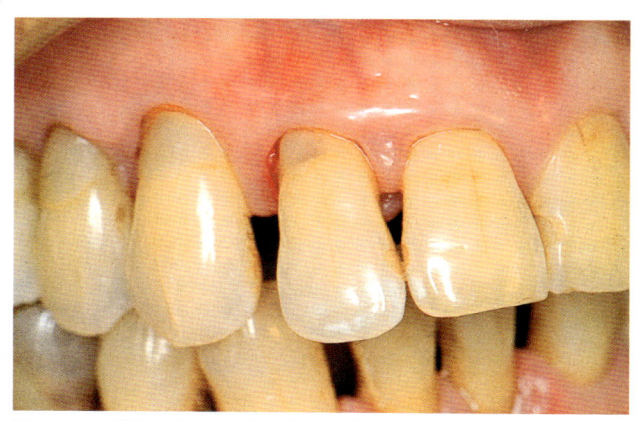

図16b　術後1年．わずかながら変色を認める．

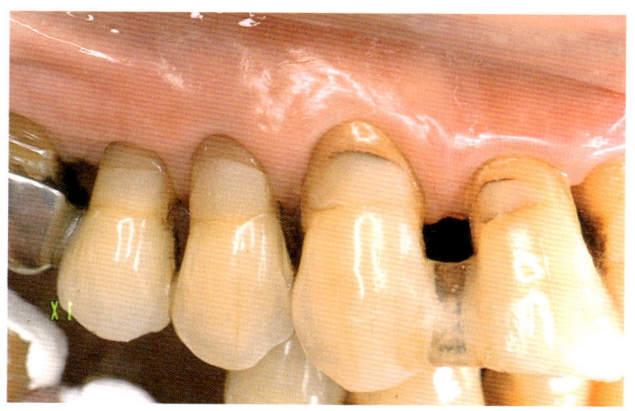

図16c　術後5年．辺縁の着色（褐線）、表面の粗造感が認められるが、接着は良好．臨床的には問題なく経過している．

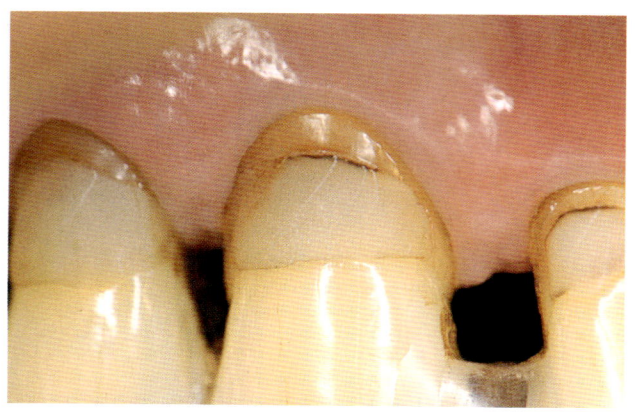

図16d　術後5年．拡大すると表面に気泡が出てきているのがわかる．これは、粉・液を練和して用いるセメントタイプの修復材が内部気泡を持つためである．

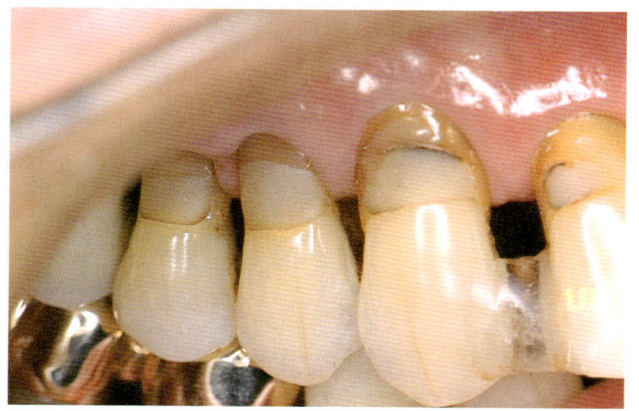

図16c　術後7年を経過．臨床的に問題なく機能しているが、全体に変色が目立ち、褐線も明らかになってきた．このように、グラスアイオノマーセメントは良好な歯質接着性を持つが、変色を含め表面性状については、レジンに劣る材料である．

4. 修復法

グラスアイオノマーセメント修復の基本的な手順を、以下に記す.

1. 色調の選択

シェードガイドによる色調の選択は窩洞形成の前に行うのが望ましい．グラスアイオノマーセメントの透明性は、修復直後には最高に達さず、修復後変化することに注意する．修復直後の色調は、シェードガイドと異なる傾向にある．

2. 窩洞形成

齲蝕の認められない歯頸部摩耗症などでは、歯質の切削は必要ない．修復に先立つ酸を用いた歯面処理により窩洞表面は清掃される．齲蝕の除去に際しては、健全な歯質を極力保存するよう窩洞形成を行う．グラスアイオノマーセメントは、エナメル質や象牙質と化学的に接着し抗齲蝕性を有するので、窩洞外形を自浄域にまで延ばし予防拡大する必要はない．また、保持形態の考慮も不必要である．強靭性に欠けるため、咬合圧が直接かかる部位や高度の摩耗が及ぶ部位への修復は原則的に避けることになるが、耐摩耗性にすぐれた高強度の修復用従来型グラスアイオノマーセメントが開発され、ARTテクニックにより咬合面に用いられるようになった．この他の部位では多くの場合抵抗形態への配慮も不必要である．しかし、窩洞周囲に遊離エナメル質が残った場合は整理して、エナメルに亀裂が生じるのを防ぐ．また、修復物の辺縁がうすくなると、乾燥しやすく、脆性材料であるため破折しやすいので、セメントの辺縁は十分な厚みを有するよう配慮する．修復操作のための便宜形態を除いては、齲蝕除去のみ行い、終始歯質の削除を最小限にとどめるよう努める．グラスアイオノマーセメントは生体親和性に富む材料であるから、齲蝕を除去した後の窩洞が深く歯髄に近接した場合でも、水酸化カルシウム製剤などの裏層は不要である．

3. 歯面の酸処理

酸-塩基反応のみを有する従来型のグラスアイオノマーセメントは、歯面の酸処理をとくに必要としなかった．しかし、レジン成分が配合されたグラスアイオノマーセメントでは、歯面の酸処理が必須であり、酸処理なしでは接着強さが得られない．酸処理によりスミヤー層が除去され、わずかに脱灰された歯質とセメントマトリックスやレジ

⇦ レジンを配合したグラスアイオノマーセメントでは、歯面の酸処理が必要

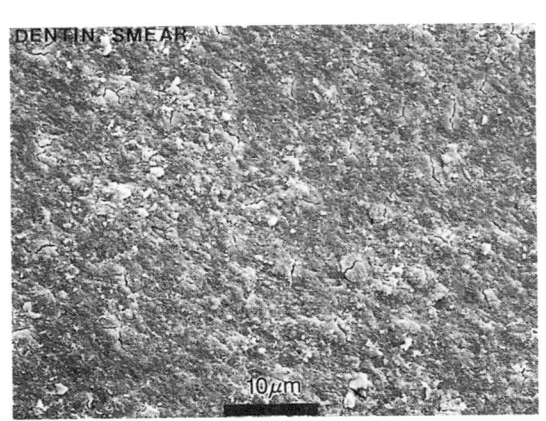

図17 象牙質を切削した面はスミヤー層で覆われている．

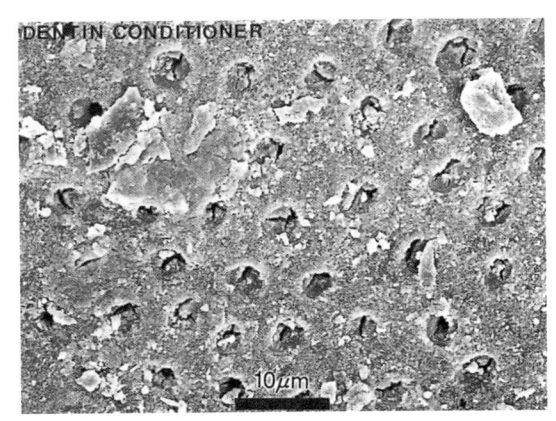

図18 10％ポリアクリル酸で処理した象牙質面．スミヤー層は除去され象牙細管内にデンチナルプラグが残存している様子が観察できる．

ン成分が相互作用を起こし、接着に寄与すると指摘されている．歯面処理には、マイルドな有機酸が用いられる．10％〜25％のポリアクリル酸が一般的である．

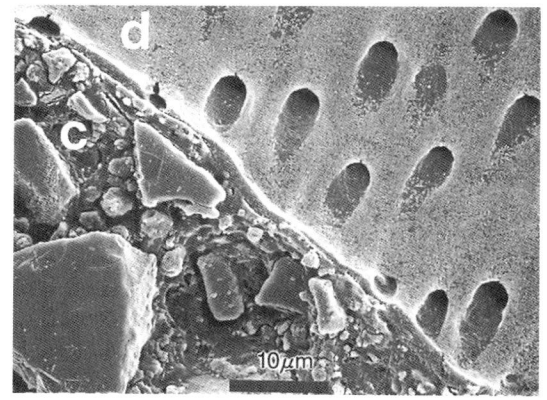

図19 象牙質とグラスアイオノマーセメントの接着面のSEM（電子顕微鏡）像
d：象牙質　c：グラスアイオノマーセメント
セメントは象牙質と緊密に接合しており、良好な接着がうかがえる．セメント内には大小さまざまのグラスコアが認められる．このグラスコアからはフッ素が溶出し歯質に取り込まれていく．

4．塡塞

　粉と液をそれぞれ計量して練和する製品が一般的であるが、液の粘性が高いため、規定量の液を正確に採取するのが難しい．また粉は計量スプーンによる採取の仕方で分量が異なってくる．本セメントの粘稠度は、粉液比に大きく左右される．この点、あらかじめ計量された粉と液がカプセルに装塡されているタイプでは、常に粉液比が正確である．また、カプセルタイプは機械練和の後、そのままカプセルから窩洞に塡入できる点も有利である．歯面処理後、水洗・乾燥を行うが、歯面を乾燥し過ぎるとセメントとの接着に不利である．材料は窩洞よりわずかにはみ出すように一挙に塡塞し、可能な部位ではマトリックスで圧接し、そのまま硬化を待つ．硬化中に付形などの操作をしてはならない．なお、シリンジを使用すると、窩洞細部までの注入が容易で気泡の混入も少ない．

5．光照射

　光重合レジン成分が配合されたグラスアイオノマーセメントでは、光照射が必要となる．酸-塩基反応、すなわちセメント反応の割合が多いものでは、光照射をしなくても硬化する．したがって、セメントの色調にかかわらず、窩洞内の光の到達しない部位もセメント反応で硬化する点は、光重合型コンポジットレジンに無い利点である．しかし光が到達しない部位では、見かけ上硬化していても光重合レジン成分が未反応で残留している可能性がある．したがって、全ての部位に十分な光照射ができるよう配慮する．

6．バーニッシュ塗布

　従来型グラスアイオノマーセメントではセメント表面の感水を防ぐために、マトリックスを除去してすぐバーニッシュ（防湿用塗布材：修復物表面に保護被膜を作るために塗布する樹脂の溶液）を塗布する．この操作は、初期硬化中のセメントの吸水を避ける目的で行われ、修復物の表面性状を決定する上で、重要なステップである．　　　　　⇦ 感水の防止

7．仕上げ研磨

　硬化直後の余剰部の除去は、刃の鋭利な手用切削器具で行い、この時点では回転切削器具を使用しない．余剰部を取り終えたら、再びバーニッシュを塗布して、当日の処置

を終了する．従来型のグラスアイオノマーセメントでは、バーニッシュを塗布することが必須である．レジンを配合したセメントでは、感水性の影響が少なくなったが、バーニッシュを塗布することによってより良好な表面が得られる．レジンを配合したグラスアイオノマーセメントでは、余剰部の除去に回転切削器具を使用することが可能であり、即日の仕上げ研磨も可能である．しかし、24時間後の仕上げ研磨は、より良好な表面性状をもたらす．仕上げ研磨に用いる器具は、基本的にコンポジットレジンと同様であるが、レジンより硬さが低く割れやすい材料であることに留意する．

図20　レジンモディファイドグラスアイオノマーによる修復の手術

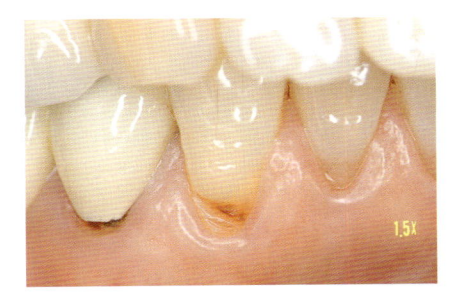

a　3| 歯頸部齲蝕
b　齲蝕検知液をガイドに感染歯質除去 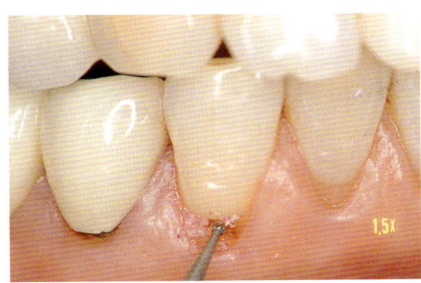
c　歯頸部の塡塞に用いる圧子（サービカルマトリックス） 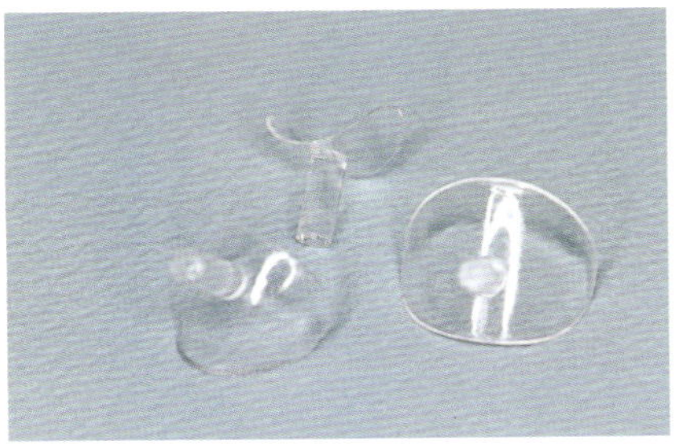
d　マトリックス試適 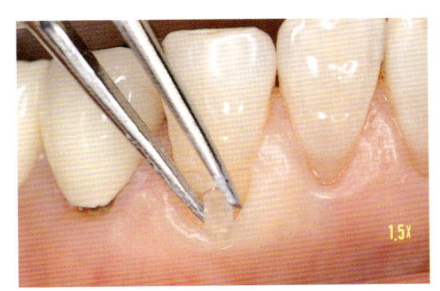
e　歯面処理材 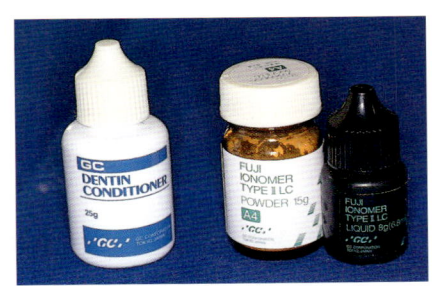
f　歯面処理 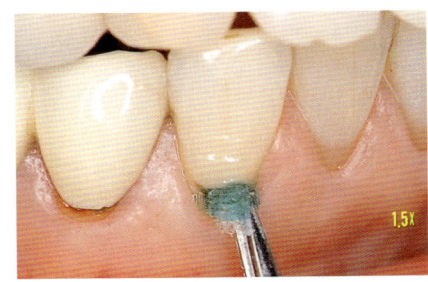
g　処理材を水洗 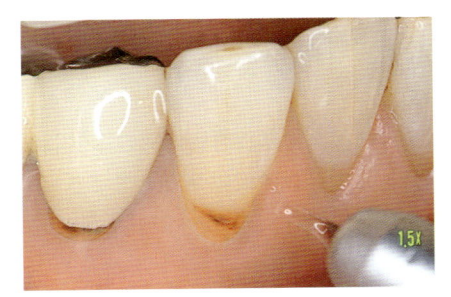
h　乾燥．この時乾燥し過ぎない． 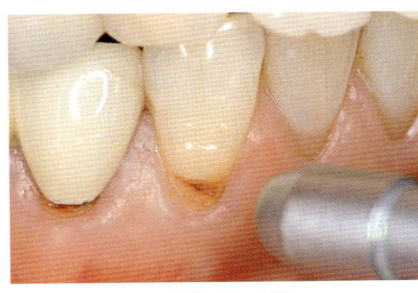
i　セメントの練和 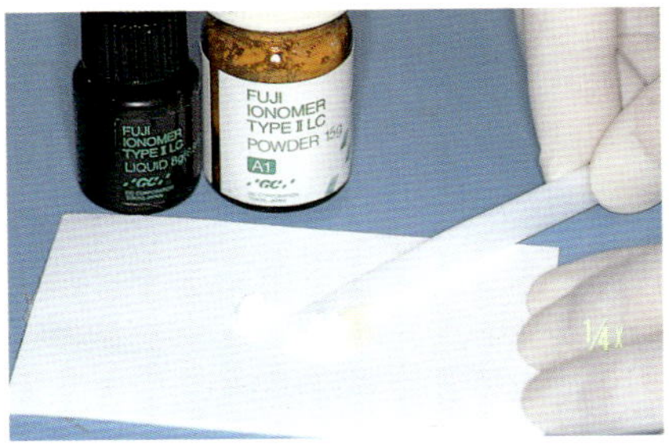
j　塡塞後、マトリックスで圧接しながら光照射して硬化させる． 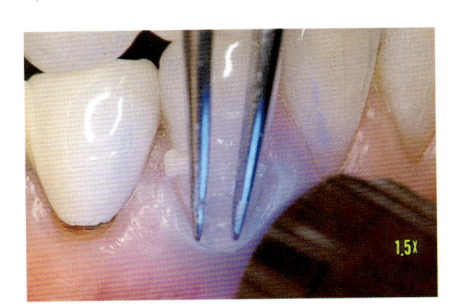
k　マトリックス除去．セメントがはみ出ている． 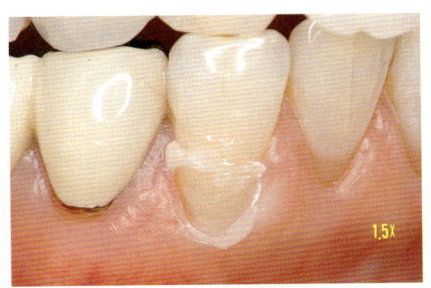
l　スケーラーなどで大きなはみ出しを除去．

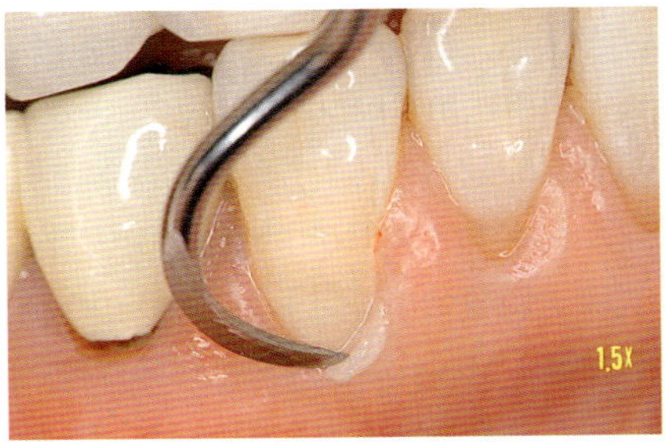

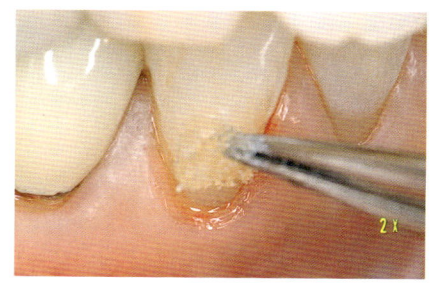

m 感水性のある期間はバーニッシュ（防湿用塗布材）をセメント表面に塗布しておく．

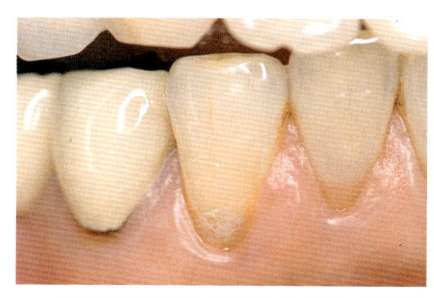

n 24時間以後に最終的な仕上げ、研磨を行う．

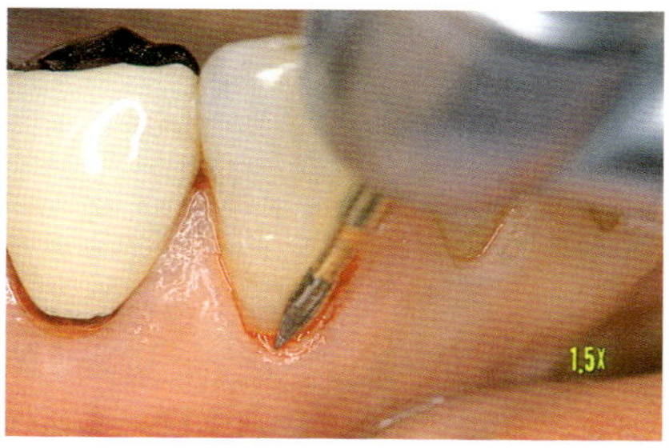

o 仕上げ．レジンに準じた器具で行うが、レジンに比べるとやわらかく削れやすいので注意．

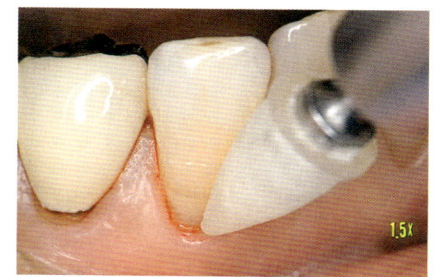

p 研磨

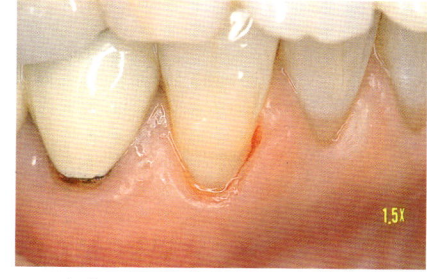

q 完成

5．臨床成績

　グラスアイオノマーセメントは、強靭性や接着強さの値を比較すると、明らかに接着性コンポジットレジンに劣る．従来型グラスアイオノマーセメントはエナメル質と象牙質に対して2〜5MPaの接着強さを示すのに対し、接着性コンポジットレジンは、12〜25MPaの接着強さを示す．また、引張り強さを例にあげれば、従来型グラスアイオノマーセメントが3〜10MPaの範囲であるのに対し、コンポジットレジンは35〜60MPaの値を示す．しかし、グラスアイオノマーセメントは強度でコンポジットレジンにはるかに劣るにもかかわらず、臨床での不快事項や事故が極めて少ないことが知られている．歯頸部を修復した臨床成績では、グラスアイオノマーセメントは、従来のレジン修復を上回る好成績を示すことが報告されており、中でも、歯質を切削しない歯頸部摩耗症例の修復における成績が優れている．良好な臨床成績をもたらす理由は、本セメントがコンポジットレジンに比べて、硬化時の寸法変化や温度膨縮が少ないこと、歯質と化学的に接着することなどが考えられる．グラスアイオノマーセメントは、開発当初から今日に到るまで、その物性や修復技法にかなりの改良が加えられてきており、材料自体の改良に伴って、修復術式に対する理解もより深まってきている．

　グラスアイオノマーセメント修復の臨床成績で特徴的なことは、修復物が示す抗齲蝕性である．McLeanは、1970年、始めてグラスアイオノマーセメントを臨床に用い、修復物周囲のエナメル質辺縁に齲蝕抵抗性があることを発見した．その後、多くの臨床報告が、本セメント修復物周囲の歯質に発生する二次齲蝕や、修復物に隣接したエナメル質面上に発生する齲蝕が極めて少ないことを明らかにしている．WilsonとMcLeanの報告では、Mountが1157のⅢ級修復物の2〜7年間の経過観察を行い、齲蝕の発生は全く認められなかったとしている．また、Knibbsらは、368のⅢ級およびⅤ級修復物の2〜4年間の経過観察で1例のみに齲蝕を認め、Brandauらは、76のⅤ級窩洞の4.5年間の経過観察で齲蝕は皆無であったとしている．このように、臨床調査により実証されたグラ

⇦ 予後

⇦ 歯頸部摩耗症例の修復における成績が優れている

表5 従来型（GI）およびレジンモディファイドグラスアイオノマー（RMGI）、コンポマー（PMRC）、コンポジットレジン（CR）修復の長期臨床成績.（ ）内は略記

報告者（報告年）	観察期間	症例	症例数	口腔内で機能している割合	
Baratieriら（2000）	4年	Ⅰ級およびⅡ級	726	CR	[90%]
Lattaら（2000）	3年	歯頸部の摩耗 切削なし	50	CR	[90%]
Sunnegardhら（2000）	3年	歯頸部の摩耗	148	CR RMGI	[90%] [93%]
Raskinら（1999）	10年	Ⅰ級およびⅡ級 水酸化カルシウムによる象牙質全面裏層	37	CR	[50-60%]
Boghosianら（1999）	5年	歯頸部の摩耗 切削なし	38	RMGI	[100%]
Espelidら（1999）	3年	Ⅱ級 乳歯	49 49	GI RMGI	[73%] [98%]
Sturdevantら（1999）	3年	歯頸部の摩耗 切削なし	59	CR	[81%]
Edelbergら（1999）	3年	Ⅰ級の暫間充填として（ART法による：感染歯質残存）6〜13才	45	GI	[70%]
Qvistら（1998）	3年	Ⅱ級 乳歯	196	PMGI RMGI RMGI RMGI	[94%] [86%] [85%] [83%]
Folwacznyら（1998）	3年	Ⅴ級	83	PMGI CR RMGI RMGI	[83%] [93%] [67%] [60%]
Eldertonら（1997）	3年	歯頸部の摩耗	36	PMGI GI	[100%] [97%]
Jedynakiewiczら（1997）	3年	歯頸部の摩耗 切削なし	55	PMGI RMGI	[98%] [90%]
van Dijken（1996）	3年	Ⅲ級	53	PMGI RMGI CR	[98%] [98%] [100%]
Petersら（1996）	3年	Ⅰ級およびⅡ級 乳歯	37	PMGI	[91%]
Neoら（1996）	3年	歯頸部の摩耗 切削なし	50 55	GI CR	[95%] [78%]
Matisら（1996）	10年	歯頸部の摩耗 切削なし	54	I	[76%]
Neo and Chew（1996）	3年	歯頸部の摩耗 切削なし	50	GI	[96%]
Powellら（1995）	3年	歯頸部の摩耗 切削なし	37	GI	[97%]
Tyas（1991）	5年	Ⅴ級の齲窩	65	GI	[92%]
Osborne and Berry（1990）	3年	Ⅲ級	44	GI	[100%]
Matis（1988）	3年	歯頸部の摩耗 切削なし	90	GI	[90%]
Mount（1986）	7年	Ⅴ級、Ⅲ級、その他	1283	GI	[93%]

スアイオノマーセメントの抗齲蝕性は、セメントが長期間フッ素を徐放することにより発揮されるものである．一方、臨床上多く指摘される問題点は、摩耗により修復物の解剖学的形態が失われること、変色、辺縁部の着色などである．最近、臨床で普及のめざましいレジンを配合したレジンモディファイドグラスアイオノマーセメントでは、レジン成分の添加によって、強度や審美性、歯質との接着強さが大きく改善されている．また、フッ素徐放の能力については従来型とほぼ同等であり、抗齲蝕性は従来型と同様に期待できる．

⇦ 摩耗により修復物の解剖学的形態が失われること、変色、辺縁部の着色

現在までに報告されている、各修復材料の3年以上の長期臨床成績を整理してみたのが表5である．3年間でいえば、脱落や二次齲蝕をきたさず口腔内で機能している割合は、コンポジットレジン、コンポマー、レジン配合グラスアイオノマーとも、窩洞を切削していない場合でも80％を越えるものがほとんどである．現在までの報告を総括すれば、グラスアイオノマーセメントは、適切な症例に正しく応用すれば長期にわたり良好な成績を示す修復材料であるということができる．ただし、3年を越えると修復物の失敗率が急速に増えるとの報告もあり、短絡的な結論は出せない．いずれにしても、これからの修復材料には10年を越える良好な臨床成績が求められる．

参考文献

1. McLean J.W., Nicholson J.W. and Wilson A.D. : Proposed nomenclature for glass-ionomer dental cements and related materials, Quint Int, 25, 1994.
2. Wilson A.D. and Kent B.E. : The glass-ionomer cement, a new translucent cement for dentistry, J Appl Chem Biotechnol, 21, 1971.
3. Wilson A.D. and Kent B.E. : A new translucent cement for dentistry, Brit Dent J, 132, 1973.
4. Mitra S.B. : Photocurable ionomer cement system. European Pate Application 0323120 A2, 1989.
5. 冨士谷 盛興, 新谷 英章：新世代材料の「寵児」・グラスアイオノマーとは ―その化学と発展の軌跡―．デンタルダイヤモンド「The GIC」．デンタルダイヤモンド社，東京，1997．
6. 桃井保子：グラスアイオノマーセメント，コンポマー，コンポジットレジン修復を比較評価する．日本歯科評論 No.695, 東京, 2000．
7. Wilson A.D. and McLean J.W., clinical uses, In：Glass-Ionomer Cement,Quintessence Publishing Co., Inc., Chicago, Illinois, 1988.
8. Hunt P.R., A modified class II cavity preparation for glass ionomer restorative materials.Quint Int (15), 1984.
9. Frencken J., Phantumvanit P., Pilot T. (1994) Manual Atraumatic Restorative Treatment Technique of Dental Caries. 2d ed. Groningen: WHO Collaborating Centre for Oral Health Services Research University of Groningen.
10. Knight G.M., The use of adhesive materials in the conservative restoration of posterio rteeth. Aust Dent J (229), 1984.
11. 庄野常一：光硬化型修復用グラスポリアルケノエートセメントの歯髄に及ぼす影響ならびに象牙質接合界面の超微構造に関する研究，日歯保誌，38. 514～548, 1995.
12. Momoi Y., Hirosaki K., Kohno A., McCabe J.F. : Flexural properties of resin-modified "hybrid" glass-ionomers in comparison with conventional acid-base glass-ionomers. Dent Mater J, 14: 109-119, 1995
13. Momoi Y., McCabe J.F. : Fluoride release from light-activated glass ionomer restorative cements. Dent Mater, 9: 151-154, 1993.
14. Momoi Y., Hirosaki K., Kohno A., McCabe J.F. : In vitro toothbrush-dentifrice abrasion of resin-modified glass ionomers, Dent Mater, 13: 82-88, 1997.
15. Matis B.A., Cochran M. and Carlson T. : Longevity of glass-ionomer restorative materials: Results of a 10-year evaluation, Quint Int (27), 1996.
16. Neo J. and Chew C.L. : Direct tooth-colored materials for noncarious lesions: A3-year clinical report, Quint Int(27), 1996.
17. Powell L.V., Johnson G.H. and Gordon G.E. : Factors associated with clinical success of cervical abrasion/erosion restorations, Oper Dent (20), 1995.
18. Svanberg M. : Class II Amalgam restorations, glass-ionomer tunnel restorations, and caries development on adjacent tooth surfaces: A 3-year clinical study, Caries Res (26), 1992.
19. Tyas M.J. : Cariostatic effect of glass ionomer cement: afive-year clinical study, Aust Dent, J (36), 1991.
20. Osborne J.W. and Berry T.G. : A3-year clinical evaluation of glass ionomer cements as class III restorations : Am J Dent (3), 1990.
21. Matis B.A., Cochran M., Carlson T. and Phillips R.W. : Clinical evaluation and early finishing of glass ionomer restorative materials, Oper Dent (13), 1988.
22. Mount G.J. : Longevity of glass ionomer cements, J Prosthet Dent (55), 1986.
23. Wilson A.D. and McLean J.W., Erosion and longevity, In : Glass-Ionomer Cement, pp120, Quintessence Publishing Co.,Inc., Chicago, Illinois, 1988.

第 12 章

アマルガム修復

1. アマルガム概要
2. 材料学
3. 水銀汚染とその対策
4. 適応症、窩洞形態
5. 修復術式
6. 術後の変化、経過と再修復法
7. 接着アマルガム修復
8. ガリウム合金

1. アマルガム概要

　アマルガムとは主要な成分の一つに水銀を含む合金の総称である．この合金は初めは泥状であるがやがて各種の結晶を形成して硬化する．この特性が歯科用修復材料として応用されている．

　アマルガムに関する歴史をみてみると、本材料が歯科用に試みられるようになったのは1818年フランスの歯科医Regnardがビスマスとスズを水銀で練ったものを用いた頃に始まるようである．その後、同じくフランスの歯科医Taveanが銀貨をヤスリで削り、これを水銀で練ったものを充填したが、これは歯科用アマルガムの原祖とも考えられるものである．しかしながら当初の性能は低く、また安易に塡められたため、その使用については反対派も多かった．その結果、米国においてはその使用をめぐって1845年から10年間にも亘って米国歯科医師会会員の間にいわゆる"アマルガム戦争"なるものが起こり混乱の極みに達したこともあった．

　しかしながら引き続きアマルガムの欠点を改良しようという地道な研究努力が各方面において行われ、殊に19世紀末から20世紀初頭にかけてのG.V. Blackの一連の基礎研究により優良なアマルガム材料のための科学的資料が作られた．またBlackはこれに並行してアマルガムのための窩洞から始まる一連の修復法についての体系化をも行った．同じ頃ドイツではWitzelがアマルガム修復法に関する重要な一書を著した．

　このような背景の下、本法は比較的信頼できる修復法の一つとして広く受け入れられるようになった．その理由の第一は、簡易性と経済性にあるといわれるが、正しく用いればきわめて優れた臨床的効果をあげうるという特有の性能が重要な理由であろう．

　しかしながら最近、本邦やスウェーデンでアマルガム中の水銀による環境汚染問題がクローズアップされ、その使用をめぐっての議論が世界的に波及しつつある．このような状況下で、水銀に代わる金属性の代替材料としてガリウム合金が市販されるに至った．本合金による修復物は初期強度が高く、膨張性であるなどの特徴をもつが、改善されたとはいえ耐蝕性や器具に付着するなどの難点もあり広くは普及していない．これに先立って代替材料としてはコンポジットレジンが性能の向上を伴いつつ主流となってきた．

⇐アマルガムとは主要な成分の一つに水銀を含む合金の総称

⇐簡易性と経済性

⇐水銀による環境汚染問題

いずれにしろ諸外国では本邦のような医療保険制度ではなく、財政的ならびに経済的問題もあり、アマルガムは未だ使用されているのが現実である．その扱いには慎重さを払いつつ、特性を生かした活用を図るべきであろう．

2．材料学

1．アマルガム合金の組成

銀とスズの2金属を主成分とする合金と銀、スズ、銅の3金属を主成分とする合金に分類される．これらの主成分に加えて亜鉛、インジウム、パラジウム、水銀などを少量含むものもある．

2．アマルガム合金の分類

合金粒子の形状により、①削片型（状）合金（lathe-cut alloy）、②球状合金（sphericalalloy）および③混合型合金（blended alloy）に分類される．また合金組成、ことに銅の含有量により、①従来型（銀スズあるいは低銅）アマルガム合金（conventional amalgam alloy）と②高銅型アマルガム合金（high copper amalgam alloy）に分類される．銅の含有量は従来型合金では6％（wt）以下であり、高銅型では10～30％（wt）となっている．また高銅型には銀－銅共晶合金粒子を含むところの①混合型高銅合金（別名、分散強化型合金とも呼ばれた）と②単一（相）型高銅合金とがある．

3．硬化反応と金属組織構造

1）従来型銀スズアマルガム

合金（Ag_3Sn：γ、ガンマー相）と水銀の反応により多量の銀・水銀化合物（Ag_2Hg_3：γ_1、ガンマーワン相）と小量のスズ・水銀化合物（$Sn_{7-8}Hg$：γ_2、ガンマーツー相）とが形成される．アマルガム硬化体の金属組織は未反応の合金粒子（γ）とそれを包む間質組織（マトリックス：γ_1、γ_2より成る）で構成されている（図1 a）．γ_1は2～3μmのサイコロ状の小結晶で、γ_2は10～100μm程度の不規則棒状あるいは樹枝状結晶となっている．このγ_2相は硬さや腐食抵抗が低く、アマルガム中の弱相となっている．

⇦ 合金（Ag_3Sn：γ、ガンマー相）
⇦ 水銀の反応
⇦ 銀・水銀化合物（Ag_2Hg_3：γ_1、ガンマーワン相）
⇦ スズ・水銀化合物（$Sn_{7-8}Hg$：γ_2、ガンマーツー相）
⇦ 合金粒子（γ）
⇦ 間質組織（マトリックス：γ_1、γ_2より成る）
⇦ γ_2相は硬さや腐食抵抗が低く、アマルガム中の弱相

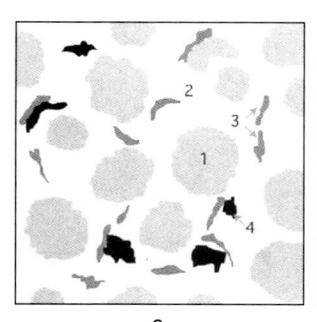

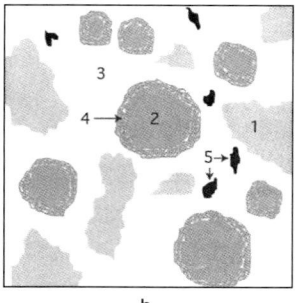

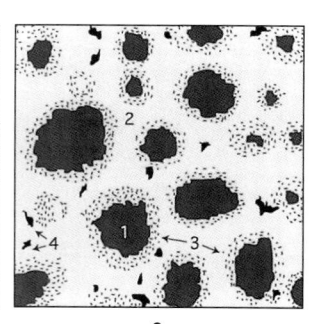

図1　アマルガムの金属組織構造模式図
a．従来型銀スズアマルガム（1：γ合金、2：γ_1相、3：γ_2相、4：気泡）
b．混合型高銅アマルガム（1：γ合金、2：銀－銅共晶合金、3：γ_1相、4：η'相、5：気泡）
c．単一相型高銅アマルガム（1：単一相型合金、2：γ_1相、3：η'相、4：気泡）

2）高銅型アマルガム

マトリックスとして多量のγ_1相が形成される点は銀スズアマルガムと同様である．しかしながらγ_2相は殆どあるいは全く形成されない．その代わりに、スズは銅と結合して銅・スズ化合物（Cu_6Sn_5：η'イーターダッシュ相）を形成する．これは長さ1〜2μm以下の微小六角柱状結晶であり、アマルガム各相中では最も硬く、また腐食抵抗もγ_2よりはるかに高い．このη'結晶は、混合型高銅アマルガム（図１b）では銀・銅共晶合金粒子表層に析出し、一方、単一相型高銅アマルガム（図１c）では合金粒子表層のみならずマトリックス中にも分散して析出する傾向がある．

⇐ 銅・スズ化合物（Cu_6Sn_5：η'イーターダッシュ相）
⇐ 最も硬く
⇐ 腐食抵抗もγ_2よりはるかに高い

4．アマルガムの理工学的性質

１）機械的性質

（１）強さ

アマルガムは一般に圧縮には強いが引張りや曲げには弱い．強さに影響する因子としては合金成分の他にアマルガム中の残留水銀量と気泡とがある．両者とも量が増すと強さが低下する．

⇐ 圧縮には強いが引張りや曲げには弱い
⇐ 残留水銀量
⇐ 気泡

（２）クリープ

クリープ値は充分に硬化したアマルガムに一定の荷重を加えた時に生じる圧縮変形量として測定される．各種物性の中でも高銅型アマルガムが銀スズアマルガムと比較して際立って異なるのはクリープ値が極めて小さいことである．

⇐ クリープ値

（３）硬さ

ヌープ硬さをみると銀スズアマルガムは約110で象牙質のそれを多少上回る程度である．混合型高銅アマルガムでは約130であり、単一相型高銅アマルガムでは象牙質とエナメル質の硬さのほぼ中間の180となっている．以上のような物性面で高銅型アマルガムが銀スズアマルガムより優れているのは、硬いη'相の存在が大きく寄与しているものと考えられている．

（４）寸法変化

アマルガムの硬化膨縮には様々な因子が関与している．それらは合金の成分、合金粒子の形状、練和水銀量、練和時間、塡塞圧などであるが、これらが単独ではなく複合化して作用する点に制御の困難さがある．なお高銅型アマルガムの場合にも亜鉛含有合金では水分汚染により遅発異常膨張を起こすので注意する必要がある．

⇐ 遅発異常膨張

２）化学的性質

アマルガムは口腔内では比較的高い化学的安定性をもっており、大きな変質や溶解を起こすことはない．しかしながら修復物表面に多少のくもりや変色が見られるのは通常である．また修復物窩壁面では僅かな腐食が起こるのは避けられないし、アマルガム構成成分の一部が遊離して象牙質の一部に着色を起こすこともある．

3．水銀汚染とその対策

水銀には毒性があり、生体がこれに多量に、あるいは微量でも長期間暴露されると急性、慢性の様々の中毒症状や障害をもたらす．アマルガムには金属水銀が50％程度含まれており用法や管理を誤ると健康障害をもたらす可能性があり、その扱いには注意を要

することが従来から言われている．この問題を扱う時、次のような3面から検討する必要がある．即ち、①歯科医師、補助者の健康、②患者の健康、③環境汚染問題である．

1．診療従事者及び患者の健康に関する問題

　術者や補助者としてアマルガムを取り扱う者は①水銀蒸気の吸収、②接触による皮膚からの吸収、を通じて水銀に曝される可能性をもっている．水銀蒸気は無色無臭であり人が感知できない．ここに歯科医院という職場における水銀の取扱いには細心の注意を払う理由がある．一例ではあるが歯科医院で補助者として20年間アマルガムの練和に従事していた女性が多量の水銀蒸気の吸引により中毒死したと思われる例が英国で報告されている．なお職場における空気中の水銀の許容濃度に関しては日本産業衛生学会許容濃度勧告値があり、その値は$0.05mg/m^3$となっている．手掌上練和や手指での過剰水銀の搾出によって生じる皮膚からの吸収については、現在は練和器械や輸送器具の整備により術者や補助者がアマルガムに触れることは無くなっているので、この点での危惧はほとんどなくなった．

　患者についてみると、アマルガム修復直後の排出尿中には一時的に水銀量が増加することがある．これはアマルガム修復物や口内に落ちたり誤飲されたアマルガム削片からの過剰水銀や蒸気などによるものと思われる．ただし、これら水銀は一時的には吸収されてもやがて排出され、24時間以内には尿中水銀量は正常値にもどるのが通常である．また硬化したアマルガム修復物からも食事の際の咬合により微量の水銀蒸気が発生する．ただしアマルガムの塡塞や修復物の存在により健康障害が生じる危険性は殆どないものと思われるが、まずはその可能性を極力防止するよう努めることが肝要である．診療従事者や患者を水銀汚染から守ための注意点としては次の様な事項がある．
①診療室の換気をよくすること
②診療室にはカーペットを敷かず、定期的に清掃する．
③機械練和にはカバーのあるミキサーと気密なカプセルを使用し、水銀の漏出を防ぐ．
④診療室に水銀をこぼさないよう十分に注意する．こぼれた場合は直ちに回収する．
⑤素手ではアマルガムに触れない．
⑥診療従事者の水銀汚染の定期検査が望ましい．

2．歯科用アマルガムと環境汚染問題

　有機水銀による水俣病などの公害問題に端を発し、社会的に環境保全が強く認識されるようになって以来歯科界でもアマルガムからの水銀流出が大きな問題となった．アマルガム中の水銀は金属（無機）水銀であるが、それが下水中に排出されると微生物の作用によって有機化されて有機水銀となる．これが水中生物に摂取され、蓄積される．かようにして水銀による環境と生物の汚染が生じ、最終的には汚染動植物を摂取することにより人体内への水銀の蓄積が起こるわけである．

　公害防止と生活環境保全を目的とした水質汚濁防止法と下水道法によれば、水銀の排水中許容限度は$0.005mg/l$と定められている．

　現在のところ規制の対象となっているのは歯科大学とその付属試験研究機関であり、一般歯科診療所には適用されていない．しかしながら歯科診療所からの排水中水銀が周囲環境の水質や土壌を汚染してよいはずがなく、これを極力防止するのは歯科医療関係者の当然の責務である．環境汚染防止対策としては次のような方法がある．
①塡塞時の余剰アマルガムは全て回収し、水を張った容器中に密栓保管しておく．
②アマルガム回収用専用バキューム装置の活用．旧修復物除去時の削片や汚染水を全て

内蔵タンク内に貯蔵する．
③ラバーダムの活用．上記①②と併用すると回収が有効となる．
④チェアサイド掃気装置の活用．高速切削時のアマルガム粉塵の補捉に使用する．
⑤ユニット排水系へのアマルガム捕捉回収装置の活用
⑥アマルガムを含む全ての回収物の処理は信頼できる廃棄物処理業者に委託する．

4．適応症、窩洞形態

1．アマルガム修復の特徴

アマルガムは多少の短所もあるが、多くの長所を持つ材料として特に臼歯の初期齲蝕修復には重要な地位を占めてきた．その長所、短所を以下に列記した．

⇦ アマルガム修復の特徴

長所
①インレーと異なり技工操作がない．
②操作が容易で安価である．
③機械的および化学的性能は比較的高い．
④歯髄に対する刺激性はない．

短所
①メタルインレーと比べて脆く、破折し易い．
②歯冠色でなく審美性が低い．
③変色、腐食を起こすことがある．
④歯質への接着性がない．
⑤熱、電気の良導体である．
⑥填塞後、咀嚼に耐えられるまでに数時間を要する．
⑦操作の良否によって修復物の予後が大きく左右される．
⑧水銀およびアマルガムの取扱いには注意を要する．

2．アマルガム修復の適応症

アマルガムはほとんどの窩洞に適用可能ではあるが、審美性の点から通常、臼歯部に限定される．臼歯部修復の中でもⅠ級窩洞が最適応症であり、Ⅱ級窩洞であっても内側性傾向の強い場合は適応症に入る．しかしながらⅠ級窩洞であっても広汎性の窩洞、MOD窩洞、咬頭被覆型となる窩洞は鋳造修復にゆずった方がよい．

⇦ アマルガム修復の適応症
⇦ 審美性の点から通常、臼歯部に限定される

3．窩洞形態の特徴

1）窩洞外形

外形は予防拡大の原則や歯質保存の要件などに従って設定し、円滑な曲線となるようにする．咬合面部で近心および遠心の小窩裂溝が連続していない場合はそれぞれ分離さ

⇦ アマルガム修復窩洞
⇦ 予防拡大の原則や歯質保存の要件などに従って設定

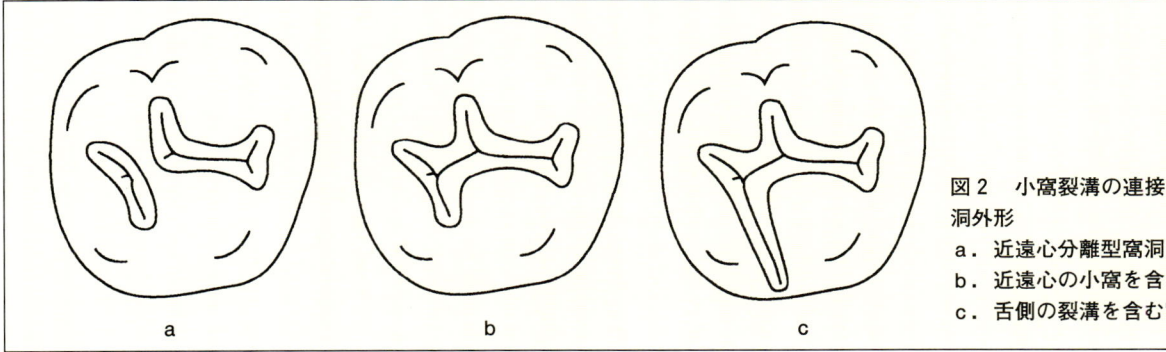

図2　小窩裂溝の連接状態と窩洞外形
a．近遠心分離型窩洞
b．近遠心の小窩を含む窩洞
c．舌側の裂溝を含む窩洞

せ、近遠心分離型窩洞とする（例えば上顎第一大臼歯）（図2）．また同様に下顎大臼歯では咬合面窩洞と頰面小窩部窩洞とを別々の窩洞とすることが多い．Ⅱ級窩洞での歯肉側窩縁の位置は、隔壁調製および仕上げ研磨の技術面から歯肉縁と同じ高さに設定する（図3）．

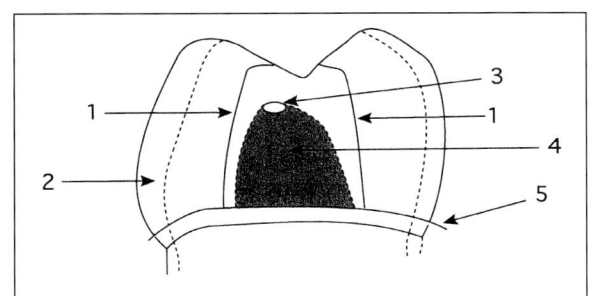

図3　Ⅱ級窩洞における隣接面部窩洞外形
1．窩洞外形線、2．歯面隅角線、3．接触点、4．不潔域、5．歯肉縁

2）抵抗形態

Ⅱ級窩洞の咬合面部と隣接面部の移行部となる峡部（isthmus）は幅広くなり過ぎないようにする．むしろ深さが不十分とならないようにする．咬合面から隣接面へ移行する外形線にはリバースカーブ（図4）を主としてその頰側に与え、修復物の辺縁厚さを90°近くになるようにする．辺縁隆線部において近遠心壁は外開き形とし、同部歯質の破折防止に努める（図5）．髄側軸側凸線角は丸め、同部へ応力が集中してアマルガムが破折しないよう考慮する（図5）．

⇐ リバースカーブ
⇐ 辺縁隆線部において近遠心壁は外開き形
⇐ 髄側軸側凸線角は丸める

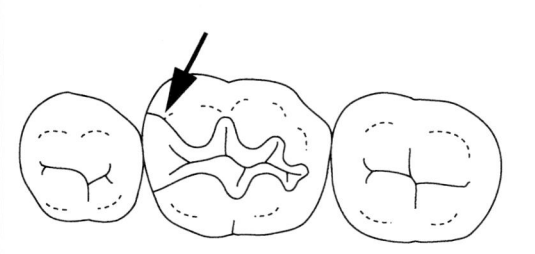

図4　Ⅱ級アマルガム窩洞におけるリバースカーブ（矢印）

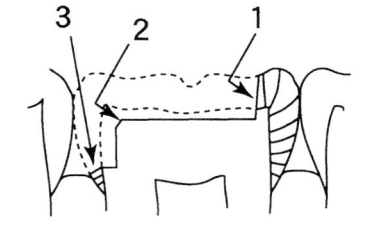

図5　Ⅱ級アマルガム窩洞における考慮点
1．辺縁隆線部における外開き形
2．髄側軸側凸線角の整理
3．歯肉側窩縁部の外傾斜

3）保持形態

基本形態は箱型であるが、これをわずかに修正して内開き型とすることも多い．さらに付加的（補助的）保持形態として要所に最小の倒円錐形バーで穿下と、Ⅱ級窩洞側室部ではさらに小円錐型の溝（添窩）を付与する（図6、7）．その他に、鳩尾形、内傾斜、ピン保持などにより保持が強化される．

⇐ 基本形態は箱型

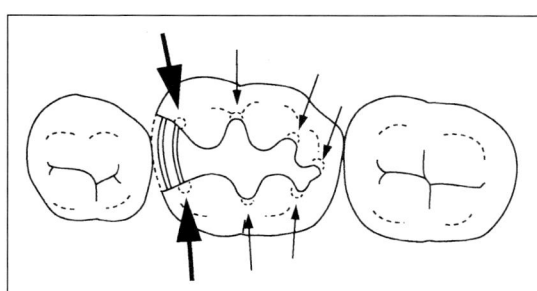

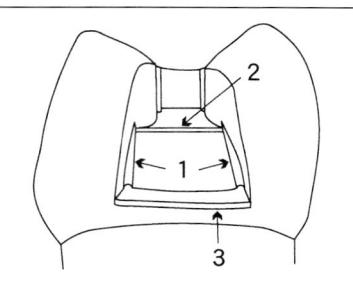

図6　Ⅱ級窩洞咬合面観
矢印は添窩（大矢印）および穿下（小矢印）の付与位置を示す．

図7　Ⅱ級窩洞側室部の隣接面観
1．添窩、2．整理された髄側軸側凸線角、3．外傾斜を付与された歯肉側窩縁

4）窩縁形態

アマルガムは脆く辺縁破折を生じ易いのでメタルインレー窩洞のような窩縁斜面は付与しない．窩縁隅角は90°もしくはやや鈍角とする．この際、窩洞側壁はエナメル小柱と原則として並行になるようにも配慮する．このためには隣接面部では必要に応じ、特にその頬側でリバースカーブを付与する．また歯肉側窩縁部には外傾斜を与える（図5、7）．

⇦ 歯肉側窩縁部には外傾斜

5）便宜形態

考慮点はほとんどないが、強いて言えばⅡ級窩洞側室部の填塞が不十分とならないような多少の頬舌的便宜拡大が必要となることもある．

5．修復術式

患歯に対する診査、診断が的確に行われ、次いで病巣部（齲蝕）が過不足なく完全に除去された後（第2章および第3章参照）、アマルガム修復法が選択されたとして以下にその術式と学理を述べる．

⇦ 臨床的操作法

1．窩洞形成法

⇦ アマルガム修復窩洞

1）Ⅰ級窩洞

窩洞の概成には2通りの方法が行われている．その1つはFGストレートフィッシャーカーバイドバー（US #56）で箱形に形成するものであり、他の1つはFGペア形カーバイドバー（US #330）でやや内開きに形成するものである（図8）．窩洞の深さはバー刃部の長さを目安とする．例えば#330カーバイドバーのそれは1.8mmで、その長さが大臼歯ではほぼ平均的な窩洞深さとなり、窩底は象牙質内約0.5mmに位置することとなる．概形成後はスチールバーや手用切削器具で修正整理を行う．さらに箱形窩洞とした場合は裂溝追究部の窩底隅角の要所に最小倒円錐形スチールバー（#33 1/2）で角形窩下を付与する．齲蝕が裂溝部エナメル質内に限局していたり、裂溝を予防拡大する場合には幅約0.9mm、深さ約1.0mmのエナメル窩洞（図9）とすることもある．

図8　窩洞形成用バー
左はFGストレートフィッシャーカーバイドバー（US #56）、中はFGペア形カーバイドバー（US #330）、右は最小倒円錐スチールバー（#33 1/2）

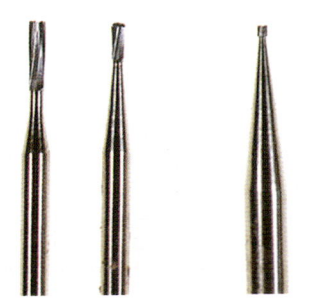

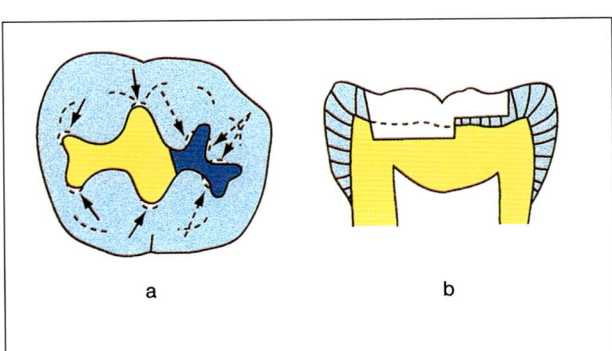

図9　象牙質窩洞部とエナメル窩洞部よりなるⅠ級アマルガム窩洞
a．咬合面観（実線矢印は象牙質窩洞部、点線矢印はエナメル窩洞部における穿下付与部）
b．窩洞の近遠心断面図

2）Ⅱ級窩洞

咬合面部はⅠ級窩洞と同様に概成する．隣接面側室部ではエナメル質の一層を残すように隣在歯を傷付けず、歯肉縁近くまでバーをゆっくり振り子のように動かしつつ切削する．次いでスチールバーや手用切削器具で窩洞の修正整理を行うが、殊にマージントリマーを用いて歯肉側エナメル窩縁に外傾斜を与え、同部に斜断遊離エナメル質を残さないよう処置することが肝要である．次いで最小径倒円錐形バーで側室凹点角部に添窩を、咬合面部要所に角形穿下を付与する．

■ 2．歯髄保護

アマルガム自体には歯髄刺激性はほとんどないが金属性材料のため、深い窩洞には断熱やガルバニー疼痛の防止上セメント裏層を行う．特に深い場合には覆髄材を併用することもある．また深い窩洞でなくても初期に辺縁漏洩による知覚過敏の防止のためにバーニッシュ類を塗布裏層することもある．最近ではボンディング材の応用によりアマルガムに歯質接着性を付与する方法(いわゆる接着アマルガム修復法)も行われている．

⇦ 歯髄保護
⇦ 深い窩洞には断熱やガルバニー疼痛の防止上セメント裏層を行う

⇦ 接着アマルガム修復法

■ 3．アマルガムの塡塞

1）隔壁の調製

Ⅱ級やMOD窩洞あるいはⅠ級窩洞でも複雑窩洞で外側性傾向が強い窩洞では予め、隔壁を作っておく．これにより塡塞や形態付与が容易かつ確実となる．

2）合金と水銀の計量

練和に使用する合金：水銀比（重量比）は合金粒子の形状により異なる．

合金は計量器（ディスペンサー）付のびん入、タブレット（錠剤）あるいは水銀とともにカプセルに封入した形で供されている．水銀の計量にはディスペンサーが用いられている．

水銀量が不足した場合	水銀量が多すぎた場合
①練和物は多孔質で可塑性（流動性）が少なくなる ②窩壁適合性が不良となる ③硬化後の収縮傾向が大きくなる ④修復物は多孔質で機械的性能、耐蝕性が低下する	①流動性が大き過ぎて塡塞しにくくなる ②硬化するまでに長時間を要する ③修復物の強さが低下する ④硬化後の膨張が大きくなる

3）練和

練和により合金粒子表面の酸化被膜が除かれアマルガム化が起こる．現在は機械練和器(アマルガムミキサー)を用いるのが一般的である．合金-水銀は練和中に水銀が飛散しないように密封性の高いプラスチックカプセルに入れ、アマルガム化を促進する時にはさらにペッスル（pestle、きね）を入れる．機械練和は通常10～20秒間行われる．

練和不足	練和過剰
①練和物は多孔質で可塑性が低く、窩壁適合性が悪くなる ②硬化が遅れる ③硬化後の膨張が大きくなる ④修復物の機械的化学的性能が低下する	①硬化時間が短くなる ②収縮傾向が大きくなる ③結晶成長が阻害されて強さが低下する

4）填塞と形成

練和アマルガム泥はアマルガムディッシュ（アマルガムウェル）やなめし皮上に採り、アマルガムキャリア（輸送器）で窩洞に塡入する（図10）．次いで、アマルガムを充填器により圧縮（コンデンス）する．この間に次のような点に留意する．

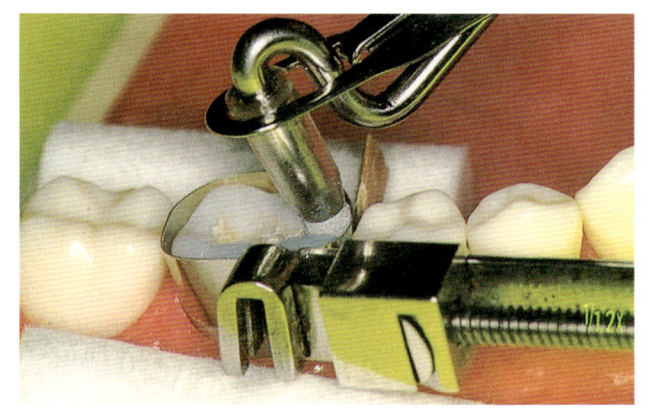

図10　Ⅱ級アマルガム修復の窩洞形成から塡塞まで．アマルガム塊の塡入

（1）塡塞時の要件

①アマルガム泥を手指や水分で汚染させない．無亜鉛（ノンジンク）合金では遅発膨張は起こらないが、アマルガムの物性が低下する．場合によってはラバーダム防湿を必要とする．　　⇦ アマルガム泥を手指や水分で汚染させない

②手早く塡塞を完了する．さもないとアマルガムの可塑性が低下し、修復物の窩壁適合性、充実性、物性が劣ったものとなる．　　⇦ 手早く塡塞を完了する

③十分に圧縮する．これにより過剰水銀がなく、気泡の少ない緻密で適合性のよい修復物となる．　　⇦ 十分に圧縮する

（2）塡塞、バーニッシュ、彫刻形成

塡塞は手用充填器により点角、線角や特にⅡ級窩洞では隣接面窩縁部に隙間を生じさせないよう加圧するが、そのためには窩底方向のみならず側方へのコンデンスも有効である．

盛り上げた後は、バーニッシャー（burnisher）により表面を中央から辺縁に向かって圧接しつつ過剰分を押し除く（図11 a）．これにより形態付与の大略も行われてしまうのが通常である．バーニッシュにより、①アマルガム表層部の過剰水銀と気孔が減少する、②アマルガムの窩縁部への密着、適合性が向上する、③修復物表面が滑らかとなる といった効果が得られる．

次に各種の形成器（カーバー）を用いて彫刻形成を行う．最初は円葉形形成器（ジスコイドなど）を用いて窩縁外に溢出した過剰アマルガムを除去し、修復物の外形と窩洞外形とが一致するようにする．次いで周囲歯面とスムーズに移行調和した形状や、溝などを彫刻する．なお形成器の使用に当たっては①歯質から修復物の方向に動かす、②形成器の一端は歯質の上に当てておく、③高い隆線部から低い溝部の方向に動かす、④Ⅱ級修復側室では辺縁から中央部に向かって動かす、などの点に留意する．この後、再度バーニッシュを行ってアマルガム表面を滑らかにし、かつ辺縁部の窩壁密着性の向上に努める（図11 b）．

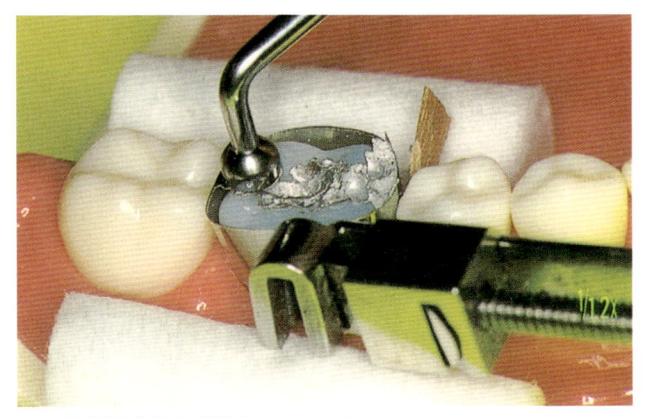

a　咬合面盛り上げ部のバーニッシュ

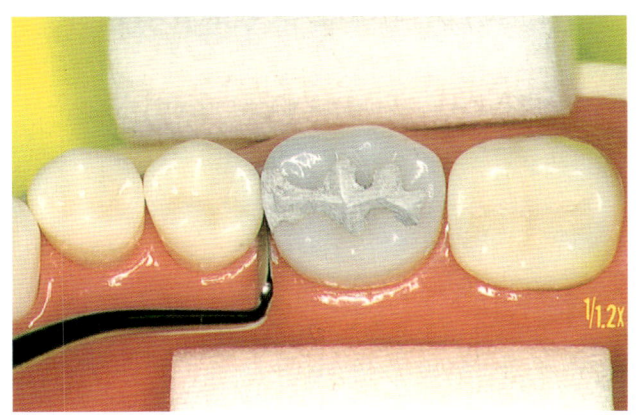

b　歯肉側窩縁部へのバーニッシュ

図11　アマルガム修復の彫刻付形

5）咬合調整

　大略の調整は彫刻形成の初めにも行うが、咬合面形成が終わった時点で咬合紙を用い修復物を破損させないよう慎重に点検調整する．なお患者には1時間程度は食事を控えるよう、また7～8時間程度は処置歯側で硬い物を噛まないように指示し、かつ研磨は次回行う旨を説明しておく．

⇐ 1時間程度は食事を控える
⇐ 7～8時間程度は処置歯側で硬い物を噛まない

6）仕上げ研磨

（1）仕上げ

　仕上げ用具としては咬合面では12枚刃の仕上げ用スチールバーが用いられ（図12a、b）、隣接面ではスチールやプラスチックのストリップスおよびプラスチックジスク類が用いられる（図12c）．

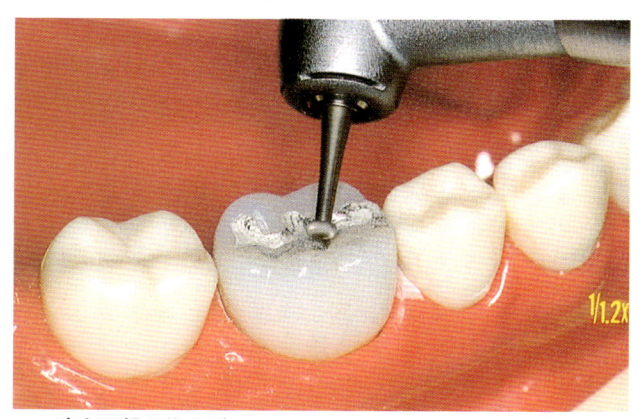

a　咬合面部の仕上げ

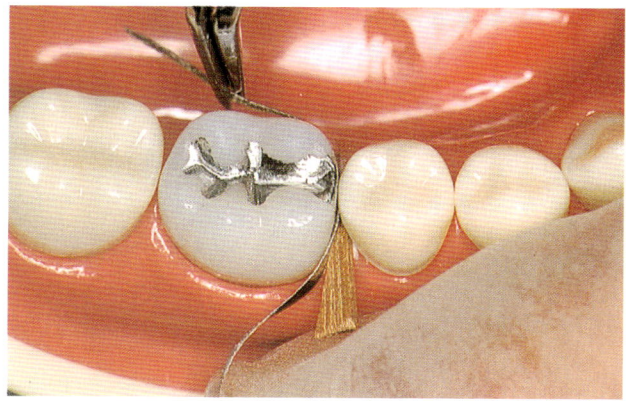

b　各種仕上げ用バーと用法

c　ストリップスによる接触点下隣接面の仕上げ

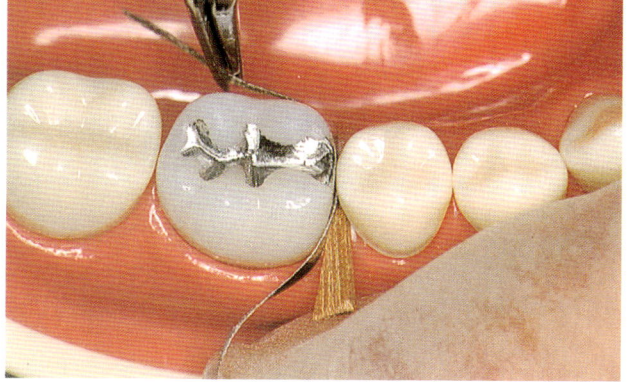

d　完成したⅡ級アマルガム修復物

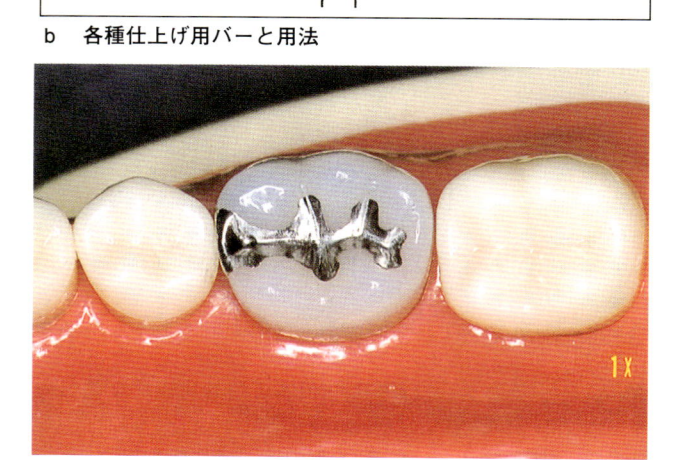

図12　アマルガム修復の仕上げ研磨

（2）研磨

　研磨とは修復物表面を滑らかで光沢ある状態にする作業である．これは通常、荒磨きと艶出しの2段階に分けて行われる．研磨により①プラークなど汚物の付着が少なくなり、②表面性状の改質により局部電位差が減少し、変色や腐食が少なくなる、③口腔軟組織への感触が良くなる、④審美性が向上する、などの効果がある．研磨法としては咬合面ではブラシコーン（研磨ブラシ）やラバーカップに粗粒、細粒の研磨剤を順次つけて低速で行う方法が一般に行われてきた（図12d）．一方、注水下に発熱を抑えながらシリコーンポイントで行う方法も行われている．隣接面奥所には細粒のプラスチックストリップス類が用いられる．

仕上げ内容
①咬合調整
②辺縁のすり合わせ
③表面の一層を削除しつつ面を滑らかにする
④溝、隆線などの形態の補正、などが含まれる．

（3）仕上げ研磨時およびその後の注意

　仕上げ研磨は少なくとも1日、むしろ1週間程度経過した頃の方がよい．それまでにはアマルガムの硬化反応が十分に終わっているからである．研磨に当たっては発熱を起こさないよう留意することが重要である．発熱によりマトリックス構成結晶が融解し、修復物の軟化変形や劣化が起こるからである．

　アマルガム修復物の体部破折など事故は修復後1年以内に起こることが多い．従って6か月後、遅くとも1年前後のリコール診査にはきわめて重要な意味がある．その時点での適性な補正、補修あるいは再修復といった処置が修復物の予後の良否を大きく左右するものと考えられる．

6．術後の変化、経過と再修復法

　アマルガム修復は、長期間に亘って良好な経過をたどっている症例も多数見られる反面、過去に広く社会で施されたアマルガム修復物の成績は一般に必ずしも満足すべきものではなかったことも事実である．そこでアマルガムが修復直後より、時として臨床的不快事項を呈しながらいかに経過していくか種々の視点から述べることとする．

1．術後の歯髄刺激

　修復の後、次のような原因により軽微で、多くの場合に一過性の知覚過敏や疼痛が見られることがある．

1）修復物を介しての刺激

　アマルガムは熱の良導体であるため、深い窩洞では飲食時の温冷熱が歯髄を刺激することが多い．これは、必要に応じてセメント裏層を施しておけば防止できることである．

⇦ 飲食時の温冷熱が歯髄を刺激

2）修復物と窩壁との微小空隙を介しての刺激

　アマルガム自体には歯質接着性がなく、またいかに密着適合を試みても窩壁との間に当初は微視的空隙を生じるのは避けられない．かような微小空隙へは口腔液や空気が出入りし、これに伴い軽微な歯髄刺激が惹起される．ただし、この空隙はSn、Zn、などから成るアマルガムの腐食産物（口腔液からのCa、Pも含まれている）によってまもなく埋められてしまうのでそれに伴ってこの術後性疼痛も消退する．しかし、これには6か月程度の時間を要することなどもあり、その防止策として塡塞前にキャビティバーニッシュを用い、高分子材料被膜で窩壁を覆っておくという方法が行われることもある．

⇦ 微小空隙へは口腔液や空気が出入りし、これに伴い軽微な歯髄刺激が惹起される

3）ガルバニー疼痛

　アマルガムが異種金属と接すると両者の電位差によってガルバニー電流が生じる．これが歯髄を刺激してガルバニー疼痛を惹起することがある．アマルガムと異種金属との接触は種々の状況下で起こるが、最も大きなガルバニー電流が生じ疼痛が起こるのは、金合金とアマルガムとが対合歯関係となる場合である．この場合でも実際に疼痛が起こるのは15％程度であり、またそのまま放置すれば早ければ数時間後、遅くとも数週間後には疼痛は起こらなくなる．これは修復物表面に電位差を減じさせる被膜ができたり、神経細胞の刺激順応が起こるためと考えられる．ガルバニー電流を必要以上に恐れることはないが、そのような場合、深い窩洞では一般的歯髄保護の上からもセメント裏層を施しておいた方が得策である．

⇦ ガルバニー電流
⇦ ガルバニー疼痛

2. 変色と腐食

　鏡面のように研磨されたアマルガム修復物表面（図13a）もやがて淡灰色に曇ったり（図13b）、また時には黒色に変色したりすることがある（図13c）．このような変色の程度や発生頻度は部位的にみると、一般に咬合面のような自浄域では少なく、隣接面奥所のような不潔域で多い．また経時的にみると旧い修復物に多く見られる．全体的にみた変色の発生率は19～43％にも及ぶと報告されている．

　曇りは修復物表面にプラーク、外来色素や歯石など軟硬の付着物が沈着することから始まる．次いでアマルガム表面に酸化物、硫化物、塩化物が生じ薄膜を作って変色が起こる．このような変化が単なる薄膜形成に止まらず、より進行して表層の崩壊を生じると腐食となる（図13d）．

　アマルガムの腐食過程についてはしばしば電解腐食論で説明されている．即ちアマルガムは均一な組織ではなく、残留合金粒子を包んで新生諸相がマトリックスを形成している．また同一修復物表面でも酸素濃度に差が生じている．このような金属組織構造の不均質や通気差が局所的電池を形成し、金属の溶解が起こり、それは更に深部へと進行する．このような腐食は特にアマルガムと窩壁との界面で著明に起こり、その結果、SnやZnなどから成る腐食産物が形成される．このような界面での腐食は辺縁漏洩を減少させる上で役立つ反面、辺縁破折をまねく重大な原因ともなり制御すべき現象である．

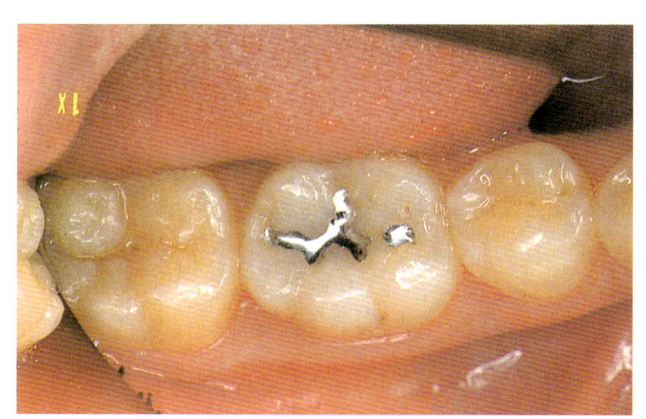

⇦ 電解腐食論

a　完成直後のアマルガム修復物

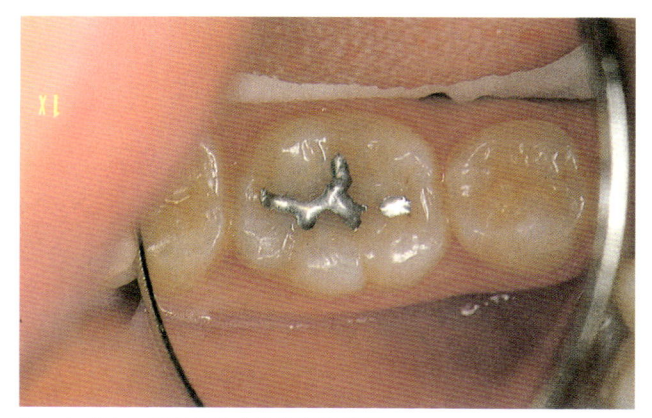

b　わずかな曇りを呈する修復物表面

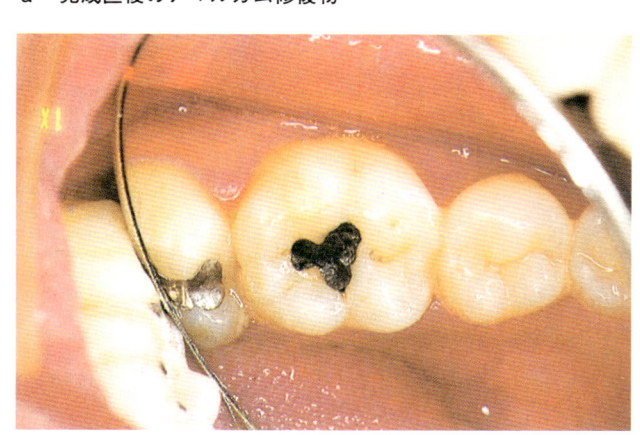

c　黒く変色した修復物

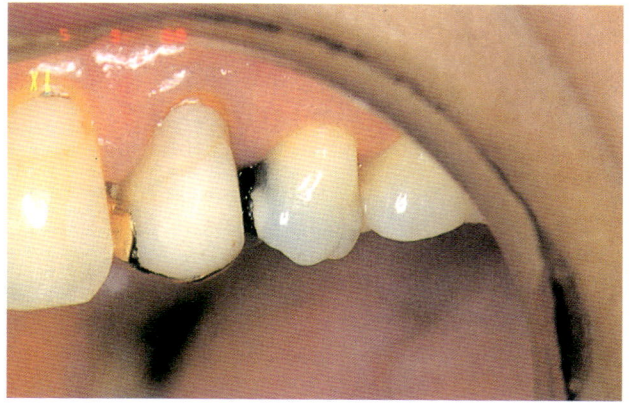

d　黒色に腐食したⅡ級修復の隣接面部

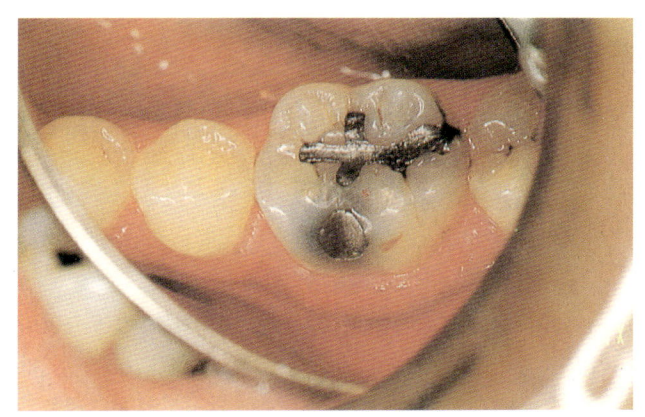

e　アマルガム修復による変色歯

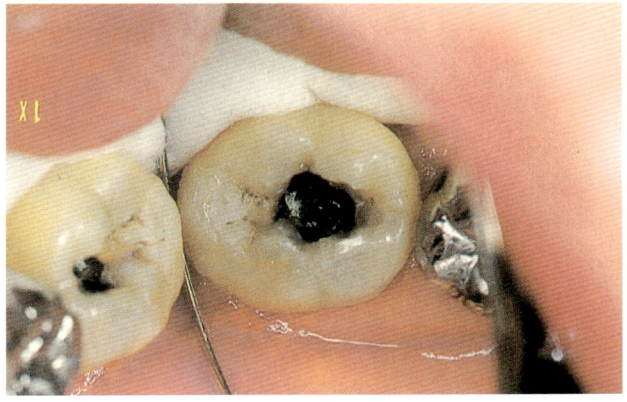

f　アマルガム修復物下の象牙質着色

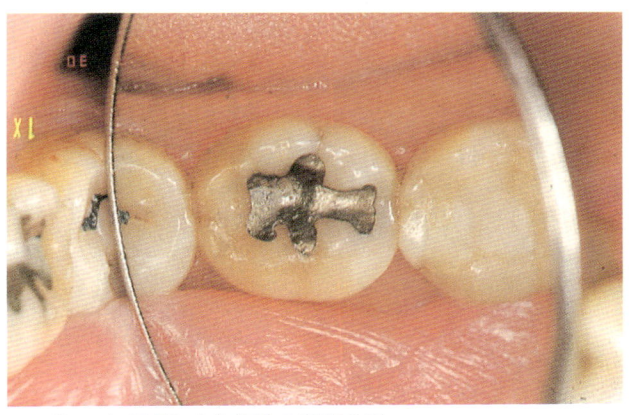

g　約30年経過した修復物の辺縁破折

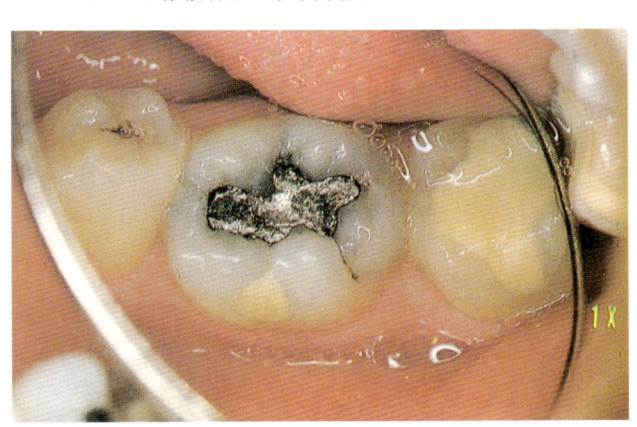

h　辺縁性二次齲蝕の見られる修復物

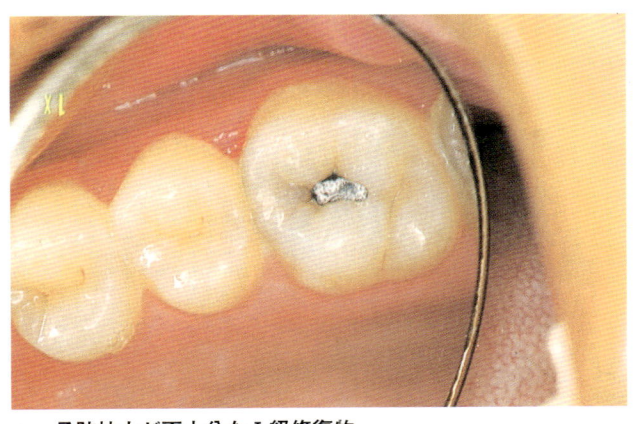

i　予防拡大が不十分なⅠ級修復物

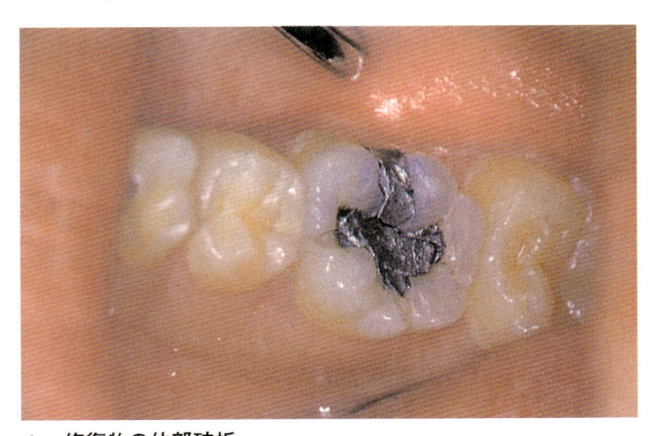

j　修復物の体部破折

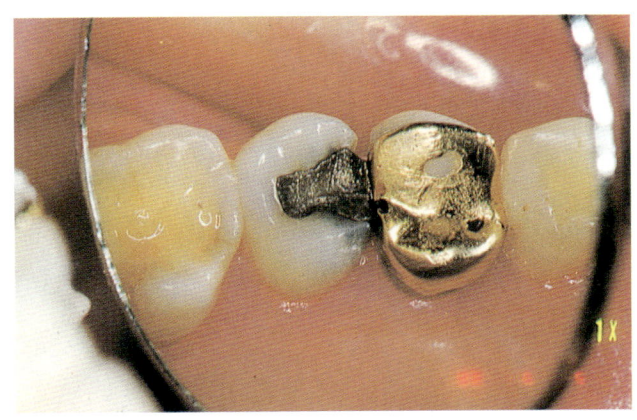

k　上顎第一小臼歯における近心頬側窩縁部歯質の小破折

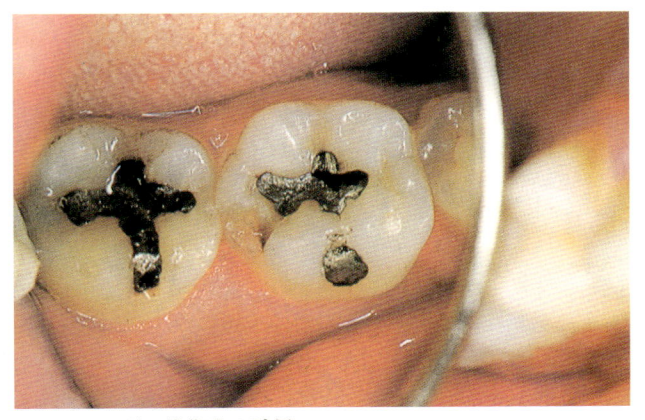

l　アマルガム修復歯の破折

図13　アマルガム修復物の臨床像（大部分の症例はミラー像となっている）

3. 歯質の黒染、変色

　古いアマルガム修復のある歯に変色、時には著明な黒染が見られることがある（図13 e）．このような変色の発生率は大学の付属病院で施されたアマルガム修復物では1.9％、一般歯科医院で施された修復物では9.0％と報告されている．このような差は塡塞に先立つ齲蝕象牙質の処置の違いによって生じることも考えられる．実際にアマルガムを除去してみると齲蝕の残留があったと思われる例もある．

　アマルガム修復歯の象牙質変色（着色）（図13 f）の原因については特定のアマルガム構成元素の浸入が考えられる．加藤はZn、Sn、Hg、CuとAgの濃度上昇を認めたと報告し、黒崎はSnとZnの浸透が認められたがHgとAgは浸透していなかったと報告している．黒崎はまたSnとZnの浸入は軟化象牙質でも内層の第2層内に止まっており、それより深部の正常象牙質へは及んでいなかったと報告している．従ってアマルガム修復物下の黒染象牙質の処置に当たっては齲蝕を伴って著明に着色した部位は完全に除去する必要があるが、深部の生層である齲蝕象牙質第2層と思われる部位への多少の着色は歯質保存的見地からも残した方が望ましい．なお、この黒染は浸透元素の硫化によると考えられるが、Snの硫化物は黒色であり、Znの硫化物は白色であることからも前者がその原因物質と考えられる．

⇐ アマルガム修復物下の黒染象牙質の処置に当たっては齲蝕を伴って著明に着色した部位は完全に除去

⇐ 深部の生層である齲蝕象牙質第2層と思われる部位への多少の着色は歯質保存的見地からも残した方が望ましい

4. 辺縁破折と二次齲蝕

　修復物の辺縁は生体器官としての歯を外来刺激から護るための最前線である．しかしながら一般に修復物辺縁には咬合力をはじめ、様々なストレスが集中し、しばしば崩壊する（図13 g）．殊にアマルガム修復では材質的脆性や歯質接着性の欠如により辺縁破折を生じ易い．その発生率は大学付属病院で施された5年後までの修復物についても15.1％ときわめて高い．アマルガム修復の辺縁が破折すると、窩縁部に裂溝状および階段状の欠損を生じる．このような欠損部にプラークが重積し時間が経過すると齲蝕が発生する．これが"辺縁性"二次齲蝕である（図13 h）．齲蝕の残置による再発性齲蝕とは区別されている．

⇐ 辺縁破折

⇐ "辺縁性"二次齲蝕

　アマルガム修復物の辺縁破折の程度と二次齲蝕の発生頻度についてのJørgensenと和久本による研究では、破折の大きさ（幅）が50μm以下の時は二次齲蝕は見られなかったが、それ以上の大きさでは、大きさが増すに従って二次齲蝕の発生頻度も増したと報告されている．この臨床的許容破折幅50μmというのは綿密な視診と探針により探知できる大きさであり、その臨床的意義は深いものと考えられる．

　辺縁破折の原因については主として術者側にあるものと材料自体にあるものとに分けられる．先ず術者側原因としては窩縁外に溢出したアマルガム薄縁の残置である．脆性材料であるアマルガムの薄縁が咬合圧により容易に破折するのは当然である．このような溢出薄縁は裂溝部における予防拡大が不十分な時（図13 i）に最も生じ易い．このような辺縁破折は塡塞後、3〜6か月程も経れば顕在化してくるので少なくとも6か月後のリコール時に点検と辺縁部調整を行うことによって改善される．また窩洞の窩縁隅角が大き過ぎたり、アマルガムの付形時に辺縁厚さが過度に薄くなったりした時も、外力による破折が起こり易くなる．

　アマルガム修復物に固有の辺縁破折の機序につきJørgensenは局所におけるγ_2相の腐食を中心とした面から説明している．一方Mahlerらは、辺縁破折は咬合圧によって辺縁が変形して窩縁から浮き（反り）上がって（その程度はクリープ値が大きいほど大きくなる）、壁の支えをなくし、それが咬合圧によって破折されるために起こるのであろう

と推測した．

辺縁破折には、JørgensenやMahlerの示した原因あるいは他の因子が複雑に関与しているものと考えられているが、いずれにしろ高銅型アマルガムの辺縁破折抵抗が著しく向上していることは事実である．辺縁破折が進行し再修復を要するほどに至るまでの修復物の寿命について、Mahlerらはマイクロカット削片型合金によるアマルガムでは約6年、ファインカット合金では約8年であるが、混合型高銅アマルガムでは約18年になるであろうと実験的に予測している．

5．アマルガム体部および歯質の破折、再修復

アマルガムの体部破折は多くの場合II級やMOD修復物に見られ、咬合面と隣接面の移行峡部で起こり易い．その原因はアマルガム自体が脆弱であることに加えて、同部の窩洞幅と深さの不均衡、深すぎる彫刻、修復物肩部の過高などが挙げられる．また体部破折はI級複雑修復物の咬合面と頬面あるいは舌側面との連結部にもしばしば見られる（図13j）．同部は多くの場合機能咬頭側として作用するので大きな応力に曝されるからである．

歯質の破折は窩縁部の小破折や咬頭破折さらには歯根に至る破折など様々な形で生じる（図13k）．これもII級やMOD窩洞に見られることが多く、欠損状態に対する抵抗形態を考慮した適応症の選択、あるいは窩洞設計に問題点があるものと考えられる．

アマルガムの体部破折や歯質破折の発生率は総山らの報告ではともに1％程度ではある．しかしながらこれらの事故が生じた場合、齲蝕や修復物の脱落が誘発される可能性が高く、発見次第その対策が必要な事は前述の辺縁破折の場合よりはるかに高い．

修復物の体部破折が生じた時、主部の保持が堅固で他にも問題がなければ従部のみを除去し、補修を行うことも可能である．補修材料としてはアマルガムでもコンポジットレジンでもよい．修復物破断面は一層削除してから接合充塡を行うのであるが、新旧アマルガムの接合部の強さは一塊塡塞のアマルガムの2分の1以下の強さしかないし、またアマルガムとコンポジットレジンとの接着はそのままでは期待できない．従って接合充塡に当っては破折部における修復物補強のための窩洞形態の修正、咬合関係の点検、調整などに慎重な処置が必要となる．

咬頭部歯質の破折、アマルガム主部の脱落が生じた時は再修復が必要となる．一般に広汎性修復はアマルガムには不適であり、再修復しても再破折に至ることもある．殊に咬頭破折を生じた時には咬頭被覆型の鋳造修復が適応される．

7. 接着アマルガム修復

　従来のアマルガム修復では、修復後、微少漏洩、辺縁破折、二次齲蝕などが生じることがある。これら不快事項の発生原因の一つとして、アマルガムに歯質接着性がないことが挙げられる。そこで、Vargaらは、メチルメタクリレート系接着性レジンセメントとコンポジットレジン型接着性レジンを使って実験を行い、アマルガムを窩洞に填塞する前に、接着性レジンで裏層することにより、アマルガムと歯質との間の微少漏洩を減少させることが出来るという報告を1986年に行った。

　その後、グラスポリアルケノエートセメントを用いる報告も成され、特に米国で、接着アマルガム修復（Bonded amalgam restoration）は普及し、歯科医の2/3がこの修復法を用いているという報告もある。しかし最近の3.5年までの臨床経過観察では、従来法と臨床成績に差がなかったとの報告もなされている。日本ではアマルガム修復の頻度が激減しており、接着アマルガム修復もあまり行われていない。

1. 術式の要点

1) 窩洞形成

　接着アマルガム修復用窩洞では、必ずしも保持形態を必要としないことを除いて、従来のアマルガム修復用窩洞と同じである。

2) ラバーダム防湿

3) 接着操作

　接着前処理の方法は、製品によってかなり異なるので、メーカーの指示に従って接着操作を行う。

4) アマルガムの填塞

　化学重合型、あるいはデュアルキュア型のボンディング材を用いた場合、ボンディング材が重合する前に、アマルガムを窩洞に填塞する。光重合型ボンディング材では重合させたボンディング材の上にアマルガムを填塞する。（図14）

5) 仕上げ研磨

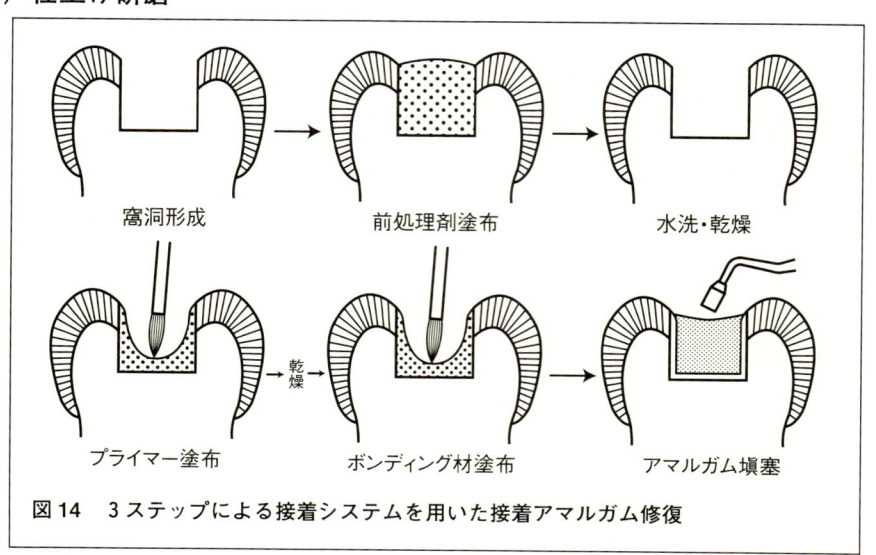

図14　3ステップによる接着システムを用いた接着アマルガム修復

2. 接着アマルガム修復法の特徴

接着アマルガム修復が従来のアマルガム修復に優る点、劣る点は以下の通りである．

利点
①外力あるいは咬合圧によって生じる歯の破折に対する抵抗性が少ない．
②微少漏洩が少ない．
③保持形態を必ずしも付与する必要がないので、歯質の削除量が少なくて済む．
④修復後、疼痛の発現率が低い．
⑤歯質の黒染、変色の発現率が低い．
⑥辺縁破折、二次齲蝕が減少する

欠点
①チェアタイムが長くなり、費用が嵩む．
②新しい技法を修得することが必要である．
③比較的新しい技法なので、修復物の耐久性が未知である．

8. ガリウム合金

歯科用銀スズアマルガムは水銀による人体への影響が初期の頃から心配されていたが、他の修復材料にみられない操作性のよさから、過去160年以上にわたり臨床で非常に多く用いられてきた材料である．

しかし、有機水銀による環境汚染や、水銀が原因と考えられる術者ならびに患者への影響、さらに歯科診療室から出る廃棄アマルガムの処理などの問題が指摘されている．

近年、こうした毒性がなく、しかもアマルガムに匹敵する機械的強度をもつガリウム合金（Gallium alloy）が修復用歯科材料として市販されるに至った．このガリウム合金は、アマルガムの練和器が使用でき、填塞操作や研磨もアマルガムとほぼ同様で、元来アマルガム修復に慣れてきた術者にとって扱いやすい修復材料である．

⇦ ガリウム合金

1. 組成

ガリウムの融点は29.78℃で、水銀に次いで低い融点を持つ金属であるが、常温（23℃）において固体であることと、腐食されやすい欠点を有していた．しかし、スズやインジウム等と合金化すれば共晶を作り、融点を9℃とすることが可能で、凝固開始点の－8.5℃までは安定な液状を保つことができ、臨床応用が可能となった．このように液体成分はガリウム、インジウム、スズの共晶合金で出来ている．粉末合金の組成は、臨床的操作性や硬化時間、窩洞との適合性、耐蝕性などを満足するものとして銀、スズ、銅、パラジウムが考えられた．

表1に最近市販されたガリウムアロイGFⅡ（徳力）の組成を示す．従来のガリウムアロイGF（徳力）の粉末成分中のパラジウムを7％減量し、銀を10％増量することによって、特に耐蝕性と圧縮強さが向上した．

表1　組成

粉末	（％）	液体	（％）
銀	60	ガリウム	65
スズ	25	インジウム	18.95
銅	13	スズ	16
パラジウム	2	その他	0.05

2. 特徴

1) 機械的性質

ガリウム合金は充填1時間後の圧縮強さが約260MPaとなり、24時間後にはすでに最終硬さに近似した400MPa以上となる．アマルガムの規格では1時間後の圧縮強さは50MPa以上で、24時間後では300MPa以上となっているが、これを充分に満たしている．特に1時間後の圧縮強さはアマルガムにない特性を示すもので、臨床的意義は大きい．

ビッカース硬さはHv100を示し、クリープ値は0.15％で高銅型アマルガムと同程度かそれに勝っている．寸法変化はアマルガムの基準では−0.1〜＋0.2％とされており、ガリウム合金は＋0.07％の膨張性を示し、規格の範囲内である．合金中のパラジウムと銀が膨張因子で、スズが収縮因子である．また、アマルガムでは合金が水銀に吸収される際に一次収縮を起こすが、ガリウム合金ではその収縮が生じないといわれている．

2) 窩壁との適合性

ガリウム合金はぬれのよい修復材料で、窩壁との適合性にすぐれ歯質と接着するといわれている．そして、膨張性を示すために、辺縁の封鎖性が良好で微少漏洩が少ない．ぬれのよさはアマルガムにみられない優れた性質であり、従来アマルガムで行われていた逆根管充填へ応用も試みられている．

3) 窩洞の適応と形態

最適応窩洞はⅠ級窩洞で、窩壁との適合性が良く、脱落が少ないことから内開きにする必要はなく、箱形の窩洞形成が望ましい．特に、臼歯部のⅠ級複雑窩洞ではアマルガム以上に操作性が良い．その他の窩洞形態は、アマルガム窩洞に準ずる．

4) 耐蝕性

アマルガムに比べて耐蝕性に劣る．未反応のガリウムの溶出に続いて、スズとインジウムが選択的に溶出し、このことが耐蝕性を悪くしている原因であろうと考えられている．ガリウムアロイGFの臨床例では、数か月後に多くの症例で金属光沢が消失すると報告されているが、GFⅡでは改善されているものと考えられる．

5) 練和と修復

市販されているガリウム合金はカプセル内に液体成分と合金粉末が分けてはいっている．使用時に両成分が混ざり合うようにしてから、アマルガム練和器で10秒間練和する．この時、約5μmのアルコールを添加しておくと、練和物を容易に取り出すことが出来る．そして、このアルコールはガリウム合金の機械的

図15 キャリアーと充填器

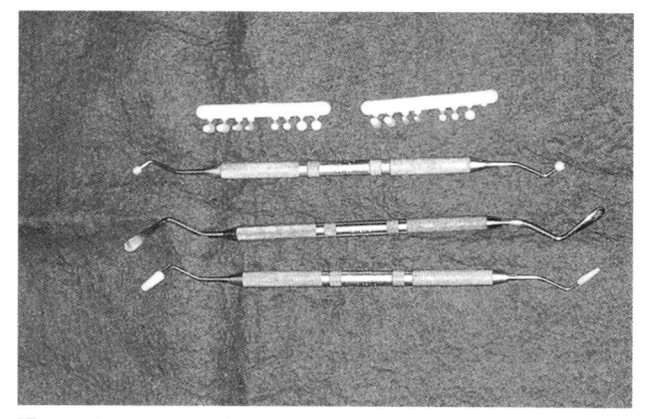

性質に影響を与えないと報告されている．

填塞の際には、専用のキャリアーと充填器を用いる．（図15）

6) 研磨

硬化が迅速に進むため、即日研磨が可能とされているが、24時間以降に研磨することが望ましい．研磨はアマルガムに準じて行うが、仕上げ研磨は専用のガリウムポイントを使用する．（図16）

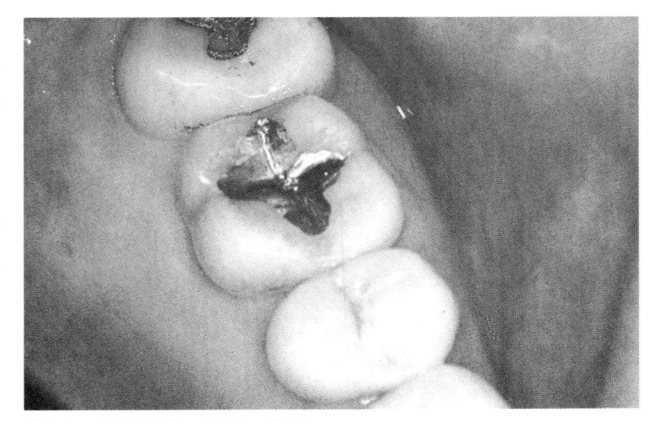

図16　1週間後、研磨、終了

7) 生物学的安全性

ガリウム合金の生体に対する毒性や歯髄為害性については安全性が確認されている．そして、金属性アレルギーについても比較的安全であるとされているが、アマルガムと同様に銅やスズ等の感作性のある金属が合金中にあることを承知しておく必要がある．

参考文献

1. 総山孝雄：新アマルガム充填　改訂版　臨歯選書，12，永末書店，京都，1977．
2. Innes D.B.K. and Youdelis W.V. : Dispersion strengthened amalgams. J.Canad.Dent.Ass., 29, 1963.
3. Mahler D.B., Adey J.D. and Eysden J.V. : Quantitative microprobe analysis of amalgam, J.Dent.Res., 54, 1975.
4. Okabe T., Mitchel R., Butts M.B., Wright A.H. and Fairhurst C.W. : A study of high copper amalgams. I.A comparison of amalgamation on high copper alloy tablets, J.Dent.Res., 57, 1978.
6. Jørgensen K.D. and Saito T. : Structure and corrosion of dental amalgams, Acta Odont, Scand., 28, 1970.
7. Sarker N.K. and Greener E.H. : In vitro chloride corrosion behavior of Dispersalloy, J.oral reh., 2, 1975.
8. 高津寿夫，池田忠雄，東千緒子，岩久正明，総山孝雄：新種アマルガム4型の金属組織構造と硬さ，歯材器誌，33（2），1976．
9. Mahler D.B., Terkla L.G. and Van Eysden J. : Marginal fracture vs mechanical properties of amalgam, J.Dent.Res., 49, 1970.
10. 日本歯科保存学会水銀問題調査委員会：ア充水銀の為害作用に関する報告，日歯医師会誌，25，1973．
11. Cook T.A. and Yates P.O. : Fatal mercury intosication in a dental surgery assistant. Brit.Dent.J., 127, 1969.
12. 日本歯科医師会（監修）：歯科医師のための産業保健入門，第2版，口腔保健協会，東京，1995．
13. 細田裕康：アマルガム削片の回収について，日歯医師会誌，22，1984．
14. Baum L., Phillips R.W., Lund M.R. : Textbook of Operative Dentistry, 3rd ed., W.B.Saunders, 1995.
15. 高津寿夫，池田忠雄，東千緒子，山田敏元：アマルガム充填・歯質間隙の生成物質について，歯材器誌，33，1976．
16. 土生博義，逸見一郎，国井　博：アマルガム充填の失敗例，歯材器学会誌，6，1960．
17. 本村和義：歯のアマルガム修復の臨床成績，防衛衛生，14，1967．
18. 総山孝雄，和久本貞雄，片寄恒雄，河野　篤，清水　恵，羽成　基，林　健司：アマルガム充填の臨床成績，歯材器学会誌，8，1962．
19. Phillips R.W. : Skinner's Science of Dental Materials, 9th ed., W.B.Saunders, 1991.
20. Jørgensen K.D. : The Mechanism of marginal fracture of amalgam fillings. Acta Odont.Scand., 23, 1965.
21. 加藤喜郎：アマルガムによる歯質汚染に関する研究—アマルガム構成元素の歯質（象牙質，エナメル質）への浸透性と変色帯並びに歯質成分の変化について，歯学，57，1969．
22. 黒崎紀正：アマルガム成分の象牙質浸透について，口病誌，37，1970．
23. 松田　登：アマルガム充填辺縁部事故の経時的観察，日保歯誌，11，1968．
24. 高津寿夫：アマルガム用新合金 Dispersalloy，歯界展望，46，1975．

25. Bonding amalgam update-1995 : Clin.Res.Assoc.Newsletter, 19, 1, 1995.
26. Gwinnett A.J., Baratieri L.N., Monterio S.Jr. and Ritter A.V. : Adhesive restorations with amalgam: Guidelines for the clinician; Quientessence Int., 25, 1994.
27. 吉田隆一：ガリウム練成充填剤，DE，54，1980.
28. 堀部 隆ほか：修復用ガリウム合金に関する研究，福岡歯大誌，12，1986.
29. 岡本佳三ほか：ガリウム系金属練成充填材料の諸物性におよぼすPd添加の影響，福岡歯大誌，19，1992.
30. Hosoya N. et al: A study of the apical microleakage of a gallium alloy as a retrograde filling material, J.End., 21, 1995.
31. 洞沢功子ほか：ガリウム合金の耐食性について，歯材器誌，15，1996.
32. 田 昌文ほか：小児に対するガリウム合金修復の臨床成績，歯科学報，91，1991.
33. Momoi Y., Asami Y., Ozawa M., Kono A. et al: A suggested method for mixing direct filling restorative gallium alloy, Operat.Dent., 21, 1996.
34. 増原泰三ほか：新しい歯科用充填剤Ga合金の毒性について，口腔衛生学会誌，37，1987.
35. 加我正行ほか：ラット皮下組織におけるガリウム合金とアマルガムの生物学的親和性の比較，歯材器誌，11，1992.
36. 本川 渉ほか：ガリウム合金の生物学的評価，福岡歯大誌，14，1987.
37. 中村康則ほか：新しい歯科用充填材ガリウム合金のモルモットにおける接触感作性，医学と生物学，120，1990.
38. Varga J., Matsumura H., Masuhara E. : Bonding of amalgam tilling to tooth cavity with adhesive resin. Dent.Mater.J., 5, 1986.
39. Mahler D.B., Engle J.H. : Clinical evaluation of amalgam bonding in class I and II restorations. J.A.D.A., 131, 2000.
40. William D.B., William W.J., Paul N.G. : Clinical performance of bonded amalgam restorations at 42 months. J.A.D.A., 131, 2000.

第 13 章

メタルインレー修復

1. 概要
2. 鋳造用合金
3. メタルインレー修復の適応症、窩洞ならびに形成法
4. 印象材と印象術式
5. 間接法模型と調製法
6. 蝋型（ワックスパターン）の調製法
7. 埋没、鋳造（材料、方法）
8. 試適、合着
9. 合着材
10. 術後の変化、経過、再装着、再修復

1. 概要

1. メタルインレー修復の経緯

インレー修復法（inlay restoration）とは窩洞に一致した修復物を窩洞の外で一塊にして作製し、これを歯科用セメントを用いて窩洞に合着することにより、歯の欠損部の解剖的、機能的形態を回復する修復法である．修復物が作製される材料、すなわち金属、コンポジットレジン、ポーセレンなどにより、それぞれメタルインレー、コンポジットレジンインレー、ポーセレンインレー、と称する．この中でメタルインレーは鋳造操作により作製されるので、鋳造修復（cast restoration）とも呼ばれる．

⇦鋳造修復

2. メタルインレー調製の一般的手順

⇦メタルインレー調整の種類と特徴

歯科鋳造法は、金型原型を用いて同形態の製品を大量に製造する一般工業界での鋳造法とは異なり、作製される修復物の形状が症例ごとにすべて違っている．このため、個々の修復物の原型を操作の比較的簡便な蝋で作製する．

すなわち罹患歯に窩洞を形成し、次に修復物の原型を蝋により作製する．このためには、以下に述べるような2種類の方法がある．適切な形態を有するよう彫刻後、仕上げられた蝋型に湯道となるスプルー線が植立され、耐火性の埋没材を用いて鋳造リング内に埋め込まれる．埋没材の硬化後、一般的には加熱により蝋型を焼尽し、蝋型の存在した部分と同一の鋳窩を得る（これをロストワックス法と呼ぶ）．この鋳窩に溶解した金属を圧入することで、蝋型は金属に置き代わる．得られた鋳造体を窩洞に試適し細部の補正後、最終研磨を施し、合着用セメント（luting cement）を用いて窩洞に装着する．

⇦ロストワックス（lost wax）法

蝋型調製のための2種の方法は次の通りである．

1）直接法（直接蝋型形成法）（direct technique）

窩洞上で蝋型を作製する方法である．口腔内での微細な作業が困難なので、現在ではほとんど行なわれていない．

2）間接法（間接蝋型形成法）（indirect technique）

印象採得・咬合採得により患者の口腔内の状態を再現した模型を作製し、その模型上で蝋型を調製する方法である．本法は、硬化後歯の豊隆部を乗り越えて容易に撤去できる弾性印象材の導入以来、発展してきた歴史がある．　　　　　　　　　　　　　⇐ 弾性印象材

その利点として、模型分割法により隣接面の微細な部分の彫刻も十分行え、チェアタイムも短縮できる．また、模型上で鋳造体の仕上げ・研磨が可能なため、口腔内での調整時間を減少できる．さらに、鋳造に失敗しても模型があるので再製作が可能である．

3．メタルインレー修復法の特徴（成形修復法との比較）

長所
① 広範な歯の実質欠損の回復を、容易かつ確実に行える（間接法の最大の利点）．　　　　　　　　　　　　　　　　　　　　　　　　　　　　　　　　⇐ メタルインレー修復法の特徴
② 隣接面形態、特に研磨した状態で接触点の回復を確実に行える．
③ 鋳造用合金の機械的強度は、成形修復材と比べて大きい．
④ 一塊鋳造により、連結修復物を作製できる（動揺歯の固定装置、橋義歯など）．

短所
① 窩洞形成時アンダーカットが許されないので、歯質の削除量が多くなる．
② 窩壁の平行性が要求されるので窩洞形成時に注意が必要である．
③ 技工操作が必要なので、即日修復はできない．
④ 作製過程が複雑で、全てのステップを正確に行わなければ良好な修復物は得られない．
⑤ 合着に使用される無機セメントは口腔液に溶解するので、長期的には辺縁部に問題を生じることがある（現在では、口腔液に溶解せず、かつ歯質接着性のあるレジン系セメントも使用されている）．
⑥ 金属色は天然歯と調和しない．

2．鋳造用合金

1．鋳造用合金の所要性質

1）操作性

鋳造用合金の融点により操作方法が著しく異なる．一般に歯科用ブローパイプで融解できるのは1,000℃程度とされ、それ以上融点の高い合金では特殊な鋳造機と専用の埋没材が必要となる．このため、融点930〜950℃程度の合金が扱い易く、埋没材も通常の石こう系のものが使用できる．

2）機械的性質

一般に咬合力の強く作用する臼歯部に用いられるので、それに充分抵抗できる強さ（引張り強さ35kgf/mm^{2}以上で伸び10％以上）を有する必要がある．破壊しないまでもタワミが起こると、脱落や二次齲蝕の原因となる．また、ある程度の伸びを有すれば、槌打圧接・擦り合わせにより辺縁部の補正も可能である．

3）化学的、生物学的性質

鋳造時に、人体に有害な蒸気を発生するような元素が含有されていてはならない．鋳造性を高めるために添加されたカドミウムやベリリウムが問題となったこともある．

口腔内で安定で、容易に腐食したり変色してはならない．金属元素が溶け出すと、鉱味を感じる場合がある．微量の銀や銅の元素の持続的溶出による極微動作用（制腐作用）も考えられるが、歯科用金属アレルギーの観点から、口腔内で安定な修復用合金の使用は不可欠である．

2．各種の鋳造用合金

現在まで、数多くの鋳造用合金が開発されてきたが、それらの中で代表的なものを記述する．

1）金合金

金は化学的に安定で腐食されにくく最良の材料とされているが、純金（24K）のままでは柔らかすぎるので、合金として用いられる．添加元素により合金の性質が大きく変わるので、金の含有量のみでは、その合金の物性を表すことはできない．添加元素には以下のような効果がある．

添加元素	効果
金	主成分であり、含有量が75％以上で充分な耐蝕性が表される．
銅	合金の強さと硬さを増す．4％以上で熱処理時硬化が起こるが、耐蝕性を考慮すると15％程度が限度である．
銀	銅の添加による赤味を中和する（白色化）．多量に添加すると、耐蝕性が低下する．
白金	合金を硬くする．融点を高めるので4％が限度である．
パラジウム	白金と同様に作用し、合金を白色化する作用が強い．
亜鉛	融解中の合金の酸化物と結合し、脱酸剤として働く．鋳造性を向上させる．
インジウム	揮発性の低い脱酸剤として働き、合金の結晶粒子を均一にする．

米国歯科医師会（A.D.A.）規格では、金合金を4種類に分類している（表1）．タイプⅠ（soft）は、柔らかく伸びが大きいので、辺縁の圧接が可能であるが、直接咬合力の掛からない3、Ⅴ級用である．タイプⅡ（medium）は、Ⅱ級などのインレー用に用いられる．タイプⅢ（hard）は橋義歯用である．タイプⅣ（extra hard）は金属床義歯のフレームに用いられる．さらに、タイプⅡとタイプⅢの中間としてユニバーサル型も用意されており、鋳造歯冠修復物全般に使用できる．金合金の融点は930℃程度であるから、通常の歯科用ブローパイプにより融解が可能である．

⇐ タイプⅠ（soft）
⇐ タイプⅡ（medium）
⇐ タイプⅢ（hard）
⇐ タイプⅣ（extra hard）
⇐ ユニバーサル型

表1 鋳造用金合金の分類（文献3を引用改変）

タイプ	金・白金の最低量（％）	金（％）	銀（％）	銅（％）	パラジウム（％）	白金（％）	亜鉛（％）	ビッカース軟度（軟化）	伸び（％）	融点 ℃
Ⅰ	83	80～96	2～12	2～6	0～4	0～1	0～1	50～90	18	930
Ⅱ	78	78～83	7～15	6～11	0～6	0～4	0～1	90～120	12	900
Ⅲ	78	71～80	5～13	7～13	0～7	0～8	0～2	120～150	12	900
Ⅳ	75	62～72	8～17	9～16	0～10	0～8	0～3	150～	10	870

わが国の保険診療では14K（金含有量58％）が前歯部にのみ認められている．しかし、金含有量が低いので、耐蝕性は低い．

2）12％金含有パラジウム合金

わが国の保険診療に採用されている関係で、インレーのみならず冠橋義歯にも使用されており、最も多用されている合金である．

JIS規格（T 6106）によれば、金12％以上、パラジウム20％以上、銀40％以上とされており、残部は銅が主体である．インレー用（第1種）とクラスプ用（第2種）の2種があり、伸びと硬さに差異がある．

⇦ 金12％以上
⇦ パラジウム20％以上
⇦ 銀40％以上

本合金の金含有量は、12％から20％に増量されたこともあったが、耐蝕性はあまり向上せずむしろ鋳造性が低下したので、再度12％に戻った経緯がある．

本合金の鋳造操作は、金合金とほぼ同様に行なわれる．

パラジウムの生産が特定地域に限られ、またパラジウムは他工業界でも利用されることから、価格の変動が著しく、最近は価格高騰が問題化している．

3）チタンおよびチタン合金

生体親和性の面から注目されているが、融点が1,600℃と高く特殊な鋳造機が必要である．また、溶湯の反応性が高く、埋没材との焼き付きを防ぐため、専用の埋没材が開発されている．研究は進んでいるが、現段階ではまだ一般に普及している状態ではなく、今後、器材・鋳造技法のさらなる改良が期待される．

⇦ 融点が1,600℃

4）その他（銀合金、ニッケルクロム合金など）

銀合金では耐蝕性、機械的性質に問題があり、ニッケルクロム合金では技工操作やアレルギー発症の問題が指摘されていて、これらの金属の使用については慎重でなければならない．

3．メタルインレー修復の適応症、窩洞ならびに形成法

1．適応症

一般的にメタルインレー法は、Ⅱ級以上の大型の修復が適応となり、両隣接面を含んだMODおよび咬頭被覆のアンレーのような歯を外側から包み込む外側性形態の修復においてその真価が発揮できる．さらに、動揺歯の固定装置のような連結修復物の作製は、本法によらざるを得ない．

⇦ メタルインレー修復の適応症
⇦ Ⅱ級以上の大型の修復が適応

しかし、メタルインレーの色調は天然歯と調和しないので、審美性が重要視される場合は、他の修復法を選択する必要がある．

2．メタルインレー窩洞の要件

メタルインレー修復用の窩洞はBlackの窩洞原則が適用されるため、成形修復用の窩洞とは異なることが特徴である．その主な点を簡単に記述する．

⇦ メタルインレー修復窩洞の特徴

1）窩洞外形（cavity outline）

一般的な予防拡大（extension for prevention）はBlackの提唱した要件を参考に必要最小限行なうが、後述のように窩縁斜面が付与されることを念頭におき、想定した外形線

⇦ 予防拡大はBlackの提唱した要件

よりも控えた形成を行なう必要がある．隣接面の外形線は不潔域内に設定せず、頬舌側に予防拡大して自浄域内におかねばならない．

歯肉側への予防拡大には種々意見がみられるが、一般に歯肉溝が存在する場合には、0.5〜1mm歯肉縁下に拡大する．

2）保持形態 (retention form)

窩底を健全で弾力のある象牙質内0.5〜1mmに設定し、保持を求めるので、咬合面部での窩洞の深さは2〜2.5mmが標準となる． ⇐ 窩底を健全で弾力のある象牙質内0.5〜1mmに設定
⇐ 窩洞の深さは2〜2.5mmが標準

基本的には箱型を原則とするが、技術的要求（後述の便宜形態）により外開き形態となる．その程度はテーパー1/10が基本とされる．尖型裂溝状バーにはほぼこのテーパーが付与されているので、臨床的にはこのバーを水平に保って切削する．窩洞が浅くて単純な場合には、特に保持のため1/10のテーパーが要求される．窩洞が深く複雑な場合には大きめのテーパーを付与することも可能であるが、テーパーが4/10を越えると保持力が著しく減少するので、過度のテーパーは慎まなければならない． ⇐ テーパー1/10〜4/10

その他の補助的保持形態として、階段、鳩尾形、溝、小窩、ピン、脚保持、被覆保持などが利用される．多用されるものの例として、階段はⅡ級窩洞の側室部に設けられ、鳩尾形は裂溝の追求により自然に形成されることが多い．

3）抵抗形態 (resistance form)

一般的に鋳造用合金は強靭であるから、特別に薄い部分を作らなければ、修復物の抵抗形態が問題となることは少ない．反面、歯質の抵抗形態として薄く孤立した機能咬頭、エナメル質のみの辺縁隆線を被覆するなど、歯の破折を防止する対策が必要である． ⇐ 薄く孤立した機能咬頭、エナメル質のみの辺縁隆線

4）便宜形態 (convenience form)

(1) 外開き

蝋型の撤去、インレー体の嵌入、合着時のセメント流動抵抗の軽減による鋳造体の浮き上がり防止を目的として付与される．さらに、複雑窩洞の側壁間の平行関係を調整する役目もある．

(2) 抽出方向への窩洞の開放

全ての側壁はある方向に対して外開きの関係にあり、アンダーカットが許されない．修復物は外開き方向に着脱される．臼歯部では通常、咬合面に解放される．

(3) 凸隅角の整理

模型上の鋭い凸隅角部は摩滅したり、蝋型埋没時の気泡の巻き込みなどにより、修復物の不適合を生じ易い．そのため、髄側軸側線角部や半円縦溝を付与した側室部などでの鋭い凸部はなめらかに整理する． ⇐ 凸隅角部

5）窩縁斜面 (marginal bevel)

メタルインレー修復では、縁端強さの低い成形修復材の場合と異なり、窩縁に斜面を付与して積極的に金属の薄縁で被覆する．窩縁斜面は、エナメル質窩縁に約1mm（理論的には0.7mm）の均等な幅で付与されるが、裂溝の端の部分では若干幅広く形成し、その分窩壁の拡大を控えて歯質保存を図ることもできる．咬合面のようにエナメル質の厚い部位では、その厚さの1/3となるが、エナメル質の薄い部位では全層に及ぶ場合もある．さらに、咬頭傾斜の急な上顎小臼歯などでは、明瞭に付与できない部位もある． ⇐ エナメル質窩縁に約1mm（理論的には0.7mm）

窩縁斜面付与の目的
①エナメル質窩縁の保護
②辺縁封鎖性の向上
③インレー体の収縮、浮き上がりの補正

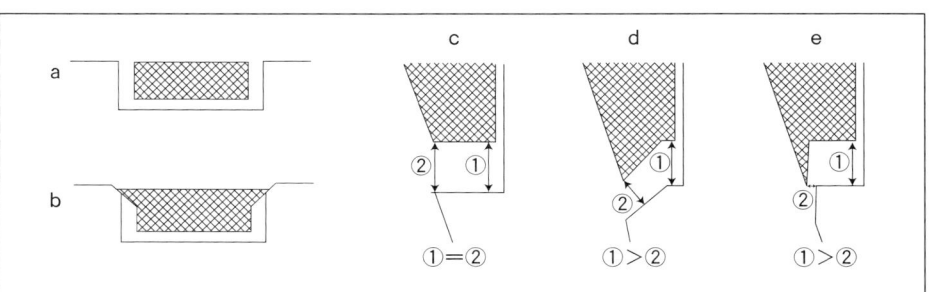

図1　窩縁斜面による辺縁部間隙の縮小効果
a：斜面が無い場合、鋳造体の収縮がそのまま間隙となる．
b：斜面の付与により、辺縁部の間隙は著しく小さくなる．
c：歯肉側辺縁においても、斜面が無いと①と同様に間隙は大きくなる．
d、e：斜面の付与により、間隙は小さくなる．斜面が急なほど効果は大きいが、あまり角度があるとフィニッシングラインが不明瞭となる．

3．各種窩洞および形成法

⇦ 各種窩洞の形態と形成法

インレー窩洞の代表といえるⅡ級窩洞（臼歯咬合面・隣接面窩洞）を中心に記述する．

1）スライス式Ⅱ級窩洞

（1）隣接面のスライスカット

エアタービンに槍状のダイヤモンドポイント（DP）を装して行なうのが一般的である．はじめに、細目の槍状のDPを用いて当該歯の接触点を削除し、DPが楽に動かせるスペースを確保する．この際、接触点部のエナメル質を一層残して切削すれば、隣在歯の損傷を防ぐことができる．ついで、やや太めで先端に丸みのある槍状のDPを用い、辺縁隆線の幅を目安にスライスカットを行なう．これにより、フィニッシングラインが明瞭なシャンファータイプとなり、かつ修復物辺縁の厚みが確保される．通常のDPで切削した面は荒いので、同形の仕上げ用DPでスライス面を平滑にする．

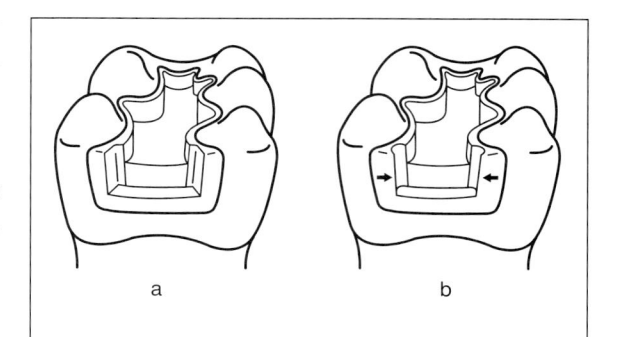

図2　スライスカット式Ⅱ級窩洞
a：側室の相対する頬舌側壁はできるだけ平行に形成されている
b：チャネル・スライス（矢印部の鋭縁は整理する）

⇦ シャンファータイプ
⇦ 修復物辺縁の厚みが確保

（2）咬合面および側室部の形成

尖頭裂溝状のカーバイドバーを装したエアタービンで必要最小限の予防拡大を行いながら咬合面部を概成する．ついで、側室を形成する．

側室の幅は近遠心的にはバーの太さ程度とし、頬舌的にはスライス面の1/2〜2/3程度を目安とする．深さはスライス面下端から約2mm上までとし、必ず象牙質内に収める．頬舌側壁は互いにできるだけ平行に相対すると保持力が増す（図2a）．咬合面から側室への連結部もラッパ状に広げず、平行に移行させる．さらに強い保持を得たい場合は頬舌側壁に半円縦溝を付与する．この形成法はチャネル・スライス（channel-slice）式と呼ばれる（図2b）．

⇦ 側室
⇦ 象牙質内

⇦ チャネル・スライス式

（3）窩縁斜面の付与

咬合面全周に約1mm幅の斜面を付与し、スライス面に移行させる．用いる切削具は、

＃27のカーボランダムポイントやつぼみ状ダイヤモンドポイントなどである．

（4）窩洞の完成

窩洞の点検と共に鋭い凸隅角などがあれば、その整理を低速のマイクロモーターを用いて行なう．

2）ボックス式Ⅱ級窩洞

スライスカット式では隣接面が広く削除されるので、金属の露出を少なくしたい場合に、この形成法が行なわれる．

先ず、咬合面部の概成から始め、ついで、側室部の概成を行なう．側室部は、辺縁隆線の内側のエナメル－象牙境部を歯頸部の歯肉縁相等部まで掘り下げ、外側に残った薄いエナメル質を手用器具（エキスカベーター等）で除去する．頬舌的な予防拡大には2種類の方法がある．図3aに示すように、側室を広く形成し歯面にほぼ直交するように解放する．側室を低速マイクロモーターを用いて仕上げる．チゼル類を補助的に用いる場合もある．歯頸側窩縁にフレーム状ポイントで窩縁斜面を付与し、咬合面部にも斜面を付与する．つぎに、図3bで示されているように、側室をあまり大きく形成せず、フレアーを付与して不潔域を含める方法がある．この場合にはフレアー形成と同時に歯肉側窩縁に斜面の付与を行なう．

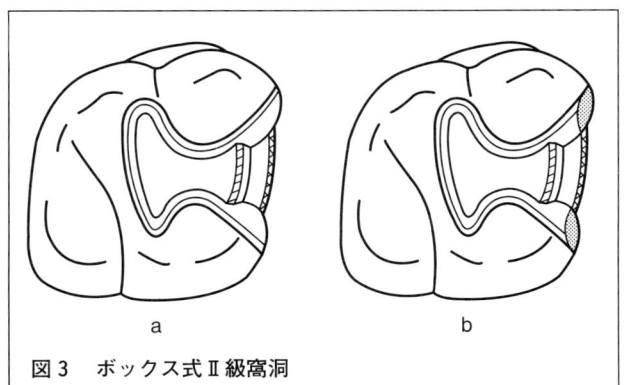

図3　ボックス式Ⅱ級窩洞
a：便宜形態に基づき整理された髄側軸側線角（▨）と歯肉側窩縁斜面（▧）
b：フレアー形成部（▨）

■ 4．メタルインレー修復における裏層（4章6参照）■

熱の良導体であるメタルインレーによる熱伝導の遮断と齲蝕除去により生じた側壁のアンダーカット部や窩底の凹凸の埋め立て、すなわち窩壁の補償の二つがある．

①断熱裏層：齲蝕を除去して窩洞が3mm以上の深さになった場合は、熱伝導の遮断も目的にセメント裏層（base）を施し、窩底を平坦にする（図4a）．

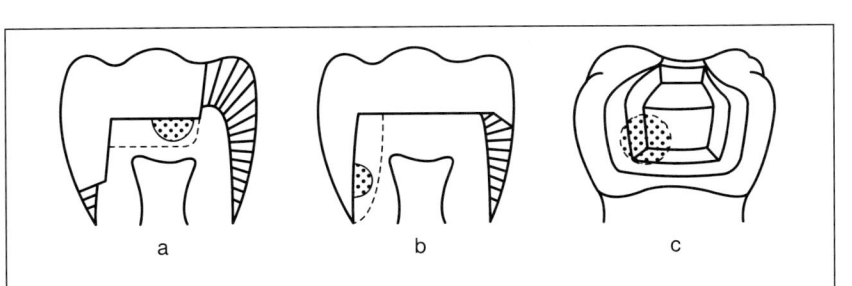

図4　裏層（base）の例
a：窩底の一部が齲蝕除去により深くなった場合：必要な窩洞の深さが確保されているならば、深い部分にbaseを施す．点線のように、深い部分に合わせて窩底を平坦にしない．
b：側壁に齲蝕除去によるアンダーカットが生じた場合：点線のように歯質を削除してアンダーカットを解消せず、baseを施す．
c：側室の一部にbaseを施した例

②アンダーカット解消のための裏層：齲蝕の除去により生じたアンダーカット部を、健全歯質の削除によって解消してはならない．これらはできるだけセメントによる埋め立て、すなわちbaseを行ない、歯質の保存を図る．しかし、側室部の最低半分は健全歯質で構成されている必要もあるので、側室壁のほとんどが埋め立て用セメントで構成されていてはならない（図4 b、c）．また、無髄歯の修復にあたっては、歯質が脆弱化していることもあり、抵抗形態により一層の配慮が必要となる．さらに髄下壁（6章2参照）にセメントやコンポジットレジンなどを用いて髄壁や軸壁を築造して窩洞の形態を整える場合もある．　　　　　　　　　　　　　　　　　　　　　　⇦ 築造

4．印象材と印象術式

間接修復法のためには窩洞模型が必要であり、口腔内原窩洞の形状を模型に転写する材料が印象材（impression material）である．現在保存修復の分野では窩洞歯のアンダーカット部が無理なく印象できる弾性印象材が用いられるのが通常である．

> 窩洞印象のための弾性印象材
> ①寒天印象材
> ②アルジネート印象材
> ③エラストマー印象材
> 　a）ポリサルファイドラバー印象材
> 　b）シリコーンラバー印象材
> 　c）ポリエーテルラバー印象材

1．各種弾性印象材の性質と用法

1）寒天印象材（reversible hydrocolloid）

水が70〜85％で8〜15％の寒天を含み、その他調整剤としての少量の塩類などから成る水膠性印象材である．本印象材は加熱して60〜70℃にするとゾル（液状）化し、逆に冷却するとゲル（固形）化する．本印象材の特徴としては次の点があげられる．　　⇦ 水膠性印象材

|特徴|
①多少のアンダーカットがあっても印象可能である．
②強度が低いので過度のアンダーカットがあると印象が破断し易い．
③細部の再現性は比較的良好である．
④水を主成分とするため水の出入りには敏感で、水分を失うと収縮し、しかし水中に浸漬すると膨潤する．
⑤高い寸法精度を得るためには印象後、直ちに石こう注入を行うか、または相対湿度100％の保管箱に保管することが必要である．
⑥装置として加熱や保温などのための槽（コンディショナー）を必要とする．また冷却機構のついた専用トレーが必要である．このような装置は比較的高価で、その操作もやや煩雑なため寒天印象材が単独で使われることは少なく、本邦においては後述のようにアルジネート印象材と併用されることが多いようである．

2）アルジネート印象材（alginate）

これは非可逆性ハイドロコロイドとも呼ばれている．これには粉末型とペースト型とがあるが粉末型が一般に用いられている．使用に当たり水と練和すると水溶性のアルギン酸塩が石こうと反応して不溶性のアルギン酸カルシウムが形成されて硬化する．　　⇦ 非可逆性ハイドロコロイド

|長所|
①寒天印象材のような特別な装置を必要としない．
②操作が簡単である．
③正しく使えば相応の性能が得られる．
④安価である．

|短所|
①硬化の際に温度の影響が大きく、特に練和水温が高いと硬化が速くなり過ぎる．

②混水量が多いと硬化が遅延する．
③印象撤去時にひずみを生じて変形を起こし易い．これを防止するためには歯の長軸方向に一気に印象を撤去するのが肝要である．
④細部の再現性がやや劣る．
⑤印象材によっては石こう模型面を荒らすものもあるので、これを改善するためには、印象撤去後直ちに固定液（硫酸亜鉛の２％水溶液など）中に１分間弱浸漬する．
⑥本印象材は寸法安定性が劣るので、固定処理の有無にかかわらず印象撤去後は、迅速に石こう注入を行うことが重要である．

3）エラストマー印象材（elastomeric impression materials）

合成ゴムによる印象材である．化学的にみて次の３種類がある．

（１）ポリサルファイドラバー印象材（polysulfide rubber）

チオコールラバーあるいはメルカプタンラバー印象材とも呼ばれている．これは２ペーストから成り、両ペーストを練和すると－SH基と二酸化鉛のOが反応してS-S結合が生じ、ポリマー間の重合、架橋が起こりゴム状物質となる．なお、この反応は副産物として水が形成される縮重合型である．

（２）シリコーンラバー印象材（silicone rubber）

重合方式の違いにより縮合型と付加型とがあるが、その基本構造は同様である．印象材中には重合収縮を少なくし、また操作性を調整するためにシリカ微粉末をフィラーとして30～40％加えてある．その混入量によりライト（インジェクション）、レギュラー、ヘビー（パテ）といった３タイプがある（図５）．後者ほどフィラー量が多く、パテタイプでは75％程度含有し、"こし"が強くなっている．

⇐ 縮合型（condensation type）
⇐ 付加型（addition type）

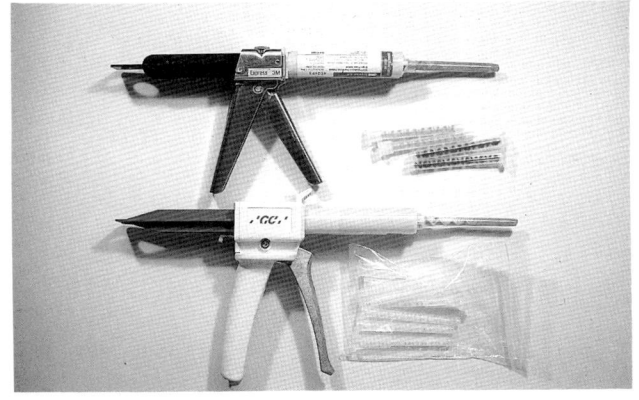

図5 印象用器材
練和器に装されたインジェクションタイプのシリコーン印象材

長所
①硬化がシャープである．
②細部再現性や寸法精度が優れている．
③硬化後の寸法安定性が優れている．

短所
①弾性ひずみがやや低いので、口腔からの印象撤去や印象からの模型のとり出しがややむずかしい時がある．
②天然ゴムなどに触れると硬化不全を起こす．

（３）ポリエーテルラバー印象材（polyether rubber）

２ペーストとして供されている．両ペーストを練和するとポリエーテル端末のエチレンイミンが開環し重合が起こって架橋結合が生じ、ラバーが生成される．

長所
①親水性で石こうとのなじみが良く模型に気泡を付着しない．
②細部再現性に優れている．
③寸法精度が良い．
④経時的な収縮がきわめて少なく寸法安定性に優れている．

短所 ①硬化後の弾性ひずみが少なく印象撤去や印象からの模型のとり出しに問題がある．
②吸水性があり、水中や高湿気の環境中に長期間放置すると吸水して膨張するので注意を要する．

2．印象法

精密な印象を得るためには前準備として窩洞歯および歯列の清掃、止血と歯肉排除、軽いエア乾燥などが行われる．

印象法は同じ操作であっても別名称で呼ばれることもあるが、いずれにしろ大別すると単層（または単一）印象法と積層（または連合）印象法の2種類となる．どの印象法においても窩洞歯には注入器（シリンジ）を用いて流動性に富む印象材を注入し、その上にトレーに盛った印象材を圧接する方式が基本となっている．

⇦ 印象法

```
窩洞の印象法
  単層（単一）
  積層（連合）
   ┌ 一回法
   └ 二回法
```

1）単層（単一）印象法

一種類の印象材の同じ練和物を注入器とトレーに盛り用いる方法である．アルジネートやポリサルファイドラバー印象材を用いてしばしば行われるが、その際アルジネートでは一般に既製の穴あきトレーが、またポリサルファイドではレジンの各個トレーが用いられることが多い．

2）積層（連合）印象法

同材質であるが稠度の異なる2種類（タイプ）あるいは材質の異なる2種類の印象材を用いて行う印象法である．これは用いる印象材の組み合わせと積層の方法によりさらに次のように細分される．

⇦ 寒天・アルジネート連合印象
⇦ シリコーン印象材のインジェクションとパテ

（1）積層1回印象法

最初に流動性の高い印象材を窩洞およびその周辺に注入しておき、その上に直ちに、稠度の高い印象材を盛ったトレーを圧接する方法である（図6a〜c）．これには寒天とアルジネート印象材を組み合わせた寒天・アルジネート連合印象やシリコーン印象材のインジェクションとパテの両タイプを組み合わせた方法がおこなわれている．

本法には作業操作が簡単でチェアタイムが短いという長所がある．ことに寒天、アルジネート法は装置も簡便な槽で済み、材料も安価で、得られる印象、模型はかなり良好な精度

図6a　インジェクションタイプ材の窩洞内注入．

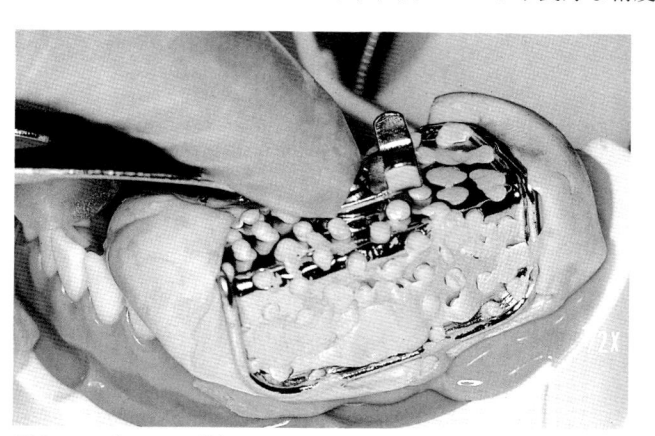

図6b　パテタイプ材の圧接．

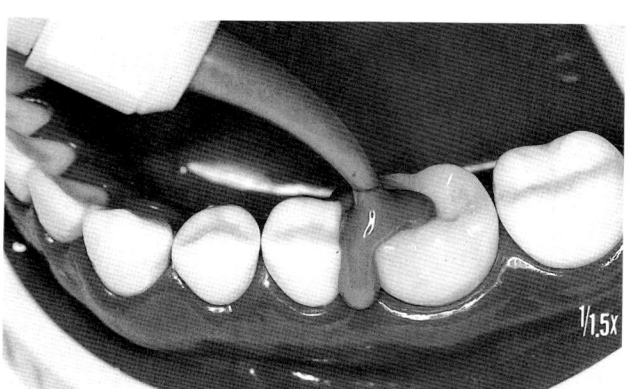

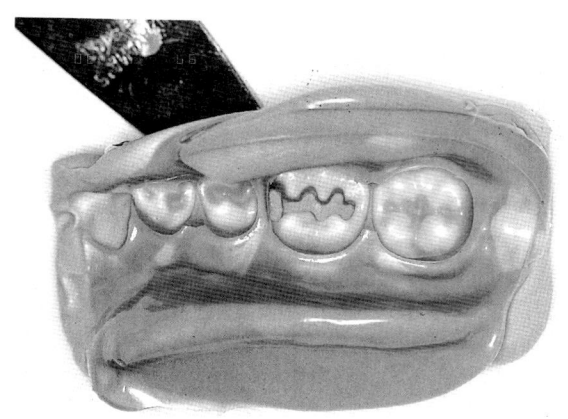

図6c　積層1回法による印象．

をもっており現在、広く普及している．一方、難点としては次のようなことがある．寒天、アルジネートの接合が弱く、印象撤去時に両者が剥離することがある．またシリコーン印象では練和のタイミングが合わずに失敗したり、ヘビータイプによる圧が不足して歯肉側窩縁部が不明瞭になったり、両材料の境界ができたりすることがある．

（2）積層2回（2段階）印象法

これは概形印象としての1次印象と最終印象としての2次印象を行う方法であり、多くの場合シリコーン印象材が用いられる．

2枚厚のシートワックスあるいは4枚重ねのガーゼなどをスペーサー（約1mm厚）とし、窩洞歯と両隣在歯を包む．これをヘビータイプシリコーン材料で印象して1次印象とする（図6d）．スペーサーを除去した後、インジェクションタイプ材を窩洞歯に、次いで1次印象内にも注入した後、1次印象を口腔内の正位置に挿入し印象する（図6e）．

⇐ スペーサー
⇐ 1次印象

本法では、比較的時間的余裕をもって操作することができ、また歯肉縁下の印象も確実に行えるという利点がある．一方、手数が多くなり、チェアタイムも長くなることに加え、2次印象の際に口内挿入に不全が生じると印象に変形を起こすなどの欠点がある．また1次印象にあたり、パテタイプ材の代わりにモデリングコンパウンドを用い、接着剤を塗布した後、シリコーンやポリサルファイドラバー印象材を使って2次印象を行う方法も行われている．

⇐ 2次印象

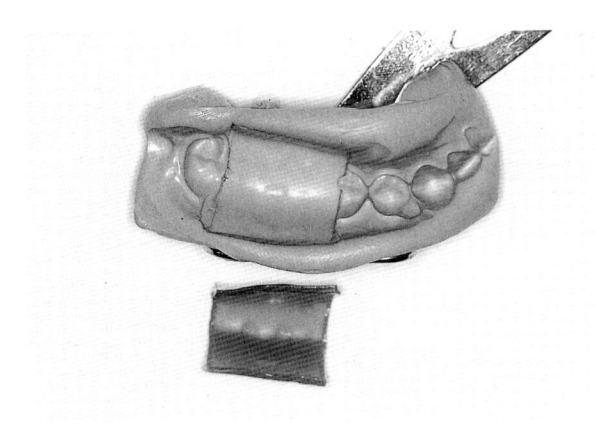

図6d　スペーサーと1次印象．

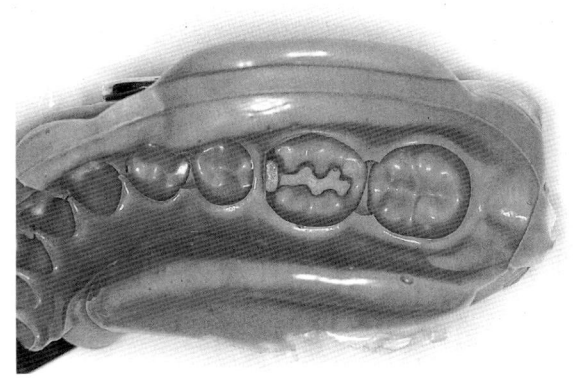

図6e　積層2回法による印象．

5．間接法模型と調製法

模型は窩洞を正しく再現するべきものであるから、種々の性状を具備しなければならない．

⇐ 模型調整法

■ 1．間接法模型の具備要件

これは次の3要件に集約されている．即ち、①模型面の精度が高いこと．面が滑沢で窩洞の細部が再現されていなければならない．②模型の寸法精度が高く原窩洞の寸法を忠実に再現していることが望ましい．③表面が硬く、作業模型として充分に強度がある．これは蠟形成時に彫刻刀によって模型がキズついたり、インレー試適により容易に破損しては困るからである．

```
模型の具備要件
①模型面の精度が高いこと
②寸法精度が高いこと
③表面が硬く、強度も十分で
  あること
```

■ 2．模型材（歯型材）

模型材は前記3要件を備えた模型を作り、かつ優れた操作性を備えたものでなければならない．以上の点から現用の弾性印象材には硬質石こうが用いられるのが一般的であ

る．硬質石こうには硬石こう（hydrocal）と超硬石こう（densite）とがあり、後者の方がより硬く、また強度が高い．両者の使い分けは、使用印象材との相性（compatibility）や目的によって多少異なる．また型ごと埋没を行う時は耐火性埋没材が使われている．

⇦ 硬石こう（hydrocal）
⇦ 超硬石こう（densite）

3．作業模型の形式

作業模型は全体として歯列模型あるいは顎模型と呼ばれ、窩洞歯の模型は歯型と称される．作業模型は歯型と歯列模型の構造上の関係から次のように区分される．

1）歯型固着式模型

歯型として歯列模型からとり出さない方式のもの．

2）歯型可撤式模型

テーパーの付いた既製のダウエルピンを歯型部に植立したり、歯型脚部にテーパーを与えることによって歯型を歯列模型からとり出せるようにした模型である．蝋形成は容易となるが歯型の位置が狂うこともあるので注意が必要である．

3）歯型分割式模型

作業模型を、窩洞歯の形成隣接面と隣在歯との間で分割し、その分割面を利用して元位置関係を再現する方法である．このためには位置関係復元のガイドとなる溝や金枠の付いた咬合器が用いられている．

副歯型：シリコーン印象の場合には形成歯の副歯型を作製することができる

4．作業模型の調製

1）咬合模型の作製

（1）対合歯列模型の作製

通常はアルジネートにより印象し、硬石こうにより作られる．また小形修復物の場合は後述の咬合印象をそのまま利用して対合歯列模型とすることもある．

（2）咬合印象の採得

患者の中心咬合位での対合関係が正しく印記される必要がある．材料としては、①加熱軟化させたベースプレート用パラフィンワックスやバイトワックス、②専用のシリコーン印象材、などが用いられている．採得に当たっては、無理なく中心咬合位で咬めるよう患者に数回練習してもらい、印象を咬んだ時、正しく印記されるよう注意する．

咬合印象を介して両歯列模型を正しい位置関係に、結紮線などを用いて固定し、咬合器に装着して咬合模型が作製される（図7 a）．

次いで模型の分割を行い作業模型とする（図7 b）．

2）模型の整理

（1）歯型歯肉縁部と隣在歯接触点部の修正

蝋形成を容易にするために、歯肉縁部の石こうを削除し、歯肉側窩縁を明瞭に露出しておく．また修復物隣接面の仕上げ・研磨しろを見込み、かつ僅かにきつめの接触点を付与するために隣在歯接触点を10分の1 mm強削除するなどの方法がある（図7 c）．

（2）窩洞外形線の描記

シャープペンシルなどを用い、窩縁を描記して明瞭にする．またメモとして患者名、装着日、使用金属なども記しておくと便利である．

（3）模型表面硬化剤の塗布

合成樹脂を有機溶媒に溶かし込んだ表面硬化剤を塗布し、乾燥させる．硬化剤は模型内に数10μm浸み込んで硬化するとともに、表面に4～5μm程度の被膜を形成する．また被膜により、描記された外形線などは消えてなくなり、模型は汚れにくくなる．

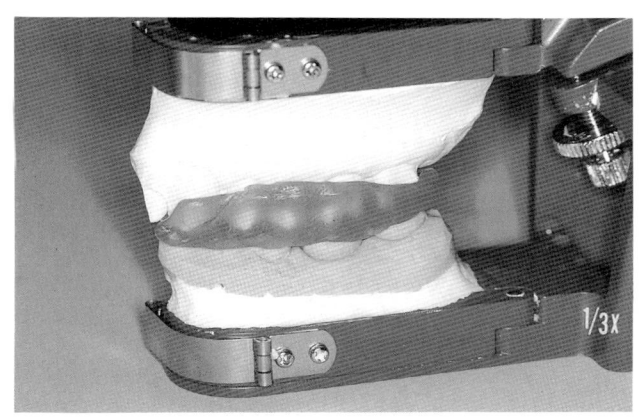

a 歯列模型の咬合器装着．

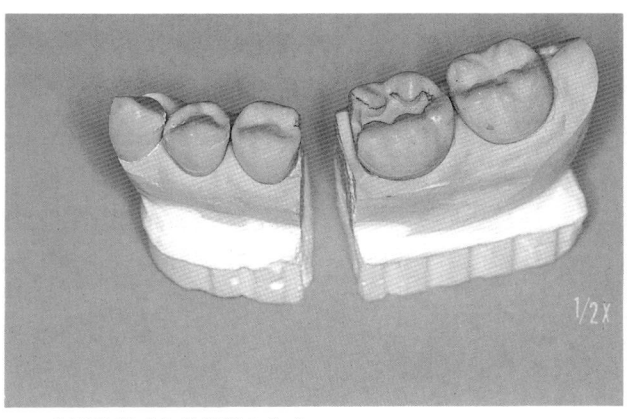

b 歯型分割式作業模型の作成．

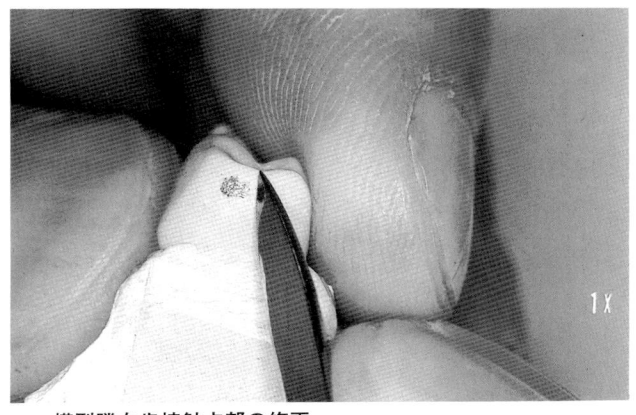

c 模型隣在歯接触点部の修正．

図7 作業模型の調製

6．蝋型（ワックスパターン）の調製法

鋳造修復物の原型は蝋で作られ、蝋型と呼ばれている．その調製作業が蝋形成（蝋型採得）である．蝋形成を口腔内で行う方式が直接法であり、模型上で行う方式が間接法である．また両者の併用型もあるが、実際にはほとんどが間接法で行われている．

⇦ 蝋型調整法

■ 1．インレーワックスの組成、種類と所要性質 ■

1）組成

蝋型用材料としてはインレーワックスと呼ばれる特別に処方されたワックスが用いられている．その主成分は石油蒸留成分であるパラフィンで、60～75％が含まれている．その他パラフィンの性質を改良しワックス全体の融点、軟化点、可塑性などを調整するためにダンマー（天然樹脂）、カルナウバワックス（ヤシの葉からの植物蝋）セレシン（石油蝋）、蜜蝋、など様々な樹脂類が添加されている．

2）種類と所要性質

インレーワックスには直接法用のものと間接法用のものとがあるが、最近は両用のも

のが広く用いられている．

インレーワックスには、次のような一般的性質が必要である．

> ①加熱によって充分に可塑性をもって自由な形となること．
> ②模型や窩洞壁、形成器に粘着せず彫刻形成が容易であること．
> ③熱膨張係数が小さく、その値はメーカーによって公表されていること．
> ④色調が模型や歯と識別し易いものであること．
> ⑤通常の鋳造温で完全に焼尽し、残渣を出さないこと．

2．蝋型の変形とその防止法

蝋型は窩洞に正確に適合した適切な形態を備え、それが以後、変形しないよう扱われなければならない．変形には外力による変形と潜在する内部ひずみの解放によるものとがある．

1）外力による変形

⇐ 外力による変形

外力による変形はさらに非可逆的に変形してしまう塑性変形と、外力が加わっている間だけ変形し、それが無くなれば元にもどる弾性変形とがある．

軟化したワックスに有効な外力を加えて窩洞の形に変えてしまうのは、ワックスが塑性変形を起こし易い性質を利用したものである．これは軟化によって自由になり始めたワックス分子が大きな外力により新しい配列に強制的に転化されてしまうからである．一方、塑性変形を起こして完成した蝋型に再び過度の外力がかかれば新たな塑性変形を生じ蝋型が変形を生じてしまう．MODのような複雑な形態をした蝋型を窩洞から取り出す際に無理な力がかかると塑性変形を起こしてしまうことがある．このような時は近心部あるいは遠心部を少し浮かしては直ちにもどすことを交互に行い、そのうえで取り出せば、ワックスの弾性変形内での変位で済み蝋型が狂うことはなくなる．

2）内部ひずみの解放による変形

⇐ 内部ひずみの解放による変形

ワックス内には種々の原因により分子間にひずみを生じることがある．このひずみは、元の状態にもどろうとする潜在的弾性をもっており、これが解放されると蝋型の変形として現れる．内部ひずみが生じるのは、①ワックスを軟化して窩洞に圧接し、塑性変形させる際、②溶けたワックスが固まるまでの凝固収縮、③固まったワックスが室温になるまでの冷却収縮、の際などである．従って内部ひずみに起因する蝋型の変形を防止するためにはその発生を阻止するか、生じたひずみを消失させてしまわなければならない．そのための具体策は次のようである．

①インレーワックスは直接法用と間接法用とを正しく使い分ける．
②インレーワックスを均等に十分に軟化し、窩洞に圧入し、ワックスが冷却するまで指頭で加圧を続ける（加圧成形法、press moulding technique）．
③製作後の蝋型を歯型上に長く放置する．
④模型や口腔内窩洞から抽出した蝋型は直ちに埋没する．
⑤埋没するまでの間に抽出蝋型を加温することのないようにする．

3．蝋型の調製法

蝋型形成器具としてはインレー形成器がある．その一部はアマルガム形成器として共

用されるのが通常である．またEvansの彫刻刀も多用されている．インレー形成器は加熱して用いる加熱形成器と、加熱することなく用いる冷間形成器とに区別されている．インレー用蝋型の調製には通常加圧成形法が行われているので以下これに基づき手順を述べる．

1）分離剤の塗布

間接法では模型窩洞に表面活性剤を含む分離剤を、液であれば筆で塗布し、スプレータイプであれば噴霧する．

2）インレーワックスの軟化と圧接

インレーワックスを遠火で芯まで均等に軟化し、窩洞に圧迫圧入した後、そのままワックスが十分に冷却するまで加圧を続ける．

なお隔壁を調製する時は、厚さ50μm程度の透明プラスチックマトリックスバンドを、高さと長さを適度に調整して手指で保持して使う．

3）蝋型形成

加圧成形したワックスの過剰部をまず大まかに、適度に熱した加熱形成器で手早く除去する．さらに咬合面部表層も同様にして加熱しておき対合歯を咬ませて咬合印記を行う．この際、熱が蝋型深部にまで及び過ぎたり、逆に加熱が不充分であると変形を生じるので注意する．

次いで冷間形成器を用い、窩縁外溢出ワックスを除去しつつ丹念に彫刻形成する．その間に蝋型を抽出してみて、抽出に無理がないこと、圧接の良否などを点検しておく．なお蝋型接触点部がそのままではマトリックスバンドの厚さ分だけ空隙となってしまうので、同部にワックスを補充成形し模型上でも隣在歯と空隙なく接しているようにしておく．

彫刻が終了したならば小綿球に少量の水を含ませて火炎で温め、その温湿綿球で圧接しながら表面を滑らかにする．さらに冷湿綿球やナイロン布で研磨を行って蝋型を完成させる．

7．埋没、鋳造（材料、方法）

A．埋没法 ⇐ 埋没法

1．埋没前準備

鋳造リング、円錐台、膨張緩衝材およびスプルー線等を準備する．次いで蝋型の変形を起こさぬよう前述したような配慮を払いつつ速やかに埋没操作に移行する． ⇐ 埋没前準備

1）スプルー線の植立

鋳型に溶融金属が確実に鋳込まれるように、湯道となるスプルー線を蝋型に装着しなければならない．通常スプルー線には、熱伝導性の低い、錆びることのないステンレススチールやNi-Cr合金などを用いるとよい．その太さは、直径1.0〜2.0mmのものが望ましく、中空であるとさらによい．また、蝋型の大きさにより、スプルー線の太さを変える必要があり、大きな蝋型ほど太いものを使用するようになる．スプルー線の植立部

位は、原則として蝋型の最も肉厚となる位置を選び、溶融金属が各所へ万遍なく流れるよう配慮して植立しなければならない．

2）湯だまり

鋳込まれた金属が凝固し収縮する際に、凝固収縮によって不足する金属が十分に補給されないと、鋳造体のスプルー付着部付近に鋳造欠陥の一つである鋳巣を生じる．これを防止するためには、スプルー付着部に金属補給部を作る必要があり、これを湯だまりという．

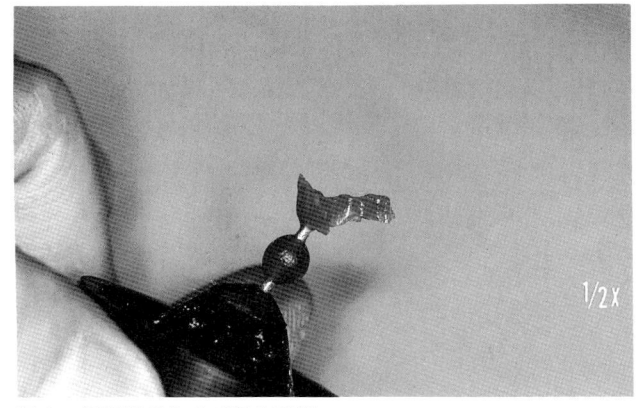

図8 埋没準備および操作手順
溶融金属の流れを考え植立する．

湯だまりは、蝋型の最も肉厚部よりやや大きい程度の直径の球形のものが適当とされている．しかしながら、蝋型の厚みよりスプルー線が太い場合や湯道が短い場合には湯だまりは必要ではない．湯だまりは通常ワックス（ユーティリティワックスなど）で適当な球形をつくり、スプルー線に溶着固定するが、蝋型へのスプルー線付着部から約1mm離れた位置に付与する．

3）円錐台への植立

準備を終えた蝋型は、スプルー線をプライヤーで把持し円錐台頂に植立する．蝋型の位置はリングの中央部で、底部までの埋没材の厚みが6mm程度とれる部位とする．また、スプルー線に付与した湯だまりより円錐台頂までの距離を1.0～1.5mm離して植立する．

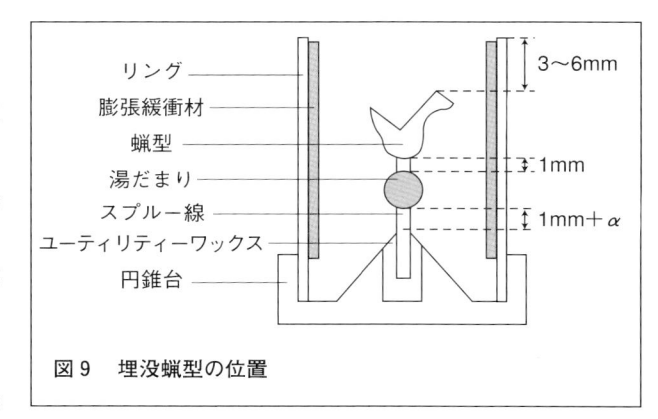

図9 埋没蝋型の位置

4）鋳造リングの裏層

修復物の大きさおよび埋没方法により、適当なサイズの鋳造リングをそれぞれ選択する．すなわちインレーなどの小型修復物から数歯に亘る連続大型修復物にいたるものやスプルー線の植立状態の違いに対応し、直径、長さの異なる各種のリングから適切な大きさのものを採択する．

図10 リング内に膨張緩衝材を裏層

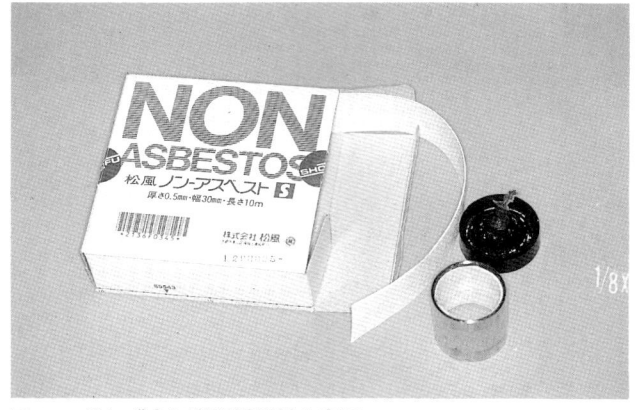

埋没材の吸水時、凝固時および加熱時の膨張を妨げることのないよう鋳造リングと埋没材との間にクッションの役割を果たす膨張緩衝材（キャスティングライナー）を裏層する．アルミナシリカのセラミックスを繊維状にした耐火性リボンが市販されている．このリボンを用いてリングの内張りをする．（図10）

◁ 膨張緩衝材を裏層

5）蝋型の洗浄

蝋型は油性のため水と馴染みにくい疎水性である．また、表面に異物が付着したり粗造であると気泡が付着し易いため表面を清掃しておく必要がある．その洗浄および表面活性効果を期待する目的で70％の消毒用アルコール、石鹸液などが用いられており、さらに親水性を向上させるような表面活性剤系の商品も市販されている．

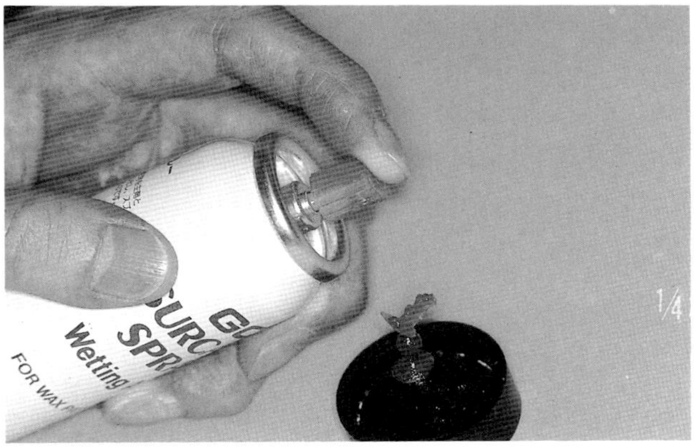

図11　表面活性剤を蝋型に塗布

2．鋳造用埋没材

この材料に蝋型を埋没し加熱によりワックスを焼尽させ金属を鋳込むための鋳型を作製する．

1）埋没材の所用性質

埋没材の所用性質
①練和および埋没操作が簡易であること
②硬化時間が適切であること
③硬化後および加熱後に適当な圧縮強さを持ち、鋳造圧に耐えうること
④金属の鋳造収縮を補償するための適切な膨張量を有すること
⑤精密な鋳造体を得るために硬化および加熱後、鋳型表面が滑沢、緻密であること
⑥鋳型内での背圧の影響を少なくするために十分な通気性を有すること
⑦高温加熱にて有毒ガスを発生せず、鋳型にひび割れなどを起こさないこと
⑧鋳込まれる金属に対して悪影響を与えないこと
⑨安価であり材質が変化せず長期間使用できること

2）埋没材の種類

埋没材は、耐熱性を持ち加熱膨張するシリカ（石英、クリストバライト、融解石英、トリジマイト）粉末とそれらを固形化するための結合材よりなる．この結合材に石こうを用いた埋没材が一般的に利用されているが、加熱により石こうは1,000℃付近になると熱分解を起こすため、高温鋳造用には他の結合材が用いられる．これは、高温鋳造用埋没材と分類されている．

（1）石こう系埋没材

耐火性を持ち加熱膨張性を有するシリカを60～70％含有し、結合材としてα石こう

（硬石こう）が用いられているものである．シリカとして当初石英が用いられていたが、現在では加熱膨張がさらに優れた特性を示すクリストバライトが採用されている．それぞれの変態温度は、石英が500～600℃でクリストバライトが200～300℃である．

⇦ 変態温度

（2）高温鋳造用埋没材

石こう系埋没材は1,000℃で熱分解してしまうため、高融点のNi-Cr合金やCo-Cr合金の鋳造には結合材としてシリカゾル系またはリン酸塩系材料を用い、高温でも安定した性能が得られるような埋没材が利用されている．

a．シリカゾル系埋没材

①エチルシリケート埋没材

結合材としてエチルシリケートを用い、塩酸の存在下で加水分解させケイ酸のコロイド溶液を作製し、これと基材となるシリカがゲル化することによってシリカ量の多い丈夫な埋没材が得られる．

②コロイダルシリカ埋没材

20～30％コロイダルシリカを結合材として用いるが、アルカリ性の安定剤を加えてゾルのまま使用することができ、基材となるシリカと混合させ硬化させるものである．本材料は1,300℃以上の融点を持つ金属の鋳型としても耐えうるとされている．

b．リン酸塩系埋没材

水溶性のリン酸塩（リン酸アンモン）と金属酸化物（酸化マグネシウム）を結合材とし、基材にシリカを含むものである．水で練和すると不溶性のリン酸マグネシウムアンモニアが生成され硬化するが、コロイダルシリカで練和すると硬化および加熱膨張が増加する．そのため窩洞形態に応じてコロイダルシリカと水の量を調節する必要がある．

3．埋没法の種類

金属の鋳造収縮を補償するために、蝋型および埋没材の膨張量を対応させ、様々な埋没法が考案されてきた．まず、蝋型を加温して膨張させ、そのまま冷却しないように埋没し、鋳造収縮を補償する蝋型膨張埋没法が考案された．しかしながら、ワックスを加温すると膨張とともに大きく変形することが報告され、この方法は現在用いられていない．つぎに、填入した埋没材に水を補給し、凝結膨張を通常以上に生じさせようとする加水膨張法が考案された．さらには、裏層したリボンの全面にワセリンを塗り埋没材の吸水膨張を排除して、硬化および加熱膨張の全膨張量を正確に知ることにより鋳造収縮量を補償しようとする改良加熱膨張法が考案された．なお、膨張緩衝材であるリボンを水に濡らしておくものを湿アスベスト法、乾燥させたままで用いるものを乾アスベスト法という．

⇦ 湿アスベスト法
⇦ 乾アスベスト法

4．寸法変化とその補償法

メタルインレー修復では修復物を得るまで、かなり多くの操作段階を経る．またこの間に非常に多くの材料が使用されるので、操作上の誤差、材料自体の物理的性質に由来する寸法変化などが最終的に得られるインレーの窩洞への適合性に重大な影響を与える．

1）メタルインレーの適合精度

メタルインレーは、セメントによって窩洞に合着されるが、インレーと窩壁との隙間が大きいと、合着用セメントの溶解や崩壊が起こって二次齲蝕が発生したり、脱落したりする．セメント層の厚さについてはさまざまな研究報告があり、20～50μm、あるいは5～30μmが望ましいとされている．また日本工業規格ではセメントの被膜厚さは、

⇦ 5～30μm

25μm以下と定められている．以上を総合的に考慮すると、インレー体と窩壁との隙間は5～30μmの範囲が望ましいと考えられる．

2）寸法変化

（1）寸法変化の要因

インレー体の寸法に影響する因子としては、印象、模型、蝋型の精度と、鋳型（埋没材）の膨張、そして合金の鋳造収縮がある．模型はわずかに膨張傾向にあるが、蝋型の寸法変化を極力少なくし、合金の鋳造収縮は主に鋳型の膨張によって補償する方法がとられている．

⇦ 印象
⇦ 模型
⇦ 蝋型の精度
⇦ 鋳型の膨張
⇦ 鋳造収縮

（2）金属の鋳造収縮

鋳造時における金属の収縮は、①液体金属の冷却収縮、②凝固時の収縮、③凝固後の冷却収縮の3段階を経る．しかし実際には①は液体金属すなわち溶解した金属自体で補われるので鋳造時収縮としては現出しない．したがって金属の鋳造収縮は、②の凝固収縮と、③の凝固後の固体の冷却収縮とによって生じる．金属の鋳造収縮は、合金の種類、鋳型精度、鋳造温度、鋳造体の大きさ、形状によって異なる．

合金の鋳造収縮率を、表2に示す．

貴金属合金は1.5～1.6％で、ニッケルクロム合金やコバルトクロム合金などの卑金属合金は2～2.3％である．

表2 合金鋳造収縮率

合金の種類	鋳造収縮率(％)	合金組成（％）
純金	1.70	
純銀	1.90	
22K金合金	1.64	Ag 4.17, Cu 4.17, Au 91.66
21.6K金合金	1.63	Ag 5, Cu 5, Au 90
20K金合金	1.52	Ag 6, 7, Cu 10, Au 83.3
18K金合金	1.50	Ag 8.8, Cu 13, Zn 3.2, Au 75
白金加金合金	1.48	Ag 6, Cu 13, Pt 6, Pd 5, Au 70
14Kインレー用	1.44	Ag 8, Cu 28.2, Zn 5, Al 0.4, Au 58.3
銀－パラジウム合金	1.55	Ag 58, Cu 10, Pd 20, Au 12
銀合金	1.70	Ag 80, Cd 15, Zn 5
銀合金	1.52	Ag 80, Cd 5, Zn 15
Co-Cr合金	2.30	Co 60, Cr 30, Ni 5, Mo, W
陶材焼付用金合金	1.40	Au 83, Pt 16, In 1.0, Sn 0.3
陶材焼付用Ni-Cr合金	2.10	Ni 68, Cr 14, A 16, Mn, Mo

3）寸法変化の補償

合金の鋳造収縮を補償する手段として、①埋没材の硬化膨張、②埋没材の吸水膨張、③埋没材の加熱膨張が利用される．

（1）埋没材の硬化膨張

石こう系埋没材は、硬化時に0.16～0.6％程度膨張する．

（2）埋没材の吸水膨張

通常吸水膨張を利用するには、水に湿らせたキャスティングライナーを鋳造リングに内張りする．ライナーに吸収された水分が硬化進行中の埋没材に与えられ、吸水膨張が起こる．しかし、吸水膨張は変形を生ずるといわれ、ライナーの表面にワセリンを塗って吸水を防ぎ、変化の少ない加熱膨張を利用する改良加熱膨張法も提案されている．

⇦ 改良加熱膨張法

（3）加熱膨張

　鋳型を加熱すると埋没材が膨張する．その膨張量はクリストバライト埋没材で1.3〜1.5％、石英埋没材で0.8〜1.1％である．

　加熱膨張が鋳造リングに抑制されるのを緩衝するためにライナーを鋳造リングに内張りする．

B．鋳造法

⇐ 鋳造法

1．鋳造準備

　埋没完了後埋没材の硬化を待ち、スプルー線を除去してから鋳造リングの加熱を行う．その際、従来型の埋没材使用においては十分に埋没材を乾燥させ、鋳型の各温度に設定した加熱となるが、急速加熱型のものでは埋没終了後30分経過してからすぐに700℃の炉にて加熱ができるようになっている．

1）鋳型の加熱

　ここでは汎用されている石こう系の埋没材について述べる．

　炉中で加熱することによりワックスは融解、焼尽して鋳型が得られるようになる．石こう系埋没材は700℃を越える加熱により分解する危険があり、1,000℃以上の溶解温度を持つ金属の鋳型としては用いられない．また、鋳型の加熱温度は、使用金属により設定しておく必要があり、金合金や銀パラジウム合金では約700℃、銀合金では約600℃である．このように加熱された鋳型は、炉から取り出したならば温度の低下を防ぐためにすぐさま鋳造することが望ましい．

鋳型加熱の目的
①硬化完了後の埋没材の乾燥
②蝋原型の焼尽
③埋没材の加熱膨張
④鋳造時までの鋳型温度の確保

2）金属の融解

　溶融点が1,000℃以下の金合金等では都市ガスと空気を混合するブローパイプが用いられるが、それより高温の溶融点を持つ金属では水素、酸素およびアセチレンガスのそれぞれ混合ガスが用いられている．

　ブローパイプの炎は、未燃焼帯（エアーブラスト）、燃焼帯、還元帯および酸化帯に分かれているが、合金の酸化を防ぐためには還元帯を用いて融解させると良い．また、酸化物の除去にフラックスとして通常ホウ砂を用いるが、その際金属をやや加熱後ホウ砂を加えその膜により金属の酸化を防止しつつ融かすとよい．

⇐ 還元帯

⇐ フラックス
⇐ 金属の酸化防止

2．各種鋳造法

　溶融した金属を鋳込む方法は、表のように分類される．

各種鋳造法
①圧迫鋳造（pressure casting）
a）水蒸気圧迫鋳造
b）ガス圧迫鋳造
②遠心鋳造（centrifugal casting）
③吸引鋳造（vacuum casting）

3. 鋳造欠陥

鋳造体を洗浄し、点検すると、そこには構造上好ましくない種々の欠陥が見られることがある．これらは鋳造欠陥と総称されている．

1）鋳造欠陥の分類

各種の欠陥
①鋳込み不足（図12 a）（図12 b）（図12 c）
②鋳巣（図12 d）
③鋳肌荒れ（図12 e）
④亀裂（図12 f）
⑤突起（図12 g）（図12 h）

2）各種鋳造欠陥の原因と対策

（1）鋳込み不足と引かれ（なめられ、背圧凹み）

合金の融解不足、鋳造圧力の不足、鋳型の通気性不良、鋳型温度が低すぎた時などに湯回り不良となり生じる．その対策としては、①スプルー線を太くしたり、本数を増す、②初期圧力の高い鋳造機を使用する、③鋳型温を高くしておく、④速やかに鋳込む、⑤通気性の高い埋没材を使用したり、エアベントを付与する、などがある．

（2）鋳巣（いす）

これには原因の異なる次の2種がある．

a．引け巣

合金の鋳造収縮（凝固収縮＋冷却収縮）によって生じるものであり、多くの場合多孔性である．その対策としては、①湯だまり（図12 i）を付ける、②スプルー線を太く、短くする、③ホットスポット（hot spot）を生じないようにする、などである．ホットスポットとは、スプルーから流入する溶融合金が衝突する鋳型壁部は局所的に温度が上昇するので、ここを指す．ホットスポットでは合金の凝固が遅れて引け巣を生じる（図12 j）のみならず、合金の衝突により鋳型壁面がはがれたり（いわゆる"すくわれ"）、そのために鋳肌が荒れたりする．このためにはスプルー線の付け根付近に冷却ベントやランナーを付けたり、スプルー線を斜めに立てて防止する．

⇐ホットスポット

b．ブローホール

合金の溶融時におけるガスの吸収と、凝固時におけるその放出によって生じる気孔である（図12 k）．その対策としては、①長時間の融解、加熱を行わない、②還元性雰囲気中で融解する、③フラックスを用いる、④鋳造圧を持続させる、などである．

（3）鋳肌荒れ

原因には2つあり、その1つは鋳型の加熱法の不良による鋳型内面の荒れによるものである．防止策としては、①加熱開始を早くしすぎないこと、②加熱速度はゆるやかにする、③加熱温を高くし過ぎない、④加熱時間を長くし過ぎないこと、などがある．

もう1つの原因は、溶融金属と鋳型壁との反応によるもので、その対策としては、①溶湯をオーバーヒートしない、②鋳型温を高くし過ぎないこと、③ホットスポットが生じないようにする、などがある．

（4）鋳バリ

埋没材鋳型壁に生じた亀裂を通り鋳造体表面に生じたヒレ状突起物をいう．これは、①鋳型の早期加熱を行わない、②鋳型の急加熱を行わない、などによって防止する．

（5）その他の欠陥と原因

　これには、①球状突起（埋没時に蝋型に付着した気泡（キャストパール：cast pearl ともいう））、②湯境い（溶湯が会合するところで生じた線状の接合不全部）、③入れ干し（使用金属の不足による欠損）（図12 l）、④高温割れ（鋳型の強度が大きく、金属の冷却収縮が阻止されて生じる亀裂）、などがある．

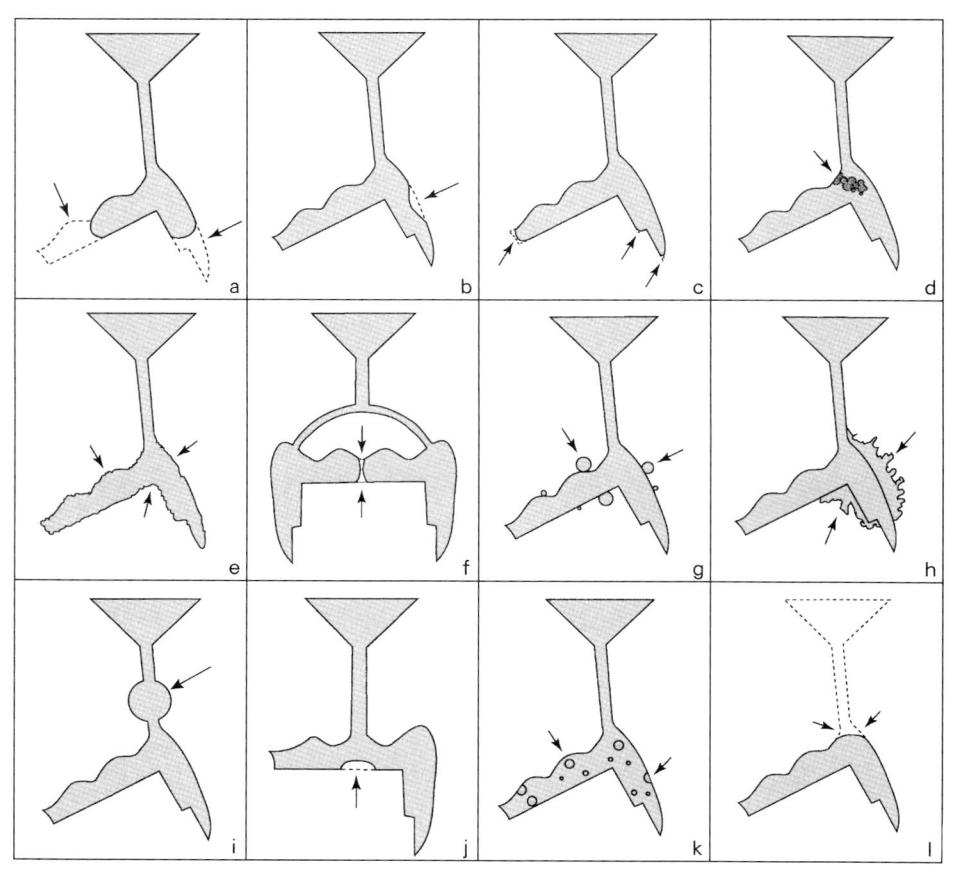

図12　Ⅱ級インレー体と鋳造欠陥（矢印部）
　a．鋳造体の大きな欠損、b．背圧による凹み、c．なめられ、d．引け巣、e．鋳肌荒れ、f．湯境い、g．球状突起、h．鋳バリ、i．湯だまりをもつ鋳造体、j．ホットスポットによる引け巣、k．ブローホール、l．入れ干し

4．鋳造後の処置

1）鋳造体のとり出しと洗浄

　小型修復物では鋳造後の鋳型は水中に入れて急冷するのが通例である．水中への投入は金合金等ではるつぼ内の残り湯が赤味を失いかける頃に行うのが良い．鋳造体表面に残留する埋没材はブラシや超音波洗浄器により清掃除去する．

2）酸洗いと鋳造体の点検

　鋳造物は一般に、そのままでは表面が酸化されて着色している．この表面酸化物は酸洗い（pickling）によって除去する．金合金では塩酸溶液（30～50％）が用いられ、金銀パラジウム合金では20～30％の希硫酸溶液や市販の清掃液が用いられている．これらの酸液は試験管などに鋳造体とともに入れ加温洗浄されるが、加温しない時は清掃液と超音波洗浄器との併用が効果的である．

⇦ 表面酸化物
⇦ 酸洗い

8. 試適、合着

1. 模型上歯型への試適

1) スプルー線の切断

スプルー線が一本の時はニッパーを用い鋳造体に触らぬよう注意して付け根から切断する．スプルー線が複数の時はニッパーを使うと鋳造体に変形を起こす恐れもあるので要所をジスク類で切断しておく．

2) 歯型への試適、点検

鋳造体内面や接触点部の埋没材の付着や鋳造小突起物には特に注意し、あればこれを除去しておく．鋳造体が模型の正位置に納まったところで修復物辺縁と窩縁の適合状態、隣在歯との接触関係、対合歯との咬合関係を点検する．

⇦ 埋没材の付着
⇦ 鋳造小突起物
⇦ 修復物辺縁と窩縁の適合状態
⇦ 隣在歯との接触関係
⇦ 対合歯との咬合関係
⇦ 仕上げ研磨

3) 仕上げ研磨

口腔内の窩洞に試適する前に仕上げ研磨を行っておくことが原則である（図13）．仕上げ研磨作業は鋳造体を必ず模型からとり出し手指に持って行い、歯型を破損したり汚すことのないようにする．

(1) 仕上げ

仕上げには荒仕上げと細かい仕上げの2段階がある．荒仕上げでは形態の仕上げ(修正)(trimming)を行い、細かい仕上げでは研磨の基礎となる面仕上げ(finishing)を行う．

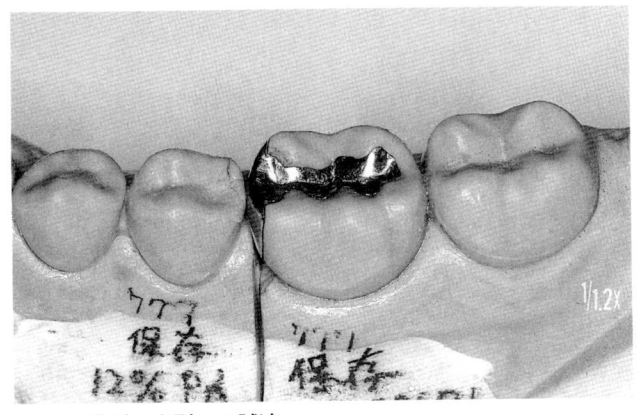

図13 模型上歯型への試適
仕上げ研磨を終えたインレー体

荒仕上げで用いる研削用具としては、カーボランダムポイントやスチールバーが用いられ、また仕上げ用バーが用いられることもある．

細かい仕上げには、仕上げ用バーが用いられ、さらにサンドペーパーコーンで仕上げることもある．隣接面などの平坦面ではプラスチックジスク類を粗(#280)、細(#600)と順次使用する．

(2) 研磨

研磨も通常は前段階の荒磨きと、最終段階の艶出しとに分けて行われる．

研磨は各種形状のシリコーンポイントやシリコーンカップを用い、荒磨きには粗粒(茶色)のものを、次いで艶出しには細粒(青色)のものを順次使用する．また窩溝部では研磨ブラシにペースト研磨材の荒磨き用、艶出し用と順次使って行うこともある．さらに滑沢な研磨面を得るためにはフェルトや皮製のホイールに酸化クロム(青棒、グリーンルージュともいう)や酸化鉄(赤棒、ルージュ)を付けて研磨する．

⇦ 荒磨き
⇦ 艶出し

2. 口腔内試適

1) 窩洞への嵌入

抵抗が強く窩洞へ鋳造体が嵌入しない時は次の部分を点検し要所を修正する.

(1) 鋳造体内面

付着気泡による球状突起の取り残し、凹線角の詰まり、わずかなアンダーカットなどがあると、同部が当たって嵌入しない。該当部を適合検査材などにより探知し、削除修正する.

⇦ 球状突起の取り残し
⇦ 凹線角の詰まり
⇦ わずかなアンダーカット

(2) 接触点部

作業模型調整時に隣在歯接触点部は予め100μm程度削除してあるので、鋳造体隣接面部の研磨削減量を差し引いても、口腔内における隣在歯との接触は強めとなっているはずである。逆にもし接触がゆる過ぎる場合は再製作をすべきである.

接触が強すぎる場合は鋳造体は嵌入しないし、また無理に嵌入を試みると患者は疼痛や不快感を訴える。このような場合は接触部を徐々に削除してゆく。接触点部の探知には2、3の方法があるが、以下のようにするのも一法である。鋳造体の接触点付近をカーボランダムポイントで軽く粗面としておき、そこに咬合紙を擦り付けて着色しておく。鋳造体を窩洞に挿入してから取り出すと、接触部の色素が剥がれて見えるのでその部分を削除する。これをくり返し行うのであるが、削除部は徐々に最終的接触点部に近づいてゆく.

接触点の適正な強さは、歯周組織が健常者の場合に、50μm厚さのステンレススチール板（コンタクトゲージの青色）は接触点に挿入できるが、110μm厚さの板（コンタクトゲージ黄色）は挿入できないとされている（図14a）。なおデンタルフロス（ワックスが付けてないもの）を使って調べる時は、ある程度の抵抗をもって接触点を通過するような強さであれば適当と考えられる.

⇦ 接触点の適正な強さ

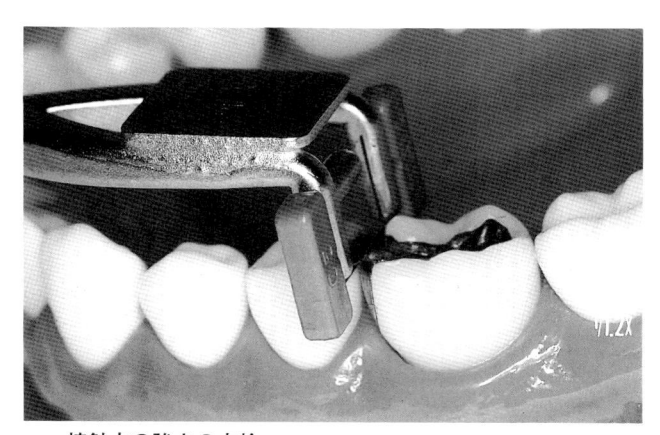

a 接触点の強さの点検

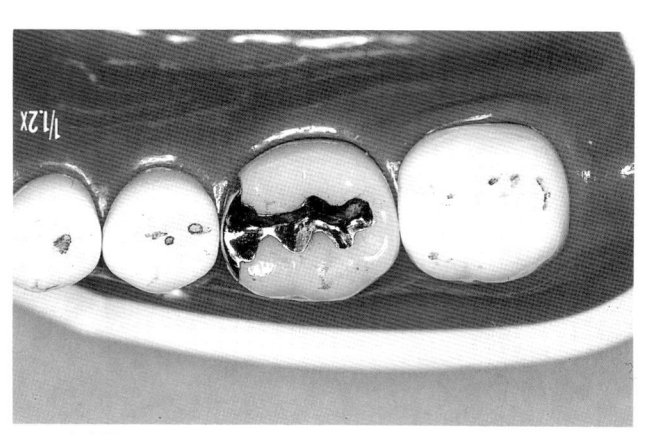

b 咬合調整

図14 口腔内原窩洞への試適

2) 辺縁部適合性の点検と補正

鋳造体辺縁部が著しく不適合であれば再製作となるが、わずかであれば補正を行い、辺縁封鎖性を高めておく。それには次のような方法がある.

（1）槌打、圧接

羊足状のプラガーポイントを手用ホルダーに装し、ポイント先端を目的辺縁部に当て、手用槌でホルダー底を槌打し圧接する．その際にエナメル質窩縁を直接叩いて破損することがないよう注意する．なお本法は展延性に富む材料では有効であるが、脆性材料ではむしろ辺縁を破折してしまう恐れもある．

（2）すり合わせ

本法には球形や楕円形の仕上げ用バーが多用されている．バーを辺縁部に当て、鋳造体から歯面へ向かう方向に圧接しつつ回転すると辺縁部金属が延びて適合性が向上する．なお本法はやはり展延性に富む材料の時に効果を発揮する．

3）咬合調整

咬合状態の点検には咬合紙を用いるがその他、残存歯部の咬合状態、咬合音、患者の反応などを参考としながら行う（図14 b）．調整は下顎の咀嚼運動が円滑に行えるようになるまで行う．そのためには先ず、①咬頭嵌合位（中心咬合位）での調整を行い、正しく咬合するまで削合する．次いで、②下顎を前後および側方へ接触滑走運動をさせながら調整する．なお点検、削合は施術歯が作業側となる場合のみならず平衡側となった場合についても行う．

削除は鋳造体について行い、対合歯は形態や位置等に、特別の異常と必要性がない限り削除しない．なお鋳造体の削除は口腔外に取り出して行う．

4）口腔内窩洞からの撤去

刃先が鈍になった雑用エキスカベーターやインレーリムーバーの先端を歯間に入れて撤去する．

5）修正、補正部の仕上げ研磨

■ 3．合着

完成した鋳造体はセメントを用いて窩洞に合着（cementation、luting）する．そのための操作は装着（setting、seating）といわれる．その手順を以下に述べる． ⇦合着

1）合着準備

（1）器材の準備

選択した合着用セメント、練板、スパチュラ、ヘラ型成形充填器、プラガーポイントとホルダー、手用槌、咬合用割りばしや専用器具、インレー保持具などである．

（2）鋳造体と窩洞の清掃

鋳造体は試適時や仕上げ研磨時に唾液や油脂成分で汚れている．唾液成分による汚れは3％過酸化水素水でよく洗浄する．さらに油脂成分はアルコール綿球で清拭除去し乾燥しておく．窩洞内や施術歯面も同様にして清掃し、乾燥する．終了後直ちに簡易防湿を施す．なお合着に際し窩壁の歯面処理を必要とするセメントでは前記の清掃乾燥が終了してから行う．

2）セメントの練和

9．合着材の項　参照

3) セメントの塗布

　小型あるいは内側性鋳造体の場合には一般に窩洞内にセメントを満たし、鋳造体には塗布しない．この方が手指にセメントが付着せず、装着も行い易い．一方、外側性鋳造体では先ずその内面にセメント塗布を行い、次いで窩洞内の特に隣接面奥所にもすみやかに塗布する．セメント塗布に当たっては空気を封入すると、後で鋳造体が浮き上がるので注意する．

4) 鋳造体の挿入、圧接

　セメント塗布を終えたならば直ちに鋳造体を窩洞内に正しく挿入し、先ず手指で強く圧接し、正置されているかどうか確認する．次いで手用プラガーポイントあるいは割り箸を手用マレットにより槌打し、圧接を確実にする（図15 a）．その後、割り箸を数回リズミカルに咬ませてさらなる動的加圧を加え、正しい咬合位置が決まったところでそのまま強く割り箸の咬みしめを持続させる．咬みしめには割り箸の他、ロール綿花や専用器具を使用することもあり、また動的加圧には超音波振動器も用いられる．

5) セメントの除去と、その他の処置

　溢出して硬化したセメントは探針やスケーラーおよび隣接面ではデンタルフロスを併用して除去する．除去は、リン酸亜鉛セメントでは十分に硬化した後に行うが、歯質や金属に接着するカルボキシレートセメントやグラスアイオノマーセメントでは完全硬化の少し前に、弾性と軟らかさが若干残っている時に行う．この時には大きな塊として除去し易いが、その後では歯面や金属に固着してしまい、除去が極めて困難になる．なお隣接面歯肉縁下にはセメントの取り残しが生じ易いので注意深く行う必要がある．

　合着後に、鋳造体の適合性、咬合関係、接触点関係などにつき再度点検する（図15 b）．

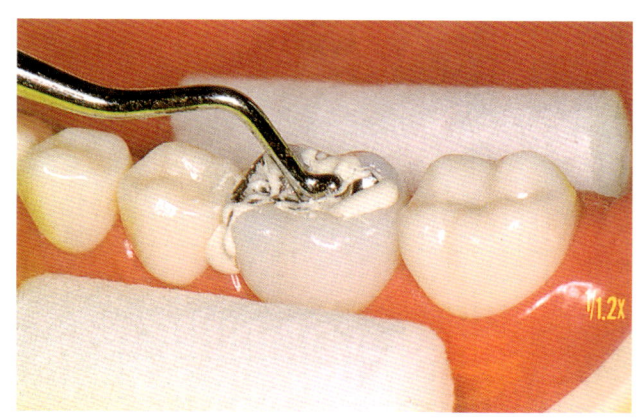

a　インレー体の圧接

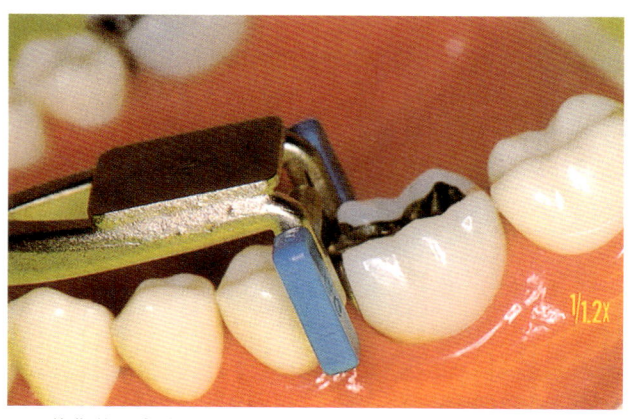

b　修復後の点検

図15　インレー体の合着

9. 合着材

1. 合着用セメントの種類

1）リン酸亜鉛セメント

2）カルボキシレートセメント

　1968年にD.C.Smithによって開発されたセメントである．本セメントには、それまでのリン酸セメントになかった歯質や金属への接着性があり、また歯髄刺激性がきわめて少ないという特徴がある．（図16 a）．

3）グラスアイオノマーセメント

　本セメントは1972年にA.D.WilsonとB.E.Kentによって、当初はシリケートセメントに代わる歯冠色修復用材料として開発されたものである．その後、合着用セメントとしても多用されるようになった（図16 b）．

　またグラスアイオノマーセメントの中にレジン成分を混入し、その硬化をグラスアイオノマーの酸−塩基反応とレジンの重合反応によって行い、セメントとしての性能を総合的に向上させた新しいタイプのものもある（図16 c）．

合着用セメントの所要性質
① 機械的性能が高いこと
② 化学的安定性が高く、口腔液に不溶性であること
③ 被膜厚さが小さいこと
④ 操作性が良く、硬化時間が適度であること
　粉と液のなじみが良く、練和し易いこと．また操作には比較的余裕があり、合着後は迅速に硬化することが望ましい
⑤ 歯質、修復物に濡れがよく、硬化後も接着性をもつことが望ましい
⑥ 歯髄や軟組織に対して為害性がないこと
⑦ 硬化時収縮が少ないこと
⑧ 熱膨張係数が歯質のそれに近く、熱電気の不良導体であること
⑨ エックス線不透過性をもつことが望ましい

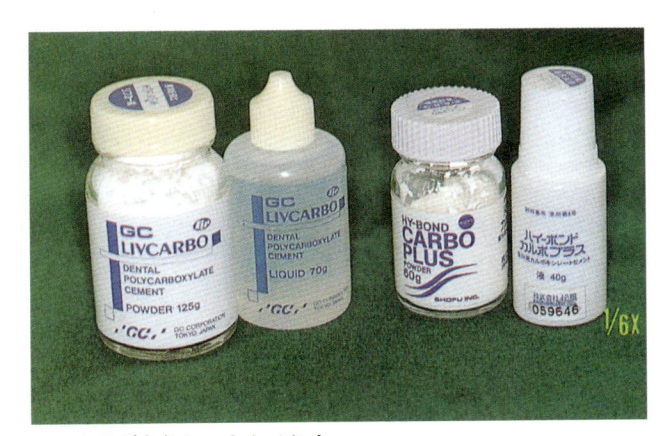

---

a　カルボキシレートセメント

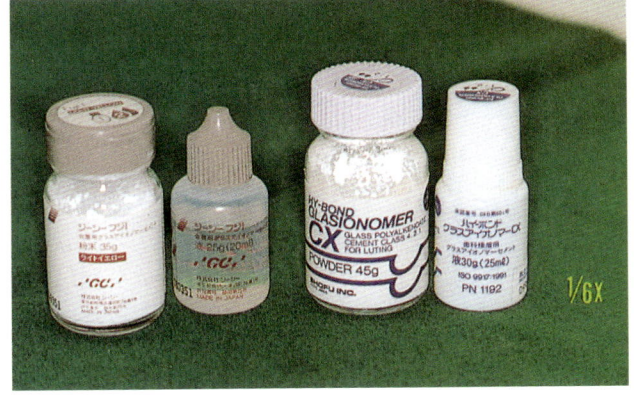

b　グラスアイオノマーセメント

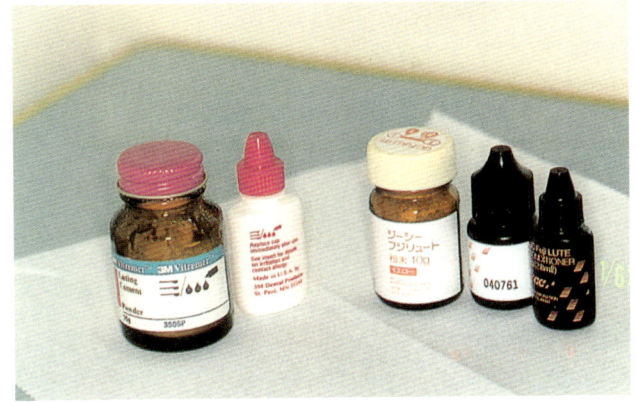

c　ハイブリッドグラスアイオノマーセメント

図16　各種合着用セメント

4）レジンセメント

歯科接着性レジンは、歯質に対して接着するだけでなく、修復物（金属、ポーセレン、コンポジットレジン）に対しても接着させることが可能である．間接法による修復物の合着（接着）用に開発された材料が、レジンセメント（resin cement）である．レジンセメントを用いて、間接修復物を合着（接着）する場合、歯質および修復物に対して接着させることができるので、窩洞形成時に必ずしも保持形態を付与する必要はない．

2．各種セメントの組成ならびに用法

1）リン酸亜鉛セメント（zinc phosphate cement）

（1）組成

粉末は酸化亜鉛（ZnO）を主成分とし、約90％を占めている．これに補助成分として酸化マグネシウム（MgO）、酸化ビスマス（Bi_2O_3）、シリカ（SiO_2）が、製造上の調整や硬化反応の調節のため約10％含まれている．

液は正リン酸（H_3PO_4）の約30〜40％水溶液であり、これに反応速度を調節（遅くする）ためにリン酸アルミニウムとリン酸亜鉛が用いられている．

（2）用法と注意点

a．粉末と液の採取

リン酸セメントの物性ならびに操作性は粉液比に大きく左右される．適切な稠度を得るためには術者がそのセメントの標準稠度を事前に体験会得しておき、それをガイドとして練和時に調整してゆくのが妥当である．

b．練和法

JISにおいても述べられているような分割（区分）練和法が推奨されている．これは粉を1/6、1/6、1/3、1/3と分けておき、それぞれを15秒、15秒、30秒、30秒ずつ合計90秒間で練り上げる方法である．この方法には、①練和により生ずる反応熱を放散させ、硬化反応を緩徐なものとすることが可能となる、②セメント泥の稠度を調整し易くなる、などの利点がある．リン酸セメントの練和の要点は、練板の広い面積を使って十分に練り込むことである．

⇦ 分割（区分）練和法

2）カルボキシレートセメント（Polycarboxylate cement）

（1）組成

粉末はリン酸亜鉛セメントと同様に酸化亜鉛（ZnO）が主成分で、90〜95％を占めている．これに酸化マグネシウム（MgO）が5〜10％副成分として加えられている．また硬化時間を調節し、練和物の粘着糸引きをとって操作性をよくするためにフッ化第一スズなどが少量加えられたものもある．酸化亜鉛粉末の代わりに約45％のアルミナ（Al_2O_3）や20〜40％のシリカ（SiO_2）を配合して強化型としたセメントもある．

液は30〜50％のポリアクリル酸水溶液である．また材料によってはアクリル酸とイタコン酸などとの共重合体を用いているものもある．ポリマーの分子量は22,000〜50,000程度とされている．液の粘性はポリマーの分子量の大きさと、その濃度によって決まってくる．液の酸性度はかなり強く、pH 0.9〜1.6とされている．

（2）用法と注意点

a．粉末と液の採取

カルボキシレートセメントは粉、液比が多少異なっても、その機械的性質はリン酸亜

鉛セメントほどには敏感に影響を受けないとされ、これが本セメントの特長の一つともなっている．しかしながら、粉液比の相違により操作時間や硬化特性、その他の性質もそれなりに影響を受けるのも事実であり極力、適正な粉液採取を行うことが望ましい．

　b．練和

練和には紙練板とプラスチック製スパチュラが多く用いられている．ガラス練板や金属製スパチュラにはセメントが固着して使用後の清掃に手数がかかる．粉末をほぼ2分割しておき、先ず半分量を液に加えて練り込み、次いで残りを練り込んで計60秒弱で練り上げる方法も行われている．いずれにしろ、練和は手早く、均質なセメント泥となるよう行うことが重要である．

3）グラスアイオノマーセメント（glass-ionomer cement）

（1）組成

粉末はフルオロアルミノシリケートガラスの粉砕微粒子である．その主成分は35～40％のシリカ（SiO_2）と20～30％のアルミナ（Al_2O_3）であり、これに溶融時のフラックスとして15～20％フッ化カルシウム（CaF_2）、その他のフッ化物やリン酸アルミニウムが加えられている．これらが加熱融解されてガラスとなり粉末の原料とされている．粉末粒径は修復用は45μm程度であるが、合着用は25μm程度とより細かくなっているようである．

液はアクリル酸とイタコン酸あるいはアクリル酸とマレイン酸の共重合体（アクリル酸2分子と他の酸1分子が結合）の50％弱の水溶液に酒石酸5％が添加されている．酒石酸は反応を緩徐にさせて操作時間を延長するとともに、硬化に際してはこれをシャープにする作用があり、また物性も向上する効果がある．

（2）用法と注意点

カルボキシレートセメントと同様に、粉液比の多少の偏差による機械的性質への影響は比較的少ないとされているが、粉液の採取には付属の計量器を適切に使用して行うのは当然である．粉末では採取量にムラが生じ易いので特に注意を要するが、液の滴下計量も連続して早く行うと液量にムラができ易いので一滴ずつ点検しつつ採取する．

練和には紙練板とプラスチック製スパチュラを使用する．金属製スパチュラでは、その表面がセメント粉末で磨滅し、セメント泥が黒く着色する．これがガラス練板と併用されるとさらに黒く着色するので両者とも使用を避けた方がよい．練和に先立って粉末をほぼ2分割しておき、液と順次練和してゆき、40秒程度で、長くとも60秒以内で均質になるよう練り上げる．硬化時間が短いので迅速に操作することが重要である．

4）レジン配合グラスアイオノマーセメント

本セメントはグラスアイオノマーセメントの酸・塩基成分にレジンの重合成分を配合して混成型（ハイブリッド）としたものである．これは、修復用のハイブリッド型グラスアイオノマーセメントではレジン成分の重合に光硬化方式を採用しているのに対し、化学重合方式を採用している点で異なっている．

（1）組成と硬化反応

粉末はフルオロアルミノシリケートガラスの粉砕粒子であり、その成分は従来と同様である．液はポリカルボン酸にレジンモノマーHEMA（2-hydroxyethyl methacrylate）が添加された水溶液で、少量の酒石酸も含まれている．なおポリカルボン酸の側鎖にメタクリロキシ基を結合し架橋を強化した製品もある．

粉と液を練和すると先ずレジン成分については配合されている酸化還元触媒により

HEMAやカルボン酸ポリマー中に組み込まれているメタクリロキシ基が化学重合反応を起こす．一方、グラスアイオノマー成分については本セメントに特有の酸・塩基反応が起こる．両者の反応の加算によりセメントの硬化が進行する．

最近、操作性を向上させるためにペースト・ペーストタイプのものも市販されている．

（2）材料学的性質

練和泥の稠度は低く、被膜厚さも10μm台である．硬化反応は速く、操作余裕時間は2分30秒以内で、その後は急速に硬化が進行する．圧縮強さや引張り強さは従来型グラスアイオノマーセメントと同程度である．一方、材料のねばり強さを表す破壊靱性値は従来型のものに比べて2倍の値が得られるとされている．練和セメント泥のpH値は約3.5と、従来のものと比べてやや中性に近いようである．

本セメントは歯質や金属に対して接着性を示す．牛歯を用いたせん断接着試験ではエナメル質に対しては8.9MPaで、象牙質に対しては4.3MPaと、従来のグラスアイオノマーセメントやカルボキシレートセメントと同等であると公表されている．一方、クエン酸・塩化第2鉄による歯面処理を採用している製品についての試験ではエナメル質に対しては約18MPa、象牙質に対しては約11MPaのせん断接着強さが得られたと報告されている．

（3）用法と注意点

粉末と液の採取は従来型グラスアイオノマーセメントにおけると同様である．練和は手早く30秒以内を目安として一括練和を行う．練和泥はさらりとしており、またクリーム状でたれにくいものもある．操作余裕時間が短いので合着操作を手際よく行う必要がある．装着より3分程度経過後、過剰溢出レジンが未だ弾性を残している間に塊として除去する．

5）レジンセメント

（1）組成

各メーカーから、数多くのレジンセメントが開発されており、その組成は多種多様である．また、歯面（エナメル質、象牙質）に対する処理法もレジンセメントによって異なる（8章参照）．

（2）用法と注意点

一般に金属修復物では光が透過しないので、光照射による重合が不可能となるため、化学重合型のレジンセメントを選択する．デュアルキュア型レジンセメントを用いることも可能であるが、硬化が化学重合だけになるため、レジンセメントの機械的性能および接着性能が最大限に発現できない可能性がある．一方、コンポジットレジンやポーセレンによる修復物の場合、金属修復物に比べ窩洞に対する適合性度が悪く、セメントラインが幅広く露出するため、機械的強度の高いデュアルキュア型レジンセメントを選択する．コンポジットレジンやポーセレンによる修復物は、光を透過することができるとはいえ、修復物の厚さによってレジンセメントに達する光強度は影響をうける．硬化が化学重合に頼ることにならないようできるだけ多方向から十分な時間、光照射を行う必要がある．

修復物の合着にあたっては、被着体となる歯質および修復物表面を適正に処理する必要がある（8章参照）．適正に処理されない場合、レジンセメントの接着性能の著しい低下を招き、修復物の脱落・破折や術後疼痛の原因となる．

歯質および修復物表面を適正に処理した後、レジンセメントを修復物内面または窩洞内に塗布し、修復物を窩洞に正置する．その後、レジンセメントを重合・硬化させるが、

完全硬化後の過剰溢出レジンセメントの除去は非常に困難であるため、完全に硬化する前に、小筆を用いて確実に除去する．

合着用セメントの組成

セメント	粉末	液
リン酸亜鉛セメント	酸化亜鉛と酸化マグネシウム 酸化アルミニウム	リン酸水溶液
ポリカルボキシレートセメント	酸化亜鉛	ポリアクリル酸の水溶液
グラスアイオノマーセメント	フッ化物含有 アルミノシリケートガラス	ポリアクリル酸・イタコン酸の共重合体水溶液
レジン配合 グラスアイオノマーセメント	フッ化物含有 アルミノシリケートガラス	ポリカルボン酸・HEMAなどのレジン成分

合着用セメントの性質（1） [22),23)、メーカー公示による]

セメント	強さ（MPa） 圧縮（24h）	強さ（MPa） 引張り（24h）	溶解性（Wt％）	被膜厚さ（μm）
リン酸亜鉛セメント	中 / 104程度	5.5程度	中 / 0.06程度	20程度
ポリカルボキシレートセメント	低～中 / 55程度	6.2程度	低～中 / 0.05程度	21程度
グラスアイオノマーセメント	中 / 86程度	6.2程度	高 / 0.1～0.3	24程度
レジン配合 グラスアイオノマーセメント	高 / 155程度	24程度	低 / 0	10程度

合着用セメントの性質（2） [22)]

セメント	歯質接着性	フッ素徐放性	歯髄親和性	操作感応性
リン酸亜鉛セメント	なし	なし	低	中
ポリカルボキシレートセメント	あまりない	なし	極・高	低
グラスアイオノマーセメント	あり	あり	高	中
レジン配合 グラスアイオノマーセメント	あり	あり	高	低

10. 術後の変化、経過、再装着、再修復

メタルインレー修復は、優れた修復法であるが、予後が不良な場合もある。それらを、予後症例を提示しながら述べる。

1) メタルインレーの腐食、変色

金銀パラジウム合金インレーが口腔内の硫化物のイオンによって硫化銀を生成し、腐食、変色している。唾液中の硫化物イオン濃度が腐食、変色の程度に影響する。したがって、口腔内のプラーク、食物残渣、微生物の程度が関係する。金合金修復物は少ないが、銀合金でみられる。

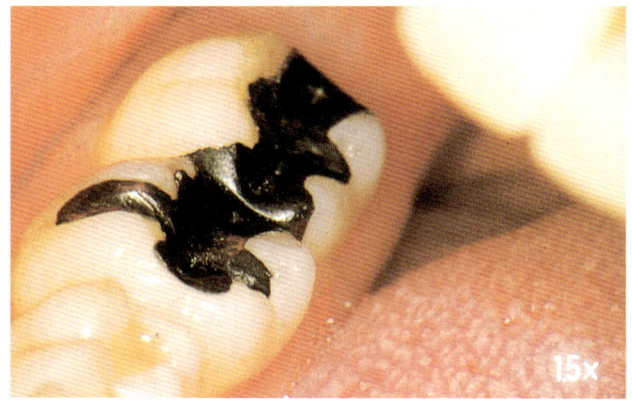

図17 金銀パラジウム合金インレー 76 の腐食によって変色した症例

2) 二次齲蝕、歯質の破折

辺縁の不適合によって、セメントが溶解し、辺縁漏洩により二次齲蝕になり、咬合によって歯質が破折したものと思われる。

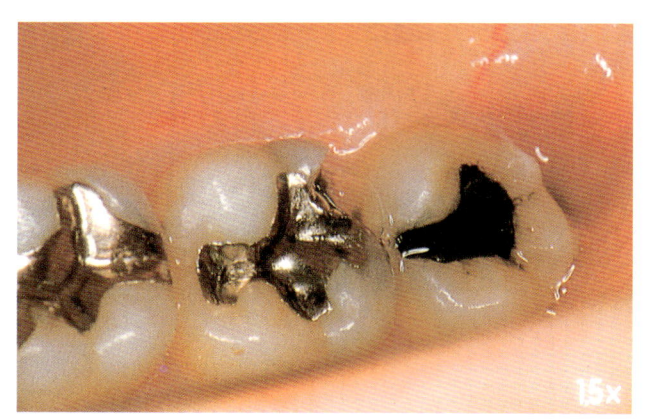

図18 金銀パラジウム合金インレー 7 の二次齲蝕と歯質の破折

3) メタルインレーの脱離 (図19)

不十分な保持形態、適合不良、二次齲蝕などにより、メタルインレーが脱離することがある。この症例では再び窩洞形成をして、接着性レジンセメントにて再修復し（図20）、約5年後のものであり、経過は良好である。

以上、予後不良症例を示したが、メタルインレーは適確な診査、診断、適応症の選択、窩洞形成、歯髄保護、合金の選択、鋳造の各ステップ、研磨、合着、さらに術後のメインテナンスを行うことによって、寿命を長くすることができる。

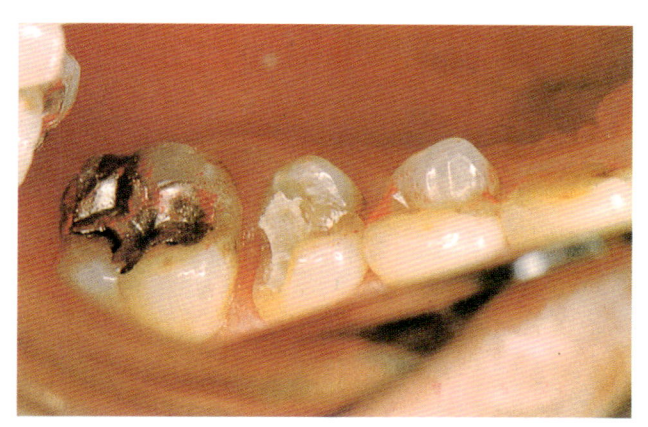

図19　金銀パラジウム合金インレー5⏌の脱離

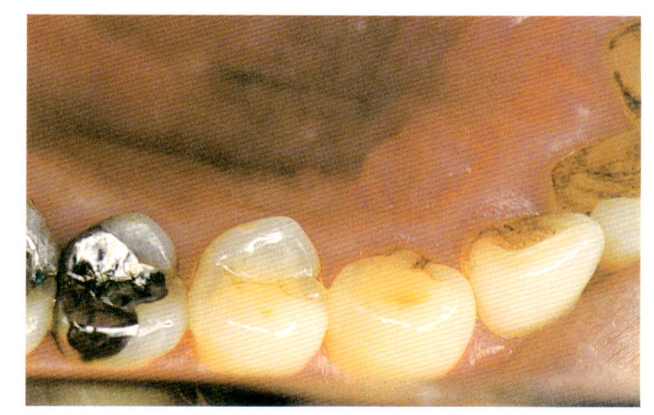

図20　金銀パラジウム合金インレー5⏌の再修復

参考文献

1. Sears A.W. : Hydrocolloid impression technique for inlaysand fixed bridges. Dental Digest 42, 1937.
2. ANS/ADA Specification Book: No. 5 for Dental Casting Alloy, 1989.
3. Philips R.W. : Skinner's Science of Dental Materials. 382-384, Igaku Shoin, Tokyo, 1973 (7th, Asian Edit.)
4. 冨士谷盛興，赤川裕俊，谷口佳子，樋口　馨，猪越重久，山田敏元，高津寿夫：各種20%金含有の歯科鋳造用金銀パラジウム合金についての保存学的視点からの評価．日歯保誌，38，1995.
5. Charbeneau G.T., Cartwright C.B., Comstock F.W., Kahler F.W., Snyder D.T., Dennison J.B. and Margeson R.D. : Principleand Practice of OPERATIVE DENTISTRY. 370, Lee & Febiger, Pliladelpia, 1975.
6. 総山孝雄：鋳造修復，永末書店，京都，1982（第6刷）.
7. 井田一夫：歯科鋳造の話，クインテッセンス出版，1987.
8. Jørgensen K.D. and Wakumoto: OKKlusale amalgamfyldninger:marginale defekter og sekunder caries, Tandlegebladet, 70, 1966.
9. Jørgensen K.D. : Prufungser gebnissse Zahnarztlicher gussverfahren. D.Z.Z., 13 (8), 1958.
10. 総山孝雄：精密鋳造に関する研究　歯材器誌，(7)，1962.
11. 歯科理工学会：歯科理工学1，医歯薬出版，東京，1987（第2版）.
12. 長谷川二郎：歯科鋳造学，医歯薬出版，1976.
13. 総山孝雄：保存修復学総論窩洞形成法．永末書店，京都，1981.
14. 細田裕康：保存修復学各論．永末書店，京都，1989.
15. 土谷裕彦，青野正男，井上　清，恵比須繁之，川越昌宜，新谷英章，寺下正道（編集）：新保存修復学，クインテッセンス出版，東京，1994（第1版）.
16. 石川達也ほか編：標準保存修復学．医学書院，東京，1996.
17. 総山孝雄：新歯科用セメント，永末書店，京都，1980（第4刷）.
18. 勝山　茂，石川達也，小野瀬英雄（編集）：保存修復学，医歯薬出版，東京，1997（第3版第5刷）.
19. 久光　久，鈴木敏光：保存修復学要覧，デンタルフォーラム，東京，1995（第1版第1刷）.
20. 3M Vitremer Luting Cement, Technical Product Profile, 1994.
21. 菊井徹哉，島野偉磋轄，鈴木郁男，長山克也：Resin-modified glass- ionomer Cementの歯科理工学的性質，奥羽大歯学誌，23（1），1996.
22. PHILLIPS' SCIENCE OF DENTAL MATERIALS, 10th Ed., W.B. Saunders Company: 5-581, 1996.
23. ADEPT REPORT, 2 (3): 41-52, 1991.

第 14 章

ラミネートベニア修復

1. 概要
2. ラミネートベニア修復の材料学
3. ラミネートベニア修復の手順
4. 術後の変化・経過

1. 概要

1. ラミネートベニア修復法とは

　ラミネートベニア修復法(laminate veneer restoration)は、主に審美的理由により唇面、頰側面の全部又は一部分をレジンまたはポーセレンの薄層で被覆し、歯の変色および着色、形態不良、欠損、位置異常などを回復改善する前装修復法である．

　近年、歯質削除量が少なくて色調や形態の回復改善が出来る優れた修復法として、修復材や歯質接着技法の進歩と共に歯質保存的な審美修復法として広く用いられるようになった．

⇐ 歯の変色、形態不良など審美的要因に対応

2. ラミネートベニア修復法の種類

表1　ラミネートベニア修復法の種類（材料と調整法による）

レジンラミネートベニア法			
コンポジットレジン直接法			
レジンシェル法	直接法：既製レジンシェル法		
	間接法：自家製レジンシェル法	コンポジットレジン	
		硬質レジン	

ポーセレンラミネートベニア法	
焼成法	金属焼付用ポーセレン
	ラミネート専用ポーセレン
鋳造法	ファインセラミックス
加圧（押し込み）法	ファインセラミックス
ミリング法（CAD／CAM法）	ポーセレンブロック

1）材料と調製法による分類

（1）レジンラミネートベニア法

a．コンポジットレジン直接法

⇐ 直接法

マニキュアのように液状レジンを塗布する手法もある

唇側あるいは頬側のエナメル質をそのままか、または薄層切削して、コンポジットレジンで被覆する修復方法である．

長所
① 歯質削除の必要がないか、削除量が極めて少なく、エナメル質の切削にとどめられるので、麻酔を必要としない．
② コンポジットレジンの適合性や接着が十分である．
③ 補修修復ができる．
④ 即日処置ができる．
⑤ 技工操作を必要としない．
⑥ 歯質削除の範囲が局所的でも応用できる．

短所
① 術者により、色調、形態などの審美性良否が異なる．
② コンポジットレジンの変色、着色が見られ、経時的に摩耗することがある．

b．レジンシェル法

⇐ 間接法（レジン）

レジンで作製したラミネート（レジンシェル）を接着性コンポジットレジンで酸処理したエナメル質に接着させる方法．

① **直接法**：既製のレジンシェルを口腔内で調整して直接歯に接着させる方法．
② **間接法**：模型上でコンポジットレジンあるいは硬質レジンを用いて調整し、エナメル質を酸処理後、接着性レジンセメントで支台歯に接着する．

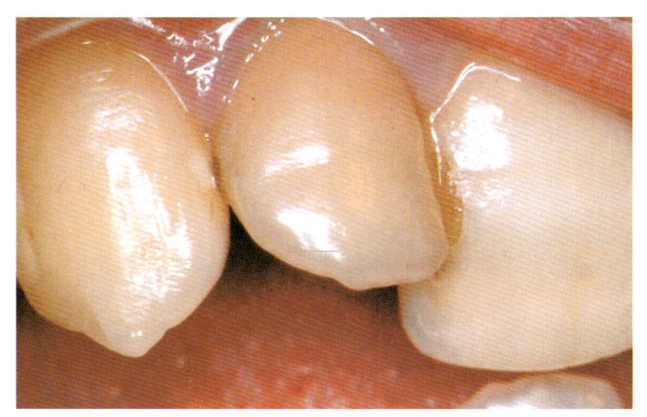

図1a　術前 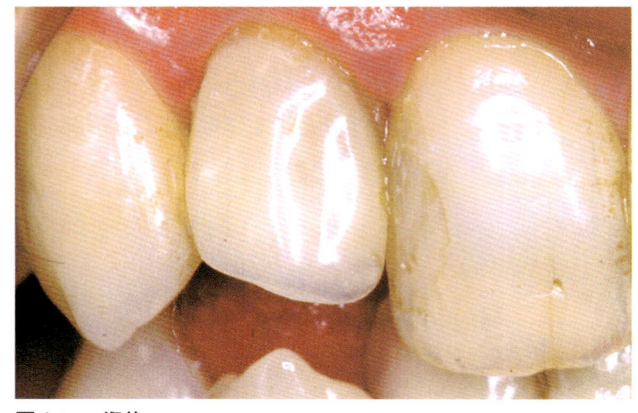　　　　　　　　　　　図1b　術後

長所
① レジンシェルによる修復なので、より審美的に容易にできる．
② レジンシェルの重合が確実であり、耐摩耗性に優れる．
③ 口腔内での補修が可能である．

短所
ポーセレンラミネートベニア法と比較すると、耐摩耗性、審美性に劣る．

（2）ポーセレンラミネートベニア法

⇐ 間接法（ポーセレン）

ポーセレンで作製したラミネート（ポーセレンシェル）を接着性コンポジットレジンで歯質形成面に接着させる方法である．

ポーセレンラミネートを作製するには、金属焼き付け用ポーセレンやラミネート専用ポーセレンを耐火模型上で焼成する方法やセラミックスを熔融加圧する加圧（押し込み）成形用セラミックスやキャスタブルセラミックス法があるが、最近ではポーセレンブロッ

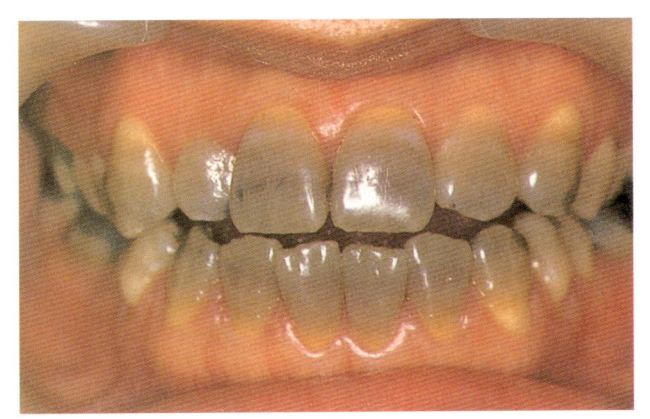

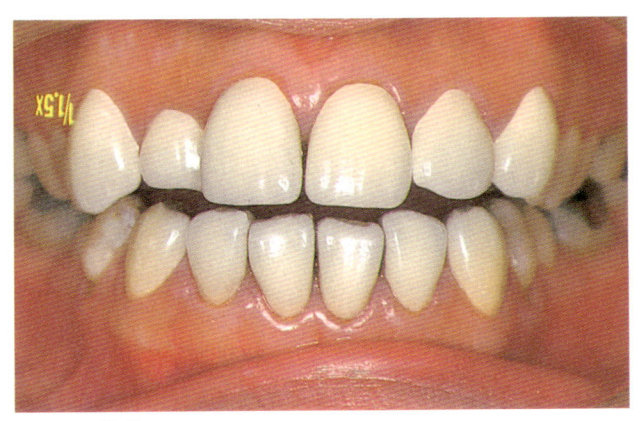

図2a　術前

図2b　術後

クを削り出す、ミリング法が出現し、特にCAD/CAM装置を使用した修復が行われるようになった．

長所　①歯質と同じ色調や光沢、透明性が得られ、審美性に優れる．
②口腔内で安定であり、生体親和性に優れている．
③耐摩耗性に優れ、色調、光沢が持続する．

短所　①技工操作を必要とし、熟練を要する．
②適合性、特に辺縁の適合性に問題がある．
③接着が不十分だとポーセレンラミネートの破折や脱落が起こる．
④補修が困難である．
⑤CAD/CAMの場合、細かな色調再現が困難である．

2）歯面の範囲による分類

適応される歯面の範囲によって、①部分ラミネートベニア法と②全部ラミネートベニア法がある．部分ラミネートベニア法は歯面のごく一部に限られた審美障害をラミネートベニア修復するもので、コンポジットレジン直接法が多く使用される．

3）歯質切削による分類

歯質非削除法と歯質削除法に分類される．

（1）歯質非削除法

長所　①歯への障害がない．   ⇐ 非削除法（特に矮小歯、円錐歯などが対象となる）
②簡単である．
③元に戻せる．

短所　①外れやすい．
②豊隆が過度になって歯肉炎などの原因となる．

（2）歯質削除法   ⇐ 削除法

長所　①前者に比べて豊隆過多になりにくい．
②エナメル質表層のフッ素高濃度層を取り除くことで、エナメルエッチングが容易になると同時に形成による凹凸が得られるため接着が向上する．
③明瞭な仕上げラインが得られ、辺縁の適合性が向上する．特にラミネートを正しい位置にセットするときには重要になる．

短所　歯質を削除するので、歯髄に影響を及ぼす可能性があり、元に戻せない．

3. ラミネートベニア修復の適応症と禁忌症

適応症

①変色または着色歯　　　　　　　　　　　　　　　　　　　　　⇐ 変色、着色歯
- テトラサイクリン、フッ素などの薬物によるもの
- エナメル質形成不全症、先天性ポルフィリン尿症などの遺伝性のもの
- 歯髄壊死、歯髄出血によるもの．症例によっては、根管処置後、漂白法により審美性が改善できる場合や抵抗形態から歯冠補綴によるほうがよい場合がある．

②齲蝕歯　　　　　　　　　　　　　　　　　　　　　　　　　　⇐ 齲蝕歯
- 浅在性の広範囲の齲蝕が見られるもの
- 1歯に数窩洞が存在または修復されて、審美障害があるもの

③発育異常、奇形歯
- 矮小歯、円錐歯などの歯の大きさや形態不良が見られるもの　　⇐ 形態異常
- ターナー歯、エナメル質形成不全症、斑状歯などの形成不全もしくは軽度の欠損を伴っているもの

④軽度の位置異常歯
- 歯間離開（正中離開）、捻転歯、転位歯、傾斜歯
- その他
  　摩耗症、侵蝕症、軽度の破折歯

禁忌症

①咬合圧が過度に加わる歯　　　　　　　　　　　　　　　　　　⇐ 過度の咬合圧
- 切端咬合、歯軋りなどの習慣のある患者や前歯で物をくわえる習慣のある患者

②口腔衛生状態が不良なもの
- 齲蝕活性度が高い場合や歯周疾患が高度であると予後も悪く、臨床操作も不完全になり易い．

③歯の形成やラミネートの接着が不可能な歯
- 歯冠崩壊が大きく十分な接着面が得られない．

④著しい位置異常歯
- 適応範囲を越えて修復を行うと歯髄に障害を与えたり、豊隆が過度になり歯肉炎を起こしたりするほか、咬合方向が異なるためラミネートベニアが脱落しやすくなる．

⑤上顎大臼歯、下顎臼歯
- 咬合力が強い歯はもちろんのこと、ラミネートベニアに直接強い力が加わる下顎前歯も適応症とは言いがたい．上顎前歯にラミネートベニア修復を行った患者は下顎前歯の変色が目立つと訴え、下顎にも修復することを希望するが、外観に触れにくいことなどを十分説明し避けるべきである．

⑥エナメル質の支持が十分得られない場合

⑦歯周組織炎を有する場合

4. ラミネートベニア修復の特徴

　ラミネートベニア修復の特徴はその種類によって前述したが、共通する特徴として、優れた審美性を持ち、歯質削除量が極めて少ない歯質保存的な修復法である． 　⇐ 削除量が少なくても審美的な修復が可能

表2　ラミネートベニア修復の特徴

①歯質を切削しない．また、切削しても極めて少ない削除量で修復できる．
②切削はエナメル質内に止める薄層の切削なので、除痛法（麻酔）を必要としない．
③色調、形態に優れた審美性をもつ．
④歯髄、歯周組織に対する障害が少ない．
⑤十分な強度を持ち耐摩耗性も有する．
⑥前歯の接触誘導（アンテリアガイダンス）に変更がなく咬合に影響しない．
⑦患者の心理的負担を軽減する．

2. ラミネートベニア修復の材料学

1. コンポジットレジン直接法の材料

前歯修復用接着性コンポジットレジンを使用する．
光重合型のグラスアイオノマーセメントも強度は低いが、症例を選べば使用できる．

2. レジンラミネートベニア法の材料

直接法：アクリルレジン製の既製のラミネート（レジンシェル）、歯質との接着にはコンポジットレジンを使用するが、脱落が多く、耐摩耗性に欠け現在では使用されていない．

間接法：間接法用コンポジットレジン、修復用コンポジットレジンや光重合型硬質レジンを使用する．

⇐ エステニア、グラディアなどの新しい歯冠用レジン

①**間接法用コンポジットレジン**：修復用コンポジットレジンと同様の成分組成であり、Bis-GMA、UDMA、UTMAなどのベースレジンを使用し、超微粒子フィラーやハイブリッドタイプである．重合は光重合型や加熱重合型、また両方をもつデュアルキュア型もあり、光重合型では光照射で初期重合を行い、後重合は110℃で7～15分熱処理を行う．加熱重合型では加圧加熱重合器（6気圧120℃）で10分硬化処理を行う．熱処理により更に重合し機械的強度は向上する．

②**光重合型硬質レジン**：初期のPMMAを粉末にMMAを液とした組成から、無機フィラーや有機複合フィラーを含む多官能性モノマー（UDMA系、UTMA系）が使用され、物性が向上した．

3. ポーセレンラミネートベニア法の材料

①**焼成用ポーセレン**：中・低温焼成陶材（カリ長石、石英、陶土）を耐火模型上で築盛、焼成する．リン酸やフッ酸で内面処理後、シランカップリング処理して接着を高める．歯質との接着にはコンポジットレジンを使用するが、低粘度の専用コンポジットレジンが陶材とセットで販売されている．

②**キャスタブルセラミックス**：特殊なガラスを鋳造し、結晶化を行い強度を増した後、必要に応じてステイニングによる色調調整を行う．（第10章　セラミックインレー修復参照）

③**加圧（押し込み）用セラミックス**：セラミックスインゴットを加熱軟化し、鋳型に真空下で加圧成形する．（第10章　セラミックインレー修復参照）

④**ポーセレンブロックのミリング法**：ブロックで供給されるため、均一で機械的性質が優れ、ポーセレン粒子が細かく、研磨で光沢が出るので、グレーズ焼成の必要がない．

3．ラミネートベニア修復の手順

■ 1．前準備

　まず、口腔疾患の一般的診査項目にしたがって、当該歯の健康状態を診査するとともに、患者とのコミュニケーションを通じて、診療に対する要望の内容や、その程度を十分に把握しなければならない．とくに審美的要求は患者によって大きな差があり、時として過大な期待を抱いている場合も少なくないので注意が必要である．

　次に、他の審美的修復法も念頭におき、スタディーモデルやカラー写真を十分に活用しつつ、本法の適応の可否を検討する．

　この際、オールセラミックスレストレーションなど、ラミネートベニア修復以外で当該症例に適応可能な審美的修復法にも言及する必要がある．最終的には患者に選択させるべきである．

　ラミネートベニア修復を行うことに決定したら次の手順に移行する．

⇦ 充分なインフォームドコンセント

■ 2．色調（シェード）の決定

　色調の決定は隣接歯及び対合歯の色調を基準とする．複数の連続した変色歯では、残存歯から移行的に色調を再現する必要がある．

　また、切縁部・歯冠部・歯頸部それぞれにシェードを選択すると、より審美的な色調が獲得できる．

　直接法で、修復材が薄くなる場合は、とくに被着面の色調との兼ね合いを慎重に行わなければならない．また、患者の希望も考慮しつつ、皮膚の色や患者の年齢も参考にする．

　以下直接法と間接法とにわけて記述する．

■ 3．直接法

　コンポジットレジン修復材を用い、唇側歯面全域にわたって接着修復を行う方法である．基本的には、通常行われるコンポジットレジン修復の拡大したものと考え、修復の一般的な手順はすべてコンポジットレジン修復法に準じる．

1）被着面（支台歯）の形成

　原則として麻酔は必要としない．

　齲蝕があるときは、通法に従い罹患歯質を除去し、覆髄・裏層等の処置を行う．歯質の削除量は歯種・症例によって異なるが、切削による歯髄への刺激などを考慮し、必要最小限度に止めることを原則とする．同時に、色調の再現に必要な厚みを確保することも忘れてはならない．

　もっとも一般的な直接法の断面図を図3に示す．歯頸部では、変色歯などの症例を除き、可及的歯肉縁上で止めるとともに、やや深めのシャンファーを形成すると良い．

図3　直接法の断面図

　歯質の削除を全く行わずに修復することも可能であるが、唇面全体の豊隆が過大となって隣在歯とのバランスを欠いたり、歯頸部付近ではオーバーカントゥワーになるなどの危険があるので、形態異常歯や唇面全域にわたる過度の摩耗症などの特別な症例を除いては、唇面の歯質の削除を行うほうがよい．また、接触点の回復を必要とする症例では、直接法より間接法の応用が確実である．

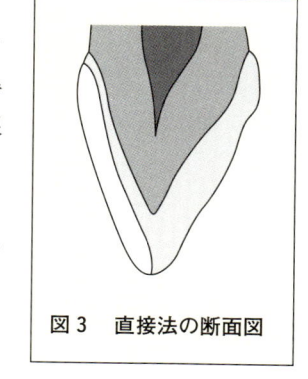

2）被着面（歯面）処理

通常のコンポジットレジン修復時の歯面処理と同様である．

3）被覆（築盛）

修復範囲が広大で、使用する修復材料の量が多いので積層法によって修復し、硬化を確実に行う．修復材の色調が濃いほど、硬化深度が浅くなるので注意が必要である．部分的にはV級ならびにIII級窩洞の応用と考え、必要があれば歯肉の排除も行う．特に、重度の変色歯の場合には、マスキングのために、まずオペーカー（opaque resin）を用いて歯の色を遮断してからコンポジットレジンで被う必要がある．　⇐ オペーカー

4）仕上げ・研磨

修復当日は必要最小限の形態修正などにとどめ、本格的な仕上げ・研磨は24時間経過後に行うとともに、低重合層の除去につとめるなど、すべての操作は通常のコンポジットレジン修復に準じる．

形態修正は微粒子のダイヤモンドポイントやカーバイドバーを用いる．切縁部は隣在歯とのバランスや、咬合関係にも配慮する．歯頸部はV級窩洞の修復時と同様に、歯質に移行的になるように、オーバーカウントゥアーにならぬよう注意する．

仕上げ・研磨はホワイトポイント、シリコーンポイントなどを順次使用して行う．隣接面部にかかる場合は、研磨用ストリップスを用いる．

4．間接法

被着面を形成し、印象採得の後模型上でシェル（shell）を作成する方法である．材料としてはコンポジットレジン及びポーセレンが用いられる．　⇐ 模型上でシェルを作成する方法

コンポジットレジンでは、一般に光重合型の材料を用い、石こう模型上でコンポジットレジンを硬化させてレジンシェルを作成する．

ポーセレンでは耐火模型上でポーセレンシェルを焼成する．レジンシェル・ポーセレンシェルは、何れもレジンセメントを用いて被着面に接着する．

これらの方法では、色調の異なった複数の材料を重ね合わせることで、より歯質に近い審美性の獲得が可能である．また、変色歯の症例ではオペーク材の使用により歯の色を遮断して、自由な色調の修復物を作成できる．

1）被着面（支台歯）の形成

直接法と同様、原則として麻酔は必要としない．
①唇面：レジンシェルおよびポーセレンシェル共に、良好な審美性を獲得するため、直接法に比べて歯質の削除量はやや多くなる．

唇面歯質削除の厚みを切縁から歯頸部にかけて移行的に滑らかにするために、まずガイドグルーブを形成すると良い．　⇐ ガイドグルーブ

ガイドグルーブの数は歯の大きさにより適宜決定する．深さは、使用するラウンドタイプダイヤモンドポイントの径を参考にするが、最初はやや浅めに形成し、最終的に必要な深さに達するよう心がける．

ガイドグルーブの方向は歯の長軸方向でも横方向でも良く、市販のガイドグルーブ形成専用のダイヤモンドポイントを使用すると、より正確で楽な操作が可能である．
②切縁：歯の切縁を残す（図4a）か、切縁を削除してシェルで被覆する（図4b）か

否かは、当該歯の咬合状態や審美性、形態異常の程度などを考慮の上決定する．一般に、切縁を被覆するタイプのほうが審美性に優れている．

③歯頸部：歯肉縁下への形成は可及的に避けるべきであるが、変色歯などで審美的に必要なときはやむを得ない．形態的にはシャンファーとする．

④隣接面：一般に、隣接面

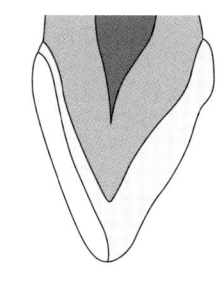

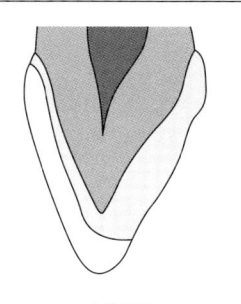

a　部分被覆型　　　b　被覆型

図4　形成断面図
辺縁部は図4aのように、部分的に切縁を残して形成する場合が多い．しかし、審美的要求度が高い症例、例えば切縁部のシェルに透明感を付与したい場合や、対合歯との対咬関係によっては図4bのように被覆型に形成する．

の形成は接触点の手前までとし、マージンは明瞭なシャンファー形態に形成するが、この際アンダーカットを作らぬよう注意する．仕上げは超微粒子ダイヤモンドポイントを使用する．

2）歯肉排除

歯頸部のマージンの位置に応じて、必要があれば歯肉排除を行う．排除の術式は通法に従う．

3）印象採得と咬合採得

個人トレーを作成し、精密印象を行う．印象材は、一般に付加重合型シリコーン印象材が用いられる．また、必要に応じて対合歯の印象採得ならびに咬合採得を行ない、適切な咬合関係の回復に留意する．

4）技工物製作者への指示

本修復法について、患者の希望を最も理解しているのは、当然のことながら診療を担当する歯科医師である．シェルの製作を歯科技工士に依頼するときは、色調や形態など詳細な指示を与えなければならない．

5）試適

シェルが完成したら試適を行う．試適時の必要な手順は下記の通りである．

（1）適合性の確認と形態修正

被着面とシェルが適合しているか、形態や大きさが妥当か、オーバーカントゥァーが見られないかなどを精査する．必要があれば削合・調整する．

（2）咬合状態の確認と修正

不正咬合や切端咬合などで過度の咬合圧が加わらないことを再確認する．必要があれば削合・調整する．

（3）色調の確認

隣在歯、対合歯との調和も考慮に入れて色調の確認を行う．歯面処理を行わずにレジンセメントのみをシェル内面に填入し、歯面圧接を行うとシェルの透過性が変化するために色調確認が確実になる．その後、レジンセメントはエタノールで洗浄する．

6）シェル内面の処理

技工操作が完了し、手元に届けられたコンポジットレジンシェルは、通常内面の清掃は完了している．もし、分離材などが残存していれば、接着性の低下につながるので、注意しなければならない．

ポーセレンシェルでは、まずシェル内面の酸処理をおこなう．通常リン酸またはフッ酸が用いられ、清掃効果とシランカップリング剤の作用を高めると考えられている．次にシランカップリング処理を行う．シランカップリング処理の巧拙はポーセレンシェルの接着に重大な影響を及ぼす．使用する製品のメカニズムを十分に理解し、それぞれのメーカーの使用説明書に従って操作を行う．

⇦ シランカップリング剤

7）接着

ラミネートベニア修復に使用する接着材には、レジンセメントが用いられる．それぞれの製品には必ず使用説明書が付されているので、これらを参考にし、用いる製品の性質・特徴を十分に把握しておかなければならない．

> 機械的保持を有さないために接着の成否が重要

8）余剰セメントの除去と最終調整

4．術後の変化・経過

ラミネートベニア修復の術後の変化や事故としては、変色・破折・脱落・歯髄炎などが考えられる．これらの変化事項は、診査・診断を的確に行うと同時に、レジンセメントの選択、接着操作などの取り扱い技法に習熟することで、その殆どが回避できるものである．

患者に対しては、リコールによって咬合関係や歯周組織の状態を再確認し、必要があれば咬合調整を行うとともに、ブラッシング等の適切な指導により、自己管理を徹底させる必要がある．

参考文献
1．勝山　茂ほか：保存修復学第3版．医歯薬出版，東京，1993．
2．原　学郎，千田　彰：前歯ベニア修復—新しい審美修復の実際—．デンタル フォーラム，東京，1987．
3．Pincus C.R. : Building mouth personality. J.Calif. S.Dent.Assoc, 14, 1938.
4．橋本　弘一ほか：スタンダード歯科理工学．学健書院，東京，1995．
5．桑田　正博：The harmonized ceramic graffiti．医歯薬出版，東京，1995．
6．Faunce F. : Management of discolored teeth. Dent.Clini, North Am, 27 (4), 1983.
7．Horn H.R. : Porcelain laminate veneers bonded to etched enamel. Dent.Clini, North Am, 27 (4), 1983.
8．Sturdevant C.M. : The art and science of operative dentistry third edition. Mosby, 1995.

第 15 章

歯の漂白

1. 概要
2. 無髄歯の漂白
3. 有髄歯の漂白

1. 概要

歯の審美性はその機能性と共に、近年、ますます重要視されるようになってきた．歯の審美性とは、歯の本来具備すべき自然の形態や、色調およびその配列を指すといってよいであろう．歯の漂白（bleaching）法は、歯質を極力保存しつつ、自然な審美性を回復できる方法の一つである．

1. 歯の変色

歯の変色の原因は、外来の着色物が歯に付着するもの（外因性変色）と歯の内部の歯髄側から生じるもの（内因性変色）とに分類できる．

外因性の変色には、エナメル質表面の着色、齲蝕部の着色、アマルガムなど修復物による着色、薬物（テトラサイクリン歯など）、フッ素症などがあり（表1）、変色部を除去するという処置によって色調を改善しうる場合がある．

内因性の変色は、増齢によるもの、歯髄の変性や失活によるもの、不適切な歯内治療によるもの、全身的疾患によるもの（表2）があげられる．これらのなかには、漂白法を適用することによって色調の改善を図れるものがある．

⇦ 歯の変色・着色の原因
⇦ 外因性変色
⇦ 内因性変色

⇦ テトラサイクリン歯

表1　外因性の変色

齲蝕	急性齲蝕	淡い褐色
	慢性齲蝕	濃い褐色〜黒色
口腔清掃不良	色素生成菌	緑色〜黒色
金属性物質	アマルガム修復	黒色
	硝酸銀、フッ化ジアミン銀	黒色
	カドミウム	黄金色〜黄色
	鉄合金	黒色
薬剤、嗜好品	茶、コーヒー、たばこ	褐色
	ビンロージュの実	赤褐色
	チョウジ油	褐色〜黒色
	クロロキニーネ	黄色
薬剤など	テトラサイクリン	灰褐色〜黒褐色
	フッ素	白斑〜褐色

表2　内因性の変色

遺伝性	エナメル質形成不全症	褐色
	象牙質形成不全症	褐色、緑青色
先天性	先天性中胚葉異形成	黒褐色
	ポルフィリン尿症	ピンク〜赤褐色
	先天性梅毒	褐色〜黒色
	外胚葉異形成症	褐色
	低フォスファターゼ症	褐色
代謝性	カルシウム代謝異常	褐色〜黒色
	ビリルビン代謝異常	緑色
	ビタミン欠乏	褐色
歯髄障害	歯髄壊死、歯髄出血	褐色〜黒色

2．変色歯の漂白

変色歯の漂白には、無髄歯の髄腔内から行う方法（無髄歯の漂白）が従来より一般に広く行われてきたが、近年有髄歯のままエナメル質の表面から行う方法（有髄歯の漂白）が行われるようになってきた．

一般には、酸化漂白法と還元漂白法がよく知られているが、歯の漂白に用いられるのは、過酸化水素 H_2O_2、過酸化尿素 $CO(NH_2)$、過ホウ酸ナトリウム $NaBO_3:4H_2O$ など過酸化物を使う酸化漂白法である．

⇦ 無髄歯の漂白
⇦ 有髄歯の漂白

3．漂白処置を行う前に考慮すべきこと

漂白に使用する薬剤はいずれも劇物に属するものであるから、取り扱いには十分注意するとともに、歯質を幾分とも劣化させる可能性があるので不必要な歯に適用することは極力避ける．また、漂白は主に前歯から小臼歯にかけての審美性を改善させるため行われるので、常に歯列全体として色調の調和を考慮する．例えば、歯質に部分的な欠損がありコンポジットレジンなどで修復する必要があれば、まず漂白を行い周囲の歯と色調を合わせてコンポジットレジンの色調を選択する．

術前の写真を必ず撮影しておき、漂白途中や漂白後の写真とともに提示し説明するとよい．とくに無髄歯の場合は、エックス線診査にて根管充填の状態をよく観察し不十分であればまず根管処置を行い緊密な根管充填にやり直さなければならない．また、満足する結果が得られたとしても、色調の後戻りが生じることがあるので定期的なリコールの必要性についても伝えておく．

⇦ 後戻り

2．無髄歯の漂白

1．適応症と禁忌症

無髄歯で変色の原因が、主に象牙質内に残存した血液や歯髄組織などの有機質成分によるものは、髄腔から直接漂白剤を着色物質に作用させることができるので良好な予後を期待できる．また、テトラサイクリン歯など有機性薬剤によるものも無髄歯であれば髄腔内からの漂白法を適用できる．しかし、アマルガム修復やイオン導入、金属支台などの溶出性金属物質が象牙質内に入り込んで変色をきたしているものは、漂白することができない．また、残存歯質が少なく仮封のしにくいものや歯頸部歯質の薄いものなど歯周組織に障害を及ぼす可能性のある場合には行わない．

テトラサイクリン歯の色調による分類
第1度：淡い黄色、褐色、灰色で歯冠全体が一様に着色されていて、縞模様は見られないもの
第2度：第1度よりも濃く歯冠全体が一様に着色されていて、同様に縞模様は見られないもの
第3度：濃い灰色、青味がかった灰色で縞模様を伴うもの
第4度　着色が強く、縞模様も著明なもの
（Feinmanら、1987）

2．漂白術式

変色した無髄歯に対する漂白には、髄腔内に漂白剤を充填し、緊密に仮封し患者を帰宅させ約1週間後に来院させるwalking bleach法が一般的に行われている．その他にも、仮封期間中に薬剤の漏洩が生じる危険性があるということで、医院内にて、髄腔内に満たした漂白剤を加熱したり、レーザーを照射することによって短時間で漂白してしまう方法が行われている．いずれも漂白の機序は同じと思われるので、ここではwalking bleach法の手順について記載しておく．

⇦ 歯の変色・着色の処置
⇦ walking bleach法

・walking bleach 法の手順

（1）軟組織および皮膚の保護　　　　　　　　　　　　　　　　　⇐ 軟組織および皮膚の保護

漂白剤が漏洩した時のため、ワセリンなどを患歯周囲の歯肉に塗っておく．万一、薬剤が漏れた場合には、口腔粘膜のように粘液で覆われているところではよく水洗し患者にうがいしてもらうだけで大きな被害は生じないが、顔面のように乾いた皮膚に付着した場合には深刻な傷害を生じる恐れがあるので、タオルなどであらかじめ覆っておく．術者も必ず手袋や眼鏡を装着する．

（2）ラバーダム防湿　　　　　　　　　　　　　　　　　　　　　⇐ ラバーダム防湿

薬剤が口腔内に漏れないように、また術式が正確に行われるためにラバーダム防湿は必須である．ラバーシートが当該歯に密着していることを確認する．

（3）髄腔の拡大　　　　　　　　　　　　　　　　　　　　　　　⇐ 髄腔の拡大

漂白剤を置く場所を確保するとともに感染象牙質やその他の濃い着色部を除去する．象牙質部分を過剰に削除し遊離エナメルにならないよう注意する．

（4）根管口部の処置　　　　　　　　　　　　　　　　　　　　　⇐ 根管口部の処置
　　　　　　　　　　　　　　　　　　　　　　　　　　　　　　　　⇐ 象牙細管の走行を考慮

根管充塡剤の除去は象牙細管の走行を考慮し、薬剤が上皮付着部より根尖側の歯根膜を刺激しない根管口部より 2～3 mm の位置で止め、その上にカルボキシレートセメントやグラスアイオノマーセメントなどで裏層を行う．これは漂白剤が象牙細管を介して歯根膜を刺激し炎症が生じると、後年、まれに歯根の外部吸収を起こすことがあると報告されているからである．

（5）酸処理、水洗、乾燥　　　　　　　　　　　　　　　　　　　⇐ 酸処理、水洗、乾燥

内面の歯質をコンポジットレジン修復などで用いる40％リン酸などでエッチングすると漂白剤の浸透が促進されるが、この処置は変色が著しい場合や漂白の効果がみられない場合にのみ行われ、省略されることもある．

（6）漂白剤の混和　　　　　　　　　　　　　　　　　　　　　　⇐ 30～35％過酸化水素水と
　　　　　　　　　　　　　　　　　　　　　　　　　　　　　　　　　過ホウ酸ナトリウム

漂白剤には、30～35％過酸化水素水と過ホウ酸ナトリウムを用いる．ガラス練板上で両者を適当量採取し混和する．スプーンエキスカなどで採取してもこぼれないよう、また仮封しても溢れ出ない程度の混和物にするとよい．過ホウ酸ナトリウムの粉末をつぶすように練る必要はなくただ混ぜるだけでよい．

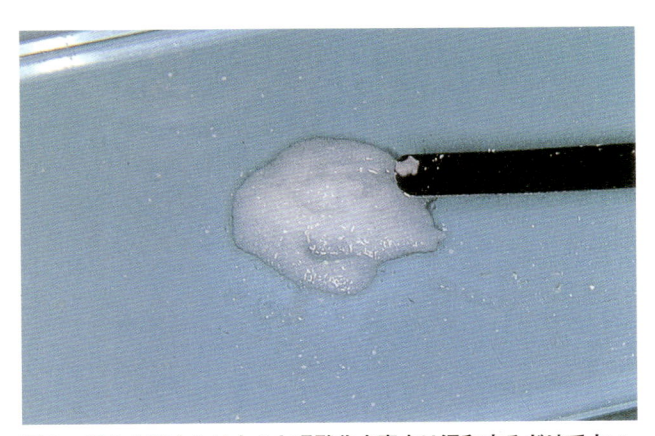

図1　過ホウ酸ナトリウムと過酸化水素水は混和するだけでよい．

（7）漂白剤の塡塞　　　　　　　　　　　　　　　　　　　　　　⇐ 漂白剤の塡塞

スプーンエキスカや根管充塡用のプラガーなどで髄腔内に塡塞する．薬剤が発泡し溢れてくる場合は綿球などで軽く拭き取る．

（8）仮封

水硬性セメントを直接薬剤の上に置き、水を含ませた綿球で圧接する（図2）．その上に軟らかく練ったカルボキシレートセメントを乗せておくとよい．以上の処置を約1週間毎に行い、所望の色調が得られるまで繰り返す．

（9）漂白後の中和

漂白終了後、髄腔内は酸性に傾いているので水で練った水酸化カルシウムを填塞し約1週間作用させることで中和する．

（10）髄腔の充填

髄腔は、まず根管口部を厚めにカルボキシレートセメントやグラスアイオノマーセメントなどによって裏層する．こうしておけば、色調の後戻りを生じた時、再度漂白法を行う場合に修復物の除去が容易になる．残りの部分を、漂白後の色調に合ったコンポジットレジンにて修復する．漂白を行った歯面には、レジンが接着しにくいことが報告されているが、現在のところコンポジットレジンが最適である．光重合型コンポジットレジンの修復は、必ず積層法で行い光照射はまず唇側からエナメル質を通して行う．

⇐ 仮封

⇐ 漂白後の中和

⇐ 水酸化カルシウム

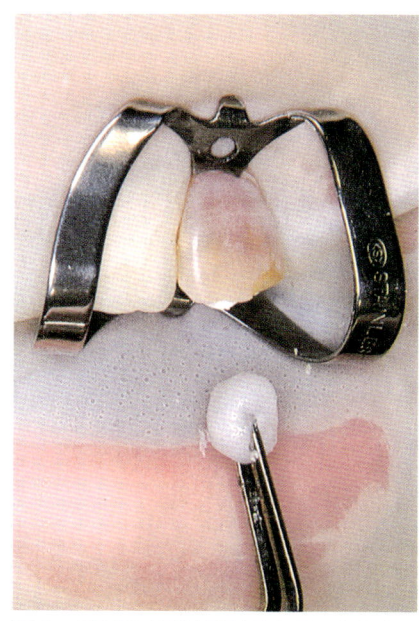

⇐ 髄腔の充填

図2　仮封は水硬性仮封材を用い水を含ませた綿球で圧接する．

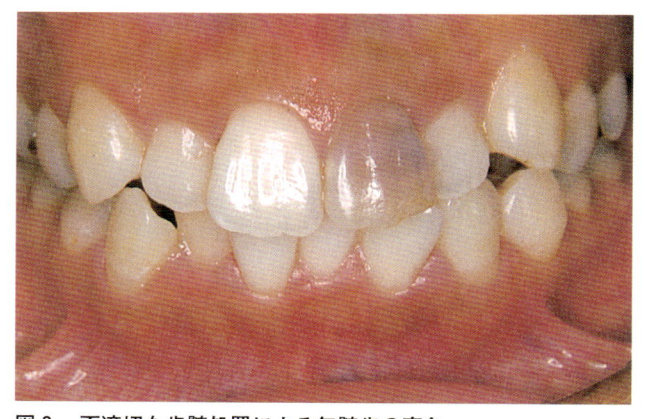

図3　不適切な歯髄処置による無髄歯の変色

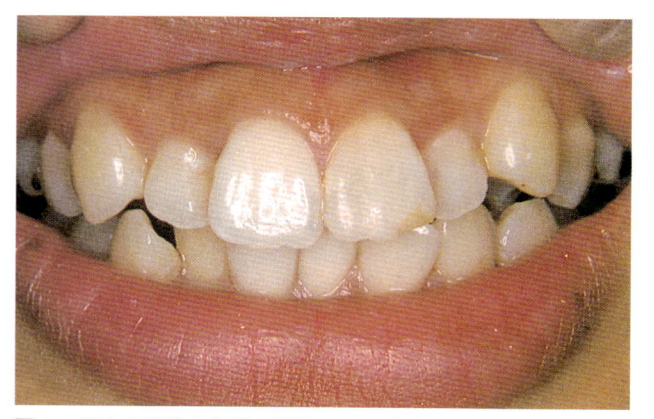

図4　漂白8回後の色調　髄腔はコンポジットレジンにて修復

漂白のメカニズムについては十分に解明されているとはいえないが、一般的に知られている機序としては、不安定な過酸化物から生じる発生期の酸素によって高分子量の有機性着色物を酸化、分解し、低分子量で着色の少ない物質に変えてしまうという説がある．従って、金属類のような無機物による着色には適用できないので、このような場合には除去するか補綴的処置に委ねることになる．

⇐ 漂白のメカニズム

変色した無髄歯の漂白は適応症の選択に誤りがなければ、漂白効果に程度の差はあるがほぼ満足のいく結果が得られる．

3. 有髄歯の漂白

有髄歯の漂白には、office bleaching（歯科医院で行われる方法）、home bleaching（術者の処方と指導のもとで患者が家庭で行う方法）の2つの方法がある．

有髄歯に対する審美的回復はラミネートベニア法など健全な歯質を大量に削除し、レジンシェル、ポーセレンシェルを歯質形成面に接着させる補綴的処置が多く行われてきたが、歯質をほとんど削除しない保存的処理の有髄歯の漂白が見直され多くの漂白剤が開発されつつある．

⇦ 有髄歯の漂白
⇦ office bleaching
⇦ home bleaching

有髄歯の漂白には Bleaching、Whitening、Lightening の用語がある．

1. 適応症と禁忌症

適応症は増齢に伴う変色や軽度のテトラサイクリン歯などかなり限定されたものになる．従って重度のテトラサイクリン歯、エナメル質に亀裂のあるもの、その他歯髄や歯周組織を損傷する恐れのあるものには適用しない方がよい（表3、4）．

表3　無髄歯漂白法の適応症と禁忌症

適応症	禁忌症
増齢、歯髄死による象牙質内有機質の変性 打撲による出血歯髄死 失活剤による歯髄出血 抜髄時の不完全な出血 不適切な修復による歯髄死 抜髄、根管治療時の歯髄の取り残し 根管充填時の死腔	金属性物質による変色 歯質が不十分なもの 仮封がしにくいもの 根未完成歯 歯頸部歯質の薄いもの

表4　有髄歯漂白法の適応症と禁忌症

適応症	禁忌症
増齢による変色 軽度のテトラサイクリン歯 　（Feinmanの分類で第1度、第2度のもの） 軽度のフッ素症	重度のテトラサイクリン歯 エナメル質に亀裂のあるもの 形成不全など実質欠損の大きいもの コンポジットレジンなど大きな修復物があるもの その他、歯髄を損傷する恐れのあるもの

2. 漂白術式

1) office bleaching

漂白方法としては、35％過酸化水素と光熱などを併用する方法、35％過酸化水素、触媒に可視光線を併用する方法（松風ハイライト）、35％過酸化水素に85％リン酸にハイドロキシアパタイトに反応しやすいリン酸三カルシウムを用いる方法などがある．しかしこの薬剤による漂白法はエナメル質表面から薬剤を作用させるため漂白効果が得られにくい場合があり、このため光熱を利用して漂白効果を上げるため最近はプラズマアークやアルゴンレーザーを併用する方法などが行われている．

術式1　35％過酸化水素、触媒に可視光線を併用する方法（松風ハイライト）を例に漂白の術式の概要について説明する（図5）．

(1) 目、皮膚および歯周組織の保護

使用する漂白剤は劇薬に属するので、無髄歯と同様に患者の顔面をタオルなどで覆い

⇦ 目、皮膚および歯周組織の保護

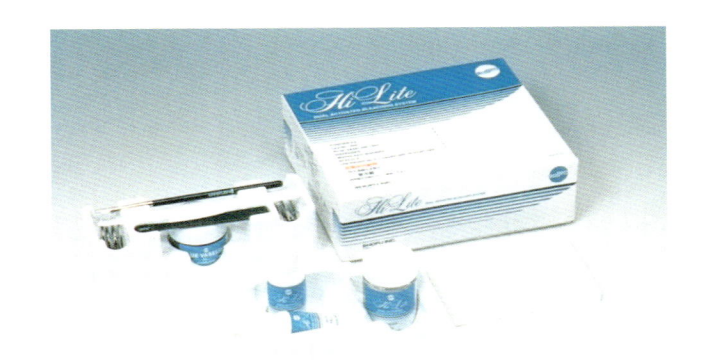

a．office bleaching 剤

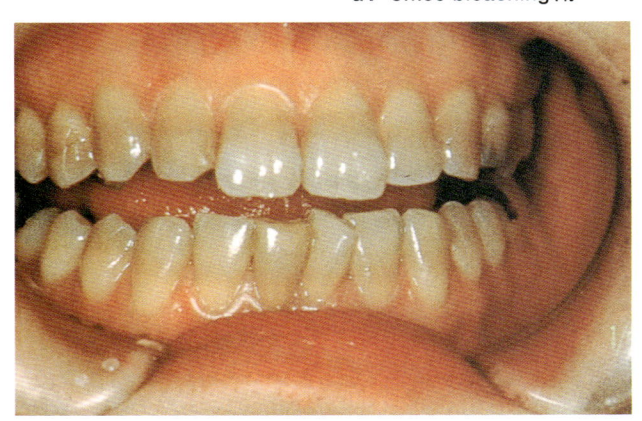

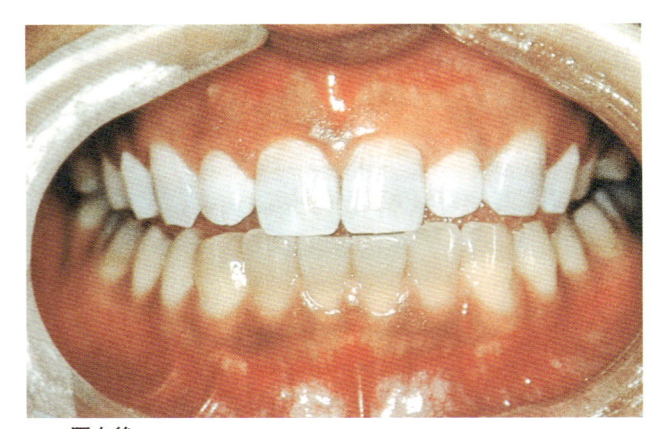

c．漂白前

b．漂白後

図5　症例1：office bleaching 剤による漂白

保護する．術者、介補者もメガネや手袋を着用する．前歯および小臼歯にわたる多数歯を同時に漂白を行うので、周囲の軟組織保護のために着色ワセリンなどをあらかじめ塗布する．

（2）ラバーダム防湿（隔離） ⇐ ラバーダム防湿（隔離）

前歯から小臼歯にわたりラバーダムを装着する．

（3）歯面清掃 ⇐ 歯面の清掃

フッ素を含まない研磨材で歯面を清掃し、水洗・乾燥する．

（4）酸処理 ⇐ 酸処理

必要に応じて、37％オルソリン酸溶液またはゲルで酸処理する．

（5）漂白剤の塗布 ⇐ 漂白剤の塗布

液と粉末を採取し練和しペーストを作り、処理した歯面のうえに1～2mmの厚さに塗布する．

（6）漂白剤の除去 ⇐ 漂白剤の除去

練和ペースト光照射器で2～3分照射し酸化を促進させる．ペーストが青緑色からクリーム色に変化したら処理を終了する．

漂白効果が十分でないときは（5）～（6）を繰り返す．

（7）洗浄 ⇐ 洗浄

漂白処置が終了したら処置歯を1分以上洗浄する．

（8）研磨 ⇐ 研磨

ラバーダムを外し、歯髄症状や軟組織に異状がないことを確かめ、目の細かい研磨用ペーストで研磨する．

術式2　アルゴンレーザーによる方法の概要を説明する（図6）.

（1）歯面清掃
（2）目、皮膚および歯周組織の保護.

　術式1と同様に患者にメガネを着用し、タオルなどで患者の顔面を保護する．周囲の軟組織保護のために歯肉保護剤をあらかじめ塗布する．

（3）漂白用ジェルの製作とジェルの歯面塗布を行う．
（4）アルゴンレーザーの照射

術者、患者、介補者は必ずメガネを着用する．

（5）照射後しばらくしてからジェルを拭き取る．
（6）歯面の水洗・乾燥．
（7）歯肉保護剤の除去．
（8）歯面にフッ素塗布．

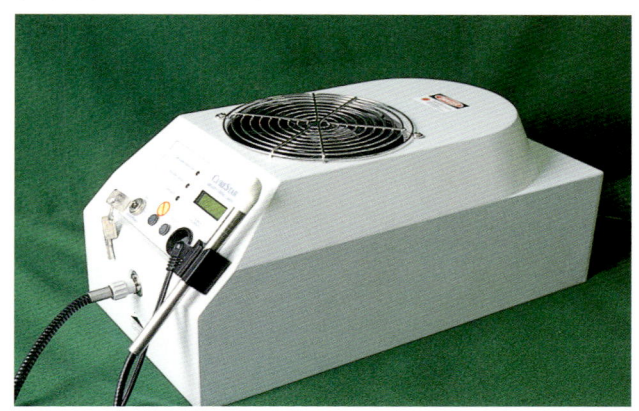

a．アルゴンレーザー

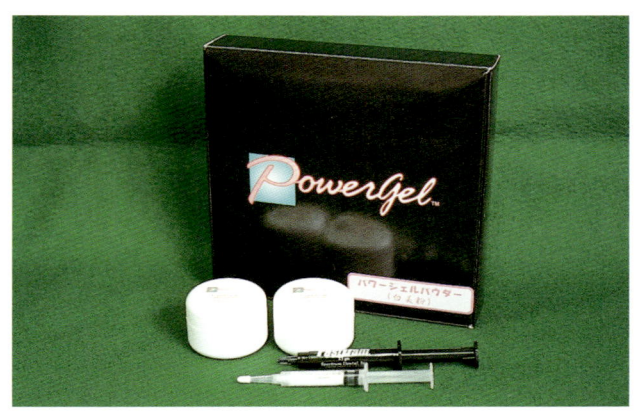

b．office bleaching剤

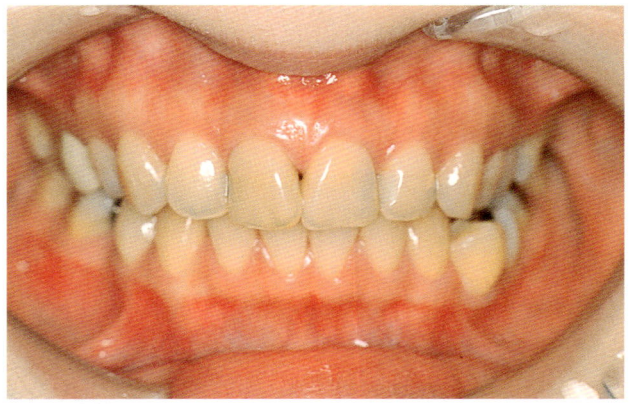

c．漂白前

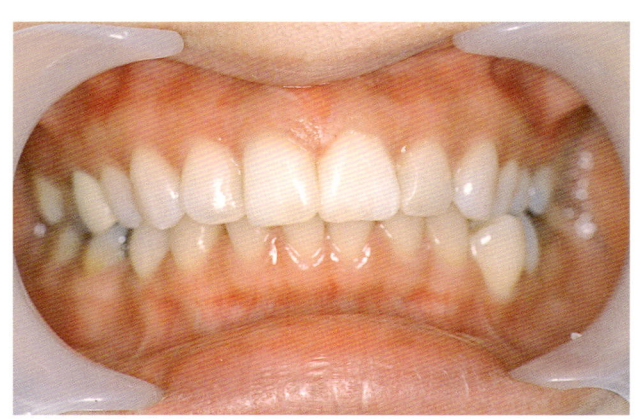

d．漂白後

図6　症例2：アルゴンレーザーによる漂白

2）home bleaching

　アメリカでは多種類のhome bleaching用漂白剤が市販されている（図7）．この方法の利点としては、患者自身が漂白時間や部位など選択できることで、時間的、経済的負担が軽減することであるが、反面、漂白方法はまだ確立されたものがなく、患者が家庭で安易に行うことは歯髄、歯肉への影響危険を伴うこともあるので、歯科医師の指導と十分なインフォームドコンセントが必要である．

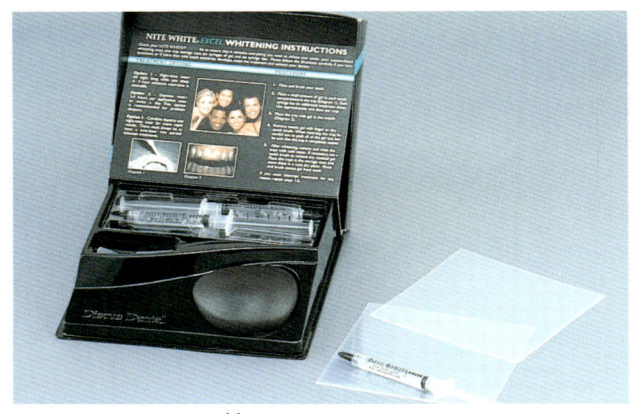

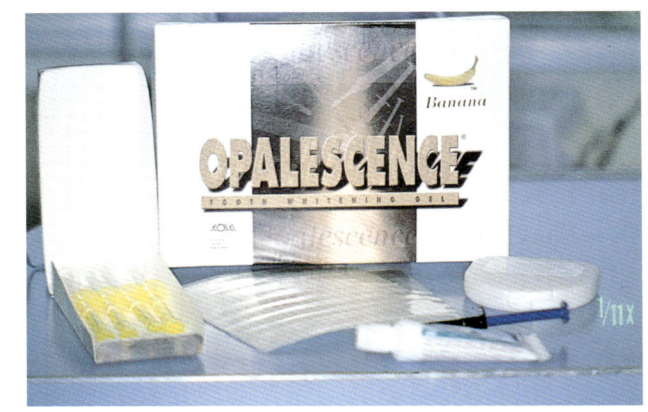

| a．home bleaching 剤 | b．home bleaching 剤 |

図7　home bleaching 用漂白剤の一部

　home bleaching 用漂白剤の主成分の多くは約 10 ～ 20％の過酸化尿素が用いられている．
その概要について簡単に説明する．
　次のことは歯科医師が行う．
①アルジネートによる印象採得をする．
②模型上で漂白を行う歯列に合わせ、プラスチック材料でカスタムトレーを製作する．
③トレーを患者の口腔内で試適し、歯頸部から歯肉部に漂白剤が漏出しないように調節する．
　以下の項目は歯科医師の指導を受けた患者が自宅で行う．
④漂白剤をトレーに歯冠の半分程度に盛り、装着した後余剰部を拭き取る．
⑤軽度から中等度までの変色ならば、1日5時間程度トレーを装着し、およそ2週間漂白を行う．

参考文献

1．Soentgen M.L., et al: Dental staining, Medical Science, 16, 1965.
2．Werner Jorg：変色した失活前歯の審美性回復, the Quintessence, 9(7), 1990.
3．Titley K.C. : Adhesion of composite resin to bleached and unbleached bovine enamel: J.Dent.Res., 67, 1988.
4．Lado E.A., et al: Cervical resorption in bleached teeth, Oral Surg., January, 1983.
5．Rosenstiel S.F., et al: Tooth color change after bleaching JADA, 123, April, 1991.
6．Goldstein R.E. : Esthetic in dentistry, Lippincott Co., Philadelphia, 1976.
7．ADAPT REPORT: 2 (1), Winter, 1991.
8．久光　久, 松尾通ら：歯の漂白, デンタルフォーラム社, 東京, 1997.
9．山口龍司, 新海航一, 加藤喜郎ほか：松風ハイライトを用いた変色歯漂白法の臨床成績, 日歯保誌, 40, 1：204 ～ 233, 1997.

第 16 章

破折歯の保存修復…臼歯を中心として

1. 歯の破折の原因
2. 歯の破折の分類
3. 臼歯における破折とその頻度
4. 臼歯における破折の分類
5. 破折臼歯の診断と処置
6. 再植と移植について

1. 歯の破折の原因

1. 咬合力以外の外力

　スポーツ、遊戯、喧嘩、転倒その他による打撲．このような原因により損傷した歯はしばしば"外傷歯"と呼ばれ、周囲組織の損傷を伴うことが多い．これは小、中学生などの若年で活動的な世代に多い．部位としては上顎前歯部、とりわけ中切歯に多く見られる．

⇐ 外傷歯

2. 咬合力

　食事中に硬い食物を咬んだのを機に起こることが多く大臼歯や小臼歯部で起こる．しかしながら、その下地をつくる要素は多く、咬合の面から見ると、①強い咬合力 ②歯ぎしりなどの異常咬合があると起こり易い．一方、咬合力を受ける歯の側から見ると、①解剖学的構造、例えば尖った咬頭や深い裂溝 ②齲蝕や摩耗など硬組織欠損の程度 ③歯冠修復や歯内療法など歯科治療の有無とその内容などがある．なお以上の諸要素に直接あるいは間接的に関与する患者側要素として人種、年齢、性別、全身状態、生活環境、食物嗜好などがある．

⇐ 強い咬合力、歯ぎしりなどの異常咬合

⇐ 解剖学的構造、例えば尖った咬頭や深い裂溝

⇐ 齲蝕や摩耗など硬組織欠損の程度

⇐ 歯冠修復や歯内療法など歯科治療の有無とその内容

2. 歯の破折の分類

　歯の破折の原因は外力と咬合力であるが、その誘因は多様であり、またその様相もさまざまに異なっている．そのため破折の分類も様々な観点から行われている．

⇐ 歯の破折の分類

歯の破折の分類

破折の状態から	破折の程度から	破折の部位から	原因別に	破折線の走行から
①単純破折 ②複雑破折	①不完全破折 ②完全破折	①歯冠破折 ②歯根破折 ③歯冠・歯根破折	①外傷性破折 ②医療性破折 ③病的破折	①垂直性破折 ②水平性破折 ③斜走破折

（注）これらは組合せて用いられる

3．臼歯における破折とその頻度

　臼歯における破折の問題は、歯冠部における小破折を除き従来より保存修復学の成書でとり上げられることは少なかった．しかしながら近年は歯質保存への患者の欲求は強く、前歯のみならず臼歯の破折に対しても種々の対応が必要となってきた．

　臼歯部の破折の頻度については、松丸は次のように報告している．すなわち、歯冠破折歯については、部位別にみた発生頻度順位は、下顎の第一大臼歯（22.5〜39.1％）あるいは第二大臼歯（25〜40％）が1位で次いで上顎第一大臼歯（10〜24％）、第3位は上顎小臼歯（10〜22.3％）、第4位は上顎第二大臼歯（12.9〜13％）である．また年齢別にみた歯冠破折頻度は、50歳代以上にピークがくる報告と20〜40歳代にピークがくる報告の2つに分かれている．

　一方、歯根破折歯については、部位別にみた発生頻度順位は下顎第一大臼歯（19.7〜34.4％）が1位で、次いで上顎第一大臼歯、上、下顎の第二小臼歯である．上顎第二大臼歯では低い．また年齢別にみた歯根破折の頻度は30歳代から増加しはじめ50歳代をピークにして以降は減少する．

　健全歯と修復歯についての破折頻度を比較すると修復歯の方が高い．有髄歯と無髄歯を比較すると無髄歯の方が破折頻度が高い．また歯内療法済の歯やコア装着歯には多い．

⇦ 頻度は修復歯、無髄歯、歯内療法済の歯、コア装着歯に高い．

4．臼歯における破折の分類

　臼歯の破折はSilvestriとSinghによる分類が包括的で最も実際的であると考えられる．
　これによれば破折が完全に歯を通過している完全破折と、それが不完全な不完全破折に二分され、さらに両者は破折方向により歯軸方向に縦走する垂直性破折と歯軸に対して斜めに走行する斜走性破折とに細分される．

臼歯破折の分類
①垂直性不完全破折
②垂直性完全破折
③斜走性不完全破折
④斜走性完全破折

（Silvestri, Singhによる）

　本稿では以上のうち臨床においてしばしば経験する垂直性不完全破折と垂直性完全破折につき述べることとする．

5．破折臼歯の診断と処置

1．不完全破折臼歯の診断と処置

　不完全破折とは破折（亀裂）が歯（歯冠、歯根を含めて）を完全には通過しておらず、途中で止まっている状態を指している．その程度は患歯によって様々で、視診によって比較的容易に識別できるものから、ほとんど、あるいは全く探知不能のものまである．これはアマルガムやインレーによる修復歯に多く見られるが、その他、構造的に何ら欠陥がないと思われる健全歯にも見られるものである（図1a）．その診断に当たっては修復歯の場合にはある程度の予測が立ち、また修復物を除去して確認することも可能であるが、健全歯では一般に手掛かりが少なく困難なことが多い．

a	b
c	d
e	f

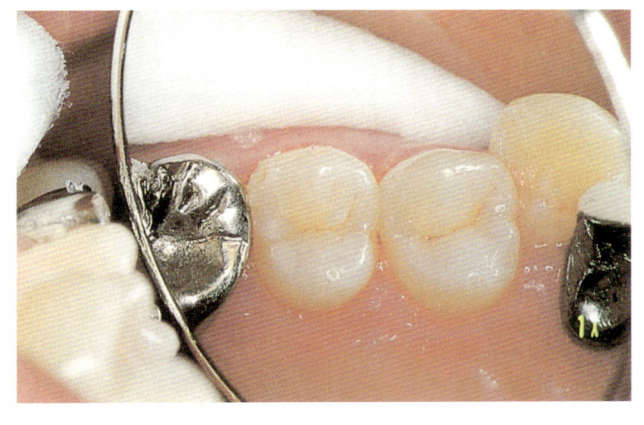

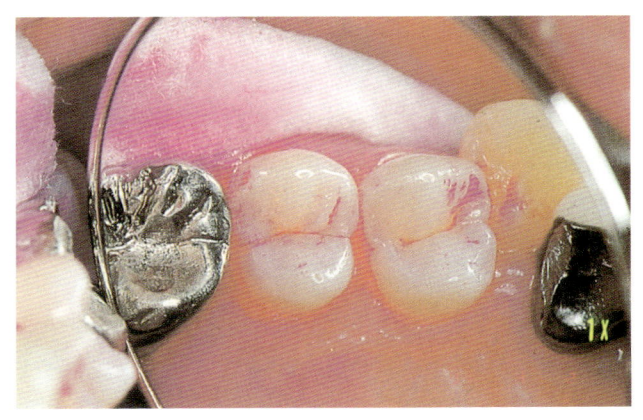

図1　不完全破折（亀裂）臼歯の診断と処置法

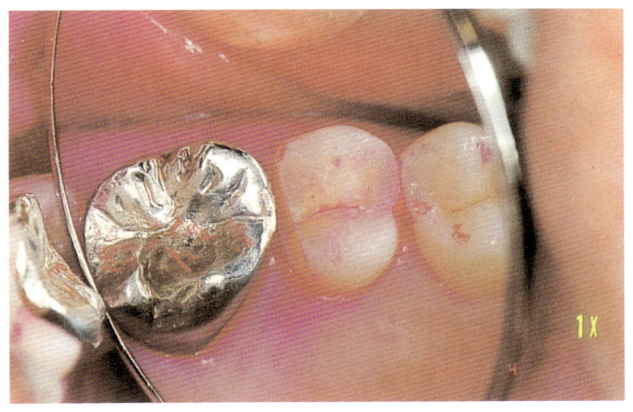

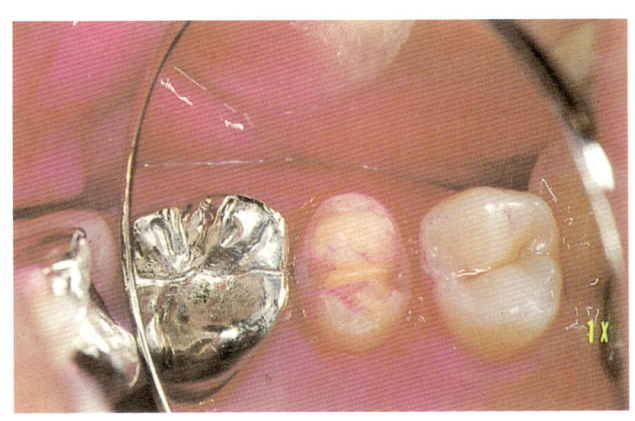

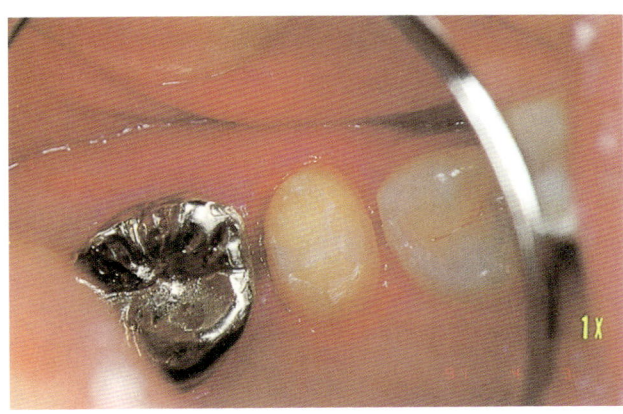

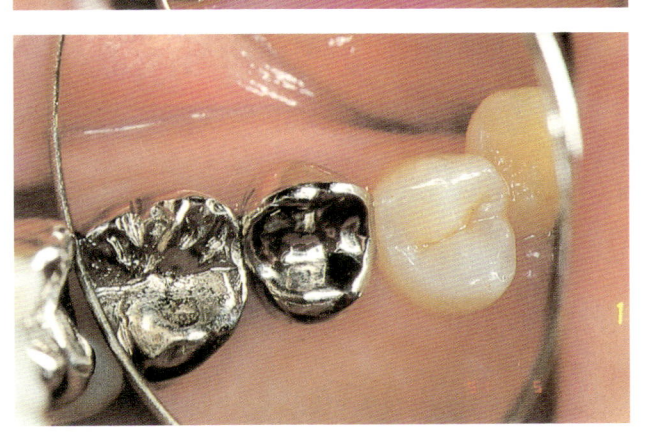

a．外見上は異常のない上顎左側第二小臼歯（ミラー像）、b．齲蝕検知液によって探知された患歯の亀裂、c．歯面切削により明瞭となった亀裂、d．亀裂周囲の感染歯質の探知と除去、e．完成支台歯、f．鋳造冠による修復

1）不完全破折（亀裂）に伴う症状と探査法

　不完全破折の初期症状は食事中の咬合痛である．疼痛はとくに線維性食物によって起こりやすい．これは咀嚼によって亀裂部が圧し広げられたり破折面が互いに擦過し合うためと考えられる．患歯にはその他冷風や冷水に対する過敏性がしばしば認められる．不完全破折（亀裂）歯の診断の困難性は、上記のような諸症状（いわゆる破折歯症候群 cracked tooth syndromeといわれるもの）があるにもかかわらず破折が視診では著しく認めにくいことにある．そのため長期間に亘って不快感が解消しなかったり、歯髄炎に陥ってしまった例が報告されている．

　破折の探査には患歯の特定が先決で、具体的方法としてはラバーホイールやラウンドバーの頭部をプラスチックテープで包んだものを疑惑歯で咬ませ、咬合痛が誘発される

⇦ 咬合痛

⇦ 冷風や冷水に対する過敏性

⇦ 患歯の特定
⇦ 咬合痛が誘発

かどうかを調べて判定する．ついで破折線の探知を行うがこれには従来よりヨードチンキやメチレンブルーなどの色素溶液が用いられてきた．しかしながら実際には臨床で常用されている齲蝕検知液の使用が便利である（図1b）．いずれにしろこのような検知液の使用に当たっては塗布を数回繰り返すことが肝要であり、初回では不明瞭な亀裂も繰り返し塗布によって明瞭になってくることが多い．なお、最近になって、検知液の塗布に先立って歯面をリン酸ジェルエッチング材で処理しておくと、1回の探知でも亀裂がきわめて明瞭に染色明示されることが報告されている（図2）．また裂溝部において電気抵抗値を測定する方法は不完全破折の診断上、非破壊的で確実性があり、有効な方法であると報告されている．本法は、カリエスメーターにより、該当部の値15KΩ（露髄時）以上で250KΩ以下（象牙質齲蝕の存在を示す）の時は、そこに象牙質に至る亀裂の存在を推測せしめるものである．なお、亀裂は殊に近遠心方向に走行する時はエックス線写真では全く探知できない．

◁ 破折線の探知

◁ 電気抵抗値

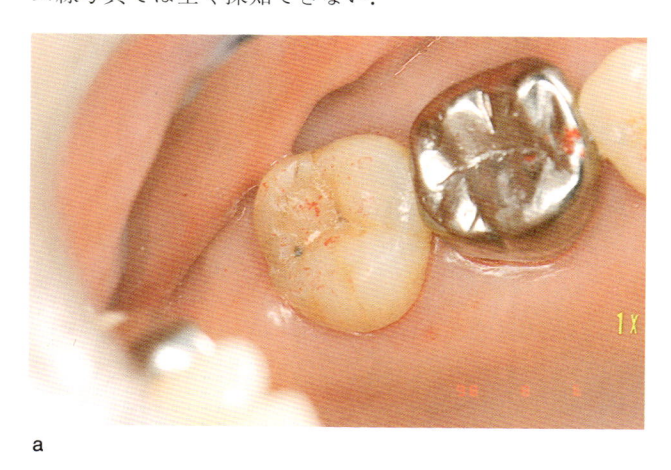

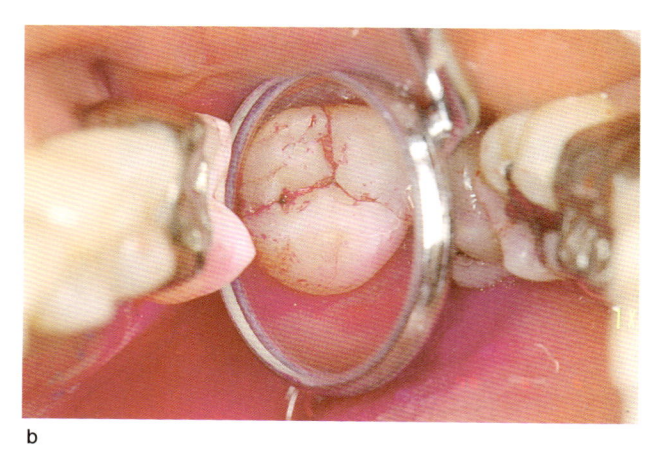

図2　酸エッチングを応用した染色法による亀裂の明示
a．亀裂の存在が疑われる上顎左側第二大臼歯（ミラー像）、b．染色明示された亀裂

2）処置

処置は患歯歯髄の状態によって異なるので先ずは歯髄の生活反応の有無を判定する必要がある．

◁ 歯髄の生活反応の有無

生活反応があり、歯髄炎の微候も認められない場合には直ちに修復処置に入る．亀裂を流動性に富む接着性材料で封鎖する方法もあるが、亀裂の先端部に齲蝕が存在することもあり、また効果の永続性に疑問点も残る．従って患歯は外側性鋳造物、即ち4/5冠や全部冠によって修復されるのが一般的である．概形成を行うと、それに伴い亀裂も明瞭に現れてくる(図1c)．陳旧性の亀裂では周囲に齲蝕が帯状に存在することがある．この場合には齲蝕検知液による感染歯質の検知と、その完全除去を行う（図1d）．処置部にはセメント裏層を施し、形成を行い、鋳造修復物を装着して処置を完了する(図1e、f)．生活歯では冷水痛などの症状が惹起することがあるが、多くの場合は一過性に消退する．いずれにしろ少なくとも施術歯の状態が定常となるまではリコール診査を行う．患歯がすでに歯髄死に陥っている時は、先ず歯内療法処置を終え、支台築造および全部鋳造冠による修復を行う．なお歯内療法処置中にさらに亀裂が進展するのを防止するため、患歯には歯科矯正用結紮線で歯冠を結紮しておくと安全である．

◁ 外側性鋳造物

2．完全破折臼歯の処置

完全破折の場合、一般に保存処置は複雑となり、その予後は必ずしも良好とはならないこともある．単根歯と複根歯では対応に異なる点があり分けて述べる．

1）単根歯

破折が斜走性で破折先端が歯肉縁下であっても浅い位置であれば、破折片の除去と該当部の歯肉切除を行い、次いで全部冠により修復する．なお破折先端がやや深い位置にあれば矯正的あるいは外科的挺出により破折先端を歯肉縁上に移動させておき歯冠修復処置を行うこともある．しかしながら、破折が垂直性で破折先端が深達性の場合は抜歯が適応されるのが通常である．

2）複根歯

破折が斜走性の場合には複根歯においても歯肉切除や矯正的あるいは外科的処置の後に歯冠修復処置が可能なこともある．

一方、破折が垂直性の場合は状況により、①前処置後に修復、②ヘミセクション後に補綴、③抜歯、が様々に適応される．殊に前処置後に修復する方法は臨床ではしばしば応用されてはいるが未だ基礎学理的には充分な資料があるとは限らない．しかしながら保存的処置法としては現在のところ他に代わるべき方法もなく、それ相応の成績も得られているので以下に紹介する．

垂直性破折は様々な形で生じ、定形的パターンというものは無いが、それでも上顎臼歯では破折線が、①咬合面中心溝付近を近遠心的に走り垂直性に根分岐部を通過するものや、歯内療法処置後の下顎大臼歯において、②歯根の根管腔を頬舌的に垂直性に通過する例がしばしば観察される．

（1）破折線が根分岐部付近を通過している症例

このような破折歯を保存する場合、従来は両破折片のうち小部を除去して主部を残し、これを小型の鋳造冠で修復する方法がしばしば行われてきた．これに対して破折片を除去することはせず、先ず両破折片破断面を互いに元位置にもどるように整復し、これを歯科矯正用結紮線を用いて固定する技法（歯冠結紮固定法と称する）が提唱されている．その概要と修復例を図3および図4に示した．

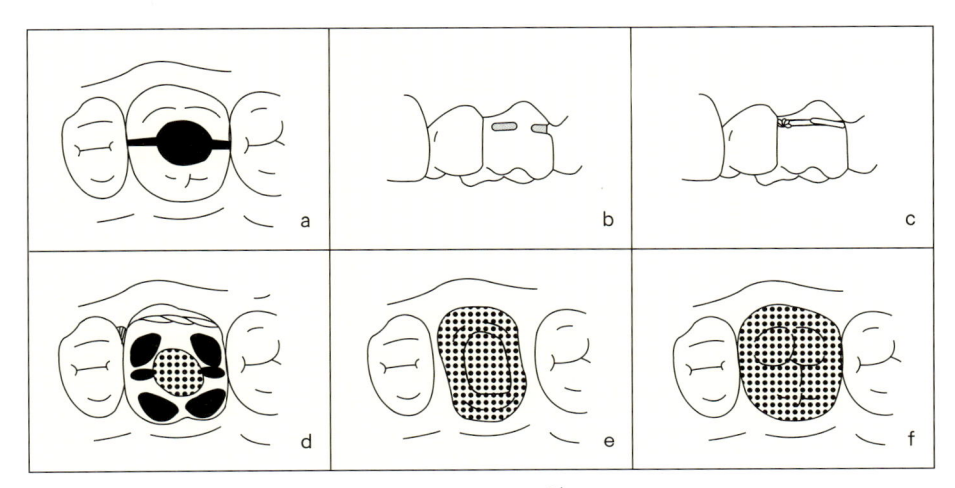

図3　歯冠結紮固定法を応用した破折歯の修復法概要[7]
a．垂直性完全破折を示す上顎第一大臼歯、b．患歯歯頸部への小横溝の形成、c．矯正用結紮線による破折片の整復固定、e．築造および全部冠用支台形成、f．鋳造冠による修復の完了

a	b
c	d
e	f

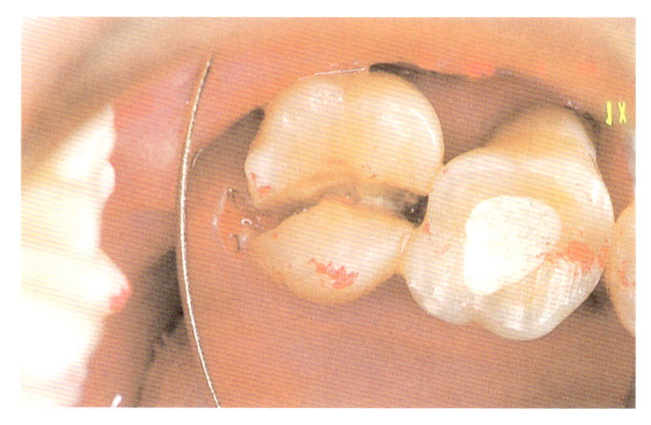

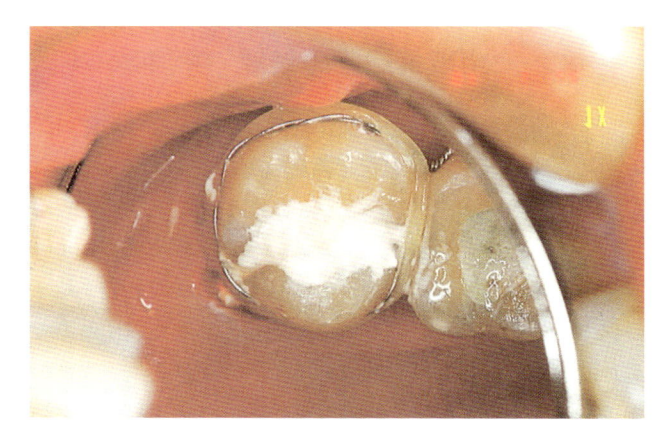

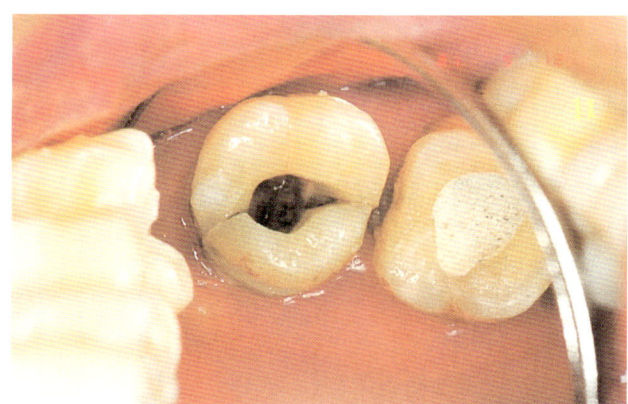

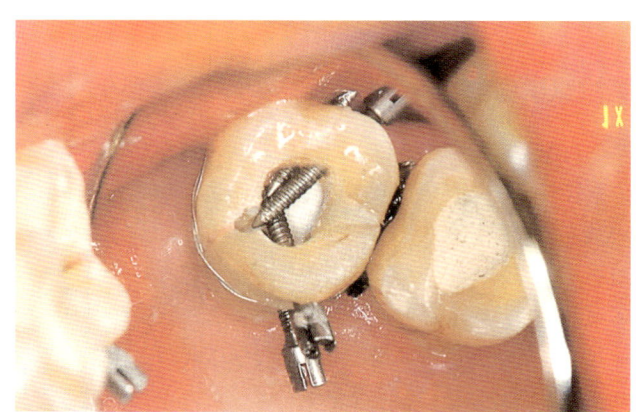

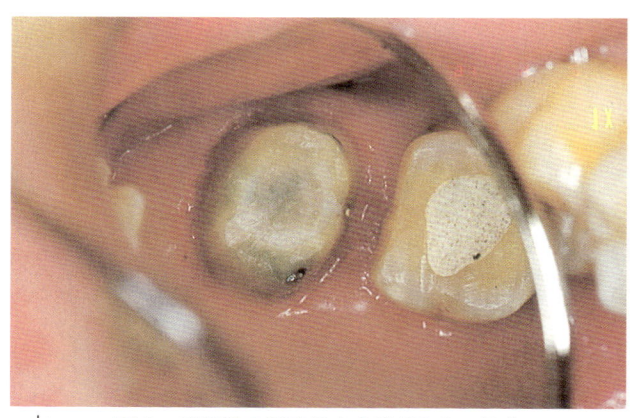

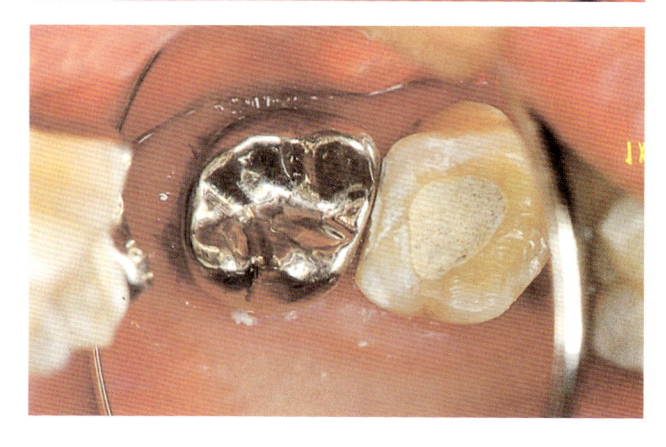

図4　陳旧性の垂直性完全破折臼歯の修復
　a．両破折片が離開し陳旧性破折となった上顎左側第二大臼歯（ミラー像）、b．患歯に施された歯冠結紮固定と歯科矯正用顎間ゴム、c．離開破折片が整復されたところ、d．スクリュウピンを応用したレジン築盛の準備、e．支台歯の完成、f．鋳造冠による修復

（2）破折線が歯根を頬舌方向に垂直性に通過している症例

　このような垂直性歯根破折が完全性となって破折片が歯の主部から分離していたり、また一部が未分離となっている例が散見される．このような場合該当歯根の切除やヘミセクションを行った上で歯の保存が試みられることがある．しかしながら分離した、あるいは分離寸前の破折片のみは除去するが、歯の主部からそれ以上の歯質除去を行わないで保存することも処置法の一つとして報告されている．本法においては先ず破断面を損傷歯肉が定常状態となり次第、歯質接着性修復材料により被覆を行っておき、次いで破折歯根に過重が負荷されないよう種々の工夫を行いつつ修復を行うとされている．このような修復例を図5に示した

a	b
c	d
e	f

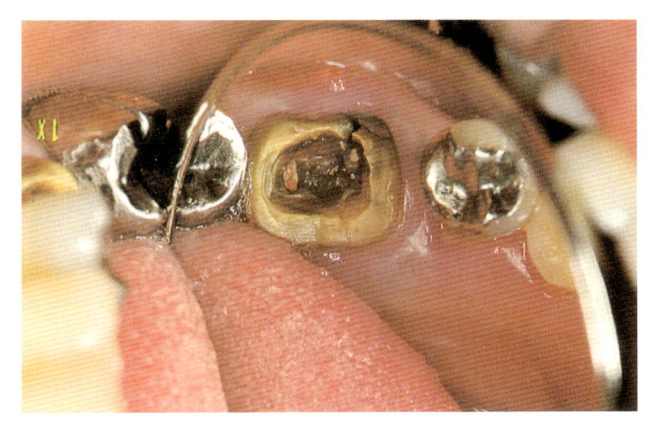

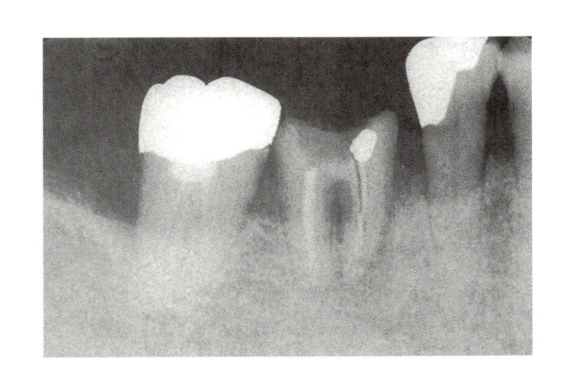

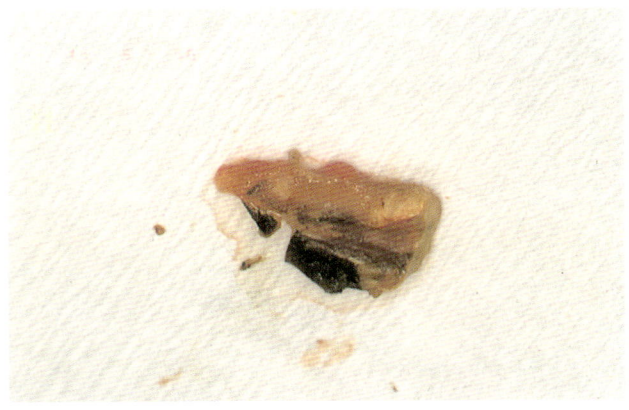

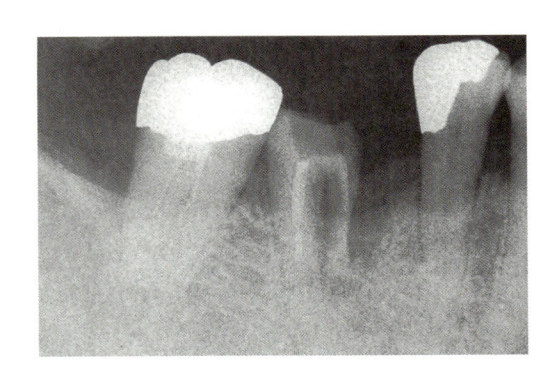

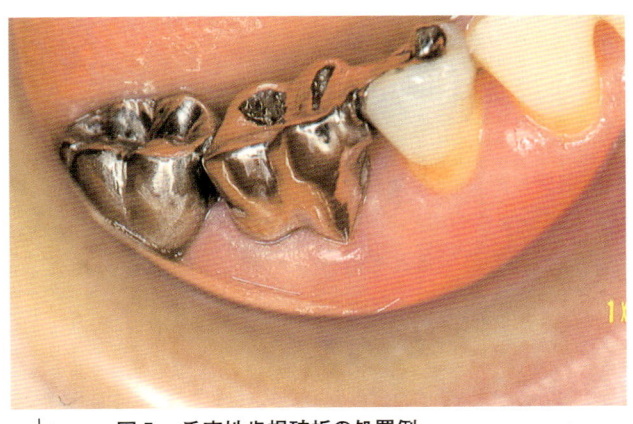

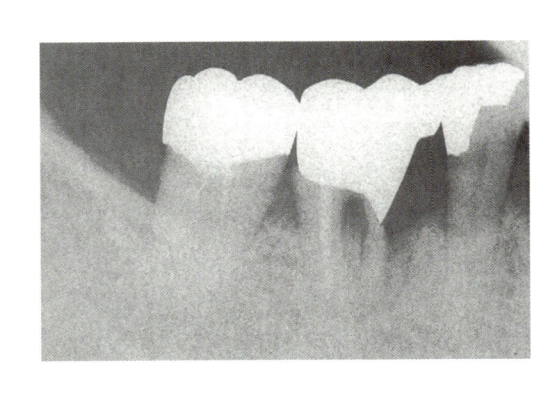

図5 垂直性歯根破折の処置例
a．下顎右側第一大臼歯の近心側頬舌両根管を垂直性に走る破折（ミラー像）、b．患歯エックス線写真、c．患歯近心根の近心側破折片の除去、d．破折片除去後のエックス線写真、e．修復された患歯、f．修復歯のエックス線写真

3．その他の問題

　歯の破折は様々に起こる．複雑破折や陳旧性破折で口腔内での破折片の整復や接着固定が困難な時には破折歯を先ず抜去し、口腔外で接着性レジンを用いて整復固着し、これを再植する口腔外接着法も報告されている．また破折歯を抜去せざるを得ない時もあるが、その補填には歯の自家移植法も残されている．これらについては次節で触れることとする．いずれにしろ現在では、歯根を含む多種多様の多くの破折歯が様々の方法で修復されるようになった．しかしながら修復後のメインテナンスケアのあり方や歯周組織の病態の推移の評価法など未だ未整備の問題が多数残されているのも実情であり、今後とも多方面にわたる検討が必要と考えられている．

> 歯の破折、とくに歯根部の破折は歯の保存が困難となる場合も多い．しかし、最近の歯の保存の理念の高揚から、本章で述べられているような処置法を用いて破折歯の保存のための努力がなされている．

6．再植と移植について

　歯の再植・移植は自分自身の歯で形態、審美ならびに機能の回復を図る重要な手段として臨床応用されてきた．これに呼応して本領域に関する基礎学的研究成果の蓄積も多方面において進められ、治癒の様相が次第に明らかにされてきた．その結果、現在では再植、移植は予知性の高い方法としての評価も高まり、また臨床応用の可能範囲も拡大しつつある．

1．再植と移植の種類

　施術の行われる状況と目的の違いにより下のように区分される．移植は自家移植を指すこととする．

再植　本来の再植…脱離歯を対象とする
　　　　意図的再植…外科的歯内療法等を必要とする歯
移植　本来の移植…歯の欠損部への移植
　　　　　　　　　①新鮮抜歯窩への移植
　　　　　　　　　②形成移植床への移植
　　　　歯槽窩内移植…外科的な挺出や整直を必要とする歯．
　　　　　本法は意図的再植と同義で扱われることがある．

2．移植・再植に伴う歯周組織の創傷の治癒

　歯の欠損部へ本来の移植が行われた時、施術部で生じる治癒過程を形態（組織）学的に要約すると次のようになるものと考えられる．

　即ち、移植床内において①血餅の形成、②血餅内における未分化間葉系細胞の増殖や残存血管系での血管芽の形成、③血管の新生や未分化間葉系細胞の線維芽細胞、セメント芽細胞、骨芽細胞への分化および新生骨の形成など、④新生成長血管の吻合による血管網の形成、⑤神経の再生と歯根膜線維の再結合と配列、などが順次進行するのである．このような経過には状況により多少の違いはあるものの移植後、約4週間を要すると考えられている．さらに歯根膜線維束の成育を経て治癒の完成に至るのである．

　一方、意図的再植や歯槽窩内移植の場合は、上記の移植例とは状況が異なる．即ち、施術時には抜歯窩内には断裂歯根膜の多くが付着残存しており、また窩壁の創傷程度も軽いのが通常である．従って、この場合の組織の再生やリモデリング（再構築）はより順調に進行するであろう．

3．移植・再植における歯根膜の役割

　移植・再植の術後経過に伴い、歯根表面に吸収性変化が現れることがある．それらには、①表面吸収…セメント質内に限局したもので、修復の可能性があるもの、②置換性吸収…アンキローシスを伴い、継続性のものと一過性のものとがある、③炎症性吸収…感染壊死歯髄組織に起因するもの、の3種類がある．このうち置換性吸収は歯根膜が広範囲に損傷あるいは喪失した歯を再植・移植した時に生じることが臨床経験からよく知られている．このような事実は動物実験にて、抜去して歯根膜を除去したり、2時間空気中に放置して歯根膜を乾燥した後に再植した時、アンキローシスが生じたとする報告からも確認されている．一方、抜歯後短時間内に生存歯根膜が付着した状態で再植した場合は、抜歯窩壁の歯根膜を機械的に除去しておいてもアンキローシスは生じなかったことも併せて観察されている．以上の事から移植・再植の成否の鍵となるのは歯根面に

⇦アンキローシス

付着した歯根膜の多寡と性状であり、具体的には付着面積が広いほど、また機械的損傷や乾燥壊死等が少ないほど施術歯の生着にとって望ましいものとされている．なお移植床壁の歯根膜は全く無くとも移植歯は生着するので、この床壁歯根膜には決定的な役割は無いものと見られているが、その存在は移植創傷の治癒を促進する上では有利なものと考えられている．

4．再植

歯の再植は、従来は外傷により脱離した時に、これをもとの歯槽窩にもどす施術を意味してきた．一方、近年になって歯内療法の分野で、通常の根管治療では治療しにくい症例に対し、外科的歯内療法の一つとして、再植が応用されるようになった．このような目的で行われるものは意図的再植と呼ばれ、上記の再植とは区分されている．

1）脱離歯の再植

Andreasenらは、脱離永久歯の再植400症例（患者年齢：5～52歳、平均：13.4歳）について0.2～20年（平均：5.1年）にわたる経過観察を行い、歯の保存は70％、歯根膜の治癒は36％、歯髄の治癒は8％であったと報告している．このような事実は、これまではごく暫間的なものとして評価されてきた再植に対する概念を変え、再植が一定の条件下で行われれば、長期間にわたり回復された機能を維持することも可能であることを示唆するものと言えよう．

再植を成功に導く鍵は、脱離歯が歯槽外にある時間を極力短くし、かつ乾燥状態にしないことであるとされている．その他、脱離歯の保存液、治療術式および術後の歯根吸収への対処法など、多くの問題も現在では幅広く検討され、整備体系化されている．

2）意図的再植

意図的再植に関する臨床成績では、平均4～5年後における生存率が80％程度であったと報告されている．確かに意図的再植の対象となる歯には、難治性の根尖部病巣など歯周組織に何らかの問題をもつものもある．しかしながら抜去後に、必要な処置を迅速に施した後、直ちに再植を行えば、術後の歯根吸収を最小限に抑制し、歯を長期にわたって機能させ得る可能性は高い．また再植に関する基礎学的研究からも歯根膜の受傷後の再生、機能回復能はきわめて高いことが明らかにされている．このように歯根膜のもつ優れた回復力と高い生着可能性を期待して、歯の再植法が臨床上の問題点の解決に用いられるようになった．その1例を示した（図6）．次に歯根破折の保存法としての再植の応用例につき以下に述べることとする．

3）接着性レジンを用いた再植法の歯根破折への応用

支台築造が施された歯根が破折することがある．破折は根尖方向に垂直性に生じることも多く、その状態は破折片として分離していないことも、また2つ以上に分離していることもある．破折が陳旧性であれば骨の吸収が見られるのが通常である．いずれにしろ、このような垂直性歯根破折症例に対しては接着性レジン材料が登場するまでは、有効な保存修復法がなかったのが実状である．

強力な接着強さを示すレジンセメント（4META含有MMA-TBB系）の性能を利用し、歯根破折が未分離の場合には本セメントを用いて破折面を張り合わせ封鎖しつつ用意したメタルコアを接着する方法が考案された（真坂による口腔内接着法）．これにより同歯の支台歯としての機能回復が可能となった（破折歯接着保存修復法）．

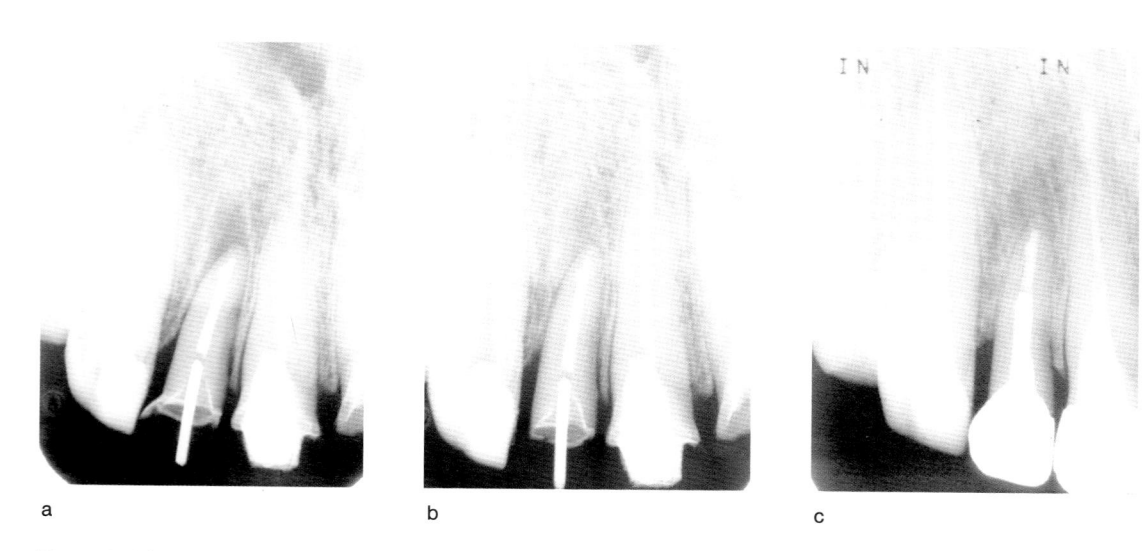

図6 歯頸部深在齲蝕のため、意図的再植により歯の挙上を行った症例（30歳、女性）
a．意図的再植を行った施術歯（⎿2）のエックス線所見、b．再植より3か月後のエックス線所見、c．再植より約1年3か月後のエックス線所見．歯冠補綴処置は術後約7か月で開始した．（高録伸郎氏提供症例）

　一方、陳旧性となって破折片が分離、移動している歯根については、口腔内接着法では対応しきれない．このような症例に対しては、歯根を抜去し、口腔外にて前記レジンセメントで接着し、直ちにこれを再植するという方法が考案されている（真坂による口腔外接着法、破折歯接着修復再植法）．治療術式は症例によって異なるが、共通の注意点としては、①抜歯および接着操作時には歯根膜を可及的に損傷しないこと、②接着操作時を除き、歯根膜を生理食塩水で浸潤状態に保つこと、③再植までの時間は30分以内とする、などである．その他歯周組織の再生を有利なものとするため、再植時に単根歯で可能な場合には、もとの位置とずらす（回転）ことも行われている．また同様な目的で歯周組織誘導再生法（GTR法）の併用も示唆されている．

　本接着修復再植法については破折歯根の保存可能性を高めるものとして期待されつつ、長期臨床経過観察が行われている．また基礎実験を通じて生物学的評価も行われており本法の有効性、予知性を知る上で有意な資料が得られるものと期待されている．

5．歯の移植

　他家移植は、移植歯と受容体との間に免疫学的問題や微生物感染の危険性があるために現在は行われていない．ここでは自家移植についてのみ述べることとする．すなわち、歯根が複雑破折を生じた後、陳旧性となった場合など諸々の原因により保存不能となった歯に代わり、あるいは既に歯の欠損となった部位に、同一口腔内にある非機能歯や不用歯（智歯、過剰歯、矯正的便宜抜去予定歯など）を抜去して植立する方法である．本法は失った機能を人工的手段ではなく、天然歯のもつ生物学的、生理学的特質をもって修復し得ることが最大の利点と言えよう．また、その適用に際しては患者の要望を踏まえ、他の処置法との比較において決定されるのが通常である．

　施術手順の概要は以下のごとくである．
①移植歯の抜去
②移植歯を保存液中に浸漬あるいは抜歯窩中に置く
③予定部位における移植床の形成
④移植歯の植立と固定（縫合糸、ワイヤーなどによる）
⑤歯内療法処置．根完成歯に対し、術後3週目頃より開始する

⑥固定の除去．根管貼薬剤（水酸化カルシウム）の定期的交換（約1.5か月間隔）
⑦根管充填．術後6か月頃に行う．
⑧最終的修復（補綴）処置の開始

　施術中は、移植歯の歯根膜を機械的損傷や乾燥から可及的に守ることが肝要とされている．しかしながら移植歯には、初期には炎症性吸収が、また施術1年後頃までに置換性吸収が生じることがある．状況に応じた対処が必要となる．いずれにしろ、適切に行われた移植歯ではその平均的予後は良好なものとされている．移植の1症例を示した（図7）．

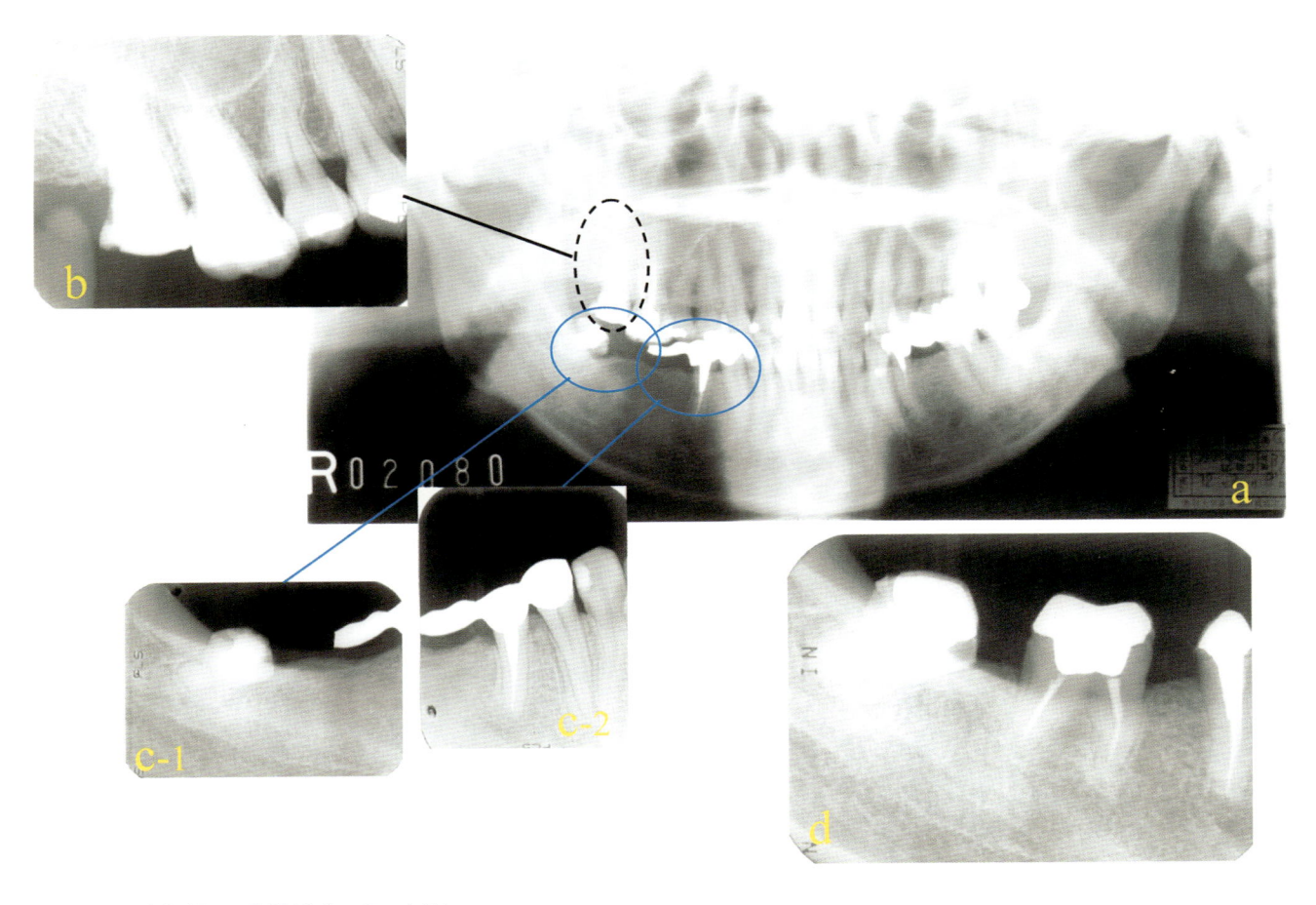

図7　歯の欠損部への移植例（39歳、女性）
　a．移植前パノラマエックス線所見、b．移植予定歯（7｜：2根歯）エックス線所見、c‐1、2．移植予定部位（破損橋義歯橋体下の｜76｜相当部）エックス線所見、d．移植後約9か月でのエックス線所見．移植歯は約90°回転して植立されている．（高録伸郎氏提供症例）

参考文献

1．Andreasen J.O. and Andreasen F.M. : Textbook and color atlas of traumatic injuries to the teeth, 3rd ed., Munksgaard, Copenhagen, 1994.
2．松丸健三郎：歯牙破折の頻度，原因と分類，Dental Diamond，15(15)，1990.
3．Silvestri A.R.Jr. and Singh I. : Treatment rationale of fractured posterior tooth. J.Am.Dent.ass., 97, 1978.
4．Cameron C.E. : Cracked-tooth syndrome, J.Am.Dent.J., 68, 1964.
5．Ritchey B., Mendenhall R. and Orban B. : Pulpitis resulting from incomplete tooth fracture, O.S.O.M. O.P., 10, 1957.
6．高津寿夫：臼歯における不完全破折（亀裂）の診断と処置②，日歯広報，1207，2000.
7．高津寿夫，頼　偉生，細田裕康：破折歯の保存に関する研究―不完全破折歯の診断と処置，日歯保誌，33，1990.
8．高津寿夫，松下俊彦，秀亜希子，五反田光司，チョンタチャー　ハニラッサイ，細田裕康：破折歯保存のための歯冠結紮固定法―技法の概要と歯冠―歯根破折歯への応用例について，接着歯学，7，1989.

9. 高津寿夫, 山田敏元, 猪越重久, 冨士谷盛興, 佐藤暢昭：破折歯の保存に関する研究—垂直性歯根破折を生じた有髄大臼歯の診断と処置法, 日歯保誌, 37, 1994.
10. 高津寿夫, 高録伸郎：破折歯の保存に関する研究—大臼歯における垂直性歯根破折の一処置法とその効果, 日歯保誌, 39, 1996.
11. 下野正基, 飯島国好 編：歯の移植・再植—歯根膜をいかす, 治療の病理〈臨床編〉第3巻, 医歯薬出版, 東京, 1995.
12. 井上 孝, 下地 勲, 月星光博, 花田晃治, 毛利 環 編：歯牙移植の臨床像, クインテッセンス出版, 東京, 1996.
13. Andreasn J.O., Andreasen F.M. 著, 月星光博 訳：カラーアトラス外傷歯治療の基礎と臨床, クインテッセンス出版, 東京, 1995.
14. 真坂信夫, 中本弘子, 福島芳枝, 大内 昇, 石原智彦：接着技法を活用した歯根破折歯の保存, 接着歯学, 11, 1993.
15. 真坂信夫, 木幡宏一：破折歯への対応〈その1〉垂直破折歯に対する接着保存法, 日本歯科医師会雑誌, 50(11), 1998.
16. 野口裕史, 菅谷 勉, 加藤 熈：縦破折した歯根の接着による治療法 第2報, 接着性レジンセメントで接着・再植した場合の組織学的検討, 日歯保誌, 40(6), 1997.
17. 浮舟宣武：意図的再植術の新しい可能性①〜⑦, DENTAL DIAMOND, 1〜7, 2000.

第 17 章

審美的アプローチ

1. 概要
2. 病因と病態
3. 処置法

1. 概要

　歯の硬組織疾患の修復は、咀嚼・発音機能の回復・改善が目的であることは言うまでもないが、同時にその歯の自然美・審美性の回復・改善が重要な課題である．

　かつて、日本古来の考え方としては、「人間にとって大切なものは心であり、見た目ではない．外観にこだわることは浅はかなことである」と考えられていた．しかしながら、これまでも、歯科医は治療に際して歯の自然美・審美性の回復・改善について当然十分な配慮を行ってきたが、それらは比較的患者の要求の程度による個人的なレベルの問題として対応されてきた．

　しかしながら、複雑な文明社会では、口腔領域の審美性の問題が職場での差別などの原因となったり、大きな心理的ストレスとなって重篤な精神的障害の原因となることも稀ではない．現実に形態的・機能的回復のために歯の硬組織の修復を要する場合は勿論のこと、それらの点で手を加える必要がないと考えられる症例でも自然美・審美性の点から問題がある症例も多い．したがって歯に対しては硬組織欠損の有る・無しに係わらず、自然美・審美という別な視点からの病因・病態・処置法の検討が必要である．

2. 病因と病態

　歯の自然美・審美性を損なう原因はその色調・形態・配置等の異常によるが、それらが単独に現れる場合といくつかが一緒に現れる場合もある．症例としては、次のようなものが挙げられる．（第3章参照）

1）色調に異常がある場合

①歯表面の汚染着色：食物残渣・歯垢などの付着や飲食物中の色素の沈着・着色等で、清掃不良によるもので通常エナメル質表面に付着しており、歯質の器質的変化はない．

②歯質の着色・変色・脱灰：軽度の齲蝕による変・着色（初期齲蝕の白斑、穿下性

齲蝕の変色の透過等、進行した症例では形態異常も伴う）、無髄歯の変色、軽度の斑状歯、テトラサイクリン系抗生物質の沈着、加齢的変・着色等である．これらはいずれも歯の器質的変化を伴い、通常の歯科治療に際して、特に前歯部ではその審美的対応が求められる．

2）形態異常を伴う場合

通常の治療の概念で硬組織欠損部の修復を行うが、その際咀嚼や発音機能障害と共に、審美的障害の様子を把握せねばならない．

① 高度の齲蝕による歯質の崩壊
② 外傷（破折、咬耗、摩耗等）
③ 酸蝕症（飲食物中の酸、胃酸過多症患者の胃酸、メッキ工場の大気中の酸等）
④ 形成異常・形成不全（高度なエナメル質形成不全、斑状歯、円錐歯、癒合歯、矮小歯等）

3）位置の異常がある場合

これらの症例では、通常矯正の対象となることが多いが、時として患者の年齢や異常の程度、経済的理由等で通常の修復処置の応用で改善を試みる場合もある．

① 萌出位置・角度の異常
② 隣在歯の喪失による位置の移動
③ その他

3．処置法

通常の保存修復処置に際して、現在では咀嚼、発音と共に当然自然美・審美性の回復・改善についての配慮は十分になされており、実際の処置法についてはすでに各章に記述されているので、詳細はそちらに譲るが、特に自然美・審美性修復の視点からの分類を試みてみよう．

1）色調の異常

① 歯表面の汚染着色：歯面の物理・化学的清掃、常日頃の口腔清掃の指導・管理等．
② 歯質の変色、着色、脱灰等：軽度の症例では清掃・漂白、中等度、重度の症例では直接法コンポジットレジンラミネートベニア修復、直接法硬質レジンラミネートベニア修復、間接法硬質レジンラミネートベニア修復、焼成型ポーセレンラミネートベニア修復、CAD/CAM式ポーセレンラミネートベニア修復等が挙げられる．また、臼歯部でも審美的要求度の高い症例では、直接法コンポジットレジン修復、コンポジットレジンインレー、焼成式やCAD/CAM式ポーセレンインレー・インレーが用いられる．また、部分的修復にはグラスアイオノマーセメントが用いられることもあるし、最近ではコンポマーも試みられている．

2）形態、位置の異常

これらの症例では、上記②のほかに全部被覆型の各種修復物も用いられる．

索　引

和文索引

ア
亜急性の齲蝕　32
アクリル酸／イタコン酸共重合体水溶液　228
アクリル酸／マレイン酸共重合体水溶液　228
圧縮　249
後戻り　312
アブフラクション　37
アマルガム　247
アマルガム修復の適応症　251
アマルガム修復の特徴　251
アマルガム修復物下の黒染象牙質　260
アマルガム泥　255
アメリカ歯科医師会規格　4
荒磨き　289
アルキル基　142
アレルギー性皮膚炎　120
暗影層　20
アンキローシス　326
アンダーカット　290

イ
イーターダッシュ相　250
イオン結合　233
鋳型の膨張　285
生きた組織　9
異常咬合　319
一次齲蝕　23
印象　285
印象採得　216, 219
印象法　276
飲食の回数　24
インフォームドコンセント　11
インベストメントマトリックス法　214
インレー原型　219
インレー修復　4
インレー体の削り出し　217
インレー体の調整　215
インレー体の破折　204

ウ
ウェッジ　166
ウェットボンディング　150
ウェットボンディング法　145
齲窩の開拡　32, 167
齲蝕円錐　20
齲蝕検知液　29, 167
齲蝕歯　304
齲蝕象牙質外層　31

齲蝕象牙質深部　28
齲蝕象牙質第2層　260
齲蝕の診査・診断　11, 27
齲蝕のリスクファクター　24
齲蝕予防　188
後向き調査　182
埋立・断熱裏層　56
運動機能障害　24

エ
エアタービン　3, 58
エアブレイシブ法　3
エステニア　305
エナメル・エッチング　146
エナメル－象牙境　8
エナメル質齲蝕　23
エナメル質窩縁　271
エナメル質の切削　168
エナメル小柱　5
エナメル小柱の走行　5
エナメル叢　6
エナメル滴　45
エナメル葉　6
エナメル・レジンタグ　146
エリスロシン　115

オ
凹肩式　213
凹線角の詰まり　290
横断調査　182
凹凸形成　147
大型の修復　270
オートクレーブ　73
押し込み法　214
お歯黒　41
オペーカー　307
オルソパントモグラフィ　14

カ
加圧成形　219
加圧法　214
外因性内分泌撹乱化学物質　136
外因性変色　311
窩縁形態　91
外傷歯　319
外層　29
外側性鋳造物　322
回転切削器械　58
回転切削器具　3, 60
ガイドグルーブ　307
改良加熱膨張法　285
外力による変形　262
ガウン　75
化学細菌説　19

化学的刺激　54
可逆性の反応　187
隔壁　77
過酸化水素水　313
過剰填塞部破折　184
ガス滅菌　73
褐色斑　19
ガッタパーチャ　124
窩底　271
窩洞各部の名称　87
窩洞形成時　52
窩洞に対する処理　220
窩洞の清掃　91
窩洞の深さ　271
窩洞の分類　85
過度の咬合圧　304
加熱　219
過敏性　321
仮封　55, 314
仮封除去　125
仮封の期間　127
窩壁適合性　104
カラベリー結節　44
ガリウム合金　263
ガリウム合金修復　102
カリエスメーター　15
カルシウムイオン　233
ガルバニー電流　257
ガルバニー疼痛　254, 257
カルボキシル基　142
カルボン酸系の接着性レジン　145
乾アスベスト法　284
簡易性と経済性　247
簡易防湿法　79
管間象牙質　7, 20
環境汚染問題　250
環境ホルモン　136
還元帯　286
間質組織　248
患歯の特定　321
患者の健康　250
管周象牙質　7
緩衝能　25
緩徐排除法　81
緩徐分離法　83
感水　235
感水の防止　242
間接修復　98
間接覆髄　56
間接法　302
間接模型製作　219
感染層　29
感染象牙質　28, 55
感染象牙質の除去　168

334

感染部　33
乾燥　313
寒天・アルジネート連合印象　276
乾熱滅菌　73
カンファーキノン　135
γ　248
ガンマー相　248
ガンマーツー相　248
ガンマーワン相　248

キ
既往歴　12
機械的性質　193
技工操作　194
義歯使用者　25
希釈剤　130
機能咬頭　271
気泡　184, 249
キャスタブルセラミック法　214
球状　61
球状突起　290
吸水膨張率　136
急性齲蝕　24, 28, 32
抑臥位　72
強化ユージノールセメント　125
矯正治療中　25
頬側寄り約1/3　106
局所麻酔　34
巨大歯　44
キレート結合　233
銀・水銀化合物　248
金属アレルギー　120
金属の酸化防止　286

ク
隅角　198
くさび　166
くさび状欠損窩洞の修復　233
口呼吸　25
区分練和法　294
グラスアイオノマーセメント修復の適応症　236
グラスアイオノマーセメント修復の特色　233
グラディア　305
クリープ値　249
グレーズ　212, 215
クレビス形成　206
グローブ　75

ケ
経済性　127
形態異常　304
形態修正　219
係留　219
外科的切除法　81
削り出し法　214
結晶化　216
健全歯質　34, 194

原発齲蝕　23
現病歴　12
研磨　194, 216, 220, 316
研磨操作　107

コ
コア　215
コア装着歯　320
硬化　28
光学印象　217
合金　248
抗菌性　184
合金粒子　248
口腔清掃の改善　188
咬合　37
咬合圧　149
咬合関係の維持　127
咬合状態　105
咬合痛　205, 321
咬合面齲蝕　23
咬合面形状　105
咬合面辺縁隆線部　175
硬石こう　278
高速軽圧注水下切削　55
硬組織欠損　319
合着　215, 219, 291
合着用セメント　100
好発年齢　23
好発部位　22
高密度充填型レジン　138
咬翼法　14
高齢者　25
コラーゲン線維　29, 145
根管口部　313
コンケーブ型　198
混濁層　21
コンタクトゲージ　106
コントラクションギャップ　149
コンポジットレジン　134
コンポジットレジンインレー　193
コンポジットレジン修復の適応症　163
コンポジットレジン修復の特徴　130
コンポジットレジンの重合収縮　149
コンポマー　227
根面齲蝕　23
根面窩洞の修復　233

サ
座位　72
細管内結晶　10
細菌　20, 187
細菌侵入　55
再石灰化　27
再発齲蝕　23
細胞性セメント質　8
殺菌　33
削除法　303
酸洗い　288
酸―塩基反応　227

暫間インレー　202
暫間的間接覆髄法　55
暫間的歯髄覆罩法　33
暫間被覆　55
酸処理　313, 316
残存歯面　105
三大好発部位　22
サンドイッチ・テクニック　179
サンドブラスト処理　216
残留水銀量　249

シ
仕上げ研磨　289
仕上げ操作　107
シェル　307
歯科医師の健康　250
歯科治療の有無　319
歯科保存学　1
歯科用セメント　4
歯冠部齲蝕　23
歯間分離　82
歯間分離の目的　82
歯頸部　22
歯頸部齲蝕　23
歯頸部豊隆の形態　107
歯頸部摩耗症例　244
刺激象牙質　9
刺激の伝達経路　8
歯質接着法　157
歯質の強化　239
歯質保存的修復法　2, 143
歯質保存の要件　251
歯周組織の保護　315
歯周療法学　1
視診　12
歯髄炎　49
歯髄刺激　257
歯髄鎮静作用　125
歯髄の血流　34
歯髄の生活反応　322
歯髄保護　254
歯髄保護対策　55
自然着色　167
自然着色部　32
自然治癒　19
歯頂側寄り1/5から1/3　106
湿アスベスト法　284
試適　204, 205
歯内歯　45
歯内療法学　1
歯内療法済の歯　320
歯肉側窩縁部　253
歯肉排除　81
歯肉排除の目的　81
歯面処理材　142
歯面の酸処理　241
歯面の清掃　316
ジャケット冠　42
シャンファータイプ　176, 272

335

周囲軟組織への無害性　104
重合時の収縮　193
縦断調査　182
修復後に加わる刺激　52
修復材料の選択　98
修復象牙質　9, 33
修復歯　320
修復により加わる刺激　52
修復物の外面的形態　104
修復物辺縁と窩縁の適合状態　289
縮合型　275
樹脂含浸層　2
樹脂含浸象牙質　147
主訴　12
手用切削器具　3, 66
小窩裂溝齲蝕　23
小窩裂溝部　22
焼成温度　214
焼成法　214
小柱構造　145
初期齲蝕病変　19
触診　13
食物の逃げ道　105
処置前に加わる刺激　52
除痛法　75
初発齲蝕　23
ショルダータイプ　213
シランカップリング剤　133, 147, 220, 222, 309
シラン処理　133
シリコーン印象材のインジェクションとパテ　276
歯列不正　25
神経質な患者　34
深在齲蝕　22
親水性基　142
審美的な修復　304
審美的配慮　127
審美的要因　301

ス

水銀蒸気　250
水銀による環境汚染問題　247
水銀の許容濃度　250
水銀の排水中許容限度　250
水銀の反応　248
髄腔の拡大　313
髄腔の充塡　314
水膠性印象材　274
水酸化カルシウム　314
水洗　313
髄側軸側凸線角　252
水素結合　233
垂直打診　13
水平位診療　72
水平打診　13
スキャニング部　219
スズー水銀化合物　248
ステイニング　216, 219
スペーサー　277
スミヤー層　52, 145
スミヤープラグ　52
擦り込み式消毒薬　74
スリップ　215

セ

精神障害　24
積層塡塞　175
設計　217
切削　219
切削器具　55
接触関係　104
接触点　105
接触点の回復　175, 187
接触点の適正な強さ　290
接触点・隣接面形態　194
接着　217, 220
接着アマルガム修復法　254
接着材　142
接着性　145, 184
接着性間接法　100
接着性修復　98
接着性レジンセメント　100, 220
接着性レジンモノマー　143, 145
接着面積　178
セメント質齲蝕　23
セメント層　194
セメントの軟化　235
セメント裏層　254
セラミックインレー　220
セラミック修復　4
セラミング　216
セルフエッチングプライマー　144, 151
尖形裂溝状　61
洗口剤　118
浅在齲蝕　23
洗浄　316
前歯用　137
全身の衰弱　24
前装冠　42
せん断　148
せん断接着強さ　148

ソ

象牙芽細胞　7
象牙芽細胞突起　7
象牙細管　7, 20, 49, 145
象牙細管の走行　313
象牙質齲蝕　23
象牙質・歯髄複合体　2, 9, 51
象牙質内　272
象牙質表面の改質効果　144
象牙前質　7
操作性　127
側室　272
即時排除法　81
即時分離法　82

タ

ターナー歯　44
耐火模型材　214
対合歯との咬合関係　289
第二象牙質　9
タイプI　269
タイプII　269
タイプIII　269
タイプIV　269
体部破折　205
耐摩耗性　193
ダイヤモンドポイント　167
唾液中の浮遊細菌数　25
唾液の緩衝能　25
唾液の分泌量　25
唾液の分泌を抑制する薬剤　24
唾液分泌量の減少　25
打診　13
多数の修復歯　25
脱灰　20
脱灰エナメル質　31
脱灰歯質の再石灰化　239
脱灰量　145
弾性印象材　268
弾性ライナー　179

チ

チェアサイドインレー修復　194
築造　274
チッピング　197
遅発異常膨張　249
着色　37, 304
着色剤　212
着色の原因　311
着色部の除去　42
着色裂溝　19
チャネル・スライス式　272
中心結節　44
注水冷却　59
鋳造　216
鋳造収縮　285
鋳造修復　102, 267
鋳造小突起物　289
鋳造法　214, 286
超硬石こう　278
調整　216, 220
直接・間接法　194
直接・間接法インレー　206
直接修復　98
直接覆髄　56
直接法　302

ツ

追加補修修復　190
艶出し　289

テ

テーパー 1/10 ～ 4/10　271
定期健診　190
抵抗形態　91
ディープシャンファータイプ　213
適正な解剖学的形態　194
適正な接触関係　104
適正な辺縁部形状　104
テトラサイクリン系抗生物質　41
テトラサイクリン歯　311
デュアルキュアレジンセメント　204
電解腐食論　258
電気歯髄診断器　15
電気抵抗値　322
塡塞　255
デンタルフロス　106

ト

トータルエッチング　150
トータルエッチング法　143
倒円錐形　61
等高平坦　104
陶材の築盛・焼成　214
陶材粉末　212
透照診　13
動水力学説　8, 47
銅・スズ化合物　249
等長撮影法　14
糖濃度の高い食品　24
透明層　20, 21
透明象牙質　9
凸隅角部　271
塗布裏層　56

ナ

内因性変色　311
内層　29
内部ひずみの解放　280
軟化象牙質　28, 32
軟組織の保護　313

ニ

二次齲蝕　23, 112, 205
乳歯の修復　233

ネ

熱の不良導体　7
熱膨張率　136
熱膨張率の違い　149
念珠状に腫大　20
粘膜の白化　155

ハ

バイオフィルム　19
ハイブリッド型　133
ハイブリッド型コンポジットレジン　136
ハイブリッドタイプ　196

白濁　27, 235
白斑　19
破折線の探知　322
発酵　19
ハッチンソンの歯　44
バットジョイント　198
歯の厚みの中央　106
歯の破折の分類　319
歯の疲労破壊　10
歯ブラシの不正使用　37
パラジウム　270
斑状歯　44

ヒ

非可逆性ハイドロコロイド　274
非削除法　303
光重合触媒　145
微小空隙　257
微少漏洩　55, 112
ビスフェノールA　136
非接着性間接法　100
非接着性修復　98
非接着面積　178
引張り　148, 249
引張り応力　37
引張り接着強さ　148
皮膚の保護　313, 315
非ユージノール系　125
非ユージノール系セメント　202
表面改質材　145
表面の艶出し　215
表層　20
表層下の脱灰　27
病巣体部　20
表層部が脱灰　145
漂白　42
漂白後の中和　314
漂白剤の除去　316
漂白剤の塡塞　313
漂白剤の塗布　316
漂白のメカニズム　314
表面酸化物　288
表面の汚染物質　145
表面の清浄化　147
ビリルビン　41

フ

フィラーの役割　132
フェザータッチ　59
付加型　275
不可逆性の反応　187
深めの形成　198
不規則な食習慣　24
覆髄　167
不潔域　23
腐食抵抗　248, 249
フッ化アルミノシリケートグラス　228
フッ化物の過剰摂取　41
フッ酸　147

フッ素徐放性　184
フッ素徐放性ボンディングレジン　146
フッ素濃度の調整された水道水　25
プラーク　112
プラークコントロール　114
プライマー　142, 143, 147, 158
フラックス　212, 286
フリット　212
フルオロアパタイト　234
フレーム　215
プロインレー　219
ブロットドライ　150
粉液タイプ　126
分割練和法　294

ヘ

平滑面齲蝕　23
ベース　56
ベースレジン　145
平頭裂溝状　61
"辺縁性"二次齲蝕　260
辺縁破折　184, 205, 260
辺縁封鎖性　125, 296
辺縁部の着色　245
辺縁隆線　271
辺縁漏洩　54, 149
辺縁漏洩試験　149
便宜形態　91
変色　37, 245, 304
変色の原因　311
偏性嫌気性菌　28, 33
ベンゼン環　142
変態温度　284

ホ

防湿法　79
萌出後の成熟　9
ポーセレン　148
膨張緩衝材　283
保護眼鏡　75
保持形態　89
補助者の健康　250
保存修復学　1
保存修復の種類　98
ホットスポット　287
補綴象牙質　9
ポリカルボン酸水溶液　228
ポリ酸モディファイドコンポジットレジン　227
ポルフィリン　41
ボンディングレジン　142
ボンディングレジンの浸透　145

マ

マイクロモーター　58
マイクロモーターエンジン　3
埋没　216, 219
埋没材の付着　289

埋没前準備　281
埋没法　281
前向き調査　182
曲げ　249
マスク　75
マトリックス　248
マトリックス形成　235
摩耗　205, 245
慢性齲蝕　23, 28, 32
慢性疾患　24

ミ
ミネラル沈着現象　20
ミリング部　219
ミリング法　214

ム
無菌層　29
無細胞セメント質　8
無髄歯　320
無髄歯の漂白　312

メ
メガフィラー　222
メタルインレー修復の適応症　270
メタルインレー修復法の特徴　268
メタルインレー調整　267
メタルフリー修復　197
メトロニダゾール　33
目の保護　315

モ
模型　216, 277, 285
モチベーション　116
問診　12

ユ
有機複合フィラー　132
有肩式　213
融合歯　45
有髄歯の漂白　315, 312
有翼型クランプ　79
遊離エナメル　5
ユニバーサル型　269

ヨ
要観察歯　27
幼児期から思春期　25
予防拡大の原則　251
予防保全　181

ラ
ライニング　56
ラバーダム防湿　313, 316
ラバーダム防湿法　79
ラミネートベニア　42

リ
罹患歯質の識別と除去法　31
裏層　167

リバースカーブ　252
隣在歯との接触関係　289
リン酸　147
リン酸エステル系の接着性レジン　145
リン酸基　142
隣接面齲蝕　23
隣接面の接触点　22

レ
レーザー　3
冷水痛　205
レジンインレー修復の特徴　193
レジンコーティング法　202
レジン修復　4
レジンセメント　156
レジンタグ　147
レジンモディファイド　グラスアイオノマー
　　セメント　227

ロ
蝋型採得　219
蝋型調整法　279
蝋型の精度　285
露出した歯根面　22
露髄　176
ロストワックス法　216, 267

ワ
矮小歯　44
ワックスアップ　216
ワックスの焼却　216

記号・欧文索引

記号
Ⅰ級窩洞　86
1次印象　277
1ペーストタイプ　126
Ⅱ級窩洞　86
2次印象　277
Ⅲ級窩洞　86
Ⅲ級窩洞の修復　233
3種混合抗菌剤　33
3種混合抗菌剤療法　33
4-META　156
Ⅳ級窩洞　86
Ⅴ級窩洞　86
Ⅴ級窩洞の修復　233

A
ADAシステム　12
addition type　275
adhesive restoration　98
$Ag_2Hg_3 : \gamma_1$　248
$Ag_3Sn : \gamma$　248

B
β-クオーツ・グラス・セラミック・インサート　222
base　56
Bis-GMA　96, 130
Blackの窩洞　102
Blackの考え方によらない修復　99
bonding resin　142
BPO・アミン起媒方式　134

C
C-factor　178
CAD/CAM　217
Class Ⅰ cavity　86
Class Ⅱ cavity　86
Class Ⅲ cavity　86
Class Ⅳ cavity　86
Class Ⅴ cavity　86
CO　27
condensation type　275
contraction gap　149
contact point　105
cross-sectional study　182
$Cu_6Sn_5 : \eta'$　249

D
densite　278
direct pulp cupping　56
direct restoration　98
DMFS　23
DMFT　23

E
extra hard　269

F
FDI方式　12
finishing　107
free surface　178

G
glaze　212
G.V. Blackの窩洞の5要件　103
G.V.Black　1
guttapercha　124

H
hard　269
HEMA　145
home bleaching　315
hydrocal　278

I
indirect pulp cupping　56
indirect restoration　98
inverted cone　61
IPC　33, 55

L
lining　56
longitudinal study　182

M
marginal leakage　149
marginal leakage test　149
medium　269
Megafiller　222
miclo leakage　55, 112

N
non-adhesive restoration　98

O
office bleaching　315

P
patched restoration　190
PCR　116
Pichlerの3条件　106
polishing　107
preventive maintenance　181
primer　142
Problem Oriented System　11
prospective study　182
PTC　189

R
resin cement　156
retrospective study　182
resin impregnated dentin　147
resin tag　147

S
round　61

S
self etching primer　144
shear bond strength　148
silane処理　133
$Sn_{7-8}Hg : \gamma_2$　248
soft　269
spill way　105
straight fissure　61
surfuce conditioner　142

T
tapered fissure　61
TEGDMA　130, 196
temporary fillimg　55
tensile bond strength　148
TTC　115
two-digitシステム　12

U
UDMA　196
US Public Health Service評価システム（USPHS）　16, 182

W
walking bleach法　312

Z
Zsigmondy Palmerシステム　11

改訂版		
保存修復学21		定価（本体7,500円＋税）

©　1998. 4. 1　第1版第1刷	監　修	岩久正明
2000. 4.30　第1版第2刷		河野　篤
2001. 9.12　第1版第3刷		千田　彰
2002. 3.30　改訂版第1刷		田上順次
2005. 3.14　改訂版第2刷	発行者	永末摩美
（検印廃止）	印刷所	河北印刷㈱

発行所　株式会社　永末書店

〒602-8446　京都市上京区五辻通大宮西入五辻町69-2　電話075-415-7280　FAX075-415-7290
〒110-0005　東京都台東区上野1-18-11　西楽堂ビル4F　電話03-3831-5211　FAX03-5818-1375

ISBN4-8160-1114-5 C3047 Y7500E

＊本書の無断複写（コピー）・複製・転載は著作権法上での例外を除き、禁じられています。

謹呈